全国高等医药院校药学类专业第五轮规划教材

中药炮制学

第3版

（供中药学及相关专业使用）

主　审　杨中林
主　编　张春凤
副主编　王秋红　马志国　李　凯　李　飞
编　者　（以姓氏笔画为序）
马志国（暨南大学）
王如峰（上海中医药大学）
王延年（沈阳药科大学）
王秋红（广东药科大学）
祁东利（天津中医药大学）
李　飞（中国药科大学）
李　凯（河南中医药大学）
李兴华（中国药科大学）
李慧芬（山东中医药大学）
杨小林（上海中医药大学）
张春凤（中国药科大学）
陈旅翼（中南民族大学）
季　德（南京中医药大学）
单国顺（辽宁中医药大学）
徐　健（中国药科大学）
郭常润（中国药科大学）
曹　晖（暨南大学）
秘　书　陈秋璟（中国药科大学）

中国健康传媒集团
中国医药科技出版社

内容提要

本教材是“全国高等医药院校药学类专业第五轮规划教材”之一。本教材包括上篇总论及下篇各论，共十七章。总论包括了中药炮制的理论、知识与技能，各论采用炮制工艺与辅料相结合的分类方法，介绍了230味饮片名称、来源与加工、饮片炮制、饮片性状、炮制作用、现代研究及炮制辨析。炮制辨析和最后一章的贵重药材的加工炮制是本教材的两大特色内容，便于学生的学习、思考及查找。本套教材设有“学习目标”“重点小结”“思考题”等模块，增强了教材的可读性及为学生的学习方向指明了目标，可有效提高学生的学习效率。本教材为书网融合教材，即纸质教材有机融合电子教材、教学配套PPT课件、题库系统、数字化教学服务（在线教学、在线作业、在线考试），使教材资源多样化、立体化，可满足信息化教学的需求及学生自学的需求。

本教材适合于中药学、中药制药、中药资源与开发、中医学及中药相关的专业国家师生教学使用，也可作为从事中药相关工作人员的参考用书及备考国家执业中药师资格考试之用。

图书在版编目（CIP）数据

中药炮制学/张春凤主编．—3版．—北京：中国医药科技出版社，2019. 12

全国高等医药院校药学类专业第五轮规划教材

ISBN 978－7－5214－1504－9

Ⅰ．①中…　Ⅱ．①张…　Ⅲ．①中药炮制学－医学院校－教材　Ⅳ．①R283

中国版本图书馆CIP数据核字（2020）第000775号

美术编辑　陈君杞

版式设计　友全图文

出版　**中国健康传媒集团**｜中国医药科技出版社

地址　北京市海淀区文慧园北路甲22号

邮编　100082

电话　发行：010－62227427　邮购：010－62236938

网址　www. cmstp. com

规格　889×1194 mm $^{1}/_{16}$

印张　20 $^{1}/_{4}$

字数　451千字

初版　2008年6月第1版

版次　2019年12月第3版

印次　2019年12月第1次印刷

印刷　三河市航远印刷有限公司

经销　全国各地新华书店

书号　ISBN 978－7－5214－1504－9

定价　58.00元

数字化教材编委会

主　审　杨中林

主　编　张春凤

副主编　王秋红　马志国　李　凯　李　飞

编　者　（以姓氏笔画为序）

马志国（暨南大学）

王如峰（上海中医药大学）

王延年（沈阳药科大学）

王秋红（广东药科大学）

祁东利（天津中医药大学）

李　飞（中国药科大学）

李　凯（河南中医药大学）

李兴华（中国药科大学）

李慧芬（山东中医药大学）

杨小林（上海中医药大学）

张春凤（中国药科大学）

陈旅翼（中南民族大学）

季　德（南京中医药大学）

单国顺（辽宁中医药大学）

徐　健（中国药科大学）

郭常润（中国药科大学）

曹　晖（暨南大学）

秘　书　陈秋璟（中国药科大学）

常务编委会

出版说明

“全国高等医药院校药学类规划教材”，于20世纪90年代启动建设，是在教育部、国家药品监督管理局的领导和指导下，由中国医药科技出版社组织中国药科大学、沈阳药科大学、北京大学药学院、复旦大学药学院、四川大学华西药学院、广东药科大学等20余所院校和医疗单位的领导和权威专家成立教材常务委员会共同规划而成。

本套教材坚持“紧密结合药学类专业培养目标以及行业对人才的需求，借鉴国内外药学教育、教学的经验和成果”的编写思路，近30年来历经四轮编写修订，逐渐完善，形成了一套行业特色鲜明、课程门类齐全、学科系统优化、内容衔接合理的高质量精品教材，深受广大师生的欢迎，其中多数教材入选普通高等教育“十一五”“十二五”国家级规划教材，为药学本科教育和药学人才培养做出了积极贡献。

为进一步提升教材质量，紧跟学科发展，建设符合教育部相关教学标准和要求，以及可更好地服务于院校教学的教材，我们在广泛调研和充分论证的基础上，于2019年5月对第三轮和第四轮规划教材的品种进行整合修订，启动“全国高等医药院校药学类专业第五轮规划教材”的编写工作，本套教材共56门，主要供全国高等院校药学类、中药学类专业教学使用。

全国高等医药院校药学类专业第五轮规划教材，是在深入贯彻落实教育部高等教育教学改革精神，依据高等药学教育培养目标及满足新时期医药行业高素质技术型、复合型、创新型人才需求，紧密结合《中国药典》《药品生产质量管理规范》（GMP）、《药品经营质量管理规范》（GSP）等新版国家药品标准、法律法规和《国家执业药师资格考试大纲》进行编写，体现医药行业最新要求，更好地服务于各院校药学教学与人才培养的需要。

本套教材定位清晰、特色鲜明，主要体现在以下方面。

1.契合人才需求，体现行业要求　契合新时期药学人才需求的变化，以培养创新型、应用型人才并重为目标，适应医药行业要求，及时体现新版《中国药典》及新版GMP、新版GSP等国家标准、法规和规范以及新版《国家执业药师资格考试大纲》等行业最新要求。

2.充实完善内容，打造教材精品　专家们在上一轮教材基础上进一步优化、精炼和充实内容，坚持“三基、五性、三特定”，注重整套教材的系统科学性、学科的衔接性，精炼教材内容，突出重点，强调理论与实际需求相结合，进一步提升教材质量。

3.创新编写形式，便于学生学习　本轮教材设有“学习目标”“知识拓展”“重点小结”“复习题”等模块，以增强教材的可读性及学生学习的主动性，提升学习效率。

4.配套增值服务，丰富教学资源　本套教材为书网融合教材，即纸质教材有机融合数字教材，配套教学资源、题库系统、数字化教学服务，使教学资源更加多样化、立体化，满足信息化教学的需求。通过“一书一码”的强关联，为读者提供免费增值服务。按教材封底的提示激活教材后，读者可通过PC、手机阅读电子教材和配套课程资源（PPT、微课、视频、图片等），并可在线进行同步练习，实时反馈答案和解析。同时，读者也可以直接扫描书中二维码，阅读与教材内容关联的课程资源（“扫码学一学”，轻松学习PPT课件；“扫码看一看”，即可浏览微课、视频等教学资源；“扫码练一练”，随时做题检测学习效果），从而丰富学习体验，使学习更便捷。

编写出版本套高质量的全国本科药学类专业规划教材，得到了药学专家的精心指导，以及全国各有关院校领导和编者的大力支持，在此一并表示衷心感谢。希望本套教材的出版，能受到广大师生的欢迎，为促进我国药学类专业教育教学改革和人才培养做出积极贡献。希望广大师生在教学中积极使用本套教材，并提出宝贵意见，以便修订完善，共同打造精品教材。

中国医药科技出版社

2019年9月

前 言

本教材是“全国高等医药院校药学类专业第五轮规划教材”之一，由全国多所高校的中药炮制学骨干教师组成编写委员会，在第2版的基础上修订而成。可供全国高等院校中药学、中药制药、中药资源与开发、中医学、中药相关的专业及相关人员备考国家执业中药师资格考试之用。

全书包括上篇总论及下篇各论，共十七章。总论包括中药炮制的理论、知识与技能，各论采用炮制工艺与辅料相结合的分类方法，介绍了230味饮片名称、来源与加工、饮片炮制、饮片性状、炮制作用、现代研究及炮制辨析。炮制辨析和最后一章的贵重药材的加工炮制是本教材的两大特色内容，便于学生的学习、思考及查找。本套教材设有“学习目标”“重点小结”“思考题”等模块，增强了教材的可读性及为学生的学习方向指明目标，可有效提高学生的学习效率。本套教材为书网融合教材，即纸质教材有机融合数字教材，配套教学资源、题库系统、数字化教学服务，使教材资源多样化、立体化，可满足信息化教学的需求，为读者提供免费增值服务，从而满足学生更多的需求。

本教材编写分工如下。第一章至第三章、第十七章由张春凤、杨小林编写；第四章至第六章由王秋红编写；第七章至第九章由马志国、曹晖、李凯、王如峰、王延年编写；第十章至第十一章由李兴华、李慧芬、季德、李飞编写；第十二章至第十三章由徐建、祁东利、陈旅翼编写；第十四至第十五章由单国顺编写；第十六章由郭常润编写；由陈秋璟担任学术秘书。在整个编写过程中，得到了中药炮制界各位同仁、各编写单位的鼎力支持和热心帮助，并得到了主审杨中林教授的大力支持和指导，在此一并表示衷心地感谢。

由于编者水平有限，书中难免存在疏漏与不妥之处，恳请广大读者批评指正。

编 者

2019 年 11 月

目录

上篇　总　论

下篇 各 论

上篇

总论

第一章　绪　论

学习目标

1. **掌握**　中药炮制和中药炮制学的概念。
2. **熟悉**　中药炮制的特点、发展概况。
3. **了解**　中药炮制学的研究内容、任务及发展方向。

扫码“学一学”

第一节　概　述

一、中药炮制和中药炮制学

中药炮制是遵循中医药理论，结合药材自身性质，根据调剂、制剂和临床应用的需要所采取的一项独特的制药技术。

在长期用药、制药实践过程中，历代医家积累了中药炮制加工的实践经验，凝练出了中药炮制理论，逐步形成了中药炮制学学科体系。中药炮制学是专门研究中药炮制理论、工艺、规格、质量标准、历史沿革及其发展方向的一门学科。

二、中药炮制的特点

“在中医药理论指导下用药”是中药使用的最重要特点，中药炮制理论及炮制工艺正是在此基础上形成和发展的。这些理论主要包括五味归经理论、作用趋势（升降沉浮）理论、毒性理论、七情理论等。五味归经理论在中药炮制中的应用主要指“五味所入”理论的应用，即认为“酸、苦、甘、辛、咸分别入肝、心、脾、肺、肾五脏”，故临床使用香附、延胡索、乳香等采用醋制，以增强入肝作用；临床使用党参、甘草、黄芪等采用蜜制，以增强补脾益气作用；临床使用知母、车前子、补骨脂等采用盐炙，以增强入肾作用。

“一药多用”是中药使用的另一特点。中药炮制是满足中医辨证论治的重要手段。一味药物在临床上常用于多种疾病的治疗，医生根据病情的需要，增强、降低、缓和或消除该味药物的某些药性，以适应临床辨证论治的特定需要，如：生麻黄发汗解表力强，亦能止咳平喘、利尿，主用于外感风寒表实证，但不适用于老年人、体虚者和小儿；麻黄绒作用缓和，适用于老年人、小儿及体虚者风寒感冒；蜜炙麻黄发汗解表力弱，麻黄在蜂蜜的协同作用下，止咳平喘力相对提高，主要用于表证较轻，而肺气壅阻的咳嗽气喘者；蜜炙麻黄绒发汗解表作用更缓和，主要用于表证已解、咳喘未愈的患者。

采用炮制的方法确保药物安全有效是中药使用的另一特点。有些药物有毒，只有经过炮制才能保证临床用药安全，如：马钱子、乌头和半夏分别需要砂烫或油炸、蒸或煮、浸漂或复制后才能使用。另外有些药物只有经过炮制才能发挥药效，如麦芽和血余炭必须经过发芽和扣煅炮制方可作为药物使用。

中药炮制具有独特性。中药来源包括植物、动物和矿物类药物，中药的应用不同于国外应用的天然药物之处在于：一是以中医药理论体系为指导；二是要经过一定的加工炮制后使用。有些国家和地区也对一些天然药物进行部分加工，但缺乏系统的炮制理论体系指导。

中药炮制具有古老性。炮制是我国广大劳动人民在生活实践中的积累，是长期用药经验之结晶，其起源、理论体系和生产方式都具有古老性。

中药炮制理论体系的核心是中国古代哲学体系，即阴阳和五行学说，主要以朴素的、直观的、类比的方式解释炮制原理。如“蜜制益气”理论，主要还是基于五行学说“五味所入”的理论。因为蜜味甘，按“五味”与“五行”相对应的原则，甘味属土，按“五行”与“五脏”相对应的原则，味甘入脾，所以有蜜制药物补脾益气、增益元阳的理论。推而广之，有醋制、盐制能增强入肝、入肾作用的理论。

中药炮制理论形成的基础是前人长期用药的经验总结，在此基础上，应用类比法凝练中药炮制理论。“酒制升提”理论就是根据酒的性质采用类比法而得出的，最初人们认识到酒大热，能驱寒发散，饮酒后易面红耳赤，由此凝练出“酒可引药上行”的理论。如《汤液本草》中有“黄芩、黄连、黄蘗、知母，病在头面及手梢皮肤者，须用酒炒，借酒力以上腾也”和“以酒将之，可至极高之分，若物在巅，人迹不及，必射以取之”。“去瓤免胀”“抽心除烦”等理论也是采用类比法归纳出来的。

根据五行学说的生克规律，中医学认为“黑能胜红”，有“红见黑止”论，故有“炒炭止血”之说。即根据五行对应五色之规律，有“木、火、土、金、水”分别对应“青、赤（红）、黄、白、黑”之说，而五行中的各行又有“生克”之规律，水能克火，故“黑能胜红”，则有“血见黑止”，从而产生了“炒炭止血”的理论。

中药炮制的方法是不断发展的。中药饮片最原始的称谓是“㕮咀”，即用嘴把药材咬成麻豆大小之意，后来发展为用刀切药；新中国成立以后，中药炮制在生产方面有了长足发展，建立了大型的饮片加工厂，使传统的手工操作转变为机械化生产。

中药炮制的理论体系是一个古老的理论体系，是经验之说。它恰似一个被经验或临床试验控制的没有打开的黑匣子，在中药应用与发展过程中起到重要而不可替代的作用。中药炮制经历了漫长的历史，经久不衰，并被定为法定的制药技术，可见其强盛的生命力和内在的合理性，但它受历史条件的限制，有精华，也有糟粕。对待这份医药学遗产，应按照历史唯物主义的观点，去粗取精，去伪存真，寻找传统理论和现代科学研究的结合点并深入发掘。

中药炮制理论在中药界占有重要地位。所有的中药入药前（不论是汤剂，还是丸、散、膏、丹）都必须经过不同方式和程度的炮制加工才能使用。如果炮制的理论得不到科学肯定或否定，炮制的工艺不能规范统一，炮制的质量标准缺乏合理性依据，会导致中药的临床治疗作用难以控制和重现。中药材经过浸、洗、漂、泡、炒、炙、蒸、焯、烘、焙、飞、煨等处理，直接影响到发挥治疗作用的有效成分质和量的变化。因此，中药炮制的作用和地位不容忽视。宋代王怀隐在《太平圣惠方》中云：“炮制失其体性……虽有疗疾之名，永无必愈之效，是以医者必须殷勤注意”。清代张仲岩在《修事指南》中指出：“炮制不明，药性不确，则汤方无准，而病症不验也。”

三、中药炮制学的任务

中药炮制学的主要任务是遵循中医药的理论体系，在继承传统的中药炮制技术和理论的基础上，应用现代科学技术进行整理研究，探讨炮制理论，改进炮制工艺，制定饮片质量标准，以提高中药饮片质量、保证临床用药的安全有效，从而不断创新和发展本学科。

扫码“学一学”

第二节　中药炮制的起源与发展

一、中药炮制的起源

中药炮制起源于中药发现和使用的实践。我们的祖先在生活、生产实践中认识和积累了医药知识，为了使用和服用中药而产生了中药炮制加工。最早的中药炮制加工是简单的，诸如洗涤、打碎、劈成小块等，这便是炮制的萌芽和起始。

中药炮制的产生与火的发现和使用密切相关。人类发现火之后，开始吃熟食，积累了熟食的经验之后，把火也应用于药材加工中，从而有了用火炮制加工药物的方法。《说文》云：“炮，毛炙肉也，即肉不去毛炙之。”《说文·内则篇》云：“炮者，以涂烧之为名。”《说文·礼运篇》云：“炮，裹烧之。”《说文》云：“炙者，炕火炙肉也。”《说文》云：“炕火曰炙，以物贯之，而举于火上以炙之也。”因此，原始的“炮炙”两字都离不开火，系指用火加工处理。

中药炮制的产生与饮食相关。相传汤液始于古代的一个著名厨师伊尹，有汤液，自然也就有饮片，饮片的加工是炮制的内容之一。有人认为伊尹始创了炮制。究竟何时何人创始了炮制，众说不一，但炮制和饮食肯定相关，人们食用的一些佐料被应用到炮制之中，如：油、盐、酒、醋、蜜、姜等既是传统药物的组成部分又是中药炮制常用的辅料。

炮炙逐步向炮制演变。原始的炮炙，只能代表用火处理加工中药材的方法，人们逐渐超越了单用火炮制加工中药的方法，出现了水火共制及非水非火的炮制方法。火制法已经不能完全包含炮制加工中药材的内容了，所以渐渐地改“炮炙”为“炮制”。明代李时珍在《本草纲目》中以“修治”代表“炮炙”。清代张仲岩在《修事指南》中则用“修事”代表“炮炙”。“炮”代表各种与火有关的炮制加工技术，炮制中的“制”，则更广泛地代表了各种加工技术。“炮制”既保存了古代“炮炙”的原意，又能确切地反映整个中药材加工处理技术，故现代称为中药炮制。

二、中药炮制的发展

中药炮制是随着人们对中药性能认识的逐渐加深、临床对中药的需要层次不断扩大而丰富和发展起来的。

文字产生之前，人们只能靠口口相传把中药炮制加工技术延续下来。有了文字之后，历代医药文献中都有关于中药炮制的记载。

《五十二病方》是我国现存最早有炮制内容记载的医方书，其中载有炮、炙、燔、细切、熬、酒渍等多种炮制方法。

《黄帝内经》是春秋战国时期的医书，书中有“治半夏”“吹咀”“燔制左角发”等中药炮制记载。

《神农本草经》成书于东汉时期，是我国第一部药学专著。本书提出了中药炮制的原则：“药……有毒无毒，阴干暴干，采造时月，生熟土地所出，真伪陈新，并各有法……若有毒宜制，可用相畏相杀，不尔勿合用也。”也记载了大量的中药炮制方法及品种，如炼矾石、朴硝，蒸桑螵蛸，烧贝子，酒煮猬皮，熬露蜂房等。

《伤寒杂病论》创立了辨证论治的治疗体系。收载了多种中药炮制方法，其中有一部分采用随方脚注的方法记载了炮制要求。《伤寒杂病论》首提制碳类药物的质量要求："烧炭令存性，勿令灰过"，也提出部分药物的炮制目的，如："石韦不去毛令人淋"和"半夏需汤洗滑尽，否则有毒"。《伤寒杂病论》记载的炮制方法较多，具体有炮、炙、烧、炼、去皮、去节、洗、泡等法，如麻黄去节、杏仁去皮尖，半夏洗，附子泡等。可见汉代对中药炮制的目的和意义已有了一定的认识，中药炮制方法也有了一定的发展。

《雷公炮炙论》一般认为成书于南北朝刘宋时代，是我国第一部炮炙专著，作者雷敩。原书已经佚失，在20世纪30年代，张骥根据《证类本草》和《本草纲目》辑复出版。该书记载的中药炮制方法有蒸、煮、炒、焙、炙、炮、煅、浸、飞等。该书首先提出用辅料炙药，如蒸药有清蒸、酒浸蒸、药汁蒸；煮药有盐水煮、甘草水煮、乌豆汁煮；炙药有蜜炙、酥蜜炙、猪脂炙、药汁涂炙；浸药有盐水浸、蜜水浸、米泔水浸、浆水浸、酒浸、醋浸等。此书为中药炮制发展奠定了基础，一些方法现今仍在沿用。

唐代科学发达，医药昌盛，中药炮制得到了长足发展。孙思邈在《备急千金要方》中指出："诸经方用药，所有熬炼节度皆脚注之，今方则不然，于此篇具条之，更不烦方下别注也"。该书使中药炮制由过去的"随方脚注"发展到了专章论述。

唐代的《新修本草》是我国第一部药典。书中记载的中药炮制方法有新的发展，如煨、作蘖、作豉、作大豆黄卷等。也有对矿物药如玉石、矾石、硝石等的炮制记载。

宋代的《太平惠民和剂局方》为方剂学著作，自本书始中药炮制被制度化，书中提出对药物要"依法炮制""修治合度"，炮制被列为法定的制药技术。本书收载的中药炮制品数量较多，约有186种中药炮制品种。这一时期辅料也被广泛使用。

金元时代是中药炮制理论发展迅速的时期。元代《用药法象》提出："（药物）大凡生升熟降。大黄须煨，恐寒则损胃气，至于川乌、附子，须炮以制毒也"。该书对中药炮制的理论进行了探讨。

《汤液本草》为元代王好古所著，本书多为引用李东垣的理论，对中药炮制理论有许多论述，如"黄芩、黄连……病在头面及手梢皮肤者，经酒炒之，借酒力以上腾也""咽之下，脐之上，须酒洗之""在下生用"等。

明代陈嘉谟《本草蒙筌》一书较为系统地阐述了制药原则："凡药制造，贵在适中，不及则功效难求，太过则气味反失。"书中提出了辅料制药的重要理论："酒制升提，姜制发散。入盐走肾脏，仍仗软坚。用醋注肝经，且资住痛。童便制，除劣性降下。米泔制，去燥性和中。乳制滋润回枯，助生阴血。蜜制甘缓难化，增益元阳。陈壁土制，窃真气骤补中焦。麦麸皮制，抑酷性勿伤上膈。乌豆汤、甘草汤渍曝，并解毒至令平和"。"去瓤免胀""抽心除烦"等理论也是本书提出来的。

《本草纲目》专门列出"修治"一项，收载了各家的炮制方法，保存了大量的文献资料。记载的具体炮制方法有多种，如净选要求去泥沙、去非药用部位；切制包括切片、制粉；加辅料炙等；亦有高温加热处理药材的记载；该书增加了当时所创造的炮制加工内容，并提出了许多自己的独到见解。

《炮炙大法》为明代缪希雍所著，收载药物439种，是继《雷公炮炙论》之后第二部中药炮制专著。本书主要介绍药物的来源、采集时间、药物质量、辅料及炮制方法。在其卷首，提出了著名的"雷公炮炙十七法"，即"炮、爁、煿、炙、煨、炒、煅、炼、制、度、飞、伏、镑、摋、㬠、曝、露”。

《修事指南》为清代张仲岩所著，是第三部中药炮制专著。该书系统地著录了各种炮制方法，条分缕析，收集232种中药炮制品种。提出“煅者去其坚性，煨者去燥性，炙者取中和之性，炒者取芳香之性”的炮制加工理论。提出“吴萸汁制苦寒而扶胃气、猪胆汁制泻胆火而达木郁、牛胆汁制去燥烈而清润、秋石制抑阳而养阴、枸杞汤制抑阴而养阳”等辅料应用理论。强调“炮制不明，药性不确，则汤方无准而病证不验也”。

新中国成立后，政府十分重视中药炮制事业的发展，从1963年版《中华人民共和国药典》（以下简称《中国药典》）起，正式列出了炮制一项。中药炮制在生产、科研方面都有较大的发展。建立了许多饮片厂，使中药饮片的生产加工渐渐以机械化和半机械化代替了手工操作。

中药炮制科研水平也有较大提高，全国各地先后出版了一些中药炮制专著，如《中药炮炙经验集成》《历代中药炮制资料辑要》《中药饮片炮制述要》《全国中药炮制规范》《古今中药炮制初探》等，各省、自治区、直辖市几乎都有自己的《中药炮制规范》。近年来全国举办过多次中药炮制学术会议，会议的学术水平不断提高。由于中药炮制科研水平的提高，许多药物的炮制原理也得到了科学的验证，如马钱子、槟榔、黄芩、延胡索、淫羊藿的炮制原理等都得到了一定程度的科学解释。中药炮制工艺参数和中药炮制品质量标准的规范化、科学化研究已在全国范围内开展，有望取得突破性进展。

扫码“学一学”

第三节　中药炮制的分类

中药炮制的分类方法多散见于历代本草著作或医学著作中。

一、雷公炮炙十七法

明代缪希雍在《炮炙大法》卷首把当时的炮制方法归纳为雷公炮炙十七法：炮、爁、煿、炙、煨、炒、煅、炼、制、度、飞、伏、镑、摋、㬠、曝、露。这就是后世所说的“雷公炮炙十七法”。

因历史的变迁，上述17种炮制方法的内涵如今难以全面诠释。

二、三品分类法

传统中药典籍多根据药物的性味和功能将药物分为上、中、下三品，中药炮制也借鉴了这种分类方法，称为三品分类法。

三、药物来源及部位分类法

明代《炮炙大法》和《本草纲目》、宋代《证类本草》和《太平惠民和剂局方》分类方法相似，依据药物的来源属性分为金、石、草、木、水、火、果、禽、兽、虫等类。

近代以来国家中药炮制规范及地方中药炮制规范，大多以药物来源部位进行分类，分为根及根茎类、果实类、种子类、全草类、叶类、花类、皮类、藤木类、动物类、矿物类等。此种分类方法便于查阅，但无法体现出炮制工艺的系统性。

四、三类分类法和五类分类法

三类分类法是明代陈嘉谟在《本草蒙筌》中总结提出的，以火制、水制、水火共制三大类方法对中药炮制进行分类，此种分类方法基本能反映出炮制的工艺特点，但饮片切制及切制前的洁净和软化处理等未能包括其中。《中国药典》收载的“炮制通则”依据中药炮制工艺全过程，将中药炮制主要分为净制、切制和炮炙三大类，就是采用这种分类方法。

有人针对三类分类法的不足，总结归纳了五类分类法，包括修治、水制、火制、水火共制及其他制法。此种分类方法对炮制方法的概括较为全面。

五、工艺与辅料相结合分类法

本分类方法突出了炮制的工艺特点，是以工艺为纲、以辅料为目的分类方法。近代依据中药炮制工艺分类为净制、切制和炮炙。其中净制包括挑拣、筛选、风选、水选法等；切制包括软化、切制等；炮炙包括炒、炙、煅、蒸、煮、㷅、制霜、发芽、发酵及复制等，每类制法中又根据所用辅料再细分，如炙法可分为酒炙法、醋炙法、蜜炙法、盐炙法、姜炙法、药汁炙法等。

工艺与辅料相结合的分类方法较好地体现了中药炮制工艺的系统性和条理性，具备了工艺分类法的长处，体现了辅料分类法的优点。既能体现整个炮制工艺程序和特点，又便于叙述辅料对药物所起的作用，是中药炮制分类方法共性和个性的融合，便于学习掌握，一般多为教材所采用。

第四节 中药炮制的相关法规

扫码“学一学”

中药饮片是药品，属特殊商品，在生产应用中必须遵循相应的法规。

《中华人民共和国药品管理法》是药品研制、生产、经营、使用、检验的基本法律，其中第二章第十条规定：“中药饮片必须按照国家药品标准炮制；国家药品标准没有规定的，必须按照省、自治区、直辖市人民政府药品监督管理部门制定的炮制规范炮制。省、自治区、直辖市人民政府药品监督管理部门制定的炮制规范应当报国务院药品监督管理部门备案。”这是中药炮制必须遵守的法规。

1. 国家级中药炮制标准 《中国药典》自1963年版开始收载中药及中药炮制品，规定了饮片的性状、鉴别、检查、含量测定、性味与归经、功能与主治、用法与用量、贮藏；设有“炮制通则”专篇，规定了各种炮制方法的含义，具有共性的操作方法及质量要求，是中药炮制的国家标准。

2. 省、部（局）级中药炮制标准 1994年国家中医药管理局颁布了《中药饮片质量标准通则（试行）》，规定了饮片的净度、片型、粉碎粒度、水分标准以及饮片色泽要求等，属于部级质量标准。

《全国中药炮制规范》由原卫生部药政局组织编写，1988年出版。该书主要精选了全国各省、自治区、直辖市实用的炮制品、炮制工艺与质量要求，尽力做到理论上有根据，实践上行得通，每一炮制品力求统一工艺。附录中收录了“中药炮制通则”及“全国中药炮制法概况表”。全书共收载常用中药554种及其不同规格的炮制品（饮片），为部级中药饮片炮制标准。

3. 地方中药炮制标准 由于中药炮制具有较多的传统经验和地方特色，有些炮制工艺还不能全国统一，为了保留地方特色，各省、自治区、直辖市都制定了适合本地的质量标准，如中药饮片炮制规范、中药材质量标准等。地方标准应与国家和部级标准相一致，如有不同之处，应执行《中国药典》和《全国中药炮制规范》等国家级及部级的有关规定。国家与部（局）级标准中没有收载的品种或项目，按地方标准执行。各省、自治区、直辖市的饮片炮制标准应报国务院药品监督管理部门备案。

在中药管理方面颁布了一系列规范，其中与中药饮片生产、经营、应用有关的法规有：《中药材生产质量管理规范》（GAP）、《药品生产质量管理规范》（GMP）、《药品经营质量管理规范》（GSP）、《医疗机构制剂配制质量管理规范》（GPP）。

扫码“学一学”

第五节　中药炮制的研究

一、研究原则

中药炮制研究的原则是中药炮制研究中的核心问题，应在中医药基本理论的指导下进行研究，如大黄的炮制，涉及药物升降沉浮理论，大黄性味苦寒，主沉降，酒炙后引药上行，清头目之火，据此可研究大黄炮制前后苦寒之性的变化，伴随怎样的成分变化。大黄生者主沉降，酒炙之后能清头目之火，研究其作用的物质基础变化。砂仁的炮制涉及药物归经的问题，砂仁辛温、开胃消食，入中焦脾胃，盐炙后能引药入肾，治小便频数，可以从成分变化入手，研究药物的分布、代谢特征，寻找变化的规律性。

中药炮制应采用整体观模式进行研究。中药本身具有多成分、多途径、多靶点的特征，应以多成分的动态变化和多指标的药效结果综合研究中药炮制的工艺参数和炮制品的质量标准。应以炮制对复方化学成分群变化的影响、对复方活性作用的影响研究中药炮制工艺参数和质量标准的合理性。

中药炮制需在充分调研文献的基础上进行实验研究。进行文献研究可以了解各种药物炮制的来龙去脉，掌握炮制变化的全貌，从而把握它的精华所在，进一步发现问题，为立题研究找到突破点。

二、研究内容

1. 文献研究及经验总结　文献研究及经验总结是中药炮制现代科学研究的基础，它属于继承整理工作。由此可以掌握历史上药物炮制都有哪些变化，了解古人炮制的原意图，明了药物炮制变化的优缺点，知道我们现在遵循的是哪一代的炮制方法，分析古代的炮制方法是否合理等。在文献研究过程中发现或者寻找现代实验研究的切入点。进行文献研究，可以从中发现与现代研究不相符的问题，以便进行深入研究。

2. 传统理论和技术的再评价　中药炮制理论既是历代医药学家宝贵经验的结晶，也是真、伪、精、粗并存的集合体。炮制研究的目的是去粗取精、去伪存真。如关于“醋制”的作用，传统的炮制理论认为“醋制入肝而止痛”，现在认为此说并不全然，醋制硇砂是为了精制，赭石先火煅后醋淬则为利于粉碎，芫花醋煮则为降低毒性，由此可见，对传统的理论有评价研究的必要。关于当归是否分离不同药用部位的问题，元代王好古在《汤液本草》中提到：“当归头止血，身和血，尾破血”，现代研究表明当归的头、身、尾三个部位都含有挥发油、棕榈酸、蔗糖、维生素 B_{12} 等，均具有对子宫的双向调节作用，可使动物的血压下降，具有抗维生素 E 缺乏作用，具有抗贫血、抗菌、扩张冠状动脉、抑制血小板聚集等相同的药理作用，现代研究否定了王好古之说，为全当归入药找到了理论依据。

3. 寻找质量标准的科学依据研究　传统的饮片质量靠口尝、鼻闻、耳听和眼看来判断，常因人、因时、因地不同而异。需寻找统一、科学的质量标准，尤其是对有毒药物的质量标准研究，更引起人们的高度重视。巴豆的传统加工方法是将巴豆去壳、取仁、包好、蒸热、压去油，使成为松散的粉末，即巴豆霜。传统认为这样炮制巴豆能降低毒性，缓和其峻泻作用。巴豆霜的传统质量标准是粉末呈松散状态，对“松散”的理解和控制存在很大的差异，需要找到一个质量控制的指标。现代研究显示巴豆主含巴豆油，巴豆油具有剧毒，有峻泻作用；巴豆中又含有巴豆毒性蛋白，是剧毒物质，巴豆毒性蛋白遇热易被破坏。传统的炮制方法是将巴豆热蒸后压榨去油，热蒸可以破坏毒性蛋白，压榨去油可以降低峻泄作用，由此看来巴豆的传统炮制方法具有合理性。《中国药典》规定了巴豆霜中脂肪油和巴豆中脂肪油的含量标准，巴豆霜的质量得以控制。

三、研究方法

中药炮制学的研究方法不仅要应用和注重本学科的常用方法和技术，而且必须将其他学科的方法和技术引进中药炮制学研究领域，由此才可能发掘中药炮制的合理内涵，为传统的中药炮制提供肯定和否定的科学依据，为传统的中药炮制工艺规范化、质量标准科学化、炮制和临床应用合理化提供依据。目前，常引用和借鉴的其他学科的方法主要为以下几种：化学方法、药理学方法、毒理学方法、微生物学方法、免疫学方法、分子生物学方法、物理学方法等。同时临床验证的方法也是必不可少的。

重点小结

难　点	考　点
中药炮制的特点	中药炮制学的概念
《本草蒙筌》中辅料的制药原理	中药炮制的分类
中药炮制研究的原则、内容及方法	中药炮制相关的法规

思考题

1. 如何寻找中药炮制研究的切入点？
2. 本教材采用的中药炮制分类方法是哪种？
3. 《本草蒙筌》中提及的制药原则是什么？如何理解？
4. 《本草蒙筌》中提及的辅料制药的理论是什么？如何理解？

扫码“练一练”

第二章　中药炮制传统制药原则与目的

学习目标

1. **掌握**　中药传统制药的总原则和具体原则。
2. **熟悉**　中药炮制的目的。
3. **了解**　中药炮制的制药方法。

扫码“学一学”

第一节　中药炮制传统制药原则

中药炮制的目的主要是增效减毒，由此产生了炮制的总原则，即制其太过，扶其不足。根据药物性味功能的偏盛和临床的需要，在总原则的指导下派生出不同的具体原则。清代徐灵胎在《医学源流论·制药论》中将传统的制药具体原则归纳为：相反为制，相资为制，相畏（或相杀）为制，相恶为制。将传统制药方法归纳为：制其形，制其性，制其味，制其质。

相反为制：是指用药性相反的辅料或某种炮制方法来制约被炮制药物的偏性或改变其药性。如用辛热升提的酒炮制苦寒沉降的大黄，使药性转降为升。用辛热的吴茱萸炮制苦寒的黄连，可缓黄连大寒之性。用咸寒润燥的盐水炮制益智仁，可缓和其温燥之性。

相资为制：是指应用药性相似的辅料或某种炮制方法增强被炮制药物的性味与疗效。如用咸寒的盐水炮制苦寒的黄柏，可增强滋阴降火的作用；蜜炙黄芪可增强补中益气的作用；姜炙草果增强温胃止呕的作用；酒炙仙茅增强温肾助阳的作用。

相畏（或相杀）为制：是指利用中药药性的相畏相杀理论，采用药性互相制约的辅料或药物进行炮制，降低被炮制药物的毒性和不良反应。如生姜能杀半夏、天南星毒（即半夏、天南星畏生姜），故用生姜来炮制半夏、天南星，降低半夏、天南星的毒性。醋制甘遂、芫花，降低其毒性，缓和泻下作用。甘草汁制乌头降低乌头的毒性等。

相恶为制：是指炮制时利用某种辅料或方法减弱或消除药物的烈性，即某种作用减弱，使之趋于平和，以免损伤正气。如麸炒枳实可缓和其破气的作用。土炒白术缓和其燥性，增强健脾止泻的作用。煨木香缓和其走散之性，增强实大肠，止泻痢之效等。

对服用后有不良反应的药物，“相恶为制”与“相畏为制”作用相似。

制其形：是指通过炮制改变药物的外观形态或分开不同的药用部位。中药材形态各异，体积较大，不利于调配处方和提取药效。在入药前通过切制、碾、捣、粉碎等方法制成饮片，在制备汤剂和入成药提取时才能达到“药力共出”之目的。有些药材部位不同药效也不同，需要分开使用，如桑叶、桑枝、桑葚、桑白皮源于一物而分属辛凉解表、祛风湿、补阴、止咳平喘之类，必须分用。这些都属于制其形的范围。

制其性：是指通过炮制改变或缓和药物的性能，即通过炮制改变或缓和药物的寒热、温凉、归经或升降沉浮的性质，以增强疗效或降低毒性和不良反应等。

制其味：是指通过炮制调整药物的酸、甘、苦、辛、咸五味或矫正不良气味，以适应临床需要或利于服用。如通过加辅料炮制来增强或缓和某些药物固有的味，达到“制其太过，扶其不足”之目的。如生山楂味过酸，炒焦后可纠正其过酸之味，缓和对胃的刺激性。

制其质：指通过炮制改变药物的性质或质地，以最大限度发挥药效。如穿山甲生品质坚味腥，难以应用，经砂烫为炮山甲或砂烫醋淬为醋山甲，方能煎出药效成分，发挥活血消肿、通经下乳之效。许多有毒中药通过蒸、煮等方法加热处理后，毒性得以缓和。药物煨制或制霜，既保留原有性质又能纠正偏性。加入其他药发酵或复制，都是在无损或少损固有药效的前提下，增加新的治疗作用，扩大治疗范围或抑制其偏性，更好地适应临床用药需要。

另外，中药炮制操作的基本原则是火候恰当，明代《本草蒙筌》将其概括为“凡药制造，贵在适中，不及则功效难求，太过则气味反失”。火候失当则有损药效，达不到炮制之目的。

第二节　中药炮制的目的

扫码“学一学”

中药炮制的目的可概括为以下几个方面。

一、除去杂质和非药用部位

这是中药在使用前的第一步加工，属于净选工序。通过去除杂质和非药用部位，分离不同的药用部位，保证药物的净度和纯度，以保证药物质量和用药剂量的准确。

二、保证临床用药安全有效

对有毒类中药炮制可以降低其毒性或刺激性，保证临床用药安全。通常经过去除毒性大的非药用部位、加水、加热、加辅料、复制、水飞等处理，使中药毒性降低，更好地服务于临床。

对于药性过盛或过偏的药物，可通过炮制纠正其偏盛之性，以达到缓和药性、降低不良反应的目的，保证临床安全用药。

三、转变药性，适应临床需要

炮制可以从多方面转变药性，满足临床的需要。

1. 炮制转变药物的性味　中药的性味是临床用药的依据之一，影响药物性味的因素很多，产地、采收季节、存放时间、加工炮制方法均可对药物的性味产生影响。中药炮制是对药物的性味影响作用较大的因素之一，不同的炮制火力、不同的辅料、不同的方法对药物的性味均能产生不同程度的影响。“性”和“味”错综复杂的结合使药物具有了多种药性，炮制就是要对“性”和“味”产生影响，使药物适应临床的需要。

2. 炮制转变药物的作用趋势　中医药基本理论称药物在体内的作用趋势为“升降沉浮”。中医学判断药物升降沉浮作用趋势主要依据药物性味的“厚薄”、质地的“轻重”、药物的“生熟”、辅料的“性质”。药物的“性味”“质地”“生熟”辅料的“性质”均与炮制直接相关，因此炮制能够影响药物的作用趋势。

李东垣认为药物“味薄者升，气薄者降，气厚者浮，味厚者沉”。李时珍则言：“酸咸无升，辛甘无降，寒无浮，热无沉”。总之，味辛甘的药物味薄，属阳，作用升浮；气温热的药物气厚，属阳，作用升浮；味酸苦咸的药物味厚，属阴，作用沉降；气寒凉的药物气薄，属阴，作用沉降。临床常见一些味苦性寒的药物能泻火、泻下，一些辛温的药物能发散解表。

中医药理论认为质地轻的药物能轻轻扬上，质地重的药物能重镇下潜。用“诸花皆升（唯旋覆花独降）”理论来阐述菊花质轻，能上清头目之火的功效。用“诸石皆降”理论来阐述磁石、礞石、赭石所具有的潜阳安神、纳气平喘、下痰、平肝潜阳及降逆止血功效。

辅料及生熟的不同能影响药物的作用趋势。李时珍言：“升者引之以咸寒，则沉而直达下焦，沉者引之以酒，则浮而上至巅顶”，大黄生品大苦大寒，药性沉降，作用下行，泻下力猛，经酒蒸或者酒炖后，借酒之力，则能上行，可上清头目之火。黄柏生品能清下焦湿热，经酒制后的炙黄柏作用上行，兼清上焦之热。黄芩生品能走上焦，主清上焦之火热，经酒炒后的酒炙黄芩增强上清头目的作用。砂仁生品能行气、开胃、消食，作用于中焦，经盐炙后的炙砂仁可下行，治小便频数。

3. 炮制影响药物的归经 归经是指药物对机体某脏腑经络的选择性作用。经临床验证，炮制可以影响药物的归经或者起到“引药归经”的作用。“引药归经”是指中药材经过某些辅料炮制后引起药物归经的改变，可以引导其在一定的脏腑经络更有效地发挥作用。由于药材性味不同归经不一，这样就构成了错综复杂的性味组合以及性味归经组合，所以中药大多数是“一药多效”的。有的放矢地运用炮制方法，或制其形，或制其质，或制其性，或制其味，使药物按用药意图，有选择性地针对主症作用于主脏，发挥最佳疗效。如延胡索生品能止痛、活血、散瘀，作用相对较弱，经醋炙能有效提高止痛、活血、散瘀作用。传统理论认为醋炙后，醋引药入肝，增强了疗效。现代研究则认为延胡索中含有多种生物碱，多为游离型，游离型生物碱一般难溶于水，醋炙，可使生物碱成盐，易溶于水，从而提高了水煎液中生物碱含量，故临床疗效增强。生姜发散风寒力强，具发散作用，主入肺，又能和中止呕，而生姜经干燥后得到的干姜主要用于回阳救逆，具温燥作用，主入心；煨姜则主要用于和中止呕，具止呕作用，主入胃，其辛散力弱于生姜，温燥力弱于干姜；姜炭具有温经止血作用，主入脾。

四、缓和药性

不同的药物各具药性。性味偏盛的药物在临床应用中产生不良反应，要通过炮制来纠正其偏盛之性。如药物过寒伤阳，过热伤阴，过酸损齿伤筋，过苦伤胃耗液，过甘生湿助满，过辛损津耗气，过咸助生痰湿。为适应不同病情和体质的需要，药物经过炮制以缓和药性。如麻黄生品具有辛散之性，解表力强，蜜炙麻黄则辛散之力降低，止咳平喘之力增强。蒲黄生品性滑，用于活血化瘀，而蒲黄炭则性涩，用于止血。黄连生品大苦大寒，久服伤胃，炒黄连随着炒的程度不同，苦寒之性相应降低，抗菌作用也相应降低。

五、增强药物的疗效

中药除了通过配伍来增加疗效外，也可以通过炮制手段提高疗效。款冬花蜜炙后可以提高润肺止咳作用，淫羊藿油炙后可以增强壮阳作用。淫羊藿为中医常用补阳药，国外很早即报道其对狗有促进精液分泌等雄性激素样作用。动物实验表明用羊脂油炮制后的淫羊藿和空白组对比，具有明显的促进性功能作用，其作用强度与肌肉注射睾酮组无显著性差异，且无注射睾酮后引起睾丸重量下降的现象，有明显促进睾丸组织增生及分泌的作用，此结果支持淫羊藿用羊脂油炙后其性由寒变温，可增强其温肾壮阳作用，治疗阳痿、早泄的传统经验。

六、利于药物贮藏和保持药效

药物经过加热处理等炮制过程，可以进一步干燥或者杀死虫卵，有利于贮藏。有些含苷类成分的药物经过加热处理，其中与苷共存的酶失去活性，便于苷类成分保持稳定。桑螵蛸为刀螂或螳螂的具卵卵鞘干燥品，经过蒸制可将虫卵杀死，便于贮存。

七、便于调剂和制剂，保证药物质量

一些矿物药和贝壳类药物质地坚硬，不利于调剂和制剂，如自然铜、磁石、穿山甲等，经过炮制以利于调剂和制剂。一些种子类药物，其种皮坚韧，炒后种皮破裂，利于有效成分煎出。大部分药物需经切制成饮片后入药，这样可以扩大药物的表面积，利于有效成分煎出。

八、矫正不良气味，利于服用

动物类药物或其他有特殊臭味的药物，往往在服用时引起恶心、呕吐等反应，常采用炮制的方法矫正臭味。常用的方法有酒炙、蜜炙、醋炙、麸炒、炒黄、水漂等。如：五灵脂有臭味，需要进行醋炙矫味；紫河车有腥味，需要进行酒蒸矫味；蛇类药、昆虫类药、脏器类药也都需要炮制矫正臭味。

中药品种繁多，炮制方法各异。中药炮制的目的不是孤立的，往往一种炮制方法能达到几方面的炮制目的；或由于炮制方法不同，一种药物同时具有多方面的炮制目的，不同目的之间既有主次之分又有密切联系。要知常达变，具体药物具体分析。

重点小结

难　点	考　点
中药炮制的制药原则	中药炮制的总原则
中药炮制的目的	中药炮制的具体原则

扫码“练一练”

思考题

1. 你认为中药炮制的目的和炮制品质量控制之间的衔接目前是否存在问题？你有何观点和建议？

2. 试述中药炮制的目的。

第三章 炮制对药物的影响

学习目标

1. **掌握** 炮制对药物化学成分理化性质的影响。
2. **熟悉** 炮制对中药药性的影响、对方剂的影响、对制剂的影响。
3. **了解** 炮制对药物的影响。

中药经炮制后之所以能够减毒、增效，改变形、质、气味，便于应用，是因为炮制对中药的性质、作用与应用形式能产生一系列有益的调整和影响。

扫码“学一学”

第一节 炮制对中药药性的影响

药性，指中药的性质和功能，是对中药基本性质和特征的高度概括，主要包括四气五味、升降浮沉、归经、有毒无毒、补泻等。中医在运用药物的实践中，逐步认识到了炮制对药性的影响，为指导临床合理用药提供了依据。

一、炮制对四气五味的影响

四气五味是中药药性理论的核心内容。性（四气）是根据药物作用于病理性机体后表现出来的反应归纳总结得到的。味（五味）在一部分药物中是通过口尝得到的，大多数是通过药物在病理性机体上的反应归纳的。四气与五味的组合，既是解释中药作用的理论工具又是指导临床合理使用中药的依据。炮制对中药性味的影响可概括为三方面。

1. 纠正药物过偏之性味 是指通过加入辅料或者采取一定的炮制方法，纠正药物过偏之性味，也称“反制”。如栀子苦寒之性甚强，经过辛温的姜汁炮制后，能降低苦寒之性，以免伤中，即所谓“以热制寒”。若用咸寒的盐水炮制辛温的巴戟天、茴香等，可以缓和辛温之性，即所谓“以寒制热”。这也是中医治则理论“寒者热之，热者寒之”的具体运用。

2. 增强药物不足之性味 是指通过炮制增强药力。如以苦寒的胆汁炮制黄连，增强黄连苦寒之性，即所谓“寒者益寒”，用于泻肝胆实火，以求速效。以辛热的酒炮制仙茅，增强仙茅温肾壮阳作用，用于命门火衰、阴寒偏盛的阴痿精冷、宫寒不孕或寒湿痹痛，即所谓“热者益热”。又如药性本较缓和，临床用药需强其药力，可通过相资为制增强药性，达增强药效之目的。如辛温的当归用辛热的酒炮制可增强辛散温通作用，常用于血瘀痛经、血瘀经闭以及跌损所致的瘀滞肿痛。这实际上是中药配伍七情中“相须”配伍原则的具体运用。

3. 改变药物性味，扩大药物用途 是指同一来源和同一药用部位，经过炮制，成为多种饮片规格，药性发生变化，适用于临床不同病症。如大黄炮制成酒大黄、熟大黄、醋大黄、清宁片、大黄炭等，以更好地服务于临床辨证论治的需要。另一种情况是药物性味经炮制转变，炮制前后功效迥然不同。如天南星性辛温，善于燥湿化痰、祛风止痉，加胆汁炮制成胆南星，则性味转为苦凉，具有清热化痰，熄风定惊的功效。

二、炮制对升降浮沉的影响

升降浮沉是指药物作用于机体的趋向，它是中医临床用药应当遵循的理论之一。升降浮沉与性味厚薄有密切的关系，还与药用部位和药物质地有一定的联系。

药物经炒、煅、蒸等方法炮制后，由于性味和质地的变化，可以改变其作用趋向，尤其对具有双向性能的药物更明显。莱菔子能升能降，生品以升为主，用于涌吐风痰，炒后则以降为主，长于降气化痰、消食除胀。

加入辅料炮制也可调整药物的浮沉之性。《本草纲目》云："酸咸无升，辛甘无降；寒无浮，热无沉，其性然也。而升者引之以咸寒，则沉而直达下焦；沉者引之以酒，则浮而上至巅顶……一物之中有根升梢降，生升熟降，是升降在物亦在人也。"黄柏是清下焦湿热之药，经酒炮制后作用向上，兼能清上焦之热。黄芩酒炒可增强上行清头目之热的作用。通常酒炒性升，姜汁炒则散，醋炒能收敛，盐水炒则下行。砂仁为行气开胃、化湿醒脾之品，作用于中焦，盐炙后可以下行温肾，治小便频数。

药物大凡生升熟降，部分药物也有生降熟升。药物升降浮沉的性能并非固定不变，可以通过炮制改变其作用趋向。

三、炮制对归经的影响

归经是指药物有选择性地对某些脏腑或经络表现出明显的作用，而对其他脏腑或经络的作用不明显或无作用。中药的作用部位以归经表示，其理论基础是中医的脏腑经络学说。如生姜能发汗解表，故入肺经，又能和胃止呕，故入胃经。

中药经辅料和加热炮制可达引药归经之效，如醋制入肝经，蜜制入脾经，盐制入肾经等，增强药物在相应经络的作用。

很多中药可归多经，可以治多个脏腑或经络的疾病。临床上为了使药物更准确地针对主证，作用于主脏，发挥其疗效，需通过炮制突出主要作用部位。如益智仁入脾、肾经，具有温脾止泻、摄涎唾、固精、缩尿等功效；盐炙后则主入肾经，专用于涩精、缩尿。知母入肺、胃、肾经，具有清肺、凉胃、泻肾火的作用；盐炙后则主要作用于肾经，可增强滋阴降火的功效。青皮入肝、胆、胃经，用醋炒后，可增强对肝经的作用。说明药物经炮制后，作用的趋势可以发生变化，对某一脏腑或经络的作用增强，而对其他脏腑或经络的作用减弱，使功效更加专一。

炮制还可以改变药物的归经，如生地主入心经，以清营凉血为长，制成熟地后则主入肾经，以养血滋阴、益精补肾见长。

四、炮制对中药毒性的影响

多数毒剧药物必须经过炮制后才能使用。在古代医药文献中，早期的"毒药"通常是药物的总称，认为"是药三分毒"。所谓"毒"主要是指药物的偏性。利用"毒"来纠正脏腑的偏盛偏衰。后世医药著作中所称的"毒"则是具有一定毒性和不良反应的药物，使用不当可导致中毒，与现代"毒"的概念是一致的。

炮制对中药毒性的影响是指炮制消除或降低药物对人体的伤害，其主要途径分为三个：使毒性成分发生改变，如川乌、草乌等；使毒性成分含量减少，如巴豆等；加入辅料以解毒，如白矾制天南星、半夏等，可降低中药毒性的辅料有甘草、生姜、醋、明矾、石灰、绿豆等。

消除或降低药物毒性常用的炮制方法有净制、水漂洗、水飞、加热、加辅料处理、去油制霜等。这些方法可以单独运用，也可以几种方法联合运用。

炮制有毒药物时一定要注意去毒与存效并重，不可偏废，根据药物的性质和毒性表现选用恰当的炮制方法才能收到良好的效果。否则，顾此失彼，可能造成“毒去效失”，甚至“效失毒存”的结果，达不到炮制的目的。

五、炮制对中药补泻的影响

补与泻是针对疾病虚实而言。病有虚实之分，药有补泻之异。凡能扶正、固本、补虚者为补，凡能祛邪、攻积、泻实者为泻。明代傅仁宇《审视瑶函》总结出“药之生熟，补泻在焉，利害存焉。盖生者性悍而味重，其功也急，其性也刚，主乎泻；熟者性淳而味轻，其功也缓，其性也柔，主乎补。如补药之用制熟者，欲得其醇厚，所以成其资助之功；泻药制熟者，欲去其悍烈，所以成其攻伐之力。用生用熟，各有其益，实取其补泻得中，毋损正气耳”。

一些药物生品寒凉清泻，通过加热、加辅料成为熟品以后，药性偏于甘温，作用偏于补益。如何首乌生用能清热通便解疮毒，黑豆汁蒸炖炮制，则偏于补肝肾，益精血，乌须发。若肝肾两虚者用生首乌，非但不能补，反而会导致泻下，绝非病症所宜。再如甘草生品长于泻火解毒、化痰止咳，多用于痰热咳嗽、咽喉肿痛、痈疽疮毒、食物中毒及药物中毒。蜜炙甘草则以补脾和胃、益气复脉力胜，常用于脾胃虚弱、心气不足、脘腹疼痛、筋脉挛急、脉结代。

总之，炮制对药性的影响是多方面的，因脏腑、经络的病变可以相互影响，具体应用时，必须与整体药性结合起来考虑。

扫码“学一学”

第二节　炮制对药物化学成分理化性质的影响

中药治病的物质基础是其所含的活性成分。在炮制过程中，由于受加热、辅料及水处理等的影响，其理化性质发生了改变，如使化学成分易于溶出，使其煎出量有增减变化；化学成分被分解或氧化转化成新成分，使药物的化学成分发生质和量的变化，由此导致中药功效的改变，或增效，或降毒，或产生新的作用，以适应中医临床的需要。这些理化性质的变化，是中药性能及疗效变化的物质基础。研究炮制对化学成分理化性质的影响，对探讨中药炮制的原理、规范炮制工艺、建立质量标准具有重要意义。

一、炮制对含生物碱类药物的影响

生物碱是一类存在于生物体内的含氮有机化合物，一般具有较复杂的环状结构。在植物体内生物碱多与有机酸结合成盐，少数生物碱呈游离状态存在，如咖啡因与秋水仙碱等；游离生物碱一般不溶于水或难溶于水，易溶于乙醇、三氯甲烷等有机溶剂，可溶于酸。根据生物碱的性质，不同的炮制工艺对含有生物碱类药物的影响主要有以下几个方面。

1. 净制对含生物碱类药物的影响　生物碱在植物体内分布不均，如黄柏中的小檗碱（有效成分）多集中于韧皮部，粗皮中分布少，采集过程中常刮去栓皮。同一药物不同部位所含成分种类不同、活性不同，应分别入药。如莲子肉补脾养心、涩肠固精，莲子心清心去热，宜分别入药。

2. 水处理对含生物碱类药物的影响　大部分游离生物碱难溶于水，但一些季铵型生物碱（如小檗碱、益母草碱等）、含极性基团较多的游离状态小分子量的生物碱可溶于水，在软化切制药材时应采用"抢水洗"和"少泡多润，药透水尽"的方式尽量减少生物碱的损失，以免影响疗效。苦参质地坚硬，故一般在产地趁鲜洗净切片，避免干后再用水软化切片而损失成分。槟榔中具有驱虫作用的是槟榔碱，为减少损失采用减压冷浸软化以缩短水浸时间，也可洗净直接打碎入药，避免槟榔碱损失。

3. 加辅料炮制对含生物碱类药物的影响　酒是一种良好的有机溶剂，具有稀醇性质，可促进生物碱及其盐溶解；胆汁也是很好的表面活性剂，有助溶作用。如黄连，其主要有效成分是小檗碱等生物碱，经酒、胆汁等炮制后生物碱类成分在水煎液中的含量均有不同程度的增加。

醋炙可以使生物碱转化成盐，提高在水中的溶解度。如延胡索经醋炙后，醋中的乙酸可取代植物体中的有机酸与碱形成可溶于水的乙酸盐，因而增加在水中的溶解度，增强疗效。

4. 炮制对含有毒生物碱药物的影响　炮制可使有毒生物碱的含量降低或结构发生转化，降低毒性。如川乌生品中所含的双酯型生物碱（乌头碱、次乌头碱、新乌头碱等）具有强毒性，用药剂量与中毒剂量接近，但经水润并蒸煮炮制后，可转化为单酯型生物碱（苯甲酰乌头原碱、苯甲酰新乌头原碱、苯甲酰次乌头原碱）或胺醇型乌头胺类成分，使毒性降低，保证临床用药安全。

5. 加热对含热敏感生物碱药物的影响　有些药物中含有热敏感生物碱成分，应避免高温炮制。如石榴皮、龙胆草、山豆根所含的生物碱为其有效成分，遇热活性降低，应尽量避免热处理，以生用为宜。

二、炮制对含苷类药物的影响

苷是糖分子环状半缩醛上的羟基与非糖部分中的羟基缩合而成的环状缩醛衍生物，多存于植物的果实、树皮、根、花中。苷的糖分子上有较多的羟基，具有一定的亲水性，易溶于水和乙醇，有些苷也易溶于三氯甲烷和乙酸乙酯，但难溶于乙醚和苯，溶解度受所含糖分子数目及苷元所含极性基团的影响。酸性条件下苷键易水解。苷类成分常与酶共存于植物体中，在一定的温度和湿度条件下发生酶解；炮制可影响苷的水解、溶解和酶解。

1. 水处理对含苷类药物的影响　由于多数苷类成分易溶于水，如甘草、大黄、秦皮等其有效物质皆为苷类成分，水处理时应遵循"少泡多润"的原则。

2. 加热对含苷类药物的影响　一般含苷类成分的药物往往也含有水解相应苷的酶，加热炮制具有杀酶保苷的作用。传统上黄芩多用冷浸软化切制，但冷浸后切制的黄芩变绿，其有效成分黄芩苷降解为苷元，性质不稳定，易氧化变绿，故黄芩需经加热蒸煮软化后切制。

3. 加辅料炮制对含苷类药物的影响　在炮制含苷类药物时多用酒或蜂蜜为辅料，酒可提高含苷药物的溶解度。红花的主要成分为红花苷和红花黄色素，酒炙后其水溶性浸出物含量增加。苷类成分在酸性条件下容易水解，因而苷类为有效成分时，一般少用或不用醋进行炮制，以免苷类水解或者造成成分的复杂化。

4. 炮制水解作用峻猛的苷类成分，缓和药性　如大黄蒽醌类衍生物，其结合型苷类成分泻下作用峻猛，经炮制成熟大黄后，其结合型蒽醌类衍生物水解，含量降低，泻下作用缓和。临床上大黄生品用于泻下、泻火凉血，熟大黄用于活血祛瘀。

三、炮制对含挥发油类药物的影响

挥发油是一类经水蒸气蒸馏所得到的挥发性油状成分的总称。挥发油一般具有芳香性，在常温下可自行挥发而不留痕迹，大多数比水轻，可溶于多种有机溶剂及脂肪油中，在70%以上的乙醇中可全溶，在水中溶解度极小。挥发油化学成分复杂，在植物体内多以游离状态存在，有的以结合状态存在。与空气及光线接触会逐渐氧化变质，失去原有的香味并形成树脂样物质。

1. 净制对含挥发油成分药物的影响 通过净制除去非药用部位，提高药材质量。厚朴的挥发油多集中在树皮的韧皮部，炮制应先除去粗皮等；花椒的挥发油多集中在果皮中，净制除去种子。

2. 水处理对含挥发油类药物的影响 药物中所含挥发油若为游离状态，水处理时应采用抢水洗或喷淋法软化后及时切制并低温干燥。薄荷、荆芥等宜在采收后或喷润后迅速加工处理，不宜带水堆积久放，以免发酵变质，影响质量。当药物中所含挥发油为结合状态时，堆积发汗后香气方可逸出，如厚朴需经堆放发酵后，才能生产出优质的饮片。

3. 加热对含挥发油类药物的影响 由于挥发油在常温下易挥发散失，炮制时应避免加热或暴晒。《雷公炮炙论》中就对茵陈等注明“勿令犯火”的要求。此类药物宜阴干，以免挥发油损失。

含挥发油的药物经炮制后，不仅含量降低而且理化性质也有所改变或产生新的成分，有的还可改变药理作用。如白术炮制后挥发油中的白术内酯类成分含量增加，荆芥生品发汗解表，炒炭止血。

四、炮制对含鞣质类药物的影响

鞣质是一类结构较复杂的多元酚类化合物，又称单宁或鞣酸，在医疗上常作为收敛剂，具有收敛止血、止泻、抑菌、保护黏膜等作用，有时也用作生物碱及重金属中毒的解毒剂。

鞣质含有多元酚羟基，极性较强，易溶于水，尤其易溶于热水。以鞣质为主要药用成分的药物，在炮制过程中用水处理要格外注意，如地榆、侧柏叶、石榴皮等。

鞣质为强的还原剂，暴露于阳光与空气中易发生氧化，颜色加深。槟榔、白芍等在切片时暴露于空气中有时色泽泛红，就是所含鞣质氧化所致。鞣质在碱性溶液中变色更快，炮制时应特别注意。

鞣质遇铁能发生化学反应，生成墨绿色的鞣质铁盐沉淀，因而在炮制含此类物质的药物时，有用竹刀切、铜刀切、木盆中洗的要求，煎药要用砂锅，是为了避免鞣质与铁发生反应。

鞣质能耐高温，经高温处理，一般变化不大。如大黄中含有致泻的苷类及具有收敛作用的鞣质，经酒炙、炒炭炮制后，苷类的含量明显减少，但鞣质的含量变化不大，故大黄致泻作用减弱而收敛作用相对增强。若煎煮时间过长，蒽醌苷被破坏殆尽，不但不能泻下反而导致便秘。有些含鞣质的药物经高温处理会影响疗效，如地榆炒炭若温度过高，其抑菌作用降低，炮制时需控制火候。

五、炮制对含有机酸类药物的影响

有机酸是含羧基的化合物，包括脂肪族、芳香族和萜类有机酸（不包括氨基酸）。广泛存在于植物体，尤其以未成熟的肉质果实含量较高。有机酸多溶于水、乙醇和甲醇，难溶于有机溶剂。有些芳香酸类可溶于有机溶剂，难溶于水。有机酸对人体营养及生理活动有重要作用。

1. 水处理对含有机酸药物的影响　低分子有机酸大多能溶于水，水处理时宜采用少泡多润的方法，以防止有机酸流失。如地龙中的丁二酸是其平喘的有效成分，清洗时要特别注意，需抢水洗。一些植物如含有较多可溶性的草酸盐，往往有毒，如酢浆草，动物食后可导致虚弱甚至死亡，可通过水处理将草酸盐除去以降低毒性。

2. 醋制对含有机酸类药物的影响　中药中的有机酸除少数以游离状态存在外，一般都与钾、钠、钙等结合成盐或与生物碱类结合成盐。脂肪酸多与甘油结合成酯或与高级醇结合成蜡。一些有机酸是挥发油与树脂的组成成分。醋制可使有机酸游离溶出发挥疗效。如乌梅经醋蒸后，可使其所含的枸橼酸钾中的枸橼酸游离出来。

3. 加热对含有机酸类药物的影响　有机酸含量较高时对口腔、胃黏膜刺激性较大，加热炮制可降低含量，减缓毒性和不良反应，如山楂采用炒黄、炒焦法炮制后，部分有机酸被破坏，酸性降低，减少了对胃肠道的刺激。有的中药经加热炮制后，有机酸发生转化，如咖啡豆经炒制后，绿原酸被破坏，转化成咖啡酸和奎宁酸，同时酒石酸、枸橼酸、苹果酸、草酸减少，生成具有挥发性的乙酸、丙酸、丁酸、缬草酸等。

有机酸对金属有一定的腐蚀性，易使金属器具生锈、药材变色变味，炮制含有机酸的中药时应避免使用金属容器。

六、炮制对含油脂类药物的影响

油脂是脂肪油和脂肪的总称，其主要成分为长链脂肪酸的甘油酯，大多存在于植物的种子中。

1. 制霜对含油脂类药物的影响　油脂含量较高的药物通常具有润肠通便或滑肠致泻的作用，采用去油制霜法炮制，除去部分油脂类成分，以缓和或降低滑肠致泻的作用。如巴豆油既是有效成分又是有毒成分，去油制霜后可缓和峻泻作用并降低毒性。制霜前加热处理易于将油脂压榨出来，同时可以破坏毒蛋白。

2. 湿热对含油脂类药物的影响　油脂类成分在空气中久放或处于湿热条件下均易发生氧化，产生过氧化物、酮酸、醛等，称为“酸败”，并可从饮片的表面溢出，称为“走油”。酸败后的油脂不能再供药用，因此，含油脂类成分的药物宜低温冷藏，以防走油酸败，应特别注意贮藏，如苦杏仁。

七、炮制对含树脂类药物的影响

树脂通常存在于植物组织的树脂道中，大多数是由萜类化合物在植物体内经氧化、聚合而成，是一类复杂化合物。树脂一般不溶于水，溶于乙醇、乙醚等有机溶剂。植物体在外伤的刺激下分泌树脂，形成固体或半固体的物质。树脂多具有一定的生理活性，如活血、祛瘀、消肿、止痛、防腐等。

1. 辅料对含树脂类药物的影响　炮制含树脂类药物时，可用酒、醋处理，以提高树脂类成分的溶解度，增强疗效。如五味子的补益成分五味子素为树脂类物质，经酒制可以提高溶出率。乳香、没药为树脂类药物，经醋制能增强活血、止痛、防腐等功效。

2. 加热对含树脂类药物的影响 加热炮制可以破坏部分树脂，降低毒性和不良反应。如牵牛子树脂具有泻下去积作用，经炒制后部分树脂被破坏，泻下作用得以缓和。

八、炮制对含蛋白质、氨基酸类药物的影响

蛋白质是一类由氨基酸通过肽键结合而成的大分子化合物，蛋白质水解可以产生多种氨基酸。氨基酸是一种带有氨基的羧酸，可分为组成蛋白质的氨基酸和非组成蛋白质的氨基酸。

蛋白质是一类大分子的胶体物质，多数可溶于水，生成胶体溶液，一般煮沸后由于蛋白质凝固不再溶于水。氨基酸大多数是无色的结晶体，易溶于水。根据蛋白质类成分和氨基酸类成分的性质，炮制时应注意以下几点。

1. 水处理对含蛋白质和氨基酸类药物的影响 蛋白质和氨基酸溶于水，以水处理含蛋白质、氨基酸类为药效成分的药物时应防止蛋白质、氨基酸成分流失，以免影响疗效。

2. 酸碱度和蛋白沉淀剂对含蛋白质和氨基酸类药物的影响 蛋白质能和许多蛋白质沉淀剂如鞣酸、重金属盐等产生沉淀，故含蛋白质、氨基酸的药物不宜和含鞣质类药物一起加工炮制。酸碱度对蛋白质和氨基酸的稳定性、活性影响较大，加工炮制时应注意蛋白质沉淀剂和酸碱度对蛋白质和氨基酸的影响。

3. 加热对含蛋白质和氨基酸类药物的影响 一些含毒性蛋白质的药物经加热处理毒性蛋白质变性，毒性降低或消除。如苍耳子、巴豆、白扁豆、蓖麻子等含有毒蛋白的药物，采用加热炮制可以达到降低毒性的目的。某些含有苷类有效成分的药物，如黄芩、苦杏仁经加热燀后，可破坏或降低酶的活性，避免苷类成分被分解而影响疗效。加热可使蛋白质凝固变性，且大多数氨基酸遇热不稳定，因此某些富含蛋白质、氨基酸类成分的药材以生用为宜，如天花粉、蛇毒等。

药材经高温炮制后可产生新的物质，具有一定的治疗作用，如黑大豆等经过干馏炮制后能得到含氮的吡啶类、卟啉类衍生物，这些物质具有解毒、止痒、抑菌、抗过敏等作用。

在加热炮制的过程中，氨基酸在少量水分存在的条件下与单糖产生化学反应，生成具有特异香味的环状化合物，如缬氨酸和糖能生成香味可口的褐色类黑素、亮氨酸和糖类，能产生强烈的面包香味，所以麦芽、稻芽等发芽炒制后变香而具有健脾消食作用。

九、炮制对含糖类药物的影响

构成植物体的有机物中80%～90%是糖类成分，又称碳水化合物，是植物细胞和组织的重要营养和支持物质，可分为单糖、寡糖和多糖。

中药中的糖类成分含量分布不均匀，根及根茎类药材的地上部分、皮类药材的木质心部分一般含糖类成分较低，净制去除残茎、抽去木心可提高饮片糖类成分的含量，如牛膝、巴戟天等。

一些含糖苷类药物在加热炮制后，可分解形成糖和苷元。如何首乌蒸制后水溶性总糖含量升高，其中单糖、低聚糖、多糖均有所增加，以水溶性多糖含量增加为主，水溶性糖类成分的增加可增强制何首乌的补益作用。

十、炮制对无机成分的影响

无机成分广泛存在于中药材中，尤以矿物类、化石类和贝壳类中药的含量较高，植物类中药的无机成分多与有机酸结合成盐存在。矿物类、化石类、贝壳类药材多采用煅法、煅淬法、水飞法、提净法炮制。植物类药材炮制后，其中的无机成分可发生变化。

1. 炮制使药物质地疏松，利于有效成分溶出　含有无机成分的矿物药，生品质地坚硬，通常采用煅烧或煅烧醋淬的方法炮制，可改变其物理性状，易于粉碎，利于有效成分溶出，也有利于在胃肠道吸收，增强药效。磁石主要成分为 Fe_3O_4、Fe_2O_3等，生品在水中溶解度极小，经过火煅醋淬后生成可溶性的醋酸铁，易被机体吸收而发挥疗效。

2. 提高药物洁净度，去除杂质或有毒成分　某些矿物类中药多与杂质共存，可利用炮制技术除去杂质。如芒硝等采用提净法炮制，利用主要成分溶于水、杂质不溶于水的性质，进一步重结晶以提高净度。一些含汞或砷的有毒中药（如朱砂），其主要成分为 HgS，还含有游离汞和可溶性汞盐。雄黄主要成分为 As_2S_2，常含有砷的氧化物 As_2O_3，两种药物均不可加热炮制，用水飞法可使朱砂含有的游离汞和可溶性汞盐、雄黄含有的可溶性砷盐溶于水而除去，以降低毒性。

3. 除去结晶水，增强收敛固涩作用　部分含有结晶水的药物，经过炮制失去结晶水成为无水化合物而发挥临床疗效。如生石膏为含水硫酸钙，煅制可使其全部脱水转化成无水硫酸钙。明矾经过煅制后成为枯矾，含水硫酸铝钾失去 12 个分子结晶水，可增加燥湿收敛的作用。

4. 炮制使无机成分转化，产生新的作用　部分药物通过加热炮制使无机成分发生变化，产生新的治疗作用。如炉甘石生品主含 $ZnCO_3$，经过煅后转化为 ZnO，具有解毒、明目退翳、收湿止痒、敛疮作用。自然铜生品的主要成分为 FeS_2，经煅制后，煅自然铜中出现 Fe_7S_3、Fe_2O_3、Fe_3O_4等，具有续筋接骨的功效。有的中药所含无机成分在加热后可转变为有毒物质，故有“朱砂见火即变汞，雄黄见火毒如砒”之说，故应禁止加热炮制。

5. 增加无机元素的种类和含量　药物经切、炒、烫、煅、蒸等不同方法炮制后可提高人体必需微量元素的溶出量，增加药物疗效。如血余含有 10 余种微量元素，制炭后有机物破坏，有促凝血作用的钙、铁及其他元素溶出率增大，产生止血作用。蜂蜜富含微量元素，作为辅料炮制药物如苍术、白术、山药、黄芪、甘草等，微量元素的种类和含量有所提高。

辅料的应用常常使某些微量元素含量增加，改变药性，增强某方面的疗效。如黄连酒制、姜制和吴茱萸制后，钾、钙、镁等多种元素均高于生品黄连，说明酒制可增加微量元素的溶出。土炒党参中的铁、锂、钙远远大于生品及其他炮制品，锌、锰、锶元素也较生品及其他炮制品高。

6. 炮制减少有害元素的溶出，降低毒性　磁石主要含四氧化三铁，并含有硅、铅、钛、镁等杂质及一定量的砷，经煅制醋淬后，砷含量显著降低，其他有害元素钛、锰、铝、铬、钡、锶等，煅制后均有变化，尤其锶煅后未检出，说明磁石煅制对去除其中含有的有害元素具有一定意义。

扫码“学一学”

第三节　炮制与临床上药物减毒增效的关系

传统中药炮制理论认为，炮制是通过药物生熟的变化和对药性的影响，降低毒性和不良反应，增强或突出某种疗效，以适应临床用药需要。现代研究认为，炮制在临床上之所以起到减毒增效的作用，其内在原因在于炮制可改变中药有效成分的质与量。中药一般含有多种化学成分，各类成分之间既有协同作用又有对抗作用。经过水浸、加热及酒、醋、药汁等辅料炮制后，可使其所含的化学成分发生一系列变化。

一、通过改变药物的形、质使有效成分易于溶出

中药经净制可分离药用部位，使富含药效成分的部位得以富集，如麻黄与麻黄根含有不同类型的生物碱，净制分离后方能使麻黄主发汗，麻黄根主止汗；中药经切制、加热炮制或加辅料炮制后，表面积增大，药物质地变得疏松或酥脆，使有效成分的溶出率得到提高，如龟甲质地坚硬，以砂烫或砂烫醋淬后，质酥易碎，水浸物煎出率较生品提高，煎液中蛋白质溶出率较生品提高；钙离子煎出率较生品提高；微量元素锌、铁、硒溶出明显增多。许多果实和种子类中药有坚硬的果（或种）皮，生品不利于药效成分的溶出。果实种子类药物炒制后粉碎入药，可显著提高水溶性成分的溶出率。明代《医宗粹言》中曾提及“逢子必炒，见子皆捣”的经验总结。

二、通过抑制有效成分分解保证药物疗效

某些含苷类成分的中药材往往在不同细胞中含有相应的分解酶，在一定温度和湿度条件下苷类成分被相应的酶所分解，从而使药效成分减少，影响疗效，甚至产生毒性和不良反应。如槐花、苦杏仁、黄芩等含苷药物，采收后若长期放置或加工方法不当，在适宜的条件下，相应的酶便可酶解芦丁、苦杏仁苷、黄芩苷等，使这些药物疗效降低。白芥子中所含硫苷能被与其共存的白芥子酶水解。所以含苷类药物常用炒、蒸、烘、燀法炮制，破坏或抑制酶的活性，以保证药物中有效成分免受酶解，保存药效。

三、通过改变有毒成分的量和质，降低药物毒性，保证用药安全

凡药性有毒者，多为生理活性强，能治重症，起沉疴之品，在应用中的安全性也就至关重要。中药炮制在使“毒”向药的转化中起了关键作用，形成了中药炮制的重要特色。如乌头类药物在西方仅有十分短暂的药用历史，因其安全性而受到限制。在中国川乌则从汉代至今一直是祛风除湿、温经止痛的有效药物，广泛用于汤剂和多种成方制剂中。究其根本原因在于中医应用的不是原生药，而是经过炮制的饮片。近代研究表明，川乌中的双酯型生物碱有剧毒，经加水、加热等炮制后，剧毒的乌头碱在高温条件下可水解成毒性较弱和极弱的乌头次碱和乌头原碱，大大降低了原生药的毒性，提高了用药的安全性。剧毒的马钱子中所含的士的宁和马钱子碱，在加热过程中醚键断裂开环，转变为它们的异型结构和氮氧化合物，这些异型结构和氮氧化合物毒性变小，且保留或增强了某些生物活性。

四、通过改变中药化学成分群的量和质，调整药效，满足临床需要

中药含多种化学成分，近代中药炮制研究中，多关注已知单一化学成分炮制前后的变化。这种研究虽取得了很大的进展，为解释部分中药炮制的意义提供了一定的依据，但许多药物炮制后已知药效成分降低，以致怀疑中药炮制作用。出现这种结果，一是中药炮制研究选择的对象多为单味药，而中药在临床中主要使用复方，以单味药为研究对象具有一定局限性。另外，中药本身是一个小复方，其作用无法也不能仅凭单一成分来评价。中药

炮制的作用，极有可能是通过调整中药中化学成分群的量和质以及比例关系，影响药物在体内的吸收，达到调整药效，适应辨证用药需要，满足临床用药目的。随着中药分析技术的提高，从多成分，多指标评价中药炮制成为可能。人们将逐渐认识到中药炮制这一古老的传统制药技术在调整中药化学成分群方面的作用，中药炮制的原理会在新的层面上得到认识。

扫码“学一学”

第四节　炮制对中药方剂的影响

中医理、法、方、药的治疗体系，最终通过“药”得以实现，用药治病主要依赖于依法炮制与复方配伍调整药性，协同药力，使有限的药物适应错综复杂的临床需要。中药经炮制可在整体效应上达到转化或调整之效，更好地适应临床辨证论治对药物和组方的需要。药物炮制和复方配伍是中医临床用药的两大特色，也是中医用药优势所在。

药物炮制对中医临床配伍组方和方剂疗效的影响是多方面的。

一、炮制可保证方剂用药剂量与配比的准确

剂量和配比的准确是方剂疗效的基本保证，中药只有经过依法炮制才能确保方剂药物剂量和配比的准确。如山茱萸的果核、巴戟天的木心、关黄柏的粗皮（栓皮）等均为非药用部分，而且所占比例较大，若不除去，该药在方中的实际用量大为减小，难以发挥全方作用。如二妙散，具有清热燥湿的功效，是治疗湿热下注的基础方。方中黄柏苦寒，清热燥湿，为君药；苍术苦温，燥湿健脾，既祛已成之湿，又除湿邪之源。方中苍术要求制用，黄柏原方需炒，现多生用。若方中苍术生用，则过于辛温而燥；黄柏若为关黄柏，不除去粗皮，就等于减少了黄柏的实际用量。这样，全方燥湿之力虽然甚强，但清热之力不足，不但收不到预期效果，还可能湿热未去，热邪反增，有化燥伤阴之虞。

二、炮制可提高方剂整体疗效

根据处方要求，炮制药物，可使药效物质易于溶出或利于保存，并调整其药性，发挥各自的专长。如三子养亲汤中的紫苏子、白芥子、莱菔子均需炒制后配方。中医认为，治痰以顺气治标，健脾燥湿治本，但气实而喘者，以顺气降逆治本，治痰为标。三子养亲汤的适应证恰好是气实而喘，痰盛懒食，故本方的功效是降气平喘，化痰消食。紫苏子炒后辛散之性减弱，温肺降气作用增强，其降气化痰、温肺平喘之功明显。白芥子炒后辛散耗气的作用缓和，温肺化痰作用增强。莱菔子炒后由升转降，功效由涌吐风痰变为降气化痰，消食除胀。方药均与病证相符，使全方降气平喘、化痰消食的作用增强。

方剂中某些药物经过适当炮制，可增强整个方剂的疗效。如柴胡疏肝散（《景岳全书》）由柴胡、芍药、枳壳、甘草、川芎、香附、陈皮组成，主治肝气郁结而致的胁肋胀痛和痛经。方中柴胡醋炙后缓和了生品的和解退热作用，突出了疏肝止痛之效。香附和陈皮醋炙后也增强疏肝理气、调经止痛的作用。甘草蜜炙后以甘温益气、缓急止痛为主，可协助其他药共奏行气止痛之功。川芎经酒炙可增强活血止痛的作用。全方药物依方炮制后，方能增强其疏肝解郁、调经止痛之效。

三、炮制可增强方剂对病变部位的作用

通过药物的配伍形成方剂的归经，虽然不是各药的简单相加，但方中药物归经的变化

对全方的作用是有明显影响的。如缩泉丸，方中的益智仁主入脾经，兼入肾经，山药主入脾经，兼入肺、肾经，乌药主入肾经，兼入脾、肺、膀胱经。益智仁盐炙后则主入肾经，为方中君药，具有温肾纳气，固涩小便的作用。三药合用，温肾祛寒，健脾运湿，使全方作用侧重于肾，兼能顾脾。肾气足，则膀胱固，可健后天之脾又可益先天之肾，故该方的主要功效是温肾缩尿，用于下元虚冷，小便频数及小儿遗尿。

四、炮制可消减方剂的某些不良反应

由于方剂中有的药物某一作用不利于治疗，往往影响全方疗效的发挥，因此，要通过炮制，调整药效，趋利避害或扬长避短。如干姜，其性辛热而燥，长于温中回阳，温肺化饮，在四逆汤中用干姜生品，取其能守能走，力猛而速，功专温脾阳而散里寒，助附子破阴回阳，以迅速挽救衰微的肾阳。在生化汤中干姜则需砂烫为炮姜入药，这是因为生化汤主要用于产后受寒，恶露不行，小腹冷痛等。因产后失血，血气大虚，炮姜微辛而苦温，既无辛散耗气、燥湿伤阴之弊，又善于温中止痛，且能入营血助当归、炙甘草通脉生新，佐川芎、桃仁化瘀除旧，促其全方生化之妙；若用生品，则因辛燥，耗气伤阴，于病不利。

五、炮制可扩大方剂的应用范围

若组成方剂的药物不变，仅药物炮制加工不同，也会使方剂的功效发生一定的变化，改变部分适应证。如补血调血之基础方四物汤（《太平惠民和剂局方》）含当归、川芎、白芍、熟地，地黄选用不同的炮制品，可改变方剂的适应证。如血虚兼血热者，可用生地以清热、滋阴、凉血；如血虚无热者，可用熟地滋阴补血；如血虚兼腹痛者，白芍应用酒炙品以防酸寒之性损伤脾阳，特别是产后血虚腹痛，尤以酒炙白芍为佳；如血虚兼瘀滞者，除加桃仁、红花外，川芎、当归酒炙为好，以增强活血祛瘀的作用。

理中汤为温中益脾要方，凡中焦虚寒者均可应用，但不同情况应选用不同炮制品才能提高疗效。如白虎汤，本是张仲景治伤寒邪入阳明，由寒化热之证。由于伤寒病开始是感受的寒邪，寒邪容易损阳，也易伤中，所以立方用药都要注意保存阳气和顾护脾胃。方中石膏、知母足以泻热，用甘草之目的不是清热泻火，而是为了顾护脾胃，防止石膏、知母大寒伤中，故原方要用长于补脾益气的炙甘草。吴鞠通用白虎汤治温病，则改炙甘草为生甘草，并加重用量。因为温病开始是感受热邪，热邪容易伤阴；温邪上受，首先犯肺，肺胃经脉相通，可顺传于胃，致使肺胃同病，其热邪更甚，且多有伤阴现象。用生甘草既可增强泻热作用，又能甘凉生津、兼和脾胃，故在同一方中，炮制品的选用有所区别。

扫码“学一学”

第五节　炮制对制剂的影响

中成药制剂是根据《中国药典》《国家药品标准》《中国医院制剂规范》等标准规定的处方，将药物加工制成具有一定规格，可直接用于临床的药品。

一、饮片炮制决定制剂的质量

中药饮片是中药制剂的原料，其质量优劣，必定影响到制剂产品的质量。如合理的净制可保证制剂用药的准确，科学的切制可以保证药效和利于有效成分煎出。依法炮制可以增效、减毒等。

二、饮片炮制直接关系制剂的疗效

中药制剂，尤其是传统制剂，是否依法使用规范的炮制品，直接关系到方剂的疗效。如《伤寒论》中治疗“心动悸，脉结代”的炙甘草汤，炙甘草是君药，不用炙甘草则难以保证全方疗效。治疗跌打损伤的传统制剂“小活络丹”方由川乌、草乌、乳香、没药、天南星、地龙组成，必须按要求将原料炮制成制川乌、制草乌、醋乳香、醋没药、胆南星后再制成丸剂，以发挥祛风除湿、活络通痹之效，否则全方多为有毒之品，不依法炮制，非但无效，还易引起中毒。

三、不同制剂工艺饮片炮制要求有别

剂型因素对于制剂中炮制品的选择也有影响。例如半夏在不同制剂中，炮制要求不一。凡入汤剂或是以半夏水提物加入中成药者，可直接以生半夏使用；而以半夏粉末入药制备丸剂、散剂、胶囊剂等成药者，必须使用制半夏。如藿香正气散中的半夏，若用于汤剂，宜用炮制品；若用于藿香正气丸，则炮制半夏时要严格控制麻味；若用于藿香正气水，则半夏可以生用。这是因为半夏的有效物质能溶于水，而有毒物质难溶于水。由于汤剂通常过滤不严格（或一层纱布过滤），汤液中常混有少量半夏粉粒，若用生品，则可刺激咽喉。丸剂是连渣服用，若用生品，不但不能镇吐，反而有可能致吐。藿香正气水是用渗漉法制备，不会将半夏粉带入液体内，用生半夏不但减少了炮制工序，而且生半夏中有效成分保留更多，疗效更佳。

四、饮片标准的制定有利于制剂质量控制

控制饮片的内在质量是保证中药制剂有效安全的重要保证。饮片质量标准的制定为控制制剂质量提供科学依据。

药材炮制的方法、温度、时间和添加辅料的种类、用量，都会对药材中有效成分的含量产生影响。目前，对饮片质量的考察主要以饮片炮制的传统外观性状作为标准，对一些毒性较强的中药饮片规定了有毒成分的限量，对极少数饮片品种制定了有效成分或指标成分的含量，大多数饮片尚无单独的质量标准。中药饮片质量标准的逐步建立和完善，将为中药制剂的质量控制提供有力的保证。

五、饮片依法炮制有利于保证制剂安全

大多数有毒中药的毒性成分同时也是其有效成分，因此需要通过炮制降低其毒性和刺激性，或通过炮制使所含的有毒成分发生一些化学变化使之转化为毒性较小的药效成分，并制定含量限度以保证其安全有效。这样，使用药安全范围增大，更适合制剂的需求。

中药制剂是饮片临床应用的最终形式，炮制对制剂的影响包括了中药化学、方剂学、药剂学等多学科的因素。由于制剂工作的特殊性，在保证制剂有效安全的同时，还应考虑剂型的不同特点，以此为指导来确定炮制品的选用。总之，根据辨证论治的临床需要进行炮制才能发挥其应有的作用，保证制剂的疗效。药学工作者只有兼通中医药传统理论和现代药学两方面的知识，才能把握好炮制对制剂的影响，研究、生产出合格的制剂。

重点小结

难　点	考　点
炮制对中药药性的影响	炮制对药物理化性质的影响
炮制对中药方剂的影响	炮制与临床减毒增效的关系
炮制对中药制剂的影响	

扫码“练一练”

思考题

1. 试述炮制对含生物碱类药物的影响并举例说明。
2. 试述炮制对含苷类药物的影响并举例说明。
3. 炮制如何影响中药的药性？

第四章　中药炮制常用辅料

学习目标

1. 掌握　中药炮制辅料的基本概念、常用辅料的作用与性质。
2. 熟悉　中药炮制辅料的种类、质量要求及主要适用范围。
3. 了解　中药炮制辅料的性质及作用。

炮制辅料是指炮制过程中使用的具有辅助主药达到炮制目的的附加物料。在炮制过程中辅料对主药起协调药效作用，如增强疗效，降低毒性，减轻不良反应、影响主药的理化性质。

中药炮制应用辅料的历史可以追溯至春秋战国时代。由于辅料在药物炮制中的广泛使用，增加了中药临床应用的灵活性。中药的性能与辅料之间有着密切联系，中药炮制辅料除少数起加热介质作用外，大多数是传统药物的组成部分。由于辅料种类及其性能和作用不同，在炮制药材时所起的作用各异。

中药炮制常用的辅料一般可分为液体辅料和固体辅料两大类。

扫码“学一学”

第一节　液体辅料

一、酒

传统名称有：酿、盎、醇、醴、醅、醑、醍、清酒、美酒、粳酒、有灰酒、无灰酒等。目前，用来制药的有黄酒、白酒两大类。

黄酒为米、麦、黍等用曲酿制而成，含乙醇15%～20%，尚含糖类、酯类、氨基酸、矿物质等。一般为棕黄色透明液体，气味醇香特异。除另有规定外，中药炮制用酒应为黄酒。

白酒为米、麦、黍、薯类、高粱等用曲酿制并经蒸馏而成，含乙醇50%～60%，尚含有机酸类、酯类、醛类等成分。一般为无色澄明液体，气味醇香特异，且有较强的刺激性。

酒应透明，无沉淀或杂质，具有酒特有的芳香气味，不应有发酵、酸败或异味出现。含醇量应符合标示浓度，甲醇量≤0.04g/100ml，杂醇油≤0.20g/100ml，二氧化硫残留量≤0.05g/kg。黄酒黄曲霉素 B_1≤5μg/kg，细菌总数≤50个/ml，大肠菌群≤3个/100ml。

酒味甘、辛，性大热。能活血通络，祛风散寒，散结消瘀，行药势，助药力，矫味矫臭。

中药经酒炙后有利于药效成分溶出。动物的腥膻气味为三甲胺、氨基戊醛类等成分，酒炙时此类成分可随酒挥发而除去。酒中含有酯类等醇香物质，可以矫味矫臭。

酒多用作炙、蒸、煮等制法的辅料，常用酒炙的药物有黄芩、黄连、大黄、白芍、续断、当归、白花蛇、乌梢蛇等。在制药实践中，浸药多用白酒，炙药多用黄酒。

二、醋

古称酢、醯、苦酒，习称米醋。醋是以米、麦、高粱及乙醇等酿制而成。主要成分为醋酸，占4%～6%，含有维生素、灰分、琥珀酸、草酸、山梨糖等成分。

醋应澄明，无浮悬物及沉淀物，具醋特异气味，无其他不良气味与异味。不得检出游离酸，避免用硫酸、硝酸、盐酸等矿酸来制造食醋。总酸量不得低于3.5%。

醋有米醋、麦醋、曲醋、化学醋等多种。《本草纲目》指出制药用醋“惟米醋二三年者入药”。炮制用醋为食用醋（米醋或其他发酵醋），化学合成品（醋精）不应使用。长时间存放者称为“陈醋”，陈醋炮制药物作用更佳。

醋味酸、苦，性温。具有引药入肝，理气，止血，行水，消肿，解毒，散瘀止痛，矫味矫臭等作用。

醋能与药物中的游离生物碱等成分结合成盐，增加溶解度而提高疗效。醋能降低大戟、芫花等药物的毒性。醋能和具腥膻气味的三甲胺类成分结合成盐，而去除药物的腥臭气味。此外，醋还具有杀菌防腐作用。

醋多用作炙、蒸、煮等炮制辅料，常用醋炮制的药物有延胡索、甘遂、商陆、大戟、芫花、莪术、香附、柴胡等。

三、蜂蜜

为蜜蜂采集花粉酿制而成，品种比较复杂，以紫云英蜜、枣花蜜、荔枝蜜等质量为佳，荞麦蜜色深有异臭、质差。蜂蜜因蜂种、蜜源、环境等不同，其化学组成差异较大。主要成分为果糖、葡萄糖，两者约占蜂蜜的70%，尚含少量蔗糖、麦芽糖、矿物质、蜡质、含氧化合物、酶类、氨基酸、维生素等物质。

蜂蜜为半透明、带光泽、浓稠的液体，气芳香，味极甜，不得有不良异味。室温（25℃）下相对密度应在1.349以上。不得有淀粉和糊精，水分不得超过25%，蔗糖不得超过8%，还原糖不得少于64%，5-羟基糠醛含量应符合《中国药典》2020年版（以下《中国药典》如无特殊说明均指2020年版）的规定。

中药炮制常用炼蜜，即熟蜜，是将生蜜加适量水煮沸，过滤，去沫及杂质，稍浓缩而成。炼蜜有嫩蜜、中蜜和老蜜之分，炮制常用中蜜。

蜂蜜生则性凉，故能清热；熟则性温，故能补中；以其甘而平和，故能解毒；柔而濡泽，故能润燥；缓可去急，故能止痛；气味香甜，故能矫味矫臭；不冷不燥，得中和之气，故十二脏腑之病，无不宜之。蜂蜜有调和药性的作用。

常用蜂蜜炮制的药物有甘草、麻黄、紫菀、百部、马兜铃、白前、枇杷叶、款冬花、百合、桂枝等。

四、食盐水

食盐水为食盐加适量水溶化，经过滤而得的澄明液体。主含氯化钠，尚含少量的氯化镁、硫酸镁、硫酸钙等。

食盐应为白色，味咸，无可见的外来杂物，无苦味、涩味，无异臭。氯化钠含量≥96%，硫酸盐（以 SO_4^{2-} 计）≤2%、镁≤2%、钡≤20mg/kg、氟≤5mg/kg、砷≤0.5mg/kg、铅≤1mg/kg。

食盐味咸，性寒。能强筋骨，软坚散结，清热，凉血，解毒，防腐，并能矫味。常以食盐水炮制的药物有杜仲、巴戟天、小茴香、橘核、车前子、砂仁、菟丝子等。

五、生姜汁

取姜科植物鲜姜的根茎，捣碎取汁；药渣再加适量水共煎去渣而得的黄白色液体。姜汁有香气，其主要成分为挥发油、姜辣素，尚含有多种氨基酸、淀粉及树脂状物。

生姜汁味辛，性温。能发表，散寒，温中，止呕，开痰，解毒。生姜汁常作为姜炙法、姜煮法、复制法等炮制辅料。常用姜炮制的药物有厚朴、竹茹、草果、半夏、黄连等。

六、甘草汁

甘草汁是取甘草饮片水煎去渣而得的黄棕色至深棕色的液体。甘草主要成分为甘草酸及甘草苷、还原糖、淀粉、胶类物质等。

甘草苷系表面活性剂，能增加其他难溶物质的溶解度。中医处方中常用甘草为药引，调和诸药，在炮制和煎煮过程中亦起到增溶的作用。甘草酸水解后生成葡萄糖醛酸，可与含羟基或羧基的毒物生成不易吸收的产物，分解物从尿中排出；甘草酸还具有肾上腺皮质激素样作用，能增强肝脏的解毒功能。

甘草味甘，性平。具补脾益气，清热解毒，祛痰止咳，缓急止痛作用。甘草汁作为煮法、炙法等的炮制辅料。常用甘草炮制的药物有远志、半夏、吴茱萸等。

七、黑豆汁

黑豆汁为大豆的黑色种子加适量水熬煮去渣而得的黑色浑浊液体。黑豆含蛋白质、脂肪、维生素、色素、淀粉等物质。

黑豆味甘，性平。能活血，利水，祛风，解毒，滋补肝肾。常以黑豆汁炮制的药物有何首乌等。

八、米泔水

米泔水为淘米水滤出的灰白色浑浊液体，其中含少量淀粉和维生素等。因易酸败发酵，应临用时收集，大生产可用 2 kg 米粉加水 100 kg，充分搅拌代替米泔水用。

米泔水味甘，性凉，无毒。能益气，除烦，止渴，解毒。米泔水对油脂有吸附作用，常用来浸泡含油质较多的药物，以除去部分油质，降低药物辛辣之性，增强补脾和中的作用。常以米泔水炮制的药物有苍术、白术等。

九、胆汁

牛、猪、羊的新鲜胆汁为绿褐色、微透明的液体，略有黏性，有特异腥臭气，主要成分为胆酸钠、胆色素、黏蛋白、脂类及无机盐类等。

胆汁味苦，性大寒。能清肝明目，利胆通肠，解毒消肿，润燥。主要用于炮制天南星、黄连等。

十、麻油

麻油为胡麻科植物芝麻的干燥成熟种子经冷压或热压所得的油脂，主要成分为亚油酸甘油酯、芝麻素等。

麻油味甘，性微寒。能清热，润燥，生肌。因沸点较高，常用以炮制质地坚硬或有毒药物，使之酥脆，降低毒性。常以麻油炮制的药物有马钱子、豹骨等。

十一、羊脂油

羊脂油为牛科动物山羊等的脂肪经低温熬炼而成，主要成分为油脂，皂化值 192 ~ 195，含饱和与不饱和的脂肪酸等。

羊脂油味甘，性温。能补虚助阳，润燥，祛风，解毒。与药物同制后能增强补虚助阳作用。常用羊脂油炮制的药物是淫羊藿。

其他液体辅料还有吴茱萸汁、萝卜汁、鳖血、石灰水等。炮制中应根据具体药物的临床需要而选用。

扫码“学一学”

第二节　固体辅料

一、稻米

稻米为禾本科植物稻的种仁。中药炮制多选用粳米或糯米。主要成分为淀粉、蛋白质、脂肪、矿物质等，尚含少量B族维生素、多种有机酸及糖类。

稻米味甘，性平。能补中益气，健脾和胃，除烦止渴，止泻痢。常用米炮制的药物有党参、斑蝥、红娘子等。

二、麦麸

麦麸为小麦的种皮，呈褐黄色。主含淀粉、蛋白质及维生素等。

麦麸味甘、淡，性平。能和中益脾，缓和燥性，矫味，赋色，还能吸附油脂。麦麸作为麸炒、麦麸煨的辅料，常以麦麸炮制的药物有枳壳、枳实、僵蚕、苍术、白术、肉豆蔻等。

三、白矾

白矾又称明矾，为三方晶系明矾矿石经提炼而成的不规则块状结晶体，无色、透明或半透明，有玻璃样色泽，质硬脆易碎，味微酸而涩，易溶于水，主要成分为十二水硫酸铝钾［$KAl(SO_4)_2 \cdot 12H_2O$］。

白矾味酸，性寒。能解毒，祛痰杀虫，收敛燥湿，防腐。与药物共制后，可防止腐烂，降低毒性，增强疗效。常以白矾炮制的药物有半夏、天南星、白附子等。

四、豆腐

豆腐为大豆种子粉碎后经特殊加工制成的乳白色固体，主含蛋白质、维生素、淀粉等物质。

豆腐味甘，性凉。能益气和中，生津润燥，清热解毒。豆腐具有较强的沉淀与吸附作用，与药物共制后可降低药物毒性，去除污物。常与豆腐共制的药物有藤黄、珍珠（花珠）、硫黄等。

五、土

中药炮制常用的是灶心土（伏龙肝），灶心土呈焦土状、黑褐色，附烟熏气味。主含硅酸盐、钙盐及多种碱性氧化物。

灶心土味辛，性温。能温中和胃，止血，止呕，涩肠止泻等。与药物共制后可降低药物的刺激性，增强疗效。常以土炮制的药物有白术、当归、山药等。

六、蛤粉

蛤粉为帘蛤科动物文蛤、青蛤等的贝壳经粉碎后的灰白色粉末，主要成分为碳酸钙等。

蛤粉味咸，性寒。能清热，利湿，化痰，软坚。与药物共制可除去腥味，增强疗效。主要用于烫制阿胶。

七、滑石粉

滑石粉为单斜晶系鳞片状或斜方柱状的硅酸盐类矿物滑石经净化、粉碎、干燥而制得的细粉。本品为白色或类白色、细微、无砂性的粉末，手摸有滑腻感。

滑石粉味甘，性寒。能利尿，清热，解暑。常用滑石粉作中间传热体拌炒药物，可使药物受热均匀。常用滑石粉烫炒的药物有刺猬皮、鱼鳔胶等。

八、河砂

筛取粒度均匀适中的河砂，淘净泥土，除尽杂质，晒干备用。以河砂为中间传热体拌炒药物，具有温度高、传热快的特点，可使坚硬的药物受热均匀，质地松脆，便于粉碎，利于煎出有效成分。另外砂烫炒可破坏药物毒性成分，易于除去非药用部位。常以砂烫炒的药物有穿山甲、骨碎补、狗脊、龟甲、鳖甲、马钱子等。

九、朱砂

朱砂为三方晶系硫化物类矿物辰砂族辰砂，主要成分为硫化汞。中药炮制用的朱砂系经加水研磨或水飞后的洁净细粉。

朱砂味甘，性微寒。具有镇惊、安神、解毒等功效。常用朱砂拌制的药物有麦冬、茯苓、茯神、远志等。《中国药典》规定，朱砂不宜入煎剂。经朱砂拌制的药物多入丸、散剂。

重点小结

难　点	考　点
炮制常用辅料的性质及作用	炮制辅料的概念、分类及作用 常用辅料的性质及作用 常用辅料的适用药物

思考题

1. 以酒、醋、蜜作为炮制辅料的药物分别有哪些？
2. 固体辅料与液体辅料在炮制中起的作用有何不同？

扫码“练一练”

第五章　中药炮制品的质量要求及贮藏保管

学习目标

1. **掌握**　中药炮制品的质量要求、贮藏过程中常见的变异现象。
2. **熟悉**　影响炮制品变异的因素、炮制品贮藏保管中的传统方法及现代方法。
3. **了解**　与中药炮制品相关的质量要求内容及贮藏保管注意事项。

中药炮制品的质量直接影响临床疗效，而贮藏保管又直接影响中药炮制品的质量。因此，中药炮制品的质量与贮藏保管是中药炮制品生产过程中的两个关键环节。

扫码“学一学”

第一节　中药炮制品的质量要求

一、中药炮制品的质量要求

中药炮制品的质量要求是指经过炮制加工生产的炮制品应达到一定的标准，包括：片型、色泽变化、气味变化、成分变化等。随着现代检测仪器和技术的发展和中药炮制研究的不断深入，中药炮制品的质量控制也逐步规范化和科学化。质量要求内容也逐渐由传统的以外观检查为主，发展为以控制炮制品内在质量为主。

1. 片型及粉碎度

（1）片型　片型是饮片的外观形状。切制后的饮片应均匀、整齐，色泽鲜明，表面光洁，无污染，无泛油，无枝梗，无连刀、掉边、翘边等。每种炮制品的片型应符合《中国药典》及《全国中药炮制规范》对该药品的规定。《中药饮片质量标准通则》规定：异型片不得超过10%；极薄片不得超过该片标准厚度0.5 mm；薄片、厚片、丝、块不得超过该片标准厚度1 mm；段不得超过该标准长度2 mm。

（2）粉碎度　有些药物直接粉碎成不同规格的颗粒，制成颗粒饮片。常粉碎成40目左右的颗粒。它可以避免药材软化时有效成分的流失，且有效成分易于溶出。颗粒饮片应粒度均匀，无杂质，颗粒度符合《中国药典》的相关规定。

2. 色泽　中药材未经加热炮制的生饮片和经加热炮制的熟饮片均应有其固有的颜色、光泽。若加工或贮存不当都可引起色泽的变化。炮制品外观色泽的变化可以反映出其内在质量的变异情况。如花类药材的红花、款冬花、菊花，叶类药材侧柏叶、荷叶、大青叶等一旦颜色褪去，说明是日晒或暴露过久，或贮存过久，其药效也会降低。各加热处理的炮制品的色泽要均匀，所含生片、糊片的比例要符合限量规定。

3. 气味　药材生品及其炮制品均有其固有的气味。一些芳香类中药都有浓烈的香气，如当归、薄荷、独活等。清炒、麸炒、米炒制后的药材多有焦香味。酒炙、醋炙、姜炙、盐炙、蜜炙后多增加辅料的气味。动物类药材多数有腥臭味，炮制后可以矫正气味，如僵蚕、蕲蛇、九香虫等。气味也可反映炮制品的质量。

4. 净度　净度是指炮制品的纯净程度，可以用炮制品含杂质及非药用部位的限度来表示。

5. 水分　水分是控制中药材及其炮制品质量的一个基本指标。炮制品含水量过多时，容易产生发霉、虫蛀、有效成分水解、酶解等变异现象，从而影响炮制品质量。另外，含水量过多减少了配方的实际用量。含水量过少会引起炮制品干裂、破碎、气味散失、变色等变异现象。所以，炮制品保持适宜的含水量，对于保证炮制品的质量、利于贮存保管都有重要的意义。一般炮制品的含水量以7%～13%为宜，蜜炙品不超过15%。

6. 灰分　总灰分是将药材或炮制品粉末在高温下炽灼、灰化至恒重，所剩残留物的含量百分数。将干净而又无任何杂质的合格炮制品高温炽灼，所得之灰分的含量百分数称为生理灰分。如果在总灰分中加入稀盐酸滤过，将残渣再炽灼至恒重，所得灰分的含量百分数为酸不溶性灰分。总灰分和酸不溶性灰分是检测炮制品纯净度的重要指标。炮制品质量稳定时这两者都在一定范围之内。

酸不溶性灰分多数含无机类泥沙，与炮制时砂烫、滑石粉烫、蛤粉烫和土炒等炮制辅料以及酸不溶性盐类、重金属盐类的多少相关。因此，灰分的测定是控制炮制品纯净度的有效方法。《中国药典》中对灰分的测定包括总灰分和酸不溶性灰分。

7. 毒性成分　毒性中药材通过炮制可以降低毒性。炮制品的毒性成分含量应有限量标准，以保证用药安全。如《中国药典》2020年版规定：制川乌含双酯型生物碱以乌头碱、次乌头碱和新乌头碱总量计，不得过0.040%；含苯甲酰乌头原碱、苯甲酰次乌头原碱和苯甲酰新乌头原碱的总量，应为0.070%～0.15%。马钱子含士的宁（$C_{21}H_{22}N_2O_2$）应为1.20%～2.20%，马钱子碱不得少于0.80%；其炮制品马钱子粉含士的宁（$C_{21}H_{22}N_2O_2$）应为0.78%～0.82%，马钱子碱不得少于0.50%。

8. 重金属及有害元素　重金属通常是指比重在5以上的金属。一般认为铍、锑、铊、锆、锡、镉、铅、汞等对生物和人体有毒害作用；而锰、钴、铜、钒、硒、钼、铬等在含量过高或形态不同时，对生命体体系亦有毒害作用。

植物类中药材中的重金属主要来源于其生长的土壤，动物药类中药材中的重金属主要来源于其食物，矿物药类中药材中的重金属主要来源于其形成时的环境，其次是工业“三废”排放到土壤、空中、水源，以及农业生产中施肥与病虫害防治过程使用含重金属的化肥、化学农药等因素引起重金属含量过高。

《中国药典》2020年版主要规定了对铅、镉、汞、铜及砷的检查。如白芍，铅不得过5 mg/kg，镉不得过0.3 mg/kg，砷不得过2 mg/kg，汞不得过0.2 mg/kg，铜不得过20 mg/kg。石膏，重金属不得过10 mg/kg，含砷量不得过2 mg/kg。

9. 农药残留　农药残留是指农药使用后残存于生物体、农副产品和环境中的微量农药原体、有毒代谢物、降解物和杂质的总称。《中国药典》2020年版规定采用气相色谱法测定有机氯、有机磷和拟除虫菊酯类农药。规定甘草中有机氯类农药残留量：六六六（总BHC）不得过千万分之二；滴滴涕（总DDT）不得过千万分之二；五氯硝基苯（PCNB）不得过千万分之一。规定黄芪中有机氯类农药残留量：六六六（总BHC）不得过千万分之二；滴滴涕（总DDT）不得过千万分之二；五氯硝基苯（PCNB）不得过千万分之一。

目前降低农药残留的方法主要有光化学法、炮制法（水洗、加热）、提取技术（如：超临界流体萃取技术）等，还有利用微生物修复技术改善种植地的生态环境，从源头降低和消除中药材农药残留污染问题。其中炮制法是简单、有效降低农药残留的方法。

10. 浸出物测定　浸出物系指中药饮片用水、乙醇或其他溶剂进行浸提，测定浸提所得的干浸膏重量。对于有效成分尚不完全清楚或没有准确定量方法的炮制品，可以用浸出物的含量作为指标，用以衡量炮制品可溶于此溶剂的成分总量来评价炮制品的质量。

根据炮制品中主要成分的性质，可选用不同的溶剂。一般常用的溶剂是水、乙醇和乙醚，所得浸出物分别叫水溶性浸出物、醇溶性浸出物和挥发性醚浸出物。如：地黄、熟地黄水溶性浸出物均不得少于65.0%；制何首乌醇溶性浸出物不得少于5.0%。

11. 含量测定 含量测定指对药材、炮制品中的有效成分、指标成分或类别成分进行的测定，包括挥发油及主成分的含量测定等。测定方法常用光谱法或色谱法。对炮制品进行含量测定是从内在质量上控制炮制品质量的首选方法。目前炮制品的含量测定标准覆盖的品种还很少，所以对于制定中药炮制品含量测定的标准还有大量工作要做。如：何首乌含2,3,5,4′-四羟基二苯乙烯-2-*O*-β-D-葡萄糖苷（$C_{20}H_{22}O_{9}$）不得少于1.0%；制何首乌含2,3,5,4′-四羟基二苯乙烯-2-*O*-β-D-葡萄糖苷（$C_{20}H_{22}O_{9}$）不得少于0.70%。

12. 包装检查 包装的首要目的是保护药物不受污染，便于运输和贮存，也兼顾美观、便于营销等。《中华人民共和国药品管理法》规定直接接触药品的包装材料和容器应符合国务院药品监督管理部门的有关规定，均应无毒、洁净，与内容药品不发生化学反应，并不得影响内容药品的质量。

《中华人民共和国药品管理法》规定对包装的检查，应注意包装材料或容器上的品名、产地、规格等级、装量及包件式样是否与标签一致，检查包装的完整性、清洁程度、霉变、虫蛀或其他污染等情况，检查生产日期及批准文号等并详细记录。

13. 其他检查 对不同炮制品的质量检查，还要根据各炮制品的特性进行有针对性的检查。如：对油脂或含油脂的种子类进行酸败度测定。酸败是指油脂或含油脂的种子类药材在贮存过程中发生化学变化，产生游离脂肪酸、过氧化物和低分子醛类、酮类等分解产物，因而出现特异臭味，从而影响药材的感观和内在质量。通过测定酸值、羰基值和过氧化值，以检查药材的酸败程度。如郁李仁酸值不得过10.0，羰基值不得过3.0，过氧化值不得过0.05。

此外，葶苈子、车前子对膨胀度的检查，天竺黄检查体积比和吸水量，鹿角胶对水不溶物的检查，蜂胶对干燥失重和氧化时间的检查，麦芽对出芽率的检查都是对不同炮制品针对性的检查项目。

另外，鉴于黄曲霉毒素的毒性很强，又极易污染药物，对药材质量影响大，药物一旦污染则很难除去，所以对炮制品制定黄曲霉毒素的含量限定标准，进行黄曲酶毒素的检查很有必要。

二、中药炮制品的质量检查方法及依据

（一）抽取样本

应对同一批次、同一式样的炮制品进行抽样。凡有异常情况的包件应单独检验。抽样检验样本的相关要求如下。

抽检数量：总包件数不足5件的，逐件取样；5~99件，随机抽5件取样；100~1000件，按5%比例取样；超过1000件的，超过部分按1%比例取样；贵重药材，不论包件多少均逐件取样。

抽检方法：每一包件取样时，至少在2~3个不同部位各取样本1份。包件大的应从

10 cm以下的深处在不同部位分别取样，根据药材体积，可使用采样器（探子）采样。

抽检重量：一般药材抽取100～500 g；粉末状药材抽取25～50 g；贵重药材抽取5～10 g；包件大或个体较大的，可根据实际情况抽取有代表性的样品。

抽检样品取样方法：将抽取的样品混匀，可按四分法取样，即将所有样品摊成正方形，依对角线画“×”，使之分成四等份，取用对角两份，依法反复操作，至剩余量足够完成实验和留样用。

最终抽取的检验样本量，一般不得少于检验所需用量的3倍，1/3供实验室分析用，1/3供复核用，1/3留样保存。

（二）检验标准依据

中药炮制品的质量检查标准依据为《中国药典》《全国中药炮制规范》和地方《中药炮制规范》中的有关规定。以上标准中未收录的品种，可按企业自定标准，但需注明标准起草依据并到有关部门备案、审批。为了提高炮制品质量，企业在生产中建立了内控检验标准，即企业自定标准。

第二节　中药炮制品的贮藏保管

扫码“学一学”

陈嘉谟在《本草蒙筌》中指出：“凡药贮藏，宜常提防，倘阴干，曝干，烘干，未尽去湿，则蛀蚀霉垢朽烂不免为殃”。炮制品的贮存保管是否得当，直接影响药物质量，进而影响临床用药的安全性和有效性。

一、中药炮制品的变异现象及原因

（一）中药炮制品贮藏中的变异现象

1. 发霉　发霉是指药物受潮后，在适宜的温度下药物表面或内部霉菌滋生的现象。霉菌可分泌酵素，溶蚀药材组织，使很多有机物分解，不仅可使药材腐烂变质，而且有效成分也遭到破坏，有些霉菌的代谢产物对人体有很大危害，如黄曲霉毒素。有“霉药不治病，反致病”之说。

夏季炎热、潮湿，再加之药材本身含丰富的脂肪、蛋白质、糖类、水分等营养物质，尤易发霉。所以对贮藏环境应严加控制。霉菌生长的适宜温度和湿度为20～35℃，相对湿度75%以下。发霉是中药贮藏过程中两个主要变异现象之一，另一个是虫蛀。

2. 虫蛀　虫蛀是指炮制品被虫蛀蚀的现象。虫蛀对炮制品危害严重，害虫将饮片蛀蚀成洞孔，严重时可被蛀空而成粉末，使有效成分损失。另外害虫蛀蚀饮片时的排泄物、分泌物或发育阶段的残体及死亡体均可污染药物，影响质量。虫的种类繁多，主要有大谷盗、药材甲虫、米象、印度螟、谷娥、黑皮囊虫及螨等。

一般害虫生长适宜的温度条件为18～35℃，相对湿度在70%以上，炮制品含水量13%以上。一般螨类适宜温度为25℃左右，相对湿度在80%以上。每年5～10月是害虫繁殖旺盛期。

3. 泛油　泛油又称走油，是指含有挥发油、脂肪油或糖类成分的药物，在一定温度、湿度的情况下，造成油脂外溢，质地返软、发黏、颜色变深，并发出油败气味的现象。如苦杏仁、桃仁、柏子仁、郁李仁、炒莱菔子、炒酸枣仁等。炮制品泛油是一种酸败变质的反应，一般不宜药用。

含脂肪油的饮片，在高湿、高温环境中，同时在空气和日光的作用下，加之酶的催化作用，使油脂被水解为游离脂肪酸，从而透过细胞和组织，溢出表面，再进一步氧化、分解，出现酸败气味，俗称“哈喇”。

含糖类饮片也同样可出现类似泛油的现象，称为“泛糖”。如天冬、麦冬、玉竹、牛膝、黄精、熟地等。

4. 变色 变色是指炮制品由于保管不当或保管时间过长，固有颜色发生变化、失去原来颜色或变为其他颜色的变异现象。

炮制品变色的主要原因：①酶解作用，如黄芩因受潮湿酶解氧化而变成绿色；②日光照射，花类药经日光照射后易变色，如玫瑰花晒则褪色，红花易褪色变黄，大黄由黄色迅速变成红棕色等；③温、湿度影响，鲜艳的花类药，绿色的全草类药以及含有多量糖分、淀粉、油脂的药物，均可因温度过高或受潮而失去原有的光泽，如半夏受潮变成粉红色、灰色以至黑色，当归受潮、受热后变成黑色，北沙参受潮发霉后变成红色等。颜色的变化可从外观上反映炮制品质量的变异情况。

5. 变味 变味是指炮制品因保管不当或保管时间过长，固有的气味、味道发生改变，主要通过感官的嗅觉或味觉来判断炮制品味变浓、变淡、气味散失或变为其他味。如变苦、变酸、哈喇等。气味散失多指含挥发油类药材，因贮存不当、风吹日晒或贮存温度过高，使挥发性成分逸出而造成气味变淡，进而失去气味的变异现象。如荆芥、薄荷、香薷、白芷、冰片、当归等。

炮制品泛油、泛糖、发霉、虫蛀等多伴随着味的改变。炮制品味的改变意味着药物所含化学成分也相应发生了改变。

6. 风化 风化是指某些含有结晶水的矿物药，因长期与干燥空气接触而逐渐失去结晶水成为粉末的现象。风化主要因贮存环境相对湿度过低而产生。易风化的药物有芒硝、硼砂等。

7. 潮解 潮解是指某些含糖或盐类的固体药物吸收潮湿空气中的水分，使其表面逐渐溶化成液体状态的现象。主要因贮存环境相对湿度过高产生，咸秋石、硇砂、大青盐、芒硝等易发生潮解现象。

8. 粘连 粘连是指某些熔点比较低的固体树脂类或动物胶类药物，受潮、受热后容易结成块的现象。如乳香、没药、阿魏、芦荟、儿茶、阿胶、鹿角胶、龟板胶等。

9. 腐烂 腐烂是指某些鲜活药物，因受温度、湿度的影响，造成微生物大量繁殖，导致药物酸败、臭腐的现象。如鲜生地、鲜生姜、鲜芦根、鲜石斛、鲜茅根、鲜菖蒲等。

10. 自燃 自燃又叫冲烧，是指质地轻薄松散的植物中药，由于本身干燥不好或在包装码垛前吸潮，在紧实状态中细胞代谢产生的热量不能散发，当温度积聚到67℃以上时，热量从中心一下冲出垛外，轻者起烟、重者起火的现象。如红花、艾叶、柏子仁等。

（二）中药炮制品变异的因素

影响中药炮制品变异的因素很多，主要有两方面，一是炮制品本身的性质，二是炮制品贮藏的外界环境。归纳起来可以分为自身因素、环境因素、生物因素、时间因素。

1. 自身因素 自身因素主要是指炮制品本身带有的不利贮藏因素，如：含水量不符合要求，所含有的化学成分的变化，微生物污染，加工中挥发油过量损失，不同的炮制方法，不同的辅料，包装材料不当或运输过程中包装破坏的再次污染等。

2. 环境因素

（1）光　影响炮制品质量的日光是一种电磁波。光对炮制品的影响主要是电磁波对化学成分的影响和电磁辐射产生的热能。常使炮制品产生变色、气味散失、挥发、风化、泛油等变异。日光的直接或间接照射对很多药物饮片的色素有破坏作用，使它们变色而影响质量。

（2）空气　空气是由氮、氧、氢和其他气体（惰性气体、臭氧等）组成的混合物，并混有少量的水蒸气、二氧化碳、灰尘等。其中氧和臭氧对药物的变质起着重要作用。臭氧在空气中的含量虽然微少，但是作为一个强氧化剂，可以参与化学物质的氧化反应过程、参与细菌等有机体的代谢过程。氧常易引起炮制品酸败、泛油、泛糖、发霉、虫蛀、变色、变味等异常现象发生。氧所引起的化学变化是比较复杂的，如氧化矿物药，使灵磁石变为呆磁石；如加速药物中有机物质，特别是脂肪油变质等。

药材经炮制加工制成饮片，切制后饮片与空气接触面积较原药材大，更容易发生变异现象。因此，饮片一般不宜久贮，应包装存放，避免与空气直接接触。

（3）温度　温度的变化对炮制品的贮藏有很大的影响。一般来说，炮制品在15～20℃条件下比较稳定。随着温度的升高，物理、化学和生物反应加速。温度升高，加速氧化、水解、分解等化学反应，对化学成分，尤其是有效成分影响很大；也使虫卵、细菌等微生物快速萌发、繁殖；使物质分子运动加强，含挥发油多的，易气味散失；含油脂多的饮片会因受热而使油质分解引起泛油；外表油润的饮片，因受热和空气影响而使外表失润，动物胶类药和部分树脂类药物，因受热易发生发软、粘连成块等现象。

（4）湿度　湿度过高或过低均会影响炮制品的质量。空气中的湿度与炮制品的含水量间存在着动态平衡，一般炮制品的含水量控制在7%～13%，相对湿度在60%～70%条件下利于贮存。空气湿度升高会使炮制品吸收更多空气中的水分而含水量加大，引起各种变异现象。可出现发霉、虫蛀、泛油、泛糖、变味、潮解等质变现象。空气湿度降低，炮制品又会失去部分水分，空气相对湿度低于60%时，某些药物易风化或干裂等。

3. 生物因素　生物因素是指贮存环境中微生物、仓虫、飞蝇、仓鼠以及鸟类、蛇类等生物对炮制品变异的影响，其中最主要的是微生物和仓虫。在温度、湿度适宜的情况下，微生物繁殖速度增加，虫卵易于孵化，可造成发霉、腐烂、发酵、酸败、泛油、泛糖、虫蛀等变异现象。

4. 时间因素　时间因素是指药物贮存时间的长短对炮制品质量的影响。大多数中药材，随着时间的推移受周围环境的影响会更大，有效成分更易发生氧化、分解等变化。只有个别中药强调长期贮存，陈久者良。中药炮制品适宜贮存期的研究，是亟待开展的研究内容。

二、中药炮制品的贮藏保管方法

中药品种繁多，性质各异，贮藏保管方法比较复杂。

（一）贮藏保管的硬件设施

库房的设计主要从控制温度、湿度、虫（鼠）害等方面考虑。库房应有良好的避光性、防湿性且可以通风、周边环境清洁、粉尘少、空气污染程度低。具有除湿功能的低温库房可以有效保存各种炮制品，也可设立体仓库并计算机化管理。

库房内要有适宜的货架，用于大宗货物码垛。要有冰柜、金属药柜、缸、坛等用于量少、贵重、毒性、动物类及易变质药物的贮存。温度检测仪器、湿度检测仪器、捕蝇灯、磅秤、消防设施等也属常规设施。

要有晾晒场所，也可设烘干设备，如翻板式干燥机、烘房或烘箱、红外或微波干燥设备等。

（二）传统贮藏保管方法

传统方法简单实用，成本低。迄今为止仍是广泛应用的最基本的贮藏方法。

1. 通风 天气晴好的时候，打开库房通风口，利用自然气候调节库房的温度、湿度，以避免库房局部湿度大、温度高，造成炮制品发生滋生霉菌、泛油、腐烂等变异现象。在阴雨、潮湿的天气，要关闭通风口，封闭库房，防止外部湿空气进入，必要时进行吸湿和烘干处理。

2. 晾晒或烘干 随时检查炮制品的潮湿程度，如有受潮现象应及时晾晒或烘干。

3. 吸湿 利用吸湿剂吸收潮湿空气中的水分，以降低湿度保持库房干燥。传统常用的吸湿剂有生石灰、木炭、草木灰等。现今常用氯化钙、硅胶等作为吸湿剂，也可将其直接放于小包装炮制品中吸湿。

4. 密封 是隔绝空气、湿气、微生物、害虫、异物进入的一种贮存方法。根据品种性质、数量的多少，可采用库房密封、小间密封、容器密封，如罐、坛、瓶、桶、箱、柜或缸等容器，同时可以加入吸湿剂，也可用塑料袋密封。如人参、鹿茸、冰片、猴枣、熊胆、牛黄等，可用容器密封贮存；对含糖量较多的当归、熟地、桂圆肉、党参以及蜜炙品之类，可采用薄膜材料密封贮存，也可置干燥洁净容器内密闭贮存。

需要注意的是，密封贮存前，要检查炮制品的含水量是否符合要求，有无虫蛀、霉变迹象，否则虽然进行了密封贮存，依然达不到良好的效果。

5. 对抗同贮法 对抗同贮法是将两种或两种以上的药物放在一起保存，或药物喷洒一定浓度的白酒或乙醇密封保存，以防止虫蛀、霉变的一种贮存方法。如丹皮与泽泻、山药、白术、天花粉等同贮；花椒与蕲蛇、白花蛇、蛤蚧、全蝎、海马等同贮；人参与细辛同贮；明矾与柏子仁同贮；冰片与灯心草同贮；土鳖虫与大蒜同贮；吴茱萸与荜澄茄同贮等。白酒是良好的杀菌剂，且可驱逐仓虫，所以可将易生虫、发霉的炮制品与乙醇或白酒一起密封保存。动物类药材，如白花蛇、乌梢蛇、地龙、蛤蚧、土鳖虫、九香虫等；含油脂类药材，如柏子仁、郁李仁、杏仁、桃仁等；含糖类药材，如党参、熟地、枸杞子、龙眼肉、黄精、黄芪、大枣等；贵重药材，如人参、三七、冬虫夏草、鹿茸等；含挥发油类药材，如当归、川芎等均可采用喷洒少量95%药用乙醇或一定浓度的白酒密封贮存，达到防蛀、防霉的效果。

（三）现代贮藏保管方法和技术

1. 气调养护 气调养护是降氧充氮或降氧充二氧化碳，通过降低库房氧的浓度，使仓虫和微生物无法生长，从而达到杀虫防霉的目的。氧气是微生物和仓虫生存的必需条件，而氮气为惰性气体，无毒，无臭；二氧化碳也使仓虫和微生物无法生长。该法的特点是费用低、不污染环境和药材、劳动强度小、质量好、易管理。同时对于保持药材的色泽也是非常有效的方法。

2. 气幕防潮 气幕又称气帘或气闸，是装在低温库房门上，配合自动门以防止库内冷空气排出库房、库外潮热空气侵入库内的装置，从而达到防潮的目的。采用本法，尤其在梅雨季节、潮湿的环境下，对防止湿空气进入库房效果较好。

3. 低温冷藏　低温冷藏是利用机械制冷设备降温，抑制微生物和仓虫滋生和繁殖，从而达到防蛀、防霉的目的。小型的可采用冰箱，大型的可建低温仓库贮存炮制品。可根据要求设定适宜的温度，低温仓库的温度一般控制在20℃以下。

4. 机械吸湿　机械吸湿是利用除湿机吸收空气中的水分，调节库房的相对湿度，达到防蛀、防霉的目的。该法费用较低，不污染药物，是一种较好的除湿方法。

5. 蒸汽加热灭菌　是利用蒸汽杀灭中药材及其炮制品中的霉菌、杂菌及害虫的方法。可以迅速、有效抑制微生物、仓虫对炮制品的侵蚀，同时杀灭炮制品中的共生酶，保存药效。该法简单、廉价，且不似化学杀菌剂那样易造成残留。

6. 环氧乙烷防霉、灭菌　环氧乙烷是一种气体灭菌剂，其可以与细菌蛋白分子中氨基、羟基、酚羟基或巯基中的活泼氢原子起加成反应生成羟乙基衍生物，使细菌代谢受阻而产生不可逆的杀灭作用。环氧乙烷有较强的扩散性和穿透力，对各种细菌、霉菌及昆虫、虫卵均有十分理想的杀灭作用。本法可用于炮制品、包装材料、器具的灭菌。缺点是残留量大，易燃。

7. $^{60}Co-\gamma$ 射线辐射灭菌　^{60}Co 放射出的 γ 射线有很强的穿透力和杀菌能力，因此是目前较理想的灭菌方法。该法已成为中药材、饮片和中成药灭菌最实用的方法。但需专门设施，如辐射强度和时间控制不当易使药材的化学成分发生变化，是否适合采用该方法灭菌需进行前期的实验研究。

8. 无菌包装、真空包装　无菌包装是先将炮制品灭菌，然后经无菌操作装入无菌包装材料内，与外部环境隔离，避免细菌、霉菌、湿气、氧、仓虫等侵袭。目前的无菌包装材料多采用聚乙烯膜，包材一般用环氧乙烷混合气体灭菌。采用无菌包装在常温下不需任何防腐剂或冷冻设施，在规定时间内不会发生霉变等变异。无菌包装是炮制品较宜采用的贮存保管方法。

采用复合薄膜材料的真空密封包装可以有效避免细菌、霉菌、空气、仓虫等的污染。如人参、鹿茸、冰片、猴枣、熊胆、牛黄等可采用复合薄膜材料包装袋真空密封贮存。

9. 机械干燥灭菌　利用远红外烘烤或微波干燥等设备对受潮中药饮片进行干燥。

（四）化学熏蒸法

化学熏蒸法是采用具有挥发性的化学杀虫剂杀虫的养护方法，包括硫黄熏蒸法、氯化苦（三氯硝基甲烷）熏蒸法及磷化铝熏蒸法。化学熏蒸法毒性大，污染环境且有残留，我国A级绿色食品已禁止使用化学熏蒸剂，但因其成本低，设施要求简单，是目前仍在应用的一种方法。

三、中药炮制品的贮藏保管注意事项

（一）依据炮制品的性质进行分区、分类管理

对毒性药、易燃、贵细药进行分类管理；对合格品、不合格、待验品进行分区管理。根据药材本身的性质，采用不同的方法分类贮存是非常必要的。一般把易发生虫蛀、霉变的炮制品列为重点养护对象，如党参、当归、泽泻、杏仁、柏子仁、蕲蛇、瓜蒌皮、枸杞子等，做到勤检查，可5～7天检查1次，密切注意贮存中出现的情况。对于较易虫蛀、发霉变质的药材，如黄芪、甘草、全蝎等，应10～15天检查1次。不易变质的一般性药材，

如树皮、茎枝等，可每月检查 1 次。

（二）保持库内清洁

清洁卫生是一切养护工作的基础，重视仓库的清洁工作，破坏害虫滋生的条件，是防止仓虫侵入最基本、最有效的方法。同时，也可以保证饮片卫生，抑制微生物的滋生。

（三）把好出入库关

验收入库要严格把握品种、等级、产地以确保质量及价格无误，名实相符。如果炮制品未干或干湿不匀，包装前已污染，已受潮、发霉、生虫、鼠咬等，验收时应认真抽查，及时发现问题及时处理。出库要坚持先进先出的原则。

（四）加强贮藏管理，保管制度健全

随时掌握贮藏环境的温度、湿度情况。还要做到“三勤”，即勤检查，勤通风，勤倒垛。虫霉季节更应每周检查 1 次，及时发现问题及时处理。

岗位职责、药品入库制度、仓库保管养护制度、饮片验收领发制度、毒性中药管理制度、贵重药品保管领发制度等要健全。

运用先进技术，进行科学贮藏与管理，通过计算机管理炮制品的进、销、存，货品摆放，流量管理与分析等。

（五）注意包装材料、炮制品的稳定性及有效期

包装材料的选择要兼顾无毒环保、经济实用、美观的原则，适宜的包装材料对炮制品的质量稳定具有保护作用，可以提高稳定性，延长有效期。炮制品的贮藏期限目前没有明确规定，一般贮藏期最长不超过 3 年，期满后，要进行取样复检，合格后方可使用。贮藏期 3 年内出现特殊情况应及时复检。

重点小结

难　点	考　点
中药炮制品的质量要求	中药炮制品的变异现象
中药炮制品的质量检查方法及依据	中药炮制品各种变异现象的名词解释
中药炮制品的贮藏保管注意事项	中药炮制品变异的因素
	对抗同贮法

扫码“练一练”

思考题

1. 分析传统的贮藏保管方法、现代的贮藏保管方法及化学试剂熏蒸的优缺点。
2. 假如你是中药炮制品仓库管理员，你如何管理好中药炮制品？

第六章　中药材的采收和产地加工

学习目标

1. **掌握**　中药材产地加工的目的与常用方法。
2. **熟悉**　中药材采收的一般原则与方法、中药材产地加工通则。
3. **了解**　中药饮片产地加工的优缺点。

中药材是中药饮片的原料，其质量的优劣与中药饮片、中药汤剂和中成药的质量密切相关。中药材质量与其来源、产地、栽培年限、采收季节、产地加工和贮藏等环节有关，其中采收与产地加工是影响中药材质量的重要因素。在中药发展史上，中药采收加工与炮制互为关联，以后始有分化，采收加工的产品是中药材，中药炮制的产品是中药饮片。随着中药由野生为主向栽培为主的转变，采收加工和炮制加工的联系会愈来愈密切。

扫码“学一学”

第一节　中药材的采收

2002 年国家食品药品监督管理局发布《中药材生产质量管理规范（试行）》，于 2002 年 6 月 1 日起施行，于 2016 年 3 月取消认证。之后，国家药品监督管理局发布了《中药材生产质量管理规范》（征求意见稿），向社会各界征求意见，征求意见截止日期为 2018 年 8 月 22 日，目前正在修订中。该《规范》共 10 章 55 条。内容涉及中药产地生态环境、种质和繁殖材料、栽培与研制管理、采收与初加工、包装运输与贮藏、质量管理等方面。

该《规范》第五章为采收与初加工，规定野生和半野生药用动植物的采集应坚持“最大持续产量原则”；栽培品种的最佳采收期，加工方法，场地都要符合要求。地道药材应按传统方法进行加工。如有改动，应提供充分试验数据，不得影响药材质量。目前对大多数中药材而言，仍以传统采收原则为主。

一、采收的一般原则

在采收中药材时要确定合理的采收季节，注意保护野生资源，计划采药，合理采挖。凡用地上部位者要留根；凡用地下部位者要采大留小，采密留稀，合理轮采；轮采地要分区封山育药。动物药采收要注意保护野生动物，如以锯茸代砍茸，活麝取香等都是有效的办法。

二、植物药的采收

（一）根及根茎类

一般在秋、冬季节植物地上部分将枯萎时及春初发芽前或刚露苗时采收，此时根及根茎中贮藏的营养物质最为丰富，通常所含药效成分较高，如牛膝、党参、黄芪、黄连、大黄、防风等。植株枯萎时间较早的中药材，则在夏季采收，如浙贝母、延胡索、半夏、太子参等。也有例外，如明党参在春天采集较好。

（二）茎木类

一般在秋、冬季节采收，如大血藤、夜交藤、忍冬藤等。有些木类药材全年可采，如苏木、降香、沉香等。

（三）皮类

树皮一般在春末夏初采收，此时树皮养分及液汁增多，形成层细胞分裂较快，皮部和木部容易分离，伤口较易愈合，如黄柏、厚朴、秦皮等。少数皮类药材于秋、冬两季采收，如川楝皮、肉桂等，此时有效成分含量较高；根皮通常在挖根后剥取，或趁鲜抽去木心，如牡丹皮、五加皮等。

（四）叶类

多在植物光合作用旺盛期，开花前或果实未成熟前采收，如艾叶、臭梧桐叶等。桑叶需初霜后采收。部分应采集落叶，如银杏叶等。

（五）花类

一般不宜在花完全盛开后采收，开放过久或几近衰败的花朵，不仅影响药材的颜色、气味，而且有效成分的含量也显著减少。花类中药，在含苞待放时采收，如金银花、辛夷、丁香、槐米等；花初开时采收，如洋金花等；花盛开时采收，如菊花、西红花等；红花则要求花冠由黄变红时采摘。对花期较长，花朵陆续开放的植物，应分批采摘，以保证质量。有些中药如蒲黄、松花粉等不宜迟收，过期则花粉自然脱落，影响质量。

（六）果实、种子类

一般果实多在自然成熟时采收，如瓜蒌、栀子、山楂等；有的在成熟经霜后采摘为佳，如山茱萸经霜变红，川楝子经霜变黄；有的采收未成熟的幼果，如枳实、青皮等。若果实成熟期不一致，要随熟随采，过早采收肉薄产量低，过迟采收肉松泡，影响质量，如木瓜等。种子类药材需在果实成熟时采收，如莱菔子、牵牛子、决明子、芥子等。

（七）全草类

多在植物充分生长，茎叶茂盛时采割，如青蒿、穿心莲等；有的在开花时采收，如益母草、荆芥、香薷等。全草类中药材采收时大多割取地上部分，少数连根挖取全株药用，如细辛、蒲公英等。

（八）藻、菌、地衣类

据药用部位不同，采收各异。如冬虫夏草在夏初子座出土、孢子未发散时采挖；茯苓在立秋后采收质量较好；马勃宜在子实体刚成熟时采收，过迟则孢子飞散；海藻在夏、秋两季采捞；松萝全年均可采收。

三、动物类中药的采收

动物药材因种类和药用部位不同采收时间差异较大。大多数可全年采收，如龟甲、鳖甲、五灵脂、穿山甲、海龙、海马等；昆虫类药材，必须掌握其孵化发育活动季节；桑螵蛸应在3月中旬前收集，过时卵鞘就已孵化；以成虫入药的，应在活动期捕捉，如土鳖虫等；有翅昆虫，在清晨露水未干时捕捉，以防飞逃，如红娘子、青娘子、斑蝥等；两栖动物，如中国林蛙，于秋末进入“冬眠期”时捕捉；鹿茸需在清明后45～60天锯取，过时则骨化；对于动物的生理病理产物，在屠宰时采集，如鸡内金、牛黄等；以动物贝壳入药的大多在夏、秋两季采集，此时动物发育旺盛，贝壳钙质足，如石决明、牡蛎等。

四、矿物类中药的采收

没有季节限制，全年可挖，大多结合开矿采掘，如石膏、滑石、雄黄、自然铜等；有的动物化石类中药在矿山掘地或水利工程中获得，如龙骨、龙齿等。有的矿物药是经人工冶炼或升华法制得，如轻粉、红粉等。

中药材质量的优劣取决于药效物质含量的多少，药效物质含量的高低与采收季节、时间、方法有关。薄荷挥发油主要分布于叶中，花蕾期叶片中含量最高，花盛期挥发油中薄荷脑的含量最高；槐花在花蕾期采收，芦丁含量可高达28%，花开后芦丁含量则急剧降低。

中药的科学采收原则是在实验研究的基础上，将有效成分含量、药材产量以及有毒成分含量三个因素综合分析，既要考虑有效成分含量又要兼顾产量，确定合理的采收期。当药用部分产量变化不明显，有效成分含量显著高峰期，毒性成分又较低时，则以有效成分的高峰期作为采收期。当有效成分含量高峰期与药用部分的产量不一致，或有的还含一定量的毒性成分时，要综合分析各因素的利弊确定采收期。

第二节　中药材的产地加工

扫码“学一学”

中药材的产地加工是指在产地对原植物、原矿物或原动物中采集的药用部位进行简单加工处理，使之成为原药材的过程，也称中药材的“初加工”或“粗加工”。它是中药材生产的最后一个环节，是防止中药材鲜品成分分解、变质的重要手段，是保证中药质量，为中药炮制提供合格原料的首要环节，是实施《中药材生产质量管理规范》（GAP）的重要内容，也是生产中药饮片的“第一车间”。中药材产地加工技术直接影响中药饮片的质量和临床疗效。

中药的品种繁多，来源不一，其形、色、气、味、质地以及所含成分各不相同，在长期用药实践中逐步形成了各种不同的产地加工方法。中药材经合理的产地加工后，一般应达到形体完整、含水量适度、色泽好、香气散失少、不变味、有效成分破坏少等要求。产地加工对中药材商品的形成、中药饮片和中成药等产品的深加工以及市场流通和临床使用等方面具有重要意义。

一、中药材产地加工的目的

（一）除去杂质和非药用部位

中药材产地加工中首先要通过净选、清洗等方法，除去药材采收中混入的泥沙、杂质、霉烂品及非药用部位，使中药材达到一定的净度。如根类药材去除地上部分；果实种子类药材去除沙土、杂质、霉变或不成熟的部分；皮类药材去除粗皮；动物类药材去除头、足、翅等。

（二）分离不同的药用部位

对于同源异位异效的药物，多数在产地加工中分开不同药用部位。如天花粉是栝楼的干燥根，具清热生津、消肿排脓的功效；瓜蒌是栝楼的成熟果实，具清热涤痰、宽胸散结、润燥滑肠的功效，在秋季采收时要注意分别采收入药。瓜蒌在临床用药时，还需进一步分离为全瓜蒌、瓜蒌皮和瓜蒌子。

（三）通过初步处理，保证药材干燥

中药采收后大都是鲜品，含水量高，易霉烂变质，药效成分也易分解散失，及时合理干燥是保证药效的重要措施。根据药材的性质不同，在产地通过晒干、阴干、切开、去皮或经煮、烫、蒸等不同处理，可使药材及时干燥，最大限度地防止药材变质和保存药效。

（四）保存药效成分，保证药物疗效

含苷类成分的药材，由于酶的存在，在一定温湿度条件下苷易被酶解而影响药效。采收后及时干燥，可有效抑制酶的活性。如槐米采收后通过适当的蒸制处理可破坏其所含的酶，使有效成分稳定，不受破坏。桑螵蛸经蒸制杀死虫卵，可有效防止其孵化，保证功效。

（五）整形、分等，利于药材按质论价

中药材品种多，等级复杂。整形、挑选、分等是产地加工的重要内容。中药材的等级是按加工后的部位、形态、色泽、大小等性状要点制定出的若干标准，是药材按质论价的重要依据。通常以品质最佳者为一等，较佳者为二等，最次者为末等。不分等级者为统货。

挑选分等是按药材商品区分规格等级的方法、形成不同商品规格的方法，是产地加工的最后一道工序。药材的规格等级是药材的质量标准，全国各地传统划分的方法不一，目前仅有部分中药材商品有全国统一的规格标准。中药材等级标准是在传统习惯的基础上，结合产地现状制定的。中药材通过产地加工才能形成一定的商品性状及规格等级。

二、中药材产地加工的常用方法

（一）洗涤与挑选

洗涤主要是洗除药材表面的泥沙与污垢，多用于根及根茎类药材，如人参等。直接晒干或阴干的药材多不洗，具有芳香气味的药材一般不得用水淘洗。

挑选主要是清除药材中的杂质和非药用部位，同时根据形状的不同进行初步的分级，便于进一步加工和干燥。如牛膝去芦头、须根；牡丹皮去木质心；厚朴刮去粗皮等。去除的方法传统多用人工，如半夏、天南星、白附子等，需趁鲜在产地用麻袋或其他粗布袋摩擦撞去外表皮或须根。目前，也有的地方进行产地集中加工，逐步采用了一些机械设备，如脱皮机、去毛机等。

（二）切片

较大的根及根茎类、坚硬的藤木类和肉质的果实类药材大多趁鲜切成块、片，以利干燥，如大黄、土茯苓、乌药、鸡血藤、木瓜、山楂等。但某些含挥发性成分或有效成分容易氧化的药材，则不宜在产地切成薄片干燥或长期贮藏，否则会降低药材质量，如当归、川芎、常山、槟榔等。

（三）去皮、壳

部分果实种子类药材和根及根茎类药材，需在产地去除果壳或外表皮，以使药材表面光洁，既达到药材性状要求，又易于干燥和贮藏，如山药、白芍、黄柏、肉桂等药材，通常需要手工去粗皮使其表面光洁，以进入市场流通。部分果实种子类药材采收后，需晒干去壳，取出种子，如车前子、菟丝子等；另有一部分需先去壳取出种子后再晒干，如白果、苦杏仁、桃仁等。

（四）蒸、煮、烊

含黏液、淀粉或糖多的药材，用一般方法不易干燥，经蒸、煮或烊处理后，则易于干燥，加热时间和方法视药材性质而定。如白芍、明党参煮至透心；天麻、红参蒸透；红大戟、太子参置沸水中略烊；鳖甲需在沸水中烫至背甲上的硬皮能剥落时剥取背甲。

药材经加热处理后，不仅容易干燥而且便于刮皮，如明党参、北沙参等；有的能杀死虫卵，防止孵化，如桑螵蛸、五倍子等；有的蒸制后能起滋润作用，如黄精、玉竹等；有的不易散瓣，如杭菊花。加热可使一些药材中的酶失去活力，以免分解药材中的有效成分。

（五）硫熏

有些药材为使色泽洁白、防止霉烂，常在干燥前后用硫黄熏制，如山药、白芷、天麻、川贝母、牛膝、天南星等。这是传统的加工方法，但这种方法不同程度地破坏了环境和药材的天然本质，残留的二氧化硫具有一定的毒性，用何法取代，尚需深入研究。

（六）发汗

有些药材在产地加工中需用微火烘至半干或微煮、蒸后，堆置起来发热，使其内部水分向外部渗出，变软、变色、增加香味或减少刺激性，以利干燥。这种方法习称“发汗”，此法用于厚朴、杜仲、玄参、续断、茯苓等。

（七）干燥

干燥的目的是及时除去药材中的大量水分，避免发霉、虫蛀以及有效成分分解和破坏，利于贮存，保证药材质量。应根据药材性质选择不同的干燥方法。

中药材的干燥方法，有自然干燥与人工干燥两类。产地加工以自然干燥为主。

1. 晒干 晒干法简便、经济，多数药材可用此法。需注意的是：①含挥发油的药材不宜使用，以免挥发油散失，如薄荷、藿香、金银花等；②药材的色泽或有效成分经日光照射后易变色变质者不宜用此法，如大黄、黄连、红花及一些有色的花类药材；③有些药材在烈日下晒后易爆裂，如郁金、厚朴等不得采用晒干法；④药材晒干后，要凉透再包装，否则会因包装后内部温度升高而使药物变质，或因部分水分未散尽而造成局部水分过多而发霉等。

2. 阴干 将药材放置或悬挂在通风的室内或荫棚下，避免阳光直射，利用水分在空气中的自然蒸发而干燥。主要适用于含挥发性成分的花类、叶类及草类药材，如薄荷、荆芥、紫苏叶等。有的药材在干燥过程中易皮肉分离或空枯，因此必须揉搓，如党参、麦冬等。有的药材在干燥过程中要打光，如光山药等。

三、中药材产地加工通则

（一）植物药类

1. 根及根茎类 根及根茎类中药材一般于采挖后去尽地上茎叶、泥土和须毛等，及时干燥；有的需先刮去或撞去外表皮使色泽洁白，如桔梗、北沙参、半夏、知母等；质地坚硬或较粗的药材，需趁鲜切片或剖开干燥，如天花粉、苦参等；富含黏液质或淀粉类药材，需用开水稍烫或蒸后再干燥，如天麻、白及等。

2. 皮类 皮类中药材一般采收后修切成一定大小再晒干；或加工成单卷筒、双卷筒状，如厚朴等；或削去栓皮，如黄柏、杜仲等。

3. 叶及全草类 叶及全草类中药材多含挥发油，采后宜置通风处阴干；有的则需先行捆扎，使成一定的重量或体积后干燥，如薄荷。

4. 花类 花类中药材在加工时要注意花朵的完整和保持色泽鲜艳，一般直接晒干或烘干，并应注意控制烘晒时间。

5. 果实类 果实类中药材一般采收后直接干燥，也有的需烘烤等加工过程，如乌梅等。

6. 种子类 种子类中药材通常是果实干燥后取出种子或直接采收种子干燥；也有将果实直接干燥贮存，用时取种子或种仁入药，如砂仁、巴豆、使君子等。

（二）动物药类

药用动物捕捉后产地加工的方法依药而异。一般加工处理要及时得当，常用的方法有洗涤、精选、干燥、冷冻或加入适量防腐剂等。如蜈蚣在捕捉烫死后，应及时选用与虫体长宽相近的竹签，将虫体撑直，然后暴晒使干燥。还可用硫黄熏蒸加工，不仅使蜈蚣虫体进一步干燥、增加药材的色泽，而且可杀灭附着在虫体表面及内部的虫卵，提高药材的质量并利于贮藏。

（三）矿物药类

矿物类药材的产地加工主要是清除泥土和非药用部位，以保持药材的纯净度。

扫码"学一学"

第三节　中药饮片产地加工

有些中药材由于质地和形态特殊，在传统上有在产地加工成饮片的习惯。如皂角刺，如不在产地加工，则因其尖锐的刺状难以包装运输。茯苓作为多孔菌科真菌的干燥菌核，采挖后，除去泥沙，堆置"发汗"后，多在产地趁湿或蒸熟后，按不同部位切制成茯苓皮或茯苓块，阴干，否则干燥后难以切片；山楂采收后如不及时切片，不仅整个果实难以干燥，而且干后难以润软切制；鸡血藤由于质地坚硬，干燥后难以润软切制；一些质地疏松的药材，如益母草产地切段后便于包装运输。

绝大多数中药材在产地干燥后，进入市场流通，再在饮片加工厂中软化、切制、干燥，制成饮片，利于贮存运输，便于从外观性状上区分商品等级。在贮存过程中可能发生某些药效成分的转化，对中药的疗效产生影响。从中药材到饮片，由于二次加工和流通的习惯，造成了中药饮片产地不确、成分流失、加工过程费工费时等问题。随着大宗主流野生中药资源日趋减少、栽培品种不断增加，越来越多的中药材在产地加工成饮片成为可能。随着系统科研工作的深入，中药饮片的产地加工越来越受到人们的重视。

中药材在产地采收干燥过程中，失去一定水分后，表面干燥，易于去掉泥土，同时质地柔软，便于切制。在产地直接切制成饮片，可以避免二次加工。具有从源头上明晰中药产地、省工省时、节省能耗、加快饮片上市等优势。目前，这种加工主要集中在产地，分散在药材种植户中，小量手工加工的系统研究较少。经过系统研究和流动式中药饮片切制机组的研制，中药饮片产地加工的优势会得到进一步发挥。《实施批准文号管理的中药材、中药饮片注册管理规定（试行）》中明确提出："鼓励中药材产地加工中药饮片"。

中药材在产地直接加工成饮片，可有效控制中药饮片产地不明等问题。改变中药材采收加工与饮片炮制相脱离的传统做法，减少二次加工与二次流通中的多个生产环节，降低饮片生产成本，提高饮片质量。这类研究刚刚起步，在研究方法、加工设备、饮片管理机制等方面需要进一步探索。

中药饮片产地加工的研究应注意以下问题。

（1）中药饮片产地加工研究要与GAP、GMP衔接，形成完整的产业链，才能发挥规模效益。开展产地加工炮制一体化研究，必须深入进行产地调查才能使研究具有针对性和实用性。

（2）中药饮片加工炮制一体化改变了中药的流通加工习惯，需要建立一些新的管理和交易机制，如折干率、价格等。

（3）中药饮片加工炮制一体化必须与中药饮片厂的品牌质量意识与效益相联系，产地加工受品种单一、生产周期不一、加工不能连续等因素的影响，必须有饮片加工厂的参与才能真正实施。

（4）中药饮片加工炮制一体化要分品种区别对待，分步实施。具体品种，以秋、冬季采收，大面积种植，不含芳香挥发性成分的根与茎类药材优势明显，可行性强。花类、果实种子类等不需切制的品种，加强生产、流通环节的管理，即可实现。

重点小结

难　点	考　点
中药材采收的一般原则与方法	不同类型中药材采收的方法
中药材产地加工的目的与常用方法	不同类型中药材的产地加工方法

思考题

1. 中药材产地加工的优点是什么？
2. 中药饮片产地加工的优缺点是什么？

扫码“练一练”

下篇

各论

第七章　净　制

学习目标

1. **掌握**　净制的目的、清除杂质的方法、分离和去除非药用部位的常用方法。
2. **熟悉**　净选的其他方法。
3. **了解**　分离和去除非药用部位的其他方法。

净制也称净选，是中药炮制的第一道工序，是药材制成饮片或制剂前的基础工作。净制是在切制、炮炙或调剂、制剂前，选取规定的药用部分，除去非药用部位、杂质及霉变品、虫蛀品、泥沙、灰屑等，使药物达到药用净度标准的方法。

净制的目的如下。

（1）分离药用部位　将作用不同的部位区分开。如麻黄分开根与茎，莲子分开心与肉，扁豆分开种皮与种仁。

（2）大小分档　将药物大小分档，每档均匀一致。如半夏、白术、川芎、川乌、附子，分档后便于水处理和加热处理。

（3）除去非药用部位　可保证调剂时剂量准确或减少不良反应。如去粗皮、去瓤、去心、去枝梗等。

（4）除去泥沙、杂质及虫蛀、霉变品。

扫码“学一学”

第一节　清除杂质

清除杂质的目的是使药物洁净或便于进一步加工处理。根据方法的不同，可分为挑选、筛选、风选和水选等。

一、挑选

挑选是人工挑除药物中的杂质及霉变品、大块砂石等，或将药物进行分档，使其洁净或便于进一步加工处理。

操作方法：将药物放在竹长匾内或摊放在桌上，往往配合筛簸交替进行，也可在生产线传送带旁进行挑选。拣去核、梗、壳等杂质或变质部分，如虫蛀、霉变及走油部分，或分离不同的药用部位，或按药物大小、粗细分开。

二、筛选

筛选是根据药物和杂质的体积大小不同，选用不同规格的筛，除去药物中的砂石、杂质使其达到洁净，或对药材进行大小分档的操作。根据药物形体大小不同，选用不同孔径的筛进行筛选分档，以便分别浸、漂、煮制或炮制，达到均一的炮制程度。筛选也可筛去炮制药物所用的辅料，如麦麸、河砂、滑石粉等。

筛选方法可以采用手工筛选或机械筛选。根据杂质或药物分档的要求采用不同规格的筛或箩。手工操作效率低、劳动强度大，同时存在粉尘污染问题，因此，现在多采用机械操作，机械主要是各种筛选机。

三、风选

风选是利用药物和杂质的比重不同，经过簸扬，使药物与杂质分离，达到净选目的的操作方法。如苏子、车前子、吴茱萸、青葙子、莱菔子、葶苈子等可采用风选除去泥沙、碎屑等杂质。风选还可将果柄、花梗、种皮等非药用部位除去。风选可以采用簸箕手工进行，也可以采用风选设备（如变频式风选机）进行。

四、水选

水选是将药物通过水洗或水漂，除去杂质或盐分的净选方法。药物常附着泥沙、盐分或其他不洁之物，用筛选或风选不易除去，可采用水选或漂的方法使药物洁净。如乌梅、山茱萸、大枣、川贝母等均需洗去附着的泥沙；海藻、昆布等需漂去盐分。质地较轻的药物，如蝉蜕、蛇蜕、土鳖虫等，水选时可使药物中的杂质漂浮于水面或沉于水中而除去。水选时应注意操作时间，勿使药物在水中浸漂过久，及时沥除水分和干燥，防止霉变。根据药材性质，水选可分为洗净、抢水洗、漂洗三种方法。水选也是除去重金属和农药残留的有效方法。

1. 洗净 系用清水将药材表面的泥土、灰尘、霉斑或其他不洁之物洗去。先将洗药池注入清水，倒入挑拣整理过的药材，搓揉干净，捞起，装入筐中，再用清水冲洗一遍，沥干水，干燥或进一步加工。

2. 抢水洗 是指快速洗涤附着在药材表面的泥沙或杂质。抢水洗适用于吸水性比较强、含有芳香挥发类成分及有效成分易溶于水的药物。

3. 漂洗 漂洗是将药物置于大量清水中，适当翻动，经常换水；或将药材置长流水中漂至药材毒性、盐分或腥臭异味减除，取出切片或进一步加工的水选方法。如乌梅、山茱萸、海藻、昆布等。

五、其他净选方法

根据药材质地与性质，传统净选方法还有摘、揉、擦、砻、刷、剪切、挖、剥等，分别介绍如下。

1. 摘 系将根、茎、花、叶类药物放在竹匾内，用手或剪刀将不入药的残基、叶柄、花蒂及须髭等摘除，使之纯净。如旋覆花、辛夷需摘除梗柄。摘除时，因有绒毛飞散，操作人员应戴口罩，同时操作要轻，以免花瓣、绒毛散落影响美观和药效。

2. 揉 将药物放在大眼篾筛上，用手轻轻揉搓使碎后，再通过筛簸，以除去筋膜杂质，如桑叶、马兜铃等。有些质软的丝状或花类药物，因产地包装压缩过紧形成团块，只需放在竹筛上用手揉开，使恢复原来的形态，如通草、白菊花等。注意在揉搓时，不能用力过大，否则易成碎末。

3. 擦 是用两块木块，将药物放在中间反复摩擦，或放入石臼内用木棍轻轻擦动，以除去外皮和硬刺。如蔓荆子、苍耳子、路路通等，可将药物放入锅内，文火微炒，取出摊放竹匾内冷却，用木板推擦或放入石臼内用木棍轻轻擦动，使白衣或刺脱落，再放入竹匾内簸去白衣或刺屑。

4. 砻 是用石磨（垫高磨芯）或竹木制成的推子，将药物放入穴中，推动磨，磨去药物杂质或非药用部分，而不致将肉仁磨碎。如桃仁、杏仁去皮，扁豆去衣，刺蒺藜、苍耳子去刺，香附去毛等。

5. 刷 是用毛刷、尼龙刷、丝瓜络等工具，刷去药物表面的灰尘、泥沙、绒毛或其他附着物。如枇杷叶需用刷子刷去叶片上的毛。

6. 剪切 利用剪刀或刀等，除去非药用部分，或将药用部位剪碎，或分离不同的药用部位。如玄参去芦，防风、柴胡切去根头，陈皮剪切成细丝等。

7. 挖 是采用小刀、勺或竹片等，挖去果实类药材的瓤、毛核等操作。如枳壳挖去瓤和中心柱、金樱子挖去毛核。

8. 剥 是将果实类药物的外壳剥除，如刀豆、白扁豆、黑豆，应剥取种子药用。

扫码“学一学”

第二节 分离和去除非药用部位

中药净制是指根据入药部位不同，将同一来源的动、植物的不同入药部位进行分离，或去除非入药部位的操作步骤或其他加工。

一、分离和去除非药用部位

1. 去根去茎

（1）去残根 用茎、根茎、地上部分的药物需除去残根、须根等非药用部位。如石斛、荆芥、麻黄、薄荷、黄连、芦根、藕节、马齿苋、马鞭草、泽兰、茵陈、益母草、瞿麦等。

（2）去残茎 用根的药物需除去非药用的残茎，如龙胆、白薇、丹参、威灵仙、续断、防风、秦艽、广豆根、柴胡等。

另外，同一来源的植物根、茎均能入药，但二者作用不同，需进行分离，以分别入药。如麻黄根能止汗，茎能发汗解表，需分开入药。

2. 去枝梗 指除去某些果实、花、叶类药物的果柄、花柄、叶柄及老的茎枝等非药用部位，使用量准确。常要求去枝梗的药物有五味子、花椒、连翘、槐角、夏枯草、辛夷、密蒙花、桑叶、侧柏叶、钩藤、女贞子、桑寄生、栀子、桑螵蛸等。

3. 去皮壳

去皮壳包括：皮类药材去除栓皮；根及根茎类药材去除根皮；果实、种子类药材去除果皮或种皮。传统理论认为“去皮免损气”（清代《修事指南》）。现代认为去皮壳的目的主要是便于切片；使药物清洁，除去非药用部位，以求用药量准确；分开不同药用部位等。

操作：树皮类药物，可用刀刮去栓皮、苔藓及其他不洁之物；果实类药物，可用擦、砻法砸破皮壳，去壳取仁；种子类药物，可用燀法去种皮；有些药物多在产地趁鲜去皮，如白芍、桔梗等，宜趁鲜去皮，否则干后不易除去；厚朴、杜仲、丹皮、椿根皮、黄柏、秦皮、苦楝皮、肉桂、海桐皮等药材需要去粗皮。

4. 去毛 有些药物表面或内部常着生许多绒毛，服后刺激咽喉引起咳嗽或其他有害作用，故需除去。去毛包括叶类药材表面的纤毛、根茎类的鳞片、根类药材的须根及动物药的绒毛等。一般采用刷、挖、砂烫、燎、筛选、风选、挑选、剪切等方法。不同的药物可分别采取不同方法。

（1）根和根茎类药材 如骨碎补、香附、知母等表面的毛，可用砂烫法将药材烫至鼓起、毛焦，放凉后装入布袋，拉住两头来回不停地抖动，或用竹篓，放入少许瓷片与药物一同撞击，取出过筛去绒毛。工厂多用滚筒式炒药机砂烫，转锅带动河砂与药材转动，因离心力与重力而使河砂与药材不断撞击、摩擦，使绒毛被擦净，药物烫至鼓起，取出过筛。

（2）叶类药材　部分叶类药材（如枇杷叶、石韦等）的下表面密被绒毛，传统方法将枇杷叶、石韦等逐张用棕刷刷除绒毛，洗净，润软，切丝，干燥，此法用于药材量小时。大量生产时，可将枇杷叶、石韦等润软，切丝，放入筛箩内（约装大半箩），置水池中，加水至药面，先用光秃的竹扫帚用力清扫数分钟，再加水冲洗，同时仍用竹扫帚不停地搅拌清扫，重复至水面无绒毛飘起时捞出，干燥。

（3）果实类药材　金樱子果实内部生有淡黄色绒毛，需略浸，润透，纵剖两瓣，用小刀、勺等工具挖净毛核。也可在产地趁鲜纵剖两瓣，除去毛核。生产上，将金樱子用清水淘洗、润软后，用切药机直接切成2mm的片，筛去脱落的毛、核，再置清水中淘洗，沉去种核，捞出干燥。或将晒至七八成干的金樱子置碾盘上，碾至花托全破开、瘦果外露时，置筛孔直径为0.5cm的筛子里进行筛选，可除去95%的绒毛及瘦果，晒干，再进行筛选即可。

（4）其他类药材　如鹿茸，先用瓷片或玻璃片将其表面茸毛基本刮净后，再将剩余的毛用乙醇火焰燎焦刮去，注意不能将鹿茸燎焦。

5. 去心　去心包括去根类药材的木质部分和枯朽部分、种子的胚芽、花类的花蕊、某些果实的种子等。去心的目的可归纳为如下几个方面。

（1）除去非药用部位　某些根及根茎类药物，如甘遂、百部等，心虽然对临床治疗不产生不良反应，心所占比重也不大，但影响药物的纯净度。某些根皮类药物，如牡丹皮、地骨皮、白鲜皮、五加皮、巴戟天等，木心所占比重较大，无药效，影响用量的准确性，且木心坚硬，韧性强，多纤维，故作为非药用部位除去。

（2）分离不同药用部位　如莲子的莲子心和莲子肉作用不同，莲子心（胚芽）能清心热，除烦，莲子肉能补脾涩精，故需分别入药。

6. 去核　有些果实类药物，用果肉而不用核（或种子）。其中有的核属于非药用部位，有的果核与果肉作用不同，故需分离后入药。

《雷公炮炙论》提出："使山茱萸，须去核……核能滑精。"清代《修事指南》中则总结为"去核者免滑精"。另有核与肉作用不同之说，如宋代《证类本草》中记载蜀椒"椒目冷，别入药用，不得相杂"。花椒（果皮）温中止痛，杀虫止痒，而椒目（种子）行水平喘，故花椒需分离椒目。明代《本草品汇精要》中说川楝"使肉即不使核，使核即不使肉"。也有二者作用不同需分别入药之意。现在多认为核所占的重量较大，属于非药用部位。

操作：一般采用风选、筛选、挑选、浸润、剪切等方法。

7. 去芦　"芦"又称"芦头"，一般指药物的根头、残茎、茎基、叶基等部位。

宋代《证类本草》中人参项下有"采根用时，去其芦头，不去者吐人，慎之"的记载，清代《修事指南》则总结为"去芦者免吐"，并沿用至今。

关于人参的去芦，有研究表明，人参主根和芦头的皂苷种类相同，后者含量是前者的3倍左右，其他如多肽、氨基酸、无机元素等含量也大同小异。现代研究未发现人参芦有催吐作用，认为人参去芦没有必要，以免浪费药材。另外，对桔梗主根和芦头的成分研究表明，桔梗芦头和主根的成分基本一致，但所含皂苷量，芦头多于根20%～30%，故也可不去芦。前胡、玄参、独活等，其芦头和主根均具有相同或相近的有效成分和临床效果，现多主张不去芦头使用。

8. 去瓤 有些果实类药物，需去瓤用于临床。如枳实、枳壳、青皮、木瓜、罂粟壳等。

去瓤的目的，古时主要是去除质次部位，关于枳实，唐代《新修本草》中说："用当去核及中瓤乃佳"。至明代《本草蒙筌》中又有"去瓤者免胀"的说法。

据研究，枳壳及其果瓤和中心柱均含挥发油、柚皮苷及具升压作用的辛弗林和 N－甲基酪胺，但果瓤和中心柱挥发油含量甚少，且不含柠檬烯。枳壳瓤占枳壳重量的20%，又易霉变和虫蛀，水煎液极为苦涩，不堪入口；同时，还有瓤会引起胀气的说法，故枳壳瓤作为非药用部分除去是有一定道理的。

9. 去头尾、皮骨、足、翅 部分动物类或昆虫类药物，有些需要去头尾、皮骨、足、翅，目的是为了除去有毒部位或非药用部位。

如乌梢蛇、金钱白花蛇、蕲蛇等去头、鳞；斑蝥、红娘子、青娘子去头、足、翅；蛤蚧除去鳞片、头、足；蜈蚣除去头、足。

操作：去头尾、皮骨，一般采用浸润切除、蒸制剥除等方法。去头、足、翅，一般采用挑选的方法。

蝉蜕的头、足、壳身的主要成分是氨基酸，带头、足的蝉蜕镇静、镇痛及降低毛细血管通透性的作用最强，因此有人认为蝉蜕不必去头、足，而以整体入药为佳。

10. 去残肉 某些动物类药物，如龟甲、鳖甲、豹骨等，需除去残肉筋膜，以纯净药材。

操作：传统方法一般采用刀刮、挑选、浸、漂、蒸等。现代可用胰脏净制法和酵母菌净制法。

（1）胰脏净制法（含蛋白酶法） 取新鲜或冰冻的猪胰脏，除去外层脂肪和结缔组织，称量后绞碎，用水少许搅匀，置于纱布上过滤，取滤液配制成约0.5%的溶液，用碳酸钠调pH为8.0～8.4。加入待除残肉的药材，水浴加热至40℃，每隔3小时搅拌1次，经12～16小时，残肉能全部脱落，捞起药物，洗净至无臭味，晒干，即得。

加工原理：胰脏分泌胰酶，其中胰蛋白酶在适宜的条件下，对不同形式的肽链发生水解作用，使蛋白质水解成氨基酸和多肽。而龟甲等的残肉含有丰富的蛋白质，可被胰酶水解而除去。此方法优点是产品色泽好，残肉易裂开，胰脏易得，设备简单，时间短，但对产品质量有影响。

（2）酵母菌净制法 取龟甲0.5kg，用冷水浸泡两天，弃掉浸泡液，加卡氏罐酵母菌300ml，加水淹过龟甲1/6～1/3体积，盖严。两天后溶液上面起一层白膜，7天后将药物捞出，用水冲洗4～6次，至无臭味，晒干，即得。优点是酵母菌净制法比原来传统净制法时间可缩短5～6倍，设备简单，去腐干净，对有效成分（动物胶）无损失，出胶率比传统净制品高，适应大量生产。

另外，有些动物类药材需要去毛丝、角塞和皮膜，如僵蚕、羚羊角、熊胆、紫河车、麝香等。

二、其他加工方法

1. 碾捣 某些药物，由于质地特殊或形体较小，不便于切制，为使有效成分易于煎出，需碾碎或捣碎，以便调配和制剂。采用碾碎或捣碎的药物，大致有以下几类。

（1）矿物类　如石膏、龙骨、云母石等。

（2）甲壳类　如炮山甲、龟甲、瓦楞子等。

（3）果实种子类　往往含较多的脂肪油或挥发油，多在用前碾碎或捣碎，以免产生泛油、挥发、变味等变异现象而失效。

（4）部分根及根茎类　有些根及根茎类药材，由于形体较小，不便切制，如川贝母、制半夏、三七等需在调剂前捣碎。

2. 制绒　某些纤维性药材经捶打、推碾成绒絮状，以缓和药性或便于应用。如麻黄碾成绒则发汗作用缓和，适用于老年人、儿童和体弱者服用。另外，艾叶制绒，便于制备“灸法”所用的艾条。

3. 拌衣　拌衣是将药物表面用水润湿，拌入辅料细粉，使辅料粘在药物表面，从而起到一定的治疗作用的方法。

（1）朱砂拌衣　将药物润湿后，加入定量的朱砂细粉拌匀，晾干。如朱砂拌茯神、茯苓、远志等，以增强宁心安神的作用。

（2）青黛拌衣　将药物润湿后，加入定量的青黛细粉拌匀，晾干。如青黛拌灯心草有清热凉肝的作用。

4. 揉搓　某些质地松软呈丝条状的药物需揉搓成团，便于调配和煎熬，如竹茹、谷精草等。

重点小结

难　点	考　点
净制的常用方法	常用清除杂质的方法及其适用范围
分离和去除非药用部位的常用方法	分离和去除非药用部位的常用方法及其适用范围

扫码“练一练”

思考题

分离和去除非药用部位的方法有哪些？举例加以说明。

第八章　饮片切制

学习目标

1. **掌握**　常用软化处理方法及适用范围、饮片类型及选择原则。

2. **熟悉**　饮片切制的目的、软化程度的检查方法、饮片干燥的方法及条件、饮片切制方法。

3. **了解**　其他软化方法、饮片切制常见问题、饮片的包装。

将净选后的药材进行软化，切制成一定规格的片、段、丝、块等形状的炮制工艺，称为饮片切制，即狭义的饮片制备。直接供中医临床调配处方的所有药物，统称为中药饮片，即广义的饮片。

饮片切制历史悠久，早在《五十二病方》中，就载有“细切”“削”“剡”等早期饮片切制用语。元代周密《武林旧事》中有“熟药圆散，生药饮片”的记载。清代吴仪洛在《本草从新》中的柴胡项下，也提到“药肆中俱切为饮片”，饮片一词作为专业术语出现在其后的本草著作中，并沿用至今。

饮片切制的目的有多种。

1. **便于有效成分煎出**　将药材切制成饮片，可以扩大药材的表面积，在煎煮过程中饮片与溶媒的接触面增大，可提高有效成分的煎出率。

2. **利于炮制**　药材切制成饮片后，炮制时可受热均匀，利于与各种辅料均匀接触和充分吸收，提高炮制效果。

3. **利于调剂和制剂**　药材切制成饮片后，大小适中，方便调剂，也有利于制剂。

4. **便于鉴别**　饮片切制后其组织结构特征显露，利于直观鉴别。

5. **利于运输和贮存**　饮片干燥后含水量下降，形状规则，利于运输，并可防霉变、虫蛀，易于贮存保管。

扫码“学一学”

第一节　中药材的软化处理

干燥的中药材，切制前必须进行适当的软化处理，使其吸收一定的水分，质地柔软适中，以利于切制。软化后切制，可减少切制过程中药材的破碎，有利于片型整齐、美观。

药材软化处理之前，先经过净制程序，按大小分类，根据季节、温度、药材的种类及质地情况，选用适宜的软化方法，并严格控制用水量、温度和时间，以保证大小、粗细不同的药材软化程度一致。用水软化处理的目的主要是使药材吸收一定量的水分，质地由硬变软，便于切制，同时也可除去泥沙等杂质，洁净药材。

一、常用软化处理方法

饮片生产中，主要以水软化药材。常用软化方法有淋法、抢水洗法、泡法、漂法、润法等。

（一）淋法（喷淋法）

淋法即用清水喷淋或浇淋药材。操作时，将药材整齐堆放，用清水均匀喷淋，喷淋的次数根据药材质地而异，一般为2～3次，均需稍润，以适合切制。本法多适用于气味芳香、质地疏松的全草类、叶类、果皮类和有效成分易随水流失的药材，如薄荷、荆芥、佩兰、香薷、枇杷叶、陈皮等。

淋法处理时应防止药材返热烂叶，每批软化药材量以当日切完为度，切后及时干燥。若用淋法处理后仍不能软化的部分，可选用其他方法再进行处理。

（二）抢水洗法

抢水洗法是用清水快速洗涤药物的方法。操作时，将药材投入清水中，快速洗涤后及时取出，稍润，即可切制。由于药材与水接触时间短，故又称“抢水洗”。适用于质地松软、水分易渗入或有效成分易溶于水的药材，如五加皮、瓜蒌皮、白鲜皮、合欢皮、南沙参、石斛、瞿麦、细辛、陈皮、防风、龙胆、细辛等。大多数药材洗一次即可，但有些药材附着多量泥沙或其他杂质，需用水洗数遍，以洁净为度，每次用水量不宜太多，如蒲公英、紫菀、紫花地丁等。

抢水洗法在保证药材洁净和易于切制的前提下，尽量采取缩短药材与水接触时间，避免药材有效成分的流失。目前大生产中多采用洗药机洗涤药材。

（三）泡法

泡法是将药材用清水浸泡一定时间，使其吸入适量水分的方法。操作时，先将药材洗净，再注入清水至淹没药材，放置一定时间，视药材的质地、大小、季节、水温等灵活掌握，中间不换水，一般浸泡至一定程度，捞起，润软，再切制。适用于质地坚硬、水分较难渗入的药材，如萆薢、天花粉、木香、乌药、土茯苓、泽泻、姜黄、三棱、莪术等。

泡法的操作受药材体积、质地、季节等因素的影响，一般体积粗大、质地坚实者，泡的时间宜长；体积细小，质轻者，泡的时间宜短。有些质轻遇水漂浮的药材，如枳壳、青皮，在浸泡时，需在液面压一重物，以防药材漂浮。春、冬季节气温较低，浸泡的时间宜长；夏、秋季节气温较高，浸泡的时间宜短。注意浸泡的时间不宜过长，防止药材“伤水”和有效成分流失而降低药效。

另外，动物类药物也可采取泡法，即将药材置缸内，放水淹过药面，加盖泡之，中间不换水。由于微生物繁殖，造成筋膜腐烂，可除去附着的筋、肉、膜、皮等，而留下需要的骨质，洗净，干燥。如龟甲、鳖甲等。

（四）漂法

漂法是将药材用多量水、多次换水漂洗的方法。操作时，将药材放入大量的清水中，每日换水2～3次，漂去有毒成分、盐分及腥臭异味。古代常用长流水漂。本法适用于毒性药材、用盐腌制过的药材及具腥臭异常气味的药材，如川乌、草乌、天南星、半夏、附子、昆布、海藻、紫河车等。

（五）润法

润法是将淋、洗、泡过的药材，用适当的器具盛装或堆积于润药台上，以湿物遮盖或继续喷洒适量清水，保持湿润状态，使药材外部的水分缓缓渗透到药物组织内部，达到内外湿度一致，利于切制。润药得当，既保证质量又可减少有效成分损失，是药材软化工艺中的关键。

润的方法有浸润、闷润、露润等。

1. 浸润 取定量水或其他溶液浸润药材，经常翻动，使水分缓缓渗入内部，以“水尽药透”为准，如酒浸黄连、木香，水浸郁金、枳实等。

2. 闷润 经过水洗、泡或以其他辅料处理的药材，置于缸（坛）等容器中在基本密闭条件下闷润或将药材堆放后用厚重湿物盖严，使药材内外软硬一致，以便切制，如郁金、川芎、白术、白芍、山药、槟榔等。

3. 露润（吸潮回润） 将药材摊放于湿润而垫有篾席的土地上，使其自然吸潮回润，如当归、玄参、牛膝等。

润药操作过程中，应注意的事项：①润法时间长短应视药物质地而定，如质地坚硬的需浸润 3～4 天，有的 10 天以上；质地较软的 1～2 天即可。但润药的时间又因季节、气温高低而异，如夏、秋宜短，冬、春宜长。②有些药物，如大黄、何首乌、泽泻、槟榔等质地特别坚硬，一次不易润透，需反复闷润才能软化。具体方法是：第一次闷润后，摊开晾晒至表面略干，然后再堆积起来遮盖闷润，如此反复操作至软化为度。晾晒时，如药物表面过干，可适当喷洒清水，再堆积闷润。③夏季润药，由于环境温度高，要防止药物霉变。对含淀粉多的药物如山药、天花粉等，要防止发黏、变红、发霉、变味现象出现。一经发现，应立即以清水快速洗涤，晾晒后再适当闷润。

（六）其他软化方法

有些药材不宜采用冷水处理方法软化，需用特殊的软化方法处理。

1. 湿热软化法 本法是将药材经沸水煮或蒸汽蒸等处理，使热水或热蒸汽渗透到药材组织内部，加快药材软化速度，再行切片的方法。此法一般适用于热处理对其所含有效成分影响不大的药材，如三棱、莪术等，采用蒸汽软化，可克服水处理软化时出现的发霉现象。

2. 酒处理软化法 某些需切制的动物类药材要用酒软化。若用水处理容易变质或达不到软化的目的，如鹿茸、蕲蛇、乌梢蛇等药材，需要酒处理软化后切片，一般黄酒浸软即可。鹿茸则需用热黄酒或白酒，由底部徐徐灌入，润透后切片。

二、软化程度检查方法

药材软化的要求是在达到切制要求的前提下，尽可能减少与水接触的时间，减少药效成分损失，做到药材软硬适度、药透水尽、避免伤水。软硬适度是指药材的切制硬度，即药材达到适合切制所需的硬度。药透水尽是指药材在适当水处理后，药材内部各部分水分的渗透速度为零。即药材各个部分的含水量相同，不产生余液或少量余液经晾晒等处理后让药材吸收。避免伤水是指避免药材因吸水过度而导致药效成分的流失或者药材过度变软，不利切制。

药材在水处理过程中，要检查其软化程度是否符合切制要求，习惯称“看水性”“看水头”。

1. 刀劈法 质地坚硬药材用刀劈开，内心应有潮湿痕迹。

2. 指掐法 适用于团块状药材。用手指甲能掐入软化后的药材为宜，如白术、白芷、天花粉、泽泻等。

3. 穿刺法（针刺法） 适用于粗大块状药材。以铁扦能刺穿药材而无硬心感为宜，如大黄、虎杖等。

4. 弯曲法　适用于长条状药材。药材软化后握于手中，大拇指向外推，其余四指向内缩，以药材略弯曲，不易折断为合格，如白芍、桔梗等。

5. 手捏法　适用于不规则的根及根茎类药材。软化后用手捏粗的一端，感觉其较柔软为宜，如当归、独活等；部分块根、果实、菌类药材，需润至手握无响声及无坚硬感，如槟榔、延胡索、枳实、雷丸等。

6. 口尝法　口尝断面应无异味。

7. 鼻闻法　鼻闻应有该药材特有的气味，无异味。

扫码“学一学”

第二节　饮片类型及切制方法

一、饮片类型

（一）常见饮片类型及规格标准

1. 极薄片　厚度为0.5 mm以下，对于木质类及动物骨、角质类药材，根据需要可分别制成极薄片。如羚羊角、鹿茸、松节、苏木、降香等。

2. 薄片　厚度为1 ~ 2 mm，适宜质地致密坚实、切薄片不易破碎的药材。如白芍、乌药、槟榔、当归、川木通、天麻、三棱等。

3. 厚片　厚度为2 ~ 4 mm，适宜质地松泡、黏性大、切薄片易破碎的药材。如茯苓、山药、天花粉、泽泻、丹参、升麻、南沙参等。

4. 直片（顺片）　厚度为2 ~ 4 mm，适宜性状肥大、组织致密、色泽鲜艳和需突出其鉴别特征的药材。如大黄、天花粉、白术、附子、何首乌、防己、升麻等。

5. 斜片　厚度为2 ~ 4 mm，适宜长条形而纤维性强的药材。倾斜度小的称瓜子片，如桂枝、桑枝；倾斜度稍大而体粗者称马蹄片，如大黄；倾斜度更大而药材较细者，称柳叶片，如甘草、黄芪、川牛膝、银柴胡、漏芦、苏梗、鸡血藤、木香等。

6. 丝　细丝为2 ~ 3 mm，粗丝为5 ~ 10 mm。适于皮类、叶类和较薄果皮类药材。如黄柏、厚朴、桑白皮、青皮、合欢皮、陈皮等均切细丝；荷叶、枇杷叶、淫羊藿、冬瓜皮、瓜蒌皮等均切粗丝。

7. 段（咀、节）　长为5 ~ 15 mm。短段称“咀”，5 ~ 10 mm；长段称“节”，10 ~ 15 mm。适宜全草类和形态细长，内含成分易于煎出的药材。如薄荷、荆芥、香薷、益母草、党参、青蒿、佩兰、瞿麦、牛膝、北沙参、白茅根、藿香、木贼、石斛、芦根、麻黄、忍冬藤、谷精草、大蓟、小蓟等。

8. 块（丁）　为8 ~ 12 mm^3的立方块。有些药材煎熬时，易糊化，需切成块状。如茯苓丁等。

其他不宜切制的药材，一般应在用前捣碎。

（二）饮片类型选择

饮片规格及类型的选择取决于药材的性质（如药材类型、成分、质地、外部形态、内部组织结构等）、炮制目的和对饮片的外观要求等因素。其中，药材性质是决定饮片形状及规格的重要因素，因为它直接关系到饮片的切制操作和疗效的发挥。

1. 质地致密、坚实者，宜切薄片。如乌药、当归、槟榔、白芍、川木通等。

2. 质地松泡、粉性大者，宜切厚片。如天花粉、南沙参、山药、黄芪、茯苓、甘草等。

3. 为了突出鉴别特征，为了饮片外形的美观或为了方便切制操作，视不同情况，选择直片、斜片等。如大黄、何首乌、黄芪、山药、桑枝、桂枝等。

4. 凡药材形态细长，内含成分又易煎出的，可切制成一定长度的段。如荆芥、薄荷、益母草、麻黄、木贼等。

5. 皮类药材和宽大的叶类药材可切制成一定宽度的丝。如陈皮、荷叶、枇杷叶、黄柏等。

6. 为了方便对药材进行炮制（如酒蒸），切制时，可选择一定规格的块和片。如大黄、何首乌等。

饮片的厚薄、长短与煎出物都有着密切的联系，通过对饮片类型的质量标准进行深入研究，优化经验加工切制方法，是中药饮片切制发展的必然趋势。

中药饮片片型规格丰富多样，根据切制后成品的不同形状，全国各地还有各具特色的饮片类型，主要有：圆片，又称顶头片，如白芍、白芷等；骨牌片，将长方形片状药材，先切成长段，再纵切成骨牌片，如杜仲、黄柏等；肚片，多用于树皮类药材，如厚朴、肉桂等；蝴蝶片，适用于不规则块根或菌类药材，如白术、川芎；马蹄片，如大黄；腰子片，如马钱子；凤眼片，如枳壳；如意片，如双筒厚朴；剪片，用剪刀将硬皮类药材剪成小块，如陈皮等。另外，用于外贸出口的饮片规格，根据进口国或地区的需求加工，如黄芪纵剖片、茯苓刨片等。

二、饮片切制方法

目前主要采用机械化进行饮片切制，并逐步向联动化过渡，但手工切制仍在一定范围内使用。

（一）机器切制

机器切制饮片具有节省劳动力、减轻劳动强度、生产速度快、产量大、效率高、适用于机械化工业生产等特点，但切制的饮片类型较少、片型不能满足临床使用的需要。更新、改进现有的切制机器，同时研究新型切制机器是饮片生产中亟待解决的问题。

常用切制机械有以下类型。

1. 剁刀式切药机 将软化好的药材整齐均匀地排放在料斗上，再由人工将药材推送入输送链的入口，由输送链把物料输送向刀口，对药材进行截切。

主要适用于截切全草、根茎、皮、叶类药材，不适用于颗粒状或果实类药材的切制。

2. 转盘式切药机 根据需要切制饮片的片厚，调整好转盘上刀盘压板与刀口的距离、刀口与刀门出口的距离，然后调整变速箱手柄到相应切片厚度位置。经过润药软化的药材均匀地排放在进料盘上，由人工将药材推送至输送链的入口，药材被上、下输送链压送进入刀门，截切得到预先调节好的厚度的饮片。

主要适用于颗粒状药材的切制，不适用于全草等条状药材的切制。

3. 直线往复式切药机 将经软化的药材整齐均匀排布在装料盘上，待切物料由输送带及压料机自动压送进入刀口切制。可切制为以下两种：①精制饮片，切制的最薄片为0.7mm，最大长度为60mm；②颗粒饮片，将已经软化的药材堆放在输送带上，在理想情况下，经一次切制成片状饮片，经二次切制成为条状饮片，再经三次切制便成为颗粒饮片。

本机可切药材范围广泛，根茎、叶、块根、果实类药材均可以切制。

高速万能截断机是在直线往复式切药机的基础上改进而成，具有易清洗、不漏料、噪音小等特点，操作方法与直线往复式切药机基本相同。

4. 旋料式切药机　旋料式切药机一改上述切制原理，切刀固定不动，物料相对切刀做切向圆周运动，而上述切药机在药材切制过程中是切刀运动，物料不动待切。将经过软化的块、段状药材逐渐喂入料斗，经投料口进入转盘中心，进入盘中的物料被转盘高速带动，物料自身质量产生的离心力把物料甩向四壁，在转盘上推料块的推动下，物料被推向刀口，被切下的切片顺着刀刃口的切向飞向出料口。

该机适用于根茎、果实及块状物料，如川芎、泽泻、半夏、延胡索、（熟）地黄、玄参、生姜、白芍或类似的药材。

5. 多功能切药机　多功能切药机属于小型切片机，整机体积小、重量轻，便于搬动及携带，多用于切制少量药材或贵重药材。本机接通电源后，打开电动机开关使刀盘旋转，根据不同饮片片型，如直片、斜片（瓜子片、柳叶片）的不同要求，将药材送入不同的进药口，进药时最好使药材充满入药管，切出片型较整齐的饮片。药材送入料口后，应用推料手柄继续推送药材，直到药料全部切完。

可切制各种根茎类、块状类及果实类药材，不同的进药口可以切制瓜子片、柳叶片、直片及斜片。

6. 刨片机　首先经试切，调整好切刀伸出距离，将已软化药材的长度方向按切刀运动方向排列，整齐铺排在盛料框中，压送气缸使活塞伸出，压在料盘中，开动机器，即能往复刨片。

适用于根茎类、块状类药材切片，如玉竹、白芍、山药、何首乌、玄参、黄芪、人参等。不宜用于草叶类药材，如枇杷叶等。

机器切制常见质量问题如下。

（1）拖须　黄芪、甘草、桑白皮、丝瓜络等含纤维多的药材易出现拖须，原因多为药材的“水头”太过，刀刃不锋利或刀片与刀床不“合床”。

（2）破碎片　黄连、川芎、防风、苍术、羌活等药材易出现破碎片，原因是润药不透、含水过少、刀刃不锋利或传送带送药挤压过度。

（3）斜长片　白芍、大黄、广木香、当归、独活、佛手等药材易出现斜长片，原因是药槽内的药材未捋顺或斜放、横放。

（4）切不断　原因是切刀深度不够或者刀刃不锋利，形成连刀片，再就是刀刃打磨时未控制好刀刃的平直度，刀刃凹入的部分就会切不断药材。

（二）手工切制

由于机器切制不能满足某些饮片类型的切制需要，故某些中药材的切制仍使用手工操作。手工切药使用的工具是手工切药（铡）刀。手工切制能切出整齐、美观的特殊片型和规格齐全的饮片，但操作中的经验性很强，生产效率低，劳动强度大，只适于小批量饮片的生产。

此外，对于坚硬木质类及动物的角、骨类药材，一般采用劈、刨、镑、锉等方法切制成不同规格类型的饮片。苏木、降香、檀香等，多劈成小碎块或用刨刀刨成带状的薄片。羚羊角、鹿茸、水牛角等，用镑刀镑成极薄片或用刨刀刨成极薄片亦可用锉刀锉成细粉。

1. 手工切制操作　操作手法一般分为“把活”操作和“个活”操作。

（1）“把活”　切制时需要打成一束（把）后，再放刀床上进行切片的中药材俗称“把货”，这种切制过程称“把活”。“把活”操作手法：用左手抓起长条形的“把货”药材，捋顺放刀床上，用右手压住，待堆至一大把后，掐紧，推送至刀口，右手握刀下压，“把货”药材即被切制成饮片。

（2）“个活”　一般单个中药材俗称“个货”，切制“个货”的过程俗称“个活”。对于完整的中药材，也可称之为“个货”。“个活”操作手法：一种手法是，将团块状的“个货”药材用蟹爪钳住放在刀床上，左手拿压板压住并推送至刀口，右手握刀下压，“个货”药材即被切制成饮片；另一种手法是，先将“个货”药材切一平底或一剖为二，竖起放在刀床上，或将小团块状的“个货”药材平整排列在刀床上，左手拿压板压住并推送至刀口，右手握刀下压，“个货”药材即被切制成饮片。

2. 手工切制工具　手工切药刀如图 8－1 所示，主要由刀片（又称药刀或刀叶）、刀床（又称刀桥）、刀鼻（又称象鼻）组成。其他手工切制工具还有镑刀、刨刀、锉刀、药斧等。

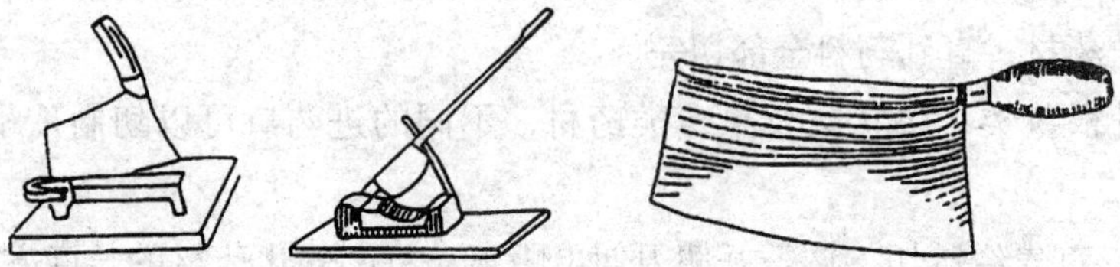

切药刀　　切药刀　　片刀

图 8－1　切药刀与片刀

3. 手工切制易出现的质量问题

（1）连刀（连刀片、胡须片、蜈蚣片、挂须儿）　连刀是饮片之间相互牵连，药材纤维未完全切断的现象，甘草、黄芪、桑白皮、厚朴等含纤维多的药材易出现，是药材皮部过软，刀刃不锋利或药刀与刀床不“合床”所致。

（2）掉边（脱皮）与炸心　饮片的外层与内层相脱离，形成圆圈和圆心两部分，称为掉边。饮片的髓心随刀具向下用力而破碎称为炸心。两者都是由于药材软化时浸泡或闷润不当，内外软硬度不同所致。如桂枝、郁金、槟榔、泽泻、白芍等。

（3）翘片　饮片边缘卷翘而不平整或呈马鞍状的现象。槟榔、白芍、泽泻等药材易出现翘片，原因是药材软化时内部含水过多。

（4）皱纹片（鱼鳞片）　饮片切面粗糙、具鱼鳞样瘢痕的现象。三棱、莪术等药材易出现皱纹片，原因是药材软化的“水头”不及或刀刃不锋利。

（5）油片　饮片的切面有油分或黏液质渗出的现象。当归、白术、独活、苍术等药材易出现油片。原因是药材软化时“伤水”或温度过高。

（6）斧头片　饮片一边厚、一边薄，形如“斧头”的现象。造成斧头片的原因是操作技术不熟练，进料不均匀。

扫码“学一学”

第三节　饮片的干燥

饮片的干燥是影响饮片质量的一个重要环节。药材经过水处理，切制成饮片后含水量较高，给微生物生长繁殖提供了良好条件，若不及时干燥或干燥方法不当，可造成饮片外观色泽改变。饮片的重要质量标准之一是外观色泽，而色泽的改变，往往意味着化学成分的变化，因而临床疗效会明显受影响。

干燥一般可分为自然干燥和人工干燥两类。干燥方法、温度对饮片的质量有着直接影响，因此，要根据药材饮片性质和具体要求，结合实际条件，选择适宜的干燥方法，控制干燥温度和时间，使中药饮片得到充分干燥，同时又要保证饮片质量。

一、自然干燥

自然干燥是指将切好的饮片置日光下晒干或置阴凉通风处晾干。该法具有经济方便、成本低廉的优点。但本法易受气候的影响，亦存在卫生问题。中药饮片生产GMP中有饮片不得露天自然干燥的提法。目前一般饮片均用晒干法。对于气味芳香、含挥发性成分较多、色泽鲜艳和受日光照射易变色、走油的药物，不宜暴晒，通常采用阴干法。一般药物饮片干燥要求保持形、色、气、味俱全。现将不同性质药材的干燥方法归纳为5个类型，分述如下。

（一）黏性类

黏性类药材如天冬、玉竹等，含有较多黏液质，多采用烘法或晒干法。明火烘制可使药材外皮迅速硬结，内部原汁不向外渗，从而保证药材质量。烘制时颜色随着时间改变而变化，过久会使颜色变枯黄，故一般烘制至九成干即可，以手摸之感觉不粘手为度。干燥时要勤翻动，防止焦枯。如有烈日晒至九成干即可。

（二）芳香类

芳香类药物如荆芥、薄荷、香薷、木香等，保持香味极为重要，因为香味与质量有密切的关系。为了不使香味走失，切后宜摊于阴凉通风干燥处，不宜烈日暴晒，否则温度过高会散失香气，颜色也随之变黑。如遇阴雨连绵天气，也只能用微火烘，避免猛火或高温干燥。

（三）粉质类

含有淀粉较多的药材如山药、浙贝母等，这些药材极易发滑、发黏、发霉、发馊、发臭而变质，宜采用晒干法或烘法。随切随晒，薄摊晒干，要轻翻防碎；如天气不好，需用微火烘制。

（四）油质类

油质类药材如当归、牛膝、川芎等，这类药物极易泛油，宜日晒。如遇阴雨，也只能用微火烘制。

此外，须根类和根皮类药材可采用日晒法和烘焙法，如白薇、龙胆草、紫菀、厚朴、黄柏等。草叶类药材要薄摊暴晒，勤翻动，不宜用烘焙法，以防燃烧，如仙鹤草、泽兰、竹叶、紫花地丁等。

干燥方式与药材及饮片的质量相关联。由于温度、湿度、空气中的氧和时间等因素均会对药材理化性质产生不同的影响，在确定适宜的干燥方法时，需把有效成分等多种因素综合起来考虑。

二、人工干燥

人工干燥是利用一定的干燥设备，对饮片进行干燥。本法的优点是不受气候影响，比自然干燥卫生，能缩短干燥时间，降低劳动强度，提高生产效率。近年来，干燥设备正在不断推广和完善。

人工干燥的温度，除另有规定外，一般以不超过80℃为宜，含芳香挥发性成分的药材以不超过50℃为宜。已干燥的饮片需放凉后再贮存，否则余热会使饮片回潮，易发生霉变。干燥后的饮片含水量应控制在7%～13%。

（一）翻板式干燥机

翻板式干燥机（图8－2）由送料带、干燥室及热源等几部分组成。它的工作原理是将切制好的饮片经上料输送带送入干燥室内。室内为若干翻板构成的帘式输送带往复传送干燥。干燥后的饮片沿出料口经振动输送带加入立式送料器，将药物装袋即可。

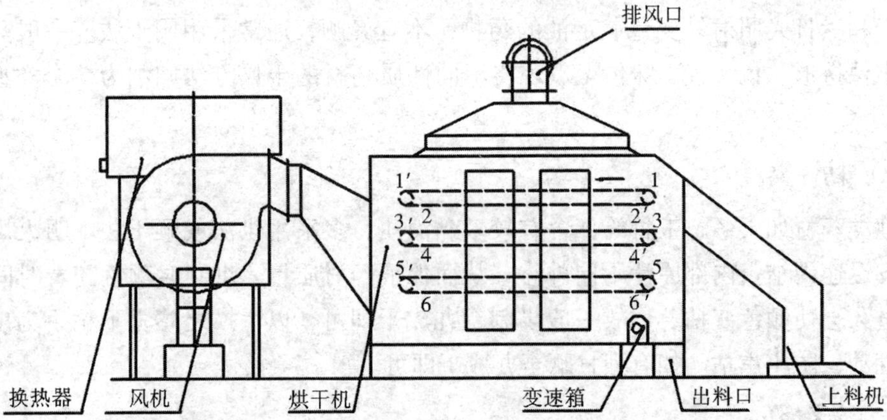

图8－2　翻板式干燥机物料传送简图

（二）热风式干燥机

热风式干燥机的组成为燃烧室和干燥室。干燥室排列有热风管、鼓风机等。工作原理：燃烧室内以煤为热源，热风从热风管输入室内。由于鼓风机的作用，使热风对流，达到温度均匀。余热和湿气从热风管出口排出。操作时，待干燥的药物以筛、匾盛装，分层置于铁架中，由轨道送入。饮片干燥后，停止鼓风，敞开铁门，将铁架拉出，收集干燥饮片即可。

此种干燥设备，结构简单，易于安装，适宜大量生产。

（三）厢式干燥器

厢式干燥器是一种应用历史悠久的干燥设备。其外形像一个厢柜，厢柜内框架上可逐层排放装物料的料盘。由吸气口吸入的空气经循环风机出风口至加热器，空气被加热，顺着厢内流道吹过各层料盘，风机产生的循环流动热风，吹到潮湿物料的表面达到干燥的目的。最后湿空气汇集到一侧排气道从排气口排出。

设备特点：①一般用盘架盛放物料，故容易装卸，物料损失少，料盘易清洗。因此，对于需要经常更换产品，贵重的小批量中药饮片较为适用；②结构简单，价格便宜；③物料得不到分散，干燥时间长，物料量大时，设备体积大，工人劳动强度大；④厢内温度不够均匀，产品烘干质量不够稳定，热效率较低。

（四）卧式烘干箱

由卧式烘干箱体、热源换热器及控制台组成。操作时，待烘干饮片均匀铺在烘箱筛网上，打开总电源开关，把风机、引烟机、燃烧器开关置于工作位置，设定温控仪烘干温度，当温度显示达到指定烘干温度后，用时间继电器设定烘干时间，接着按下启动按钮，烘干过程可以自动完成。

设备特点：①结构简单实用，配用不同的筛网可适用于根、茎、叶、果实类中药材的原料、半成品、饮片的烘干作业；②适用于烘干带湿润水的物料，不适合烘干含有结合水的物料；③烘干机的热源除燃油外也可用燃气或用蒸汽换热，该机热利用率较低，但连续烘干作业有助于热利用率的改善。

（五）风筒式干燥机

风筒式干燥机整机由热风烘干筒、热风炉换热器以及机架传动系统组成。操作方法：先打开总电源，用数显温控仪设定热风温度，用变频器调节烘筒转速，打开风机、引烟机、燃烧器开关，待烘筒被加热至预定温度时，即可从进料斗投放待干燥物料，经一定时间被烘干物料到达出口处。

设备特点：①物料在烘筒内被不断翻炒，筒内大螺旋角的导料叶片及低转速使物料烘干路线长，烘干时间有一定保障；②可以连续作业，自动化程度高，烘干过程中不漏料。

（六）网带式干燥机

料斗中的物料均匀地铺在网带上，网带采用12～60目的不锈钢网，由传动装置拖动，在干燥机内循环移动。

该机的特点是分配器与循环风机使热风流过饮片，干燥效果好，但物料干燥层数少，不如翻板式层数多。

（七）振动流化型干燥机

流化床是20世纪60年代发展起来的一种干燥技术，已在化工、轻工、医药、食品以及建材工业获得广泛应用。

1. 水平槽型振动流化干燥机　物料由上部的振动给料机供料，空气经空气过滤器再经送风机及加热器送至振动干燥机料层下部，热风穿过料层经集尘器和引风机排入大气中，冷空气经空气过滤器和送风机送至已经干好的振动干燥机料层下部，使物料冷却，受热后的冷却风与排出的湿气汇集在一起排入空气，干后的物料装袋。

2. 水平圆运动振动流化干燥机　物料由上部加料口投入，在环状孔板上做等角速水平跳跃运动，物料每旋转一周经孔板缺口跌落于下层，依次经过层孔板的旋转跳跃运动，干燥后物料由下部出料口排出。热风从上部中间位置进入振动体，风由下而上依次穿透层孔板上的小孔，与湿物料进行传热传质交换。

（八）介电干燥器

1. 微波干燥器　微波加热干燥是近年来迅速发展起来的一项技术。微波干燥系指由微波能转变为热能使物料干燥的方法。其原理为：中药及炮制品中的极性水分子和脂肪能不同程度地吸收微波能量，在交流电场中，因电场时间的变化，使极性分子发生旋转振动，致使分子间互相摩擦而生热，从而达到干燥灭菌的目的。其特点是干燥速度快，时间短，加热均匀，产品质量好，热效率高等。微波干燥既不受燃料废气污染的影响，又能杀灭微生物，具有消毒作用，可以防止发霉和生虫，适用于中药材、中药饮片等的干燥灭菌。微波能深入物料的内部，干燥时间是常规热空气加热的1/100～1/10，对中药中所含的挥发性物质及芳香性成分损失较少。微波灭菌与被灭菌物质的性质及含水量有密切关系，因水能强烈地吸收微波，所以含水量越大，灭菌效果越好。图 8－3 为隧道式微波灭菌干燥机，主要用于制药行业。

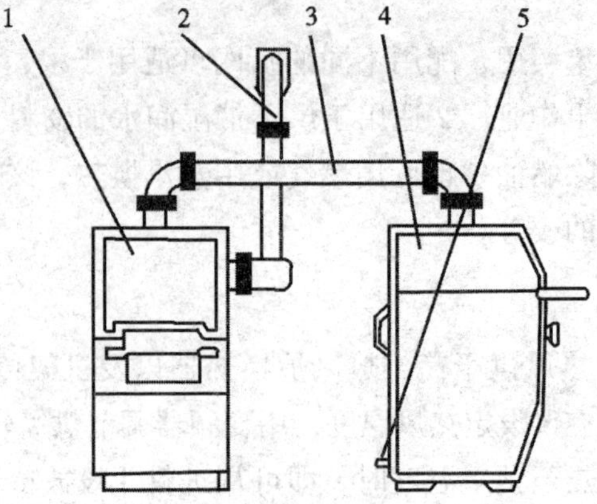

图 8－3　隧道式微波灭菌干燥机结构示意图

1. 加热器　**2.** 吸风管道　**3.** 波导　**4.** 电源　**5.** 冷却水管

2. 红外线辐射装置设备　远红外线辐射物料使分子运动加剧而内部发热、温度升高。内部水分的热扩散和湿扩散梯度方向一致，都是由内向外，与表面水蒸气共同处在向外扩散的最佳状态，加速了干燥过程，缩短了干燥时间，其特点是干燥速度快，药物质量好，具有较高的杀菌、杀虫及灭卵能力，节约能源，成本低，便于自动化生产，劳动强度低。近年来远红外干燥在原料、饮片等脱水干燥及消毒中都有广泛应用。此设备还可用于中药粉末及芳香性药物的干燥灭菌，能较好地保留中药挥发油。

（九）其他干燥技术

太阳能集热器干燥技术是利用太阳辐射的热能，将湿物料中的水分蒸发除去的干燥方法。太阳能是一种巨大、清洁的低密度能源，适用于低温烘干。目前还有一种采用真空加热进行干燥的方法，即将饮片置于真空罐内，在减压加热条件下，使药材组织非结合水排出。此外，还有吸湿干燥法、冷冻干燥法等。

扫码“学一学”

第四节　饮片的包装

一、饮片的包装

饮片的包装系指对饮片装放、包扎并加以必要说明的过程。饮片包装的作用主要有：①方便饮片的存取、运输、销售；②有利于饮片的经营和防止再污染；③有利于饮片的美观、清洁、卫生和定期监督检查；④有利于促进饮片生产的现代化、标准化；⑤有利于临床调配使用。

由于历史的原因，中药饮片的生产在很长一段时间内处于手工操作阶段，产量较少。“前店后厂”的方式限制了中药饮片的大量加工和批量销售，故中药饮片的包装一直不为人们所重视。

近年来，随着中药饮片的集中加工和批量销售，食品及药品包装技术的进步，中药饮片的包装有了很大的改进，特别是国外对中药饮片需求量的增加更促进了饮片包装的现代化，许多新的包装材料和包装技术，如贵重药材的精品小包装、充氮气包装、真空包装、无毒塑料袋包装等已经被应用于饮片包装。

（一）对饮片包装的规定

1998 年 4 月发布的《国家中医药管理局中药饮片包装管理办法（试行）》对饮片包装的规定如下。

1. 中药饮片的包装必须适合饮片质量的要求，方便储存、运输、使用。包装中药饮片要选用符合国家药品、食品包装有关产品质量标准的材料，禁止采用麻袋、竹筐、纤维袋等非药用包装材料和容器。凡直接接触中药饮片的包装材料为一次性使用，不得回收重新使用。

2. 包装材料要从经医药卫生主管部门批准的定点生产企业购置。

3. 对有毒性、挥发性强、有污染、刺激性强的饮片包装要根据产品的特性和规格选择包装材料。

4. 包装材料分类

（1）内包装　内包装材料要分别选用与所包装的品种性能相适应的牛皮纸、塑料薄膜或复合膜等无毒的包装材料，如：①聚乙烯塑料薄膜；②牛皮纸；③热封型茶叶滤纸；④尼龙高压聚乙烯复合薄膜，该材料分为四种类型：纸板复合薄膜（纸/塑）、纤维复合薄膜（纤维/塑）、多层复合薄膜（塑/塑）、铝箔复合薄膜（金属/塑）。①、②、③包装材料适用于不易霉变、不易虫蛀的中药饮片品种，④包装材料适用于易霉变、易虫蛀的中药饮片品种。

（2）外包装　外包装采用能够防潮、防污染、有机械强度、易储存、易运输的包装箱。中药饮片的包装纸箱执行 GB 6543—2008。

（二）对饮片包装的监督管理

2003 年 12 月，国家食品药品监督管理局《关于加强中药饮片包装监督管理的通知》针对中药饮片存在无包装或包装不符合规定的情况，为确保人民群众用药安全有效，根据《中华人民共和国药品管理法》及《中华人民共和国药品管理法实施条例》的有关规定，对中药饮片包装监督管理工作的有关事项明确如下。

1. 生产中药饮片，应选用与药品性质相适应及符合药品质量要求的包装材料和容器。严禁选用与药品性质不相适应和对药品质量可能产生影响的包装材料。

2. 中药饮片的包装必须印有或者贴有标签。中药饮片的标签注明品名、规格、产地、生产企业、产品批号、生产日期。实施批准文号管理的中药饮片还必须注明批准文号。

3. 中药饮片在发运过程中必须要有包装。每件包装上必须注明品名、产地、日期、调出单位等，并附有质量合格的标志。

4. 对不符合上述要求的中药饮片，一律不准销售。

（三）饮片包装的具体方法

2004 年 6 月国家药品监督管理局颁布的《直接接触药品的包装材料和容器管理办法》规定：直接接触中药饮片的包装材料和容器，必须符合药用要求和保障人体健康、安全的标准；中药饮片的包装，应根据中药饮片的性状、特征、性质，选择合适的包装材料和容器。不得使用影响饮片质量或造成污染的包装材料（如：麻袋、竹筐和纤维袋）。

饮片包装的具体方法如下。

1. 对于根类、根茎类、种子类、果实类、花类、动物类药材的饮片，全部用小包装加大包装的方法。小包装用无毒聚乙烯塑料透明袋，根据饮片的质地不同而固定装量，一般为每袋装0.5kg、1.5kg、2kg。放入饮片检验合格证后封口，装入大包装（大铁盒或硬纸箱）中。在小包装里面和大包装外面均注明饮片品名、规格、数量、生产批号、厂名。必须注意的是：对于水制、火制和水火共制的饮片必待凉透，并控制其含水量在安全范围内方可包装，否则会出现结露和霉变现象。

2. 对于全草类和叶类药材的饮片，固定装量为10～15kg一件。封口时同样要放入检验合格证，并在外面印上饮片的品名、数量、规格、生产批号和厂名。

3. 对于矿物类和外形带钩刺药材的饮片宜用双层或多层包装，以防泄漏。

4. 对于贵重、毒剧药材的饮片宜用小玻璃瓶、小纸盒分装到一日量或一次量的最小包装，并贴上完整的使用说明标签。

2007年8月国家中医药管理局于下发了《国家中医药管理局办公室关于开展小包装中药饮片推广使用试点工作的通知》，决定在全国选择部分中医医院开展小包装中药饮片推广使用试点工作，以进一步提高中药饮片调剂质量，探索改进中药饮片调剂方式，提高中医医院药房工作效率和管理水平。

小包装中药饮片一般是指中药饮片厂按医院中药房配方所需规格，以全透明聚乙烯塑料或无纺布等包装材料进行包装的小规格中药饮片。使用小包装中药饮片，中药饮片配方人员可以根据临床医生的处方进行简便而快速的配方操作。小包装中药饮片具有药名清晰、定量准确、操作方便、减少粉尘等优点。

饮片包装还可实行包装ENA条形码（国际物品编码协会制定的世界通用条码），赋以药材名、炮制制度、生物学区别（如同药名的不同品种、野生或人工栽培）以及商品等级与包装单重，通过光电读码可便于进行配方、计价等自动化管理，也可在计算机上直接了解该饮片的炮制规格、性味、归经、组方、配伍等信息，这将为中药饮片走向世界创造有利条件。

二、饮片的标签

饮片的包装必须印有或贴有标签，注明相关内容。标签必须注明品名、规格、产地、生产企业、产品批号、生产日期。实施批准文号管理的中药饮片还必须注明批准文号。中药饮片在发运过程中每件包装上必须注明品名、产地、日期、调出单位等，并附有质量合格的标志。另外，一些单剂量小包装饮片还需要进行色标管理，即按剂量差异采用不同颜色的标签，以避免混杂，方便调剂。此外需要特别强调的是，毒性中药饮片的包装必须要有明显的规定标志，以防止与其他饮片混杂。

饮片包装的标签必须严格管理。标签必须经质量管理部门校对无误后印制、发放、使用。标签必须由专人保管、领用。标签必须按品种、规格，专柜存放，按照实际需要量领取。标签必须计数发放，由领用人核对、签名。标签使用数、残损数及剩余数之和必须与领用数相符。印有批号的残损标签或剩余标签应由专人销毁，应有计数、发放、使用、销毁记录。

重点小结

难　点	考　点
常用软化处理方法及适用范围	软化药材的方法及其适用范围
饮片类型及选择原则	饮片的类型及其适用范围

思考题

1. 水处理软化药材的原则是什么？
2. 常用的水处理软化方法有哪些？各种方法的适用药材有哪些？
3. 举例说明常见的饮片类型有哪些。
4. 饮片类型的选择原则是什么？
5. 自然干燥与人工干燥的区别是什么？

扫码“练一练”

第九章　炒　法

学习目标

1. **掌握**　炒法的分类、操作、炮制目的。
2. **熟悉**　重点药物的炮制作用。
3. **了解**　炒法代表性药物的炮制研究进展。

将净选或切制后的药物，置预热适度的炒制容器内，加辅料或不加辅料，用适当火力加热并不断翻动或搅拌，使之达到规定程度的炮制方法称为炒法。

根据炒法的操作和加辅料与否，可分为清炒法和加辅料炒法。清炒法中依加热程度的不同，分为炒黄、炒焦和炒炭。加辅料炒法根据所加辅料的不同，分为麸炒、米炒、土炒、砂炒、蛤粉炒和滑石粉炒等方法。

炒法是中药炮制中应用历史悠久的基本方法。《神农本草经》中有露蜂房等药“火熬之良”的炮制记载，“熬”即今之炒法。炒法在唐代以后广泛用于药物的炮制，根据不同药物有微炒、炒出汗、炒香、炒黄、炒熟、炒焦、炒黑之分。宋代以后加辅料炒法得到广泛应用。

火力的控制和火候的掌握是炒法的关键因素。不同的炒法因炒制程度的要求不同和药物性质的差异，所用的火力和掌握的火候不同。

火力是指所用热源释放出热能的大小强弱，习惯分为文火、中火、武火及文武火。文火即小火，武火即大火或强火，文武火是先文火后武火或文火、武火交替使用，介于文火和武火之间的即为中火。

火候是指炒药时锅的预热温度，炒制火力、时间以及药物形、色、气、味、质的变化的综合。包含了加热程度和药物性状改变两个方面。

炒法在生产应用中主要有手工炒和机械炒两种。手工炒适用于小量加工，一般是先将锅预热至所需程度，然后投入大小分档的药物，迅速均匀拌炒至所需程度，取出，放凉，筛除灰屑后，合理贮存。

炒制机械主要有平锅式炒药机和滚筒式炒药机。平锅式炒药机适用于种子类药物的炒制。滚筒式炒药机适用于大多数药物的炒制，是目前炒药机的主流机型，该机采用燃气、油或电作热源，能控温和控制转速。滚筒为一圆柱形金属筒体，一端封闭，另一端敞开，滚筒外则是炉膛。燃烧器燃烧的火焰通过空气对流传导给滚筒，再由滚筒通过接触传导传递给药物。药物炒制是动态过程，滚筒内温度较高，并产生烟尘、灰尘等。滚筒内壁安装有螺旋板，进料与炒制时滚筒正向旋转，出料时滚筒反向旋转。

炒制时先预热滚筒（即热锅），待温度适宜时投料炒制。药物在滚筒内翻动状态及搅拌效果的好坏取决于滚筒的转速。药物被翻动、搅拌既能从滚筒壁面吸收热能又能使药物的热量散发到空气中。滚筒低速转动时，物料在筒内壁泻落，药物吸热多散热慢且受热不均；滚筒转速较高时，物料在筒内做抛落运动，物料吸热少散热快，受热均匀，但药物间的摩擦较大易产生药屑；当滚筒的转速超过临界转速时，由于离心力的作用，物料随滚筒一起旋转，物料间没有相对运动，起不到搅拌作用，且受热极不均匀。因此，在炒制过程中要控制好滚筒的转速，一般情况下，在炒制初期，滚筒转速宜低，物料成泻落状态，随着温度的升高应逐渐提高滚筒转速，让物料在抛落状态下炒制，使物料受热均匀。炒制完毕后，滚筒应迅速反转快速出料。无论是滚筒正转炒制还是反转出料，都应避免药物在离心状态下旋转。

20世纪90年代成功研制出微机程控式炒药机，有自动和手动两种功能，可定量自动投药，按程序设计自动控温、控时，自动出料。能保证炒制品炒制程度均一、质量稳定。其设计理念和思路代表了炒制机械的发展方向。

扫码“学一学”

第一节 清炒法

不加任何辅料的炒法称为清炒法。根据炒制程度的不同分为炒黄、炒焦、炒炭。

一、炒黄

将净选或切制后的药物，置预热适度的炒制容器内，用文火或中火炒至药物表面呈黄色或色泽加深，或鼓起、爆裂并透出香气的炮制方法，称为炒黄。

炒黄多用于果实种子类药物。传统有“逢子必炒”之说。

1. 目的

（1）增强疗效 如王不留行、芥子等。

（2）缓和或改变药性 如牛蒡子、冬瓜子、莱菔子等。

（3）降低毒性或消除不良反应 如牵牛子、苍耳子、火麻仁、白果等。

（4）矫臭矫味 如九香虫。

2. 操作方法 将炒制容器预热至适宜程度，投入净选或切制后的药物，均匀翻炒，至药物达规定程度时，取出，晾凉，筛去灰屑，包装后贮藏。

炒黄操作中要根据药物的性状、质地掌握适度的预热温度，投药的量以占炒制容器体的1/3～1/2为宜，翻动拌炒要力求均匀，药物的炒制程度一般是对比生品，观察药物炮制过程中形、色、气、味、质、声的变化，如形体鼓起、颜色加深、香气逸出、质地松脆或手捻易碎、爆裂声等现象，综合判断药物的炒制火候，达到要求时，迅速取出，晾凉，筛去灰屑，及时包装贮存。

炒黄品一般要求外表呈黄色或颜色加深，形体鼓起或爆裂，质地松脆或手捻易碎，内部基本不变色或略深，具特有香气或药物固有的气味。成品含生片、糊片不得超过2%，含药屑、杂质不得超过1%。

3. 注意事项

（1）炒前要将药物净选、干燥并大小分档，以保证炒制程度均匀一致。

（2）炒制要掌握好适宜的火力和加热时间，控制好火候。

（3）翻搅要均匀，出锅要及时，以免生熟不均或炒制太过。

（4）成品凉透后，筛去灰屑，及时包装。

芥 子

【饮片名称】芥子、炒芥子

【来源与加工】本品为十字花科植物白芥 *Sinapis alba* L. 或芥 *Brassica juncea*（L.）Czern. et Coss. 的干燥成熟种子，前者习称“白芥子”，后者习称“黄芥子”。夏末秋初果实成熟时采割植株，晒干，打下种子，除去杂质。

【饮片炮制】

1. **芥子** 除去杂质。用时捣碎。

2. **炒芥子** 取净芥子，置预热适度的炒制容器内，用文火炒至淡黄色至深黄色（炒白芥子）或深黄色至棕褐色（炒黄芥子），有香辣气时，取出，摊凉。用时捣碎。

【饮片性状】白芥子呈球形，表面灰白色至淡黄色，具细微的网纹，有明显的点状种脐。黄芥子较小，表面黄色至棕黄色，少数暗红棕色。气微，味辛辣。炒芥子形如芥子，表面淡黄色至深黄色（炒白芥子）或深黄色至棕褐色（炒黄芥子），偶有焦斑。有香辣气。

【炮制作用】芥子，辛，温。归肺经。温肺豁痰利气，散结通络止痛。

芥子辛散力强，善于通络止痛。多用于胸闷胁痛，关节疼痛，痈肿疮毒。如治疗痰饮胸闷胁痛的控涎丹（《三因极一病证方论》）；治疗寒痰凝滞、关节疼痛的白芥子散（《校注妇人良方》）。

炒芥子可缓和辛散走窜之性，避免耗气伤阴，善于顺气豁痰，易粉碎和煎出药效成分，并能起到杀酶保苷的作用。多用于痰多咳嗽，如三子养亲汤（《韩氏医通》）。

【现代研究】

1. **炮制与化学成分** 芥子含有芥子油苷类成分，为硫苷类化合物。此类苷本身无刺激作用，但遇水后经芥子酶作用可生成黄色挥发油（芥子油，为异硫氰酸酯类），具有辣味，为强力的皮肤发红剂、催吐剂及调味剂，并有起泡作用。炒制可杀酶保苷，使苷类在胃肠道中缓慢分解，逐渐释放芥子油而发挥治疗作用，引起胃部温暖感，增加消化液的分泌，发挥健胃、祛痰等作用。炒芥子水煎液中含苷量高于生品，含苷量比较，炒芥子粗粉 > 生芥子粗粉 > 炒芥子 > 生芥子，说明芥子入煎剂以炒后捣碎为宜。

2. **炮制与药理作用** 白芥子炒制后，镇咳作用明显增强。对羟基苯乙腈具有明显镇咳作用，且炮制后含量增加，提示对羟基苯乙腈是白芥子镇咳的药效物质之一。

【炮制辨析】芥子外用，应用生品研末，用温水或酒调敷患部，使芥子苷分解为芥子油，通过皮肤和穴位刺激作用而发挥治疗作用。内服则宜用炒品，即减少了芥子油的刺激性又保证了疗效。白芥子不同程度炒制后，芥子碱硫氰酸盐的含量均降低，但微炒品含量降低较小，这与古今白芥子均要求“微炒”的原理一致。

紫苏子

【饮片名称】紫苏子、炒紫苏子、蜜紫苏子、紫苏子霜

【来源与加工】本品为唇形科植物紫苏 *Perilla frutescens*（L.）Britt. 的干燥成熟果实。秋季果实成熟时采收，除去杂质，晒干。

【饮片炮制】

1. **紫苏子** 除去杂质，洗净，干燥。

2. **炒紫苏子** 取净紫苏子，置预热适度的炒制容器内，用文火炒至有爆裂声，表面颜色加深，香气逸出，取出，摊凉。

3. **蜜紫苏子** 取炼蜜用适量开水稀释后，淋入净紫苏子内拌匀，稍闷，用文火炒至深棕色不粘手为度，取出，摊凉。每 100kg 紫苏子用炼蜜 10kg。

4. **紫苏子霜**　取净紫苏子碾如泥状，加热，用吸油纸或布包裹，压榨去油，如此反复操作，至药物不再结成饼为度，研细。

【饮片性状】紫苏子，呈卵圆形或类球形，直径约1.5mm。表面灰棕色或灰褐色，有微隆起的暗紫色网纹，基部稍尖，有灰白色点状果梗痕。果皮薄而脆，易压碎。种子黄白色，种皮膜质，子叶2，类白色，有油性。压碎有香气，味微辛。

【炮制作用】紫苏子，辛，温。归肺经。降气消痰，平喘，润肠。

紫苏子润肠力专，多用于肠燥便秘或气喘而兼便秘者。如用于治疗肠燥便秘或气喘而兼便秘的益血润肠丸（《类证活人书》）。

炒紫苏子辛散之性缓和，温肺降气作用较佳，并能提高煎出效果。常用于多种原因引起的气喘咳嗽。如治风寒喘咳的华盖散（《太平惠民和剂局方》）。

蜜苏子药性缓和，不易耗伤正气，长于降气平喘，润肺化痰。用于肺虚喘咳或肾不纳气的喘咳。如用于益气养阴、化痰平喘的保肺汤（《岳美中医案》）。

紫苏子霜有降气平喘之功，但无滑肠之虑，多用于脾虚便溏的喘咳患者。

【现代研究】

炮制与化学成分　迷迭香酸是紫苏子的主要活性成分，其对热不稳定。虽然加热炮制，如炒制、蜜制 、制霜，可使迷迭香酸含量下降，但由于紫苏子多入煎剂使用，炒制后种皮开裂，有利于其在水煎液中溶出。紫苏子炒制后指纹图谱与生品有明显差异，可能是由于炒制过程中，发生美拉德反应从而产生了5-羟甲基糠醛。

莱菔子

【饮片名称】莱菔子、炒莱菔子

【来源与加工】本品为十字花科植物萝卜 *Raphanus sativus* L. 的干燥成熟种子。夏季果实成熟时采割植株，晒干，搓出种子，除去杂质，再晒干。

【饮片炮制】

1. **莱菔子**　除去杂质，洗净，干燥。用时捣碎。

2. **炒莱菔子**　取净莱菔子，置预热适度的炒制容器内，用文火炒至微鼓起，有密集爆裂声，手捻易碎，种仁黄色，富油性，有香气时取出，摊凉，用时捣碎。

【饮片性状】莱菔子呈类卵圆形或椭圆形，稍扁；表面黄棕色、红棕色或灰棕色；一端有深棕色圆形种脐，一侧有数条纵沟；种皮薄而脆，子叶2，黄白色，有油性；气微，味淡、微苦辛。炒莱菔子形如莱菔子，表面微鼓起，色泽加深，质酥脆，气微香。

【炮制作用】莱菔子，辛、甘，平。归肺、脾、胃经。消食除胀，降气化痰。

莱菔子能升能散，长于涌吐风痰。本品研为末，温水调服，可以宣吐风痰（《胜金方》）。

炒莱菔子性主降，长于消食除胀，降气化痰。缓和了涌吐痰涎的不良反应，利于粉碎和煎出药效成分且味香易服。多用于食积腹胀，气喘咳嗽。如治疗食积不化的保和丸（《中国药典》）；治疗气喘咳嗽的三子养亲汤（《韩氏医通》）。

【现代研究】

1. **炮制与化学成分**　莱菔子炒后粉碎入药，水溶性浸出物含量明显增高。莱菔子生炒品脂肪油含量相近，水煎液中炒品含量高于生品。莱菔子炮制适中，起到杀酶保苷的作用，炒制品萝卜苷量是生品的8.55倍，但炒制太过则会引起萝卜苷降解。生品挥发性成分中具有毒性的二甲基二硫醚的含量高于炒制品。炒制后莱菔子中芥子碱硫氰酸盐含量有所增加。

2. 炮制与药理作用 莱菔子炒后粉碎入药，能增强实验动物胃和小肠的运动功能。与生品比较，炒制品能增强离体家兔回肠节律性收缩，抑制小鼠胃排空，进而有利于食物在小肠内的消化吸收；炒制品亦能拮抗肾上腺素对肠管的抑制作用，增强离体豚鼠胃肌的节律性收缩和紧张性收缩，提示中医临床用炒莱菔子作为消导药是合理的。

莱菔子单味应用，只有生品有一定的镇咳作用，而在三子养亲汤中，生、炒品均有较好的镇咳作用，但生品优于炒品；祛痰试验炒品组效果显著优于生品组。说明炮制品在复方中能更好地显示出综合调节作用的优势。综合对呼吸系统的试验结果，说明莱菔子炮制得当，其药效明显优于生品。提示把炮制品纳入复方中进行药效学研究更接近中医用药的实际，更有利于体现出炮制品的作用。

莱菔子炒后使小鼠胃肠运动加强，而产生较强的泻下作用。中医认为，大剂量消导剂有破气之弊。最大耐受量试验显示炒莱菔子“毒性”较生品与炒过品为强的现象，从另一侧面反映出莱菔子炒后可增强消导作用，炒过组无泄下现象，死亡较少，提示炮制太过虽提高了安全性，但同时也降低了药效，进一步印证了炮制中“不及则功效难求，太过则气味反失”的说法。

由于生品中的莱菔素比炮制品高，临床上以莱菔子治疗肺炎、气管炎、支气管炎、痢疾等细菌感染性疾病时，认为应以生品入药，不必炒用。

3. 炮制新工艺 在炒制温度200～250℃，炒制时间1～1.5分钟时，水煎液硫苷含量达到最大，是生品含量的4.2倍，以此确定莱菔子最佳炮制工艺。

【炮制辨析】

1. 莱菔子易虫蛀、变质、不易久贮。目前饮片标准尚未见报道，应注意研究莱菔子客观可控的质量标准及合理的包装材料与方法，保证其质量。

2. 莱菔子生用能升能散，以涌吐风痰为主；炒后药性缓和，降多于升，以下气祛痰，消食除胀为主。研究证明本品还有降血压、消炎等功效，以莱菔子为主要原料的清眩降压片中的莱菔子为生用。因此，莱菔子用于高血压用生品入药，高血压患者需长期服药，以炒莱菔子入药更宜于固护脾胃，符合中医用药意图。

决明子

【饮片名称】决明子、炒决明子

【来源与加工】本品为豆科植物钝叶决明 *Cassia obtusifolia* L. 或决明（小决明）*Cassia tora* L. 的干燥成熟种子。秋季采收成熟果实，晒干，打下种子，除去杂质。

【饮片炮制】

1. 决明子 除去杂质，洗净，干燥。用时捣碎。

2. 炒决明子 取净决明子，置预热适度的炒制容器内，用中火炒至颜色加深，断面浅黄色，爆裂声减弱，微鼓起并有香气逸出时取出，摊凉。用时捣碎。

【饮片性状】决明子略呈菱方形或短圆柱形，两端平行倾斜；表面绿棕色或暗棕色，平滑有光泽；一端较平坦，另端斜尖，背腹面各有1条突起的棱线，棱线两侧各有1条斜向对称而色较浅的线形凹纹；质坚硬，不易破碎。气微，味微苦。小决明子呈短圆柱形，较小；表面棱线两侧各有1片宽广的浅黄棕色带。炒决明子形如决明子，微鼓起，表面绿褐色或暗棕色，偶见焦斑。微有香气。

【炮制作用】决明子，甘、苦、咸，微寒。归肝、大肠经。清热明目，润肠通便。

决明子长于清肝热，润肠燥。用于目赤肿痛，大便秘结。如治疗肝火上冲、目赤肿痛、羞明多泪的决明子汤（《圣济总录》）及风热上扰而致目痒、红肿疼痛的清上明目丸（《增补万病回春》）。治肠燥便秘或热结便秘，可用生决明子大剂量打碎水煎服，也可与火麻仁或瓜蒌仁合用。

炒决明子能缓和寒泻之性，有平肝养目的功效。可用于头痛、头晕、青盲内障。如治肝肾亏损、青盲内障的石斛夜光丸（《中药成药制剂手册》）；高血压头痛、头晕，可用决明子炒黄，水煎代茶饮（《江西草药》）。

【现代研究】

1. 炮制与化学成分　决明子炒后粉碎入药较生品利于水溶性成分和蒽醌类成分煎出。决明子炒后具泻热通便作用的结合型蒽醌类成分被破坏，而游离蒽醌则相应地有所增加，水溶性浸出物亦有增加。这为炒决明子清热泻下作用减弱提供了部分实验依据。炒制和捣碎对决明子有效成分的水煎出量和煎出率均有影响，尤以捣碎影响更大。

炒决明子游离大黄酚含量升高，结合大黄酚含量下降，且炮制时间越长，总蒽醌含量越低。炮制后萘并吡喃酮苷类成分整体下降，蒽醌苷元类成分有部分含量升高。炒决明子保肝类成分含量下降，但煎剂中含量反而略高。决明子中含有糖苷酶，在温度和水分适宜条件下可快速将决明子中的苷类成分水解为苷元。但在炮制过程中，其糖苷酶并未发挥作用。炮制过程中真正引起决明子中苷含量降低，苷元含量升高的原因是苷在高温条件下苷键断裂分解产生对应的苷元。

Sr、Mo、Ni、Mg、Ca、Na、V、Fe 为决明子的特征元素，炒制后无机元素的含量基本呈下降趋势，仅有 B 及 Fe 元素微有上升。炒决明子中单糖含量显著高于生决明子。

2. 炮制与药理作用　生决明子、炒决明子均有显著的保肝作用，能降低血清谷丙转氨酶、谷草转氨酶水平，但炒决明子保肝作用强于生决明子；生决明子、炒决明子均能增强正常和便秘小鼠的小肠推进作用，改善便秘小鼠的粪便性状，缩短便秘小鼠的排便潜伏期，增加排便数量，两者比较作用相当。生决明子的抗氧化活性高于炒决明子，且抗氧化活性与总蒽醌含量呈一定的正相关。

3. 炮制新工艺　以总蒽醌、游离蒽醌含量及小鼠谷丙转氨酶、谷草转氨酶为指标，采用正交试验优选决明子炒制的最佳工艺为：180℃热锅下药，炒至药温升至 180℃，再保持此温度 10 分钟，然后取出放凉。

以结合蒽醌量和游离蒽醌量为指标，采用正交试验设计，优选决明子的炮制工艺为：铺叠成 0.5cm 厚置微波炉中，中火加热 6 分钟。

【炮制辨析】研究证明，决明子在降血压、降血脂、明目、抗癌、收缩子宫与催产等方面均有一定的活性。炮制对上述方面有无影响，尚未见报道。决明叶具泻下作用，可成为番泻叶的代用品，进一步深入研究有可能扩大决明子的药用价值和药用部位。

蔓荆子

【饮片名称】蔓荆子、炒蔓荆子

【来源与加工】本品为马鞭草科植物单叶蔓荆 *Vitex trifolia* L. var. *simplicifolia* Cham. 或蔓荆 *Vitex trifolia* L. 的干燥成熟果实。秋季果实成熟时采收，除去杂质，晒干。

【饮片炮制】

1. **蔓荆子** 除去杂质。

2. **炒蔓荆子** 取净蔓荆子，置预热适度的炒制容器内，用中火炒至颜色加深，白膜呈焦黄色，有香气时取出，摊凉，用时捣碎。

【饮片性状】蔓荆子呈球形；表面灰黑色或黑褐色，被灰白色粉霜状茸毛，有纵向浅沟4条，顶端微凹，基部有灰白色宿萼及短果梗；体轻，质坚韧，不易破碎。气特异而芳香，味淡、微辛。炒蔓荆子形如蔓荆子；表面黑色或黑褐色，基部有的可见残留宿萼和短果梗。气特异而芳香，味淡、微辛。

【炮制作用】蔓荆子辛、苦，微寒。归膀胱、肝、胃经。疏散风热，清利头目。

蔓荆子常用于治疗头痛、鼻塞，如香芷汤（《校注医醇賸义》）；治疗风热犯目、赤肿疼痛，如清肝明目散（《增补万病回春》）。

炒蔓荆子辛散之性缓和，长于升清阳之气，祛风止痛。用于耳目失聪，风湿痹痛，偏正头痛，如芎菊上清丸（《中国药典》）。

【现代研究】

1. **炮制与化学成分** 蔓荆子炒后捣碎入药利于煎出。水溶性浸出物含量比较，炒碎品＞生碎品＞炒品＞生品。说明捣碎入药是十分必要的。挥发油和醇溶性浸出物炮制后有所降低。蔓荆子清炒炮制后，蔓荆子黄素含量略有上升；炒焦、炒炭后，蔓荆子黄素的含量下降，以炒炭法含量最低。炮制会增加蔓荆子中异荭草素、蔓荆子黄素的水溶出率。炮制会影响蔓荆子中挥发性成分的含量，但对挥发油的种类无影响。

2. **炮制与药理作用** 蔓荆子生品、炒制品均能显著提高实验小鼠的痛阈，生品明显强于炒制品，醇提物明显强于水提物。另有报道，镇痛作用以酒拌品和生品作用最强。结合古代炮制记述，有人认为蔓荆子宜加10%黄酒拌润后曝干或微炒后捣碎入药。

青葙子

【饮片名称】青葙子、炒青葙子

【来源与加工】本品为苋科植物青葙 *Celosia argentea* L. 的干燥成熟种子。秋季果实成熟时采割植株或摘取果穗，晒干，收集种子，除去杂质。

【饮片炮制】

1. **青葙子** 除去杂质，筛去灰屑。

2. **炒青葙子** 取净青葙子，置预热适度的炒制容器内，文火炒至有爆声及香气逸出，取出，摊凉。

【饮片性状】青葙子，呈扁圆形，少数呈圆肾形，直径1～1.5 mm。表面黑色或红黑色，光亮，中间微隆起，侧边微凹处有种脐。种皮薄而脆。气微，味淡。

【炮制作用】青葙子，苦，微寒。归肝经。清肝平肝，明目退翳。常用于治疗肝热目赤、肝火上炎之眩晕头痛。

青葙子生用清肝作用强，常用于肝热目赤，肝火眩晕。如治风热上攻，眼目赤肿，头目眩晕的还睛丸（《太平惠民和剂局方》）。

炒青葙子寒性缓和，易煎出有效成分，用于目生翳膜，视物昏暗。如用于肝虚积热，两目红肿疼痛。亦适用于肝阳上亢之头痛头昏（如高血压）。

【炮制辨析】青葙子始载于《神农本草经》，目前饮片有青葙子和炒青葙子两种，但临床上应用青葙子较多，炒青葙子应用相对少见，且两者应用界限不清。目前尚未有人就其生品炮制后成分变化进行研究。因此，应进行青葙子生品、炒制品的比较研究，为两种饮片在临床上合理应用提供可靠依据。

茺蔚子

【饮片名称】茺蔚子、炒茺蔚子

【来源与加工】本品为唇形科植物益母草 *Leonurus japonicus* Houtt. 的干燥成熟果实。秋季果实成熟时采割地上部分，晒干，打下果实，除去杂质。

【饮片炮制】

1. **茺蔚子**　除去杂质，洗净，干燥。用时捣碎。

2. **炒茺蔚子**　取净茺蔚子，置预热适度的炒制容器内，用文火炒至有爆鸣声，表面颜色加深，有香气逸出时，取出，摊凉。

【饮片性状】茺蔚子呈三棱形；表面灰棕色至灰褐色，有深色斑点，一端稍宽，平截状，另一端渐窄而钝尖；果皮薄，子叶类白色，富油性；气微，味苦。炒茺蔚子形如茺蔚子，表面微鼓起，色泽加深，微具炒香气。

【炮制作用】茺蔚子，辛、苦，微寒。归心包、肝经。活血调经，清肝明目。

茺蔚子生用长于清肝明目，多用于目赤肿痛，头晕胀痛。如治风热目赤，头痛鼻塞的桑螵蛸酒调散（《银海精微》）。

生茺蔚子外壳较硬，炒后可使其疏松，同时缓其寒滑之性，质脆易碎，易于煎出有效成分，长于活血调经。可用于经闭、痛经。本品配伍原则同益母草，但用量不宜过大，否则易引起全身无力、酸麻疼痛，甚至出汗虚脱。

【现代研究】

1. **炮制与化学成分**　以水溶性成分含量为指标，对茺蔚子生品、微炒品、炒黄品、炒焦品、酒炒品、焙品6种制品按《中国药典》热浸法进行实验比较研究，其中以酒炒品水溶性成分含量最高，微炒品、炒黄品、焙品、炒焦品高于生品。

2. **炮制与药理作用**　茺蔚子用于治疗月经不调，崩中带下，产后瘀血等妇科疾病，以微炒品为佳。治疗头目之疾以酒炒品为佳。

3. **炮制新工艺**　以总生物碱、盐酸水苏碱、水溶性浸出物、醇溶性浸出物质量分数为评价指标，采用星点设计－效应面法优化的最佳炮制工艺为：炮制温度219℃，炮制时间2分钟，炒药机转速14 r/min。

【炮制辨析】

1. 茺蔚子经炒制后利于水溶性成分溶出，与中药炮制的“逢子必炒”一致。但就文献资料来看，中成药以及临床应用中的茺蔚子大部分以生品入药，少用其炒品。这种问题的存在比较普遍，应该引起重视。

2. 茺蔚子是在原植物花谢果实成熟时采收，由于原植物的全草作为药材益母草入药需在花前期采收，而果实成熟时采收的益母草品质较次，因此需对茺蔚子和益母草的采收季节进行综合考察，寻求两者均合适的采收时间，使资源得到最佳利用。

蒺　藜

【饮片名称】刺蒺藜、炒蒺藜

【来源与加工】本品为蒺藜科植物蒺藜 *Tribulus terrestris* L. 的干燥成熟果实。秋季果实成熟时采割植株，晒干，打下果实，除去杂质。

【饮片炮制】

1. **蒺藜** 除去杂质。

2. **炒蒺藜** 取净蒺藜，置预热适度的炒制容器内，用文火炒至微黄色取出，摊凉。

【饮片性状】蒺藜由5个分果瓣组成，呈放射状排列，常裂为单一的分果瓣，分果瓣呈斧状；背部黄绿色，隆起，具纵棱及多数小刺；质坚硬；气微，味苦、辛。炒蒺藜形如蒺藜，背部棕黄色。气微香，味苦、辛。

【炮制作用】蒺藜，苦、辛，微温；有小毒。归肝经。平肝解郁，活血祛风，明目，止痒。

蒺藜味辛，性升而散，长于疏肝经风邪。常用于风热目赤，风疹瘙痒，白癜风等。如治疗风热目赤多泪的白蒺藜散（《张氏医通》），治皮肤痒疹的蒺藜消风饮（《中药临床应用》）。

炒蒺藜辛散之性减弱，长于平肝潜阳，平肝解郁。常用于肝阳头痛，眩晕，乳汁不通。如治疗肝阳上亢的平肝降压汤（《中药临床应用》）。

【现代研究】

1. **炮制与化学成分** 炒制后其总黄酮、醇浸出物的含量提高，水浸出物含量降低。炒制对蒺藜脂肪油的含量和其中的脂肪酸组分没有影响。蒺藜经清炒法、烘制法炮制后，其总皂苷含有量下降，皂苷元含有量增加．tribuluside A 和蒺藜皂苷 I 在蒺藜炮制中发生脱羟基反应分别转化生成蒺藜呋甾皂苷 B 和蒺藜皂苷 K；蒺藜呋甾皂苷 B 和蒺藜皂苷 K 在蒺藜炮制中发生脱糖反应生成单糖链皂苷和短糖链皂苷。蒺藜炒制后蒺藜皂苷 D 含量显著降低，海柯皂苷元含量显著增加，蒺藜皂苷 D 在加热炮制过程中发生脱糖反应生成海柯皂苷元不是一步完成的，其脱糖反应优先发生于糖链的末端糖，随后自外向内依次脱去糖链上的多个糖基，最后生成苷元。

2. **炮制与药理作用** 蒺藜大剂量长期给药具有一定肝肾毒性，蒺藜炒制后可降低肝肾毒性反应。

【炮制辨析】蒺藜历史上分白蒺藜（刺蒺藜）和沙苑蒺藜（关蒺藜）两种。盐炒蒺藜，根据盐走肾的理论，系指补肾固精的沙苑蒺藜，而不应是疏肝祛风、明目止痒的刺蒺藜。

王不留行

【饮片名称】王不留行、炒王不留行

【来源与加工】本品为石竹科植物麦蓝菜 *Vaccaria segetalis*（Neck.）Garcke 的干燥成熟种子。夏季果实成热、果皮尚未开裂时采割植株，晒干，打下种子，除去杂质，再晒干。

【饮片炮制】

1. **王不留行** 除去杂质。

2. **炒王不留行** 取净王不留行，置预热适度的炒制容器内，用中火炒至大多数爆开白花，取出，摊凉。

【饮片性状】王不留行，呈球形，直径约2 mm。表面黑色，少数红棕色，略有光泽，有细密颗粒状突起，一侧有1凹陷的纵沟。质硬。胚乳白色，胚弯曲成环，子叶2。气微，味微涩、苦。

【炮制作用】 王不留行，苦，平。归肝、胃经。活血通经，下乳消肿。

王不留行长于消痈肿，用于乳痈或其他疮痈肿痛，如王不留行散（《医心方》）。治疗乳痈初起，红肿疼痛，可与蒲公英、瓜蒌、当归配伍，加酒煎服（《本草汇》）。

炒王不留行质地松泡，利于药效成分煎出且走散力强。长于活血通经，下乳，通淋。多用于产后乳汁不止，闭经，痛经，石淋，小便不利，如通乳四物汤（《医略六书》）。还可用于治疗泌尿系结石和慢性前列腺炎。

【现代研究】

1. 炮制与化学成分 王不留行目前以炒用为主。多数要求爆花，少数只要求种皮刚开裂。实验证明，水溶物的增加与爆花程度有关，爆花率越多，水溶性浸出物也越多，完全爆花者较生品增加 110%，刚爆花者增加 60%，未爆花者增加 20%。根据爆花率与水浸物含量的关系及实际生产中的可行性，认为炒王不留行爆花率达 80% 以上为宜。

王不留行不同炮制品中总黄酮含量由大到小为：油砂炒法 > 清炒法 > 中火酒炒法 > 润炒法 > 砂炒法。vaccarin 在生品王不留行中含量较高，而炮制后其含量大幅降低。炮制对王不留行环肽 A，B，E 含量的影响较小，但炮制后 3 个成分的水煎溶出率均有增加。

2. 炮制与药理作用 王不留行乙酸乙酯部分抗氧化活性最强，且炒王不留行大于王不留行。

3. 炮制新工艺 微波炮制品中王不留行黄酮苷及芥子碱硫氰酸盐含量均高于传统清炒法。

【炮制辨析】 炒王不留行的爆花率与种子成熟程度和含水量有关，净制中有效去除未成熟的种子，控制适宜的含水量可提高爆花率。在提高爆花率的报道中，有的认为宜先干燥，有的认为宜加适量水、酒拌润，可能是因地区与贮存环境不同导致药材含水量差异较大所致。

火麻仁

【饮片名称】 火麻仁、炒火麻仁

【来源与加工】 本品为桑科植物大麻 *Cannabis sativa* L. 的干燥成熟果实。秋季果实成熟时采收，除去杂质，晒干。

【饮片炮制】

1. 火麻仁 除去杂质及果皮。

2. 炒火麻仁 取净火麻仁，置预热适度的炒制容器内，用文火炒至微黄色，有香气，取出，摊凉。

【饮片性状】 火麻仁为卵圆形，表面灰绿色或灰黄色，有微细的白色或棕色网纹，两边有棱，顶端略尖，基部有 1 圆形果梗痕。果皮薄而脆，易破碎。气微，味淡。炒火麻仁多数为破碎不完整碎粒，表面微黄色，具香气。

【炮制作用】 火麻仁，甘，平。归脾、胃、大肠经。润肠通便。

火麻仁与炒火麻仁功用一致。炒后可提高煎出效果并且气香，能增强滋脾阴、润肠燥的作用。如治疗肠燥便秘的麻子仁丸（《伤寒论》），原方中麻子仁生用，入煎剂时常炒用。也用于阴虚内热，大便秘结所致的习惯性便秘。

【现代研究】

炮制与化学成分 清炒、微波炮制方法均能降低大麻酚类物质的含量，增加脂肪酸类物质的含量。

【炮制辨析】大麻酚类化合物主要存在于大麻的叶、茎、根中，种子中含量很低。果实中的酚类化合物主要存在于果皮中，主要有大麻酚、大麻二酚、四氢大麻酚等。该类化合物为大麻主要成瘾性成分和毒性成分。火麻仁古今均要求去壳用仁是合理的。炮制研究中应制定饮片含皮壳的限度范围。

火麻仁含大量脂肪油，可以润燥滑肠，中医用于治疗老年人血虚津枯之便秘。动物实验证明，火麻仁能刺激肠黏膜，使肠蠕动加快，减少大肠吸收水分，故有泻下作用。火麻仁炒制后对所含脂肪油的质和量以及溶出有无影响值得进一步研究。

牵牛子

【饮片名称】牵牛子、炒牵牛子

【来源与加工】本品为旋花科植物裂叶牵牛 *Pharbitis nil*（L.）Choisy 或圆叶牵牛 *Pharbitis purpurea*（L.）Voigt 的干燥成熟种子。秋末果实成熟、果壳未开裂时采割植株，晒干，打下种子，除去杂质。

【饮片炮制】

1. **牵牛子** 除去杂质。用时捣碎。

2. **炒牵牛子** 取净牵牛子，置预热适度的炒制容器内，用文火炒至微鼓起，微有香气时，取出，摊凉。用时捣碎。

【饮片性状】牵牛子，似橘瓣状，长 4 ~ 8 mm，宽 3 ~ 5 mm。表面灰黑色或淡黄白色，背面有一条浅纵沟，腹面棱线的下端有一点状种脐，微凹。质硬，横切面可见淡黄色或黄绿色皱缩折叠的子叶，微显油性。气微，味辛、苦，有麻感。

【炮制作用】牵牛子，苦，寒。归肺、肾、大肠经。泻水通便，消痰涤饮，杀虫攻积。用于水肿胀满，二便闭涩，虫积腹痛。如治水肿胀满的舟车丸，用于虫积腹痛的牵牛散。

炒牵牛子可降低毒性，缓和药性，免伤正气，以涤痰饮、消积滞见长，且炒后气香，消积之中略寓健脾作用。可用于痰喘咳逆，饮食积滞。如治气逆痰壅，咳嗽喘息。小儿因正气未充，脾胃薄弱，故治食积、虫积以炒用为宜。同时外壳破裂，酶受破坏，易于煎出有效成分，且利于苷类成分保存。

【现代研究】

1. **炮制与化学成分** 炮制加热可能使具有强烈泻下作用的苷类（如牵牛子苷）分解，起到缓和药性的目的。另外，炒制后牵牛子中咖啡酸含量也降低。牵牛子生品、炒品化学成分种类未发现变化，但成分含量发生变化，咖啡酸、绿原酸、异绿原酸 B 炒后含量降低，新绿原酸、隐绿原酸、异绿原酸 A 及异绿原酸 C 炒后含量升高。

2. **炮制与药理作用** 牵牛子炒后毒性降低，安全性高于生品。

【炮制辨析】古法多认为黑丑的药力较为猛烈，白丑的药力较缓，主张分别入药。现代的临床实践表明二者的功效基本相同，少用能通大便，多用则泻下逐水。

郁李仁

【饮片名称】郁李仁、炒郁李仁

【来源与加工】本品为蔷薇科植物欧李 *Prunus humilis* Bge.、郁李 *Prunus japonica* Thunb. 或长柄扁桃 *Prunus pedunculata* Maxim. 的干燥成熟种子。前两种习称“小李仁”，后一种习

称“大李仁”。夏、秋两季采收成熟果实，除去果肉和核壳，取出种子，干燥。

【饮片炮制】

1. 郁李仁　除去杂质。用时捣碎。

2. 炒郁李仁　取净郁李仁，置预热适度的炒制容器内，用文火炒至深黄色并有香气逸出时，取出，摊凉。

【饮片性状】小李仁呈卵形，表面黄白色或浅棕色；先端尖，基部钝圆；尖端处有一线形种脐，圆端中央合点深棕色；自合点处散出多条棕色维管束脉纹；种皮薄；气微，味微苦。大李仁表面黄棕色。炒郁李仁形如生品，表面深黄色，有香气。

【炮制作用】郁李仁，辛、苦、甘，平。归大肠、小肠经。润燥滑肠，下气利水。

郁李仁生品多用于肠燥便秘，水肿胀满，如治疗津枯便秘的五仁丸（《中药成药制剂手册》）。

炒后药性缓和，用法与生品相同。适用于老年人、体虚者及产后便秘者。

【现代研究】

炮制与化学成分　郁李仁中含氰苷，在酶的作用下可水解出氢氰酸。氢氰酸有剧毒，量少有显著治疗作用，量大则有较大毒性。炮制时由于温度较高能杀死酶或减低酶活性，起到杀酶保苷作用，同时也保证了氢氰酸的缓慢释放，以利安全用药。郁李仁燀制和炒制后苦杏仁苷含量均降低，但有利于煎出，提高煎出率。

【炮制辨析】郁李仁的药用来源较多，《中国药典》只收载了长柄扁桃郁李仁、欧李仁、郁李仁三种。研究表明，麦李仁在江苏野生资源丰富，化学成分、药理作用与欧李仁相近，因此，可深入研究并开发利用，以扩大其药用来源。

薏苡仁

【饮片名称】薏苡仁、炒薏苡仁、麸炒薏苡仁

【来源与加工】本品为禾本科植物薏苡 *Coix lacryma - jobi* L. var. *mayuen*（Roman.）Stapf 的干燥成熟种仁。秋季果实成熟时采割植株，晒干，打下果实，再晒干，除去外壳、黄褐色种皮和杂质，收集种仁。

【饮片炮制】

1. 薏苡仁　除去杂质。

2. 炒薏苡仁　取净薏苡仁，置预热适度的炒制容器内，用文火炒至表面黄色，略鼓起，表面有突出，取出，摊凉。

3. 麸炒薏苡仁　炒制容器加热至撒入麦麸皮即刻冒烟时撒入麦麸，投入净薏苡仁，迅速翻动，拌炒至表面黄色，鼓起，取出，筛去麦麸，摊凉。每 100kg 薏苡仁用麸皮 10kg。

【饮片性状】薏苡仁呈宽卵形或长椭圆形；表面乳白色，光滑，偶有残存的黄褐色种皮；一端钝圆，另端较宽而微凹，有一淡棕色点状种脐；背面圆凸，腹面有一较宽而深的纵沟；质坚实，断面白色，粉性；气微，味微甜。炒薏苡仁形如薏苡仁，微鼓起，表面淡黄色，略有焦斑和突起。麸炒薏苡仁形如薏苡仁，微鼓起，表面微黄色，有麸炒特有香气。

【炮制作用】薏苡仁，甘、淡，凉。归脾、胃、肺经。健脾渗湿，除痹止泻，清热排脓。

薏苡仁性偏寒凉，长于利水渗湿，清热排脓，除痹止痛。可用于小便不利，水肿，脚

气，肺痈，肠痈，风湿痹痛，筋脉挛急及湿温病在气分。如治脚气水肿的薏苡杜仲汤（《中药临床应用》），治肺痈咳吐脓痰的苇茎汤（《备急千金要方》），治肠痈初起的薏苡汤（《证治准绳》），治风湿痹痛的薏苡仁散（《普济本事方》），治疗湿温病在气分、湿邪偏胜的三仁汤（《温病条辨》）。

薏苡仁炒或麸炒后寒凉之性偏于平和，长于健脾止泻，可用于脾虚泄泻，纳少腹胀，如参苓白术散（《中国药典》）。

【现代研究】

1. 炮制与化学成分 研究表明，不同炮制品种甘油三酸酯的含量依次为：清炒薏苡仁 ≈ 法薏苡仁 > 土炒薏苡仁 > 麸炒薏苡仁 > 净薏苡仁。炮制前后 5 - 羟甲基糠醛及糠醛也有比较明显的变化，以麸炒薏苡仁中的含量最高。薏苡仁油含量在一定范围内随炮制温度升高而降低，50℃以上烘干容易出现败油味，因此宜日光晒干，如果必须用烘干法，温度宜在 50℃以下。

2. 炮制与药理作用 研究表明，薏苡仁生制品能够提高并促进正常及脾虚小鼠胃肠动力，改善脾虚大鼠胃肠激素异常水平，且制品作用强于生品。

3. 炮制新工艺 薏苡仁表面色白，炒制时外表面颜色往往不易均匀。有人认为洗润炒制后，成品洁净美观，膨胀鼓起，易于煎出有效成分。方法为将原药材拣去杂质，筛去灰屑，用水淘洗，漂去皮壳，微浸片刻，取出，置漏水容器中，润制过夜，过筛分档。用文火炒至鼓起，微黄色，有香气时出锅，晾凉。

另外，以甘油三酸酯、多糖为指标，采用正交试验法优选麸炒工艺为：温度 210 ~ 220℃，时间 60 秒，加麸量 20%。

酸枣仁

【饮片名称】酸枣仁、炒酸枣仁

【来源与加工】本品为鼠李科植物酸枣 *Ziziphus jujuba* Mill. var. *spinosa*（Bunge）Hu ex H. F. Chou 的干燥成熟种子。秋末冬初采收成熟果实，除去果肉和核壳，收集种子，晒干。

【饮片炮制】

1. 酸枣仁 除去残留核壳。用时捣碎。

2. 炒酸枣仁 取净酸枣仁，置预热适度的炒制容器内，用文火加热炒至鼓起，色微变深，有香气逸出时，取出，摊凉。用时捣碎。

【饮片性状】酸枣仁，呈扁圆形或扁椭圆形，长 5 ~ 9mm，宽 5 ~ 7mm，厚约 3mm。表面紫红色或紫褐色，平滑有光泽，有的有裂纹。有的两面均呈圆隆状突起；有的一面较平坦，中间有 1 条隆起的纵线纹；另一面稍突起。一端凹陷，可见线形种脐；另端有细小突起的合点。种皮较脆，胚乳白色，子叶 2，浅黄色，富油性。气微，味淡。

【炮制作用】酸枣仁，甘、酸，平。归肝、胆、心经。养心安神，敛汗。

酸枣仁生品、炒品均有安神作用，生品性平，宜入清剂中，安神养心，补益肝肾。多用于心阴不足和肝肾亏损的惊悸、健忘、眩晕、耳鸣和胆热不眠。如用于肝血不足的补肝汤（《医宗金鉴》），治阴虚内热、虚烦不眠的酸枣仁汤（《金匮要略方论》）。

炒酸枣仁性偏温补，宜入温剂，长于养心敛汗。味香易服，质酥脆，便于煎出成分，增加治疗虚烦不眠的作用。如治心虚血少之心悸健忘、失眠多梦的养心汤（《妇科良方》），治心脾两虚、脾不统血的归脾汤（《济生方》）。

【现代研究】

1. 炮制与化学成分　酸枣仁炒制前后层析图谱无明显差异，斑点大小及荧光强度均相似。微炒或炒黄的酸枣仁水提取物、乙醚提取物的量均比生品增高，炒焦和炒炭的酸枣仁均低于生品。炒酸枣仁中的酸枣仁总皂苷（皂苷A和皂苷B之和）明显高于生酸枣仁，其中酸枣仁皂苷A的含量差别较大，酸枣仁皂苷B的含量差别较小。斯皮诺素在各炒品中的含量均高于生品。

2. 炮制与药理作用　生酸枣仁、炒酸枣仁水煎剂对小鼠镇静、安眠和抗惊作用的比较研究结果显示：生酸枣仁、炒酸枣仁之间无差别。生酸枣、炒酸枣仁对PCPA失眠大鼠的学习和记忆能力均有改善作用。

3. 炮制新工艺　以斯皮诺素含量为指标，采用正交实验法优选的炒酸枣仁最佳炮制工艺为：130℃，炒制4min。以酸枣仁中总皂苷、酸枣仁皂苷A、酸枣仁皂苷B、总黄酮含量为指标，比较微波炮制与清炒法，结果显示微波炮制品高于炒黄品。是否可采用微波炮制替代传统清炒法有待进一步研究。

【炮制辨析】

1.《本草纲目》言酸枣仁：“睡多生使，不得睡炒熟”。《本草求真》认为酸枣仁有“生熟之分”，生则“疗肝热好眠神昏躁倦之症”，熟则“疗胆虚不眠烦渴虚汗之症”。但现代临床应用和药理实验表明，生、炒两种酸枣仁均有同样的镇静催眠作用。

2. 酸枣仁炒制过后变得酥脆、味香易服，也更有利于药效成分的煎出，因此，对酸枣仁进行炒制是合理的。

苍耳子

【饮片名称】苍耳子、炒苍耳子

【来源与加工】本品为菊科植物苍耳 *Xanthium sibiricum* Patr. 的干燥成熟带总苞的果实。秋季果实成熟时采收，干燥，除去梗、叶等杂质。

【饮片炮制】

1. 苍耳子　除去杂质。

2. 炒苍耳子　取净苍耳子，置预热适度的炒制容器内，用中火炒至黄褐色、刺焦时，取出，去刺，筛净。

【饮片性状】苍耳子，呈纺锤形或卵圆形；表面黄棕色或黄绿色，全体有钩刺，顶端有2枚较粗的刺，分离或相连，基部有果梗痕。质硬而韧气微，味微苦。炒苍耳子形如苍耳子，表面黄褐色，有刺痕，微有香气。

【炮制作用】苍耳子辛、苦，温。有毒。归肺经。散风湿，通鼻窍。

苍耳子消风止痒力强，多用于皮肤痒疹、疥癣等皮肤病。如治疗疔疮初起的七星剑（《外科正宗》）。治白癜风和麻风，可用苍耳子煎汤内服（《医宗金鉴》）。

炒苍耳子可降低毒性，偏于通鼻窍，祛风湿，止痛。常用于鼻渊头痛，风湿痹痛。如治鼻渊头痛的苍耳子散（《济生方》）。治风湿痹痛、关节不利、挛急麻木，取苍耳子煎服有效（《食医心镜》）。

【现代研究】

1. 炮制与化学成分　实验证明，炒制有利于苍耳子水溶性成分的溶出。炒制品中薄荷醇、冰片等具有治疗鼻炎作用的相对含量较生品有明显提高。苍耳子中毒性成分羧基苍术苷经炮制后的含量显著降低，炮制后的毒性也明显降低，故应炒制后入药。值得注意的是，活性成分绿原酸和1，5－二咖啡酰奎宁酸经炮制后含量均降低。苍耳子炒制后能降低毒性成分含量，从而降低毒性，故应炒制后入药。

2. 炮制与药理作用 用苍耳子生品、炒制品脂肪油乳浊液和水煎液做体外抑菌实验，证明抑菌作用炒制品高于生品。苍耳子炒制前后具有较好的抗炎、镇痛作用；生品、炒品水提物具有降低实验性糖尿病小鼠血糖和改善血脂代谢的作用，但无显著性差异。苍耳子生、炒品均可使肝脏组织的AST、ALT、丙二醛的含量升高并对肝脏有脂质过氧化损伤，但苍耳子炒品较苍耳子生品对肝脏的损伤轻，表明苍耳子炒制后具有降毒的作用。苍耳子炒后去刺，有助于提升镇痛作用，具有较低毒性。

3. 炮制新工艺 苍耳子清炒改进为控温砂炒后的炮制工艺，活性成分的质量分数高且毒性成分的质量分数低。

【炮制辨析】

多数学者认为苍耳子的毒性与其所含的毒性蛋白质有关，而部分学者认为毒性物质为苍耳苷和生物碱。毒蛋白是一种细胞原浆毒，常损害肝、心、肾等内脏实质细胞，出现黄疸、心律不齐、蛋白尿，尤以损害肝脏为甚，加热炮制有利于减低其毒性。

葶苈子

【饮片名称】葶苈子、炒葶苈子

【来源与加工】本品为十字花科植物播娘蒿 *Descurainia sophia*（L.）Webb. ex Prantl. 或独行菜 *Lepidium apetalum* Willd. 的干燥成熟种子。前者习称“南葶苈子”，后者习称“北葶苈子”。夏季果实成熟时采割植株，晒干，搓出种子，除去杂质。

【饮片炮制】

1. 葶苈子 除去杂质和灰屑。

2. 炒葶苈子 取净葶苈子，置预热适度的炒制容器内，用文火炒至微鼓起，有爆声，易研碎，有香气时取出，摊凉。

【饮片性状】北葶苈子呈扁卵形；一端钝圆，另端尖而微凹，种脐位于凹入端；味微辛辣，黏性较强。南葶苈子呈长圆形略扁；一端钝圆，另端微凹或较平截；气微，味微辛、苦，略带黏性。炒葶苈子形如葶苈子；表面棕黄色，微鼓起；具油香气，不带黏性。

【炮制作用】葶苈子，苦、辛，大寒。归肺、膀胱经。泻肺平喘，行水消肿。

葶苈子力速而较猛，降泄肺气作用较强，长于利水消肿，宜于实证。用于胸水积滞和全身水肿，治胸水和全身水肿、小便不利、喘急。如用于腹水胀满的己椒苈黄丸（《金匮要略方论》）；用于湿热中阻、水肿胀满的葶苈丸（《济生方》）。

炒葶苈子药性缓和，免伤肺气，可用于实中夹虚的患者。多用于咳嗽喘逆，腹水胀满。如治痰饮喘咳胸闷的葶苈大枣泻肺汤（《金匮要略方论》）；用于肺痈咳脓血的葶苈薏苡泻肺汤（《张氏医通》）。炒葶苈子外壳破裂，酶被破坏，易于煎出有效成分，且利于苷类成分的保存。

【现代研究】

1. 炮制与化学成分 葶苈子中的芥子酶能分解芥子苷生成芥子油，芥子苷本身无刺激性，而芥子油具有辛辣味及刺激性。炒后能破坏酶以防酶解生成芥子油，而减少刺激性。南葶苈子经过炮制，脂肪油的提取率是生品的2倍以上，炮制品中不饱和脂肪油比例升高。

北葶苈子通过清炒炮制，不饱和脂肪油含量相对降低。

葶苈子炒后种皮破裂，故煎液中芥子苷含量较生品升高。南葶苈子炒品中槲皮素、山柰酚、异鼠李素的含量较生品均有不同程度的升高，推测可能是炒制以后种皮破裂，部分蛋白变性，使其黄酮类成分更容易溶出所致。

2. 炮制与药理作用　南葶苈子生品、炒品、炒老品均有镇咳、祛痰作用，生品、炒品的作用相当，且优于炒老品，说明南葶苈子只要炒制得当，不会影响其镇咳、祛痰的疗效。实验表明，同一炮制品不同剂量组之间无差异，提示应用南葶苈子取其止咳、化痰功效时，剂量不必过大。

南葶苈子生品、炒品均有利尿作用，且生品强于炒品，而炒老品无利尿作用，说明南葶苈子炒后利尿作用缓和，而炒过则会使其利尿功效丧失。

南葶苈子生品给药短时间内，小鼠体重增加量减少，活动减少，随时间延长可逐渐恢复正常。炒品、炒老品对小鼠活动、体重增加无影响，说明生品有一定毒性和不良反应，但毒性较低。炒制以后可使其毒性和不良反应降低，提高用药的安全性，这与传统认为“葶苈子有小毒，炒后可使其毒性降低”的说法相符。

3. 炮制新工艺　葶苈子种仁极小，炒制时极易“伤火”产生黑粒而散失药效。改用加热至高温再降温后的铁锅余热烫炒，可避免炒制时使药材“伤火”。

以微波火力和加热时间为变量，采用均匀试验设计，以外观性状、水溶性浸出物、醇溶性浸出物、脂肪油和芥子碱硫氰酸盐含量等为考察指标，葶苈子微波炮制的工艺为：微波小火力，加热7分钟。以外观性状、水溶性浸出物、总黄酮、脂肪油、芥子碱硫氰酸盐和多糖含量5个方面为考察指标，优选的南葶苈子清炒炮制的最佳工艺为：文火火力200℃，加热4分钟。

牛蒡子

【饮片名称】 牛蒡子、炒牛蒡子

【来源与加工】 本品为菊科植物牛蒡 *Arctium lappa* L. 的干燥成熟果实。秋季果实成熟时采收果序，晒干，打下果实，除去杂质，再晒干。

【饮片炮制】

1. 牛蒡子　除去杂质，洗净，干燥。用时捣碎。

2. 炒牛蒡子　取净牛蒡子，置预热适度的炒制容器内，用文火炒至略鼓起，微有香气逸出时取出，摊凉。用时捣碎。

【饮片性状】 牛蒡子，呈长倒卵形，略扁，微弯曲，长5～7mm，宽2～3mm。表面灰褐色，带紫黑色斑点，有数条纵棱，通常中间1～2条较明显。顶端钝圆，稍宽，顶面有圆环，中间具点状花柱残迹；基部略窄，着生面色较淡。果皮较硬，子叶2，淡黄白色，富油性。气微，味苦后微辛而稍麻舌。

【炮制作用】 牛蒡子，辛、苦，寒。归肺、胃经。疏散风热，宣肺透疹，解毒利咽。

牛蒡子长于疏散风热，解毒散结。可用于风温初起，痄腮肿痛，痈毒疮疡。如治温病初起的银翘散（《温病条辨》）；治痄腮肿痛的普济消毒饮（《东垣试效方》）；治疮疡，乳痈初起，症见寒热的荆芥牛蒡汤（《医宗金鉴》）。

炒牛蒡子能缓和寒滑之性，免伤脾胃，气香使宣散作用更强，且有利于煎出药效成分。长于解毒透疹，利咽散结，化痰止咳。用于麻疹不透，咽喉肿痛，风热咳嗽。如治麻疹透发不畅的宣毒发表汤（《医宗金鉴》）。

【现代研究】

1. 炮制与化学成分 不同炮制品中牛蒡苷的含量变化依次为：生品 > 酒炒品 > 微炒品 > 酒蒸品 > 炒黄品 > 炒焦品，说明炮制过程中受热可使牛蒡苷受到不同程度的破坏。牛蒡子经过炒制之后绿原酸、牛蒡苷、异绿原酸 A 含量下降，异绿原酸 B、异绿原酸 C、牛蒡苷元含量增加。牛蒡子炒制后牛蒡苷分解成牛蒡苷元，并使外壳爆裂，油脂易被溶出。牛蒡子在炒制过程中新生成 30 种脂肪油成分，并且生品中有 14 种在炒制后未检测出。

2. 炮制新工艺 以牛蒡苷和牛蒡苷元为指标，采用正交试验设计，炒牛蒡子的炮制工艺为：加热至 300℃，清炒 4～5 分钟。牛蒡子药材微波炮制品中牛蒡子苷、醇浸出物和水浸出物含量明显高于生品和传统炒制品，质量符合《中国药典》要求，微波炮制可作为牛蒡子炮制的新方法。

冬瓜子

【饮片名称】 冬瓜子、冬瓜仁、炒冬瓜子、炒冬瓜仁

【来源与加工】 本品为葫芦科植物冬瓜 *Benincasa hispida*（Thunb.）Cogn. 的干燥成熟种子，为人工栽培。全国各地均产。食用冬瓜时，掏出瓜瓤，取出成熟的种子，洗净，晒干。以白色、粒大、饱满、无杂质者为佳。

【饮片炮制】

1. 冬瓜子 除去杂质，筛去灰屑。

2. 炒冬瓜子 取净冬瓜子，置预热适度的炒制容器内，用文火炒至表面略黄色，稍有焦斑，取出，摊晾。

【饮片性状】 冬瓜子呈扁平长椭圆形或长卵形；外表黄白色，一端钝圆，另端尖，尖端有两个小突起，边缘光滑（单边冬瓜子）或两面边缘均有一环形的边（双边冬瓜子）；内有乳白色种仁，具油性；无臭，味微甜。炒冬瓜子形如冬瓜子；炒后外表显黄色焦斑，微具香气。

【炮制作用】 冬瓜子，甘，寒。清肺化痰、消痈排脓。

冬瓜子清肺排脓力强，多用于肺热痰嗽，肺痈、肠痈初起。如治肺痈的苇茎汤（《千金要方》）；治肠痈初起的大黄牡丹皮汤（《金匮要略方论》）。

炒冬瓜子寒性缓和，气香启脾，长于渗湿化浊。多用于湿热带下、白浊，常与黄柏、苍术、萆薢、芡实、椿根白皮等合用。

使君子

【饮片名称】 使君子、使君子仁、炒使君子仁

【来源与加工】 本品为使君子科植物使君子 *Quisqualis indica* L. 的干燥成熟果实。秋季果皮变紫黑色时采收，除去杂质，干燥。

【饮片炮制】

1. 使君子 除去杂质。用时捣碎。

2. 使君子仁 取净使君子，除去外壳。

3. 炒使君子仁 取净使君子仁，置预热适度的炒制容器内，用文火炒至表面黄色，微有焦斑并有香气逸出，取出，摊晾。用时捣碎。

【饮片性状】 使君子呈椭圆形或卵圆形，表面黑褐色至紫黑色，光滑，微有光泽；顶端狭尖，基部钝圆，有明显圆形的果柄痕；质坚硬，横切面多呈五角星形，棱角外壳较厚，除去外壳，内有长椭圆形或纺锤形种子一粒。使君子仁呈长椭圆形或纺锤形，有多数纵皱纹；黄白色子叶两片，有油性，断面有裂隙；气微香，味微甜。炒使君子仁形如使君子仁，表面微黄色，具有焦斑，有香气。

【炮制作用】 使君子，甘，温。归脾，胃经。杀虫，消疳。

使君子生品擅于杀虫，消积。多用于驱蛔虫、蛲虫。如用于胆道蛔虫、肠道蛔虫、蛔虫性肠梗阻的驱蛔汤（《医方发挥》。治蛲虫病的驱虫粉（《中医儿科学》）。

炒使君子仁以健脾消积疗疳力强，亦能杀虫。多用于小儿疳积，乳食停滞及蛔虫腹痛。如治小儿疳蛔的使君子丸（《中药成药制剂手册》）。单用炒使君子仁，小儿1岁1粒，总量不超过20粒，治小儿疳积虫痛亦有良效。

【现代研究】

1. 炮制与化学成分 随炮制温度升高，水浸物中的使君子酸钾含量有不同程度的降低，但炮制适中，水煎两次果实中使君子酸钾及脂肪油含量呈增高趋势，提示炮制适中有利于提高药效。

2. 炮制与药理作用 使君子生用不良反应较大，常见的为呃逆，多服可出现眩晕、恶心等反应。炒用可减轻不良反应。

【炮制辨析】

1. 目前临床上对使君子的应用主要为生品和炒制品。生品不良反应较大，而经低温缓慢加热后的使君子有效成分损失较少，基本不影响驱虫效果，且不良反应减轻，因此，使君子炒后入药是合理的。

2. 使君子壳在使君子果实中占相当大的比重，占整个果实的60%左右。目前对治疗服用生使君子引发呃逆作用的物质基础尚不清楚，未见相关报道，因此可对其果壳的化学成分做深入研究，为其临床应用提供可靠依据。

水红花子

【饮片名称】 水红花子、炒水红花子

【来源与加工】 本品为蓼科植物红蓼 *Polygonum orientale* L. 的干燥成熟果实。秋季果实成熟时割取果穗，晒干，打下果实，除去杂质。

【饮片炮制】

1. 水红花子 除去杂质灰屑。用时捣碎。

2. 炒水红花子 取净水红花子，置预热适度的炒制容器内，用中火加热，迅速拌炒至爆花，有香气逸出时，取出，摊晾。

【饮片性状】 水红花子，呈扁圆形，直径2～3.5mm，厚1～1.5mm。表面棕黑色，有的红棕色，有光泽，两面微凹，中部略有纵向隆起。顶端有突起的柱基，基部有浅棕色略突起的果梗痕，有的有膜质花被残留。质硬。气微，味淡。

【炮制作用】 水红花子，咸，微寒。归肝、胃经。散瘀消癥，消积止痛，利水消肿。

水红花子力较猛，长于消瘀破癥、化痰散结。多用于癥瘕痞块、瘿瘤。如治腹部痞块胀痛，可与八月札、玫瑰花、石见穿、白花蛇舌草等合用，或者用本品煎膏摊贴痞块，并用酒调膏内服（《保寿堂经验方》）。治瘿瘤肿痛，可与夏枯草、昆布、海藻、贝母等同用。

也可用本品生熟各半，研末，酒调服（《本草衍义》）。

炒水红花子药性缓和，利于药效成分煎出，长于消食止痛，健脾利湿。多用于食积腹痛，慢性肝炎、肝硬化腹水。治疗食积胃脘胀痛，可与山楂、莱菔子、麦芽、枳实、槟榔等配伍；治疗慢性肝炎、肝硬化腹水，可与大腹皮、牵牛子同用（《新疆中草药手册》）。

【现代研究】

炮制与化学成分 不同炒制法炮制的水红花子中花旗松素和槲皮素的含量差异较大，其中文火炒的水红花子花旗松素的含量最高，中火炒制的花旗松素含量最低，润水过一夜后武火炒的水红花子完全成熟果实槲皮素含量最高。有学者证实其有效成分集中在果皮中，胚乳中仅有较少含量，建议水红花子炮制后用果皮入药以提高药效。

黑芝麻

【饮片名称】黑芝麻、炒黑芝麻

【来源与加工】本品为脂麻科植物脂麻 *Sesamum indicum* L. 的干燥成熟种子。秋季果实成熟时采割植株，晒干，打下种子，除去杂质，再晒干。

【饮片炮制】

1. 黑芝麻 除去杂质，洗净，干燥。用时捣碎。

2. 炒黑芝麻 取净黑芝麻，置预热适度的炒制容器内，用文火炒至有爆裂声，香气逸出时取出，摊晾。用时捣碎。

【饮片性状】黑芝麻为扁卵圆形；表面黑色，平滑或有网状皱纹；一端尖，有点状棕色种脐，另端圆；种皮薄，种仁白色，富油性；气微，味甘，有油香气。炒黑芝麻形如黑芝麻；微鼓起，有的可见爆裂痕，有香气。

【炮制作用】黑芝麻，甘，平。归肝、肾、大肠经。补肝肾，益精血，润肠燥。黑芝麻生品现已少用。古代医家认为生用滑痰，凉血解毒。多捣碎外用。

炒黑芝麻香气浓，易于煎出药效成分，增强疗效。长于补益肝肾，填精补血，润肠通便。常用于头晕，头痛，眼花，耳鸣，须发早白或脱发，肠燥便秘，妇人乳少。如治肝肾不足，头晕耳鸣或脱发的桑麻丸（《寿世保元》）；治脱发的生发汤（《邹云翔医案》）；血虚肠燥可用炒黑芝麻研末，加鸡蛋、蜂蜜，用沸水冲成蛋花糊常服（《中药临床应用》），妇人乳少可用炒黑芝麻研末，加盐水少许食之（《本草纲目》）。

【现代研究】

炮制与化学成分 黑芝麻蒸晒、蒸炒后油脂含量、碘值显著增加，黏度显著降低，可能与黑芝麻炮制后含水量降低、种皮易破裂有关。蒸炒品碘值显著降低，不饱和度显著降低，说明黑芝麻蒸炒后，油脂的含量增加，饱和性增加，进而很好发挥油脂的润滑作用，而不会产生滑肠的弊端。

【炮制辨析】炒黑芝麻虽属补益佳品，但其性滑润，肠滑便溏及精气不固者，非其所宜。

莲　子

【饮片名称】莲子肉、炒莲子肉

【来源与加工】本品为睡莲科植物莲 *Nelumbo nucifera* Gaertn. 的干燥成熟种子。秋季果实成熟时采割莲房，取出果实，除去果皮，干燥；或除去莲子心后干燥。

【饮片炮制】

1. **莲子肉**　除去杂质，用温水略浸，捞出润软，剥开去心（莲子心药用），干燥。

2. **炒莲子肉**　取净莲子肉，置预热适度的炒制容器内，用文火炒至表面颜色加深，内表面微黄色，有香气逸出时，取出，摊晾。

【饮片性状】莲子肉略呈椭圆形或类球形；表面浅黄棕色至红棕色，有细纵纹和较宽的脉纹；一端中心呈乳头状突起，深棕色，多有裂口，其周边略下陷；质硬，种皮薄，不易剥离；子叶2，黄白色，肥厚，中有空隙，具绿色莲子心；气微，味甘、微涩；莲子心味苦。炒莲子肉形如莲子肉，表面颜色加深，略有焦斑，内面微黄色，略有香气。

【炮制作用】莲子肉，甘、涩，平。归脾、肾、心经。补脾止泻，益肾固精，养心安神。

莲子肉长于养心安神，常用于心肾不交、睡眠不宁。

炒莲子肉气味甘香，固涩作用增强，长于健脾止泻，补肾涩精。多用于脾虚泄泻，肾虚遗精，妇女带下，如启脾丸（《中国药典》）。

【现代研究】

采收与产地加工　热风干燥的莲子心生物碱含量明显高于晒干莲子心，而且在色泽方面亦优，因此莲子心可以实现机械化干燥，可在莲子比较集中的产地配备热风干燥机，收购当天即对鲜莲子心进行加工干燥。

【炮制辨析】

1. 中医认为，莲子肉补脾胃，莲子心清心火，一补一泻，效用不同。现代研究证实，莲心中含莲子心碱和异莲子心碱，莲肉中则含量甚微，其成分和效用不同，分别入药是合理的。

2. 现在多在产地趁鲜剥取莲子，用细藤条顶出莲子心，干燥后分别入药。临床用的莲子肉多为中间带孔的圆球形。因颗粒较大，文火炒至有香气逸出为适度。

芡　实

【饮片名称】芡实、炒芡实、麸炒芡实

【来源与加工】本品为睡莲科植物芡 *Euryale ferox* Salisb. 的干燥成熟种仁。秋末冬初采收成熟果实，除去果皮，取出种子，洗净，再除去硬壳（外种皮），晒干。

【饮片炮制】

1. **芡实**　除去杂质。用时捣碎。

2. **炒芡实**　取净芡实，置预热适度的炒制容器内，用文火炒至表面微黄色，取出摊晾。用时捣碎。

3. **麸炒芡实**　将炒锅用中火烧热，撒入麸皮即刻冒烟时投入芡实，迅速拌炒至表面微黄色，取出，筛去麸皮，摊晾。用时捣碎。每100kg芡实用麦麸10kg。

【饮片性状】芡实呈类球形，多为破粒；表面有棕红色内种皮，一端黄白色，约占全体1/3，有凹点状的种脐痕，除去内种皮显白色；质较硬，断面白色，粉性；气微，味淡。炒芡实形如芡实，表面淡黄色至黄色，偶见焦斑。麸炒芡实形如芡实，表面黄色或微黄色，味淡，微酸。

【炮制作用】芡实，甘、涩，平。归脾、肾经。益肾固精，补脾止泻，祛湿止带。

芡实性平，涩而不滞，补脾肾而兼能祛湿，常用于遗精，带下，白浊，小便不禁，兼有湿浊者尤宜。如治遗精、带下的水陆二仙丹（《洪氏集验方》）；治梦遗滑精的玉锁丹（《杨氏家藏方》）。

炒芡实与麸炒芡实性偏温，补脾和固涩作用增强，适用于脾虚之证和虚多实少之证。主要用于脾虚泄泻和肾虚精关不固的滑精，亦可用于脾虚带下。如治脾气虚弱，泄泻急迫、不能稍停的甘缓汤（《罗氏会约医镜》）；治肾虚精关不固的滑精，腰膝酸软，头昏耳鸣，四肢无力等的锁阳固精丸（《中国药典》）。

白　果

【饮片名称】 白果仁、炒白果仁

【来源与加工】 本品为银杏科植物银杏 *Ginkgo biloba* L. 的干燥成熟种子。秋季种子成熟时采收，除去肉质外种皮，洗净，稍蒸或略煮后，烘干。

【饮片炮制】

1. **白果仁**　除去杂质，去壳取仁。用时捣碎。

2. **炒白果仁**　取净白果仁，置预热适度的炒制容器内，用文火炒至深黄色，有香气，取出，摊晾。用时捣碎。

【饮片性状】 白果，略呈椭圆形，一端稍尖，另端钝，长 1.5～2. 5cm，宽 1～2cm，厚约 1cm。表面黄白色或淡棕黄色，平滑，具 2～3 条棱线。中种皮（壳）骨质，坚硬内种皮膜质，种仁宽卵球形或椭圆形，一端淡棕色，另一端金黄色，横断面外层黄色，胶质样，内层淡黄色或淡绿色，粉性，中间有空隙。气微，味甘、微苦。

【炮制作用】 白果，甘、苦、涩，性平；有毒。归肺肾经。敛肺定喘，止带缩尿。

白果仁有小毒，内服用量宜小。能降浊痰，消毒杀虫。常用于疥癣，酒皶，阴虱。如治疗面鼻酒皶，用生白果，捣烂，夜涂旦洗（《医林集要》）。用生白果切断，频搽，治头面癣疮（《秘传经验方》）。

炒白果仁可降低毒性，增强收敛作用，具有平喘、缩尿、止带等功效。常用于气逆喘咳，久嗽，带下，白浊，肾虚尿频，小儿腹泻。如用于风寒外束，痰热内蕴所致哮喘咳嗽的定喘汤（《摄生众妙方》）。炒白果仁与黄柏等同用，可用于治疗妇科带下症。

【现代研究】

1. **炮制与化学成分**　白果炮制后，其白果酸和总银杏酸含量顺序为：全白果 > 白果仁 > 去皮白果仁 > 煮白果仁 > 炒白果仁、蒸白果仁，说明去皮及加热炒、蒸、煮制可降低白果中白果酸和总银杏酸的含量。

2. **炮制与药理作用**　白果仁含有白果二酚等有毒成分，能刺激胃肠黏膜，导致神经性中毒；严重者抑制心跳、呼吸，甚至引起死亡。儿童食用白果中毒，年龄越小死亡率越高。生白果的毒性大于熟白果。

3. **炮制新工艺**　白果先炒或煨后再去壳，浪费较小，且种仁色泽一致，其中以砂炒后去壳为最佳。砂炒时温度高，种子受热均匀，外壳酥脆，去壳较易，省时，浪费小，种仁外观一致。

花　椒

【饮片名称】 花椒、炒花椒

【来源与加工】本品为芸香科植物青椒 *Zanthoxylum schinifolium* Sieb. et Zucc. 或花椒 *Zanthoxylum bungeanum* Maxim. 的干燥成熟果皮。秋季采收成熟果实，晒干，除去种子和杂质。

【饮片炮制】

1. **花椒** 除去椒目果梗，筛去灰屑杂质即得。

2. **炒花椒** 取净花椒，置预热适度的炒制容器内，用文火炒至色泽加深，显油亮光泽，香气逸出时取出，摊晾。

【饮片性状】青椒多为2~3个蓇葖上部离生的小蓇葖果，集生于小果柄上，蓇葖果球形；腹面裂开呈两瓣状；外表面灰绿色或暗绿色，散布多数油点及细密的网状隆起皱纹，内表面类白色，光滑；残存种子呈卵形，表面黑色，有光泽；气香，味微甜而辛。花椒蓇葖果多单生；外表面紫红色或棕红色，散有多数疣状突起的油点，对光观察半透明；内表面淡黄色，香气浓，味麻辣而持久。炒花椒形如花椒，外表面颜色加深，具油亮光泽，香气浓郁。

【炮制作用】花椒，辛，温；有小毒。归脾、胃、肾经。温中止痛、杀虫止痒。

花椒辛热之性甚强，外用杀虫止痒作用较强。多外用于疥疮、湿疹或皮肤瘙痒。如治女阴溃疡、漆疮、过敏性皮炎、疥虫感染的一扫光（《串雅内编》）；治疗妇人阴痒不可忍的椒茱粉。

炒花椒可减毒，辛散作用稍缓，长于温中散寒，驱虫止痛。用于脘腹寒痛，寒湿泄泻，虫积腹痛或吐蛔。如治胸中大寒痛、呕吐不能食的大建中汤（《金匮要略方论》）；治胸中气满，心痛引背的蜀椒丸（《外台秘要》）；治蛔厥证的乌梅丸（《伤寒论》）。

【现代研究】

1. **炮制与化学成分** 花椒饮片挥发性成分主要为烯类、醇类、酯类和酮类化合物，不同炮制程度花椒饮片挥发性成分组成无质的差别。在挥发油含量方面，花椒生品含量最高，清炒品、醋制品、盐制品、酒制品挥发油含量均有所降低；总生物碱含量方面，除花椒盐制品外，清炒品、醋制品、酒制品、与花椒生品相比总生物碱含量均升高。

2. **炮制与药理作用** 花椒挥发油具有显著的抗炎镇痛活性，且作用与剂量相关；花椒炮制后其挥发油的抗炎、镇痛作用呈增强的趋势。

【炮制辨析】花椒植物来源、产地不同，挥发油的组成与含量差异很大。《中国药典》规定挥发油含量不得少于1.5%（ml/g），但青椒与花椒果皮挥发油共有成分很少且含量各异，是否归同于花椒项下，有待商榷。

商品中传统认为四川汉源产花椒为道地药材，质量最好，实验结果显示其挥发油含量高出其他样品约达1倍，仍需进一步证实这一传统看法的科学性。

有关花椒化学成分和药效学研究报道很多，炮制研究较少，应引起重视。

九香虫

【饮片名称】九香虫、炒九香虫、酒炙九香虫

【来源与加工】本品为蝽科昆虫九香虫 *Aspongopus chinensis* Dallas 的干燥体。11月至次年3月前捕捉，置适宜容器内，用酒少许将其闷死，取出阴干；或置沸水中烫死，取出，干燥。

【饮片炮制】

1. **九香虫** 除去杂质，筛净灰屑即得。

2. 炒九香虫 取净九香虫，置预热适度的炒制容器内，用文火炒至色泽加深并逸出香气时，取出，摊晾即得。

3. 酒炙九香虫 取净九香虫，置预热适度的炒制容器内，用文火炒至有香气后，均匀喷洒，炒干，取出，放凉即得。每100kg九香虫用黄酒12kg。

【饮片性状】九香虫略呈六角状扁椭圆形，表面棕褐色或棕黑色，略有光泽；质脆，折断后腹内有浅棕色的内含物；气特异，味微咸。炒九香虫形如九香虫，炒后色泽加深，并微显光泽，微有腥气而带焦香气。酒制九香虫形如九香虫，色泽加深，气特异，微具酒香气。

【炮制作用】九香虫，咸，温。归肝、脾、肾经。理气止痛，温中助阳。九香虫虽有“九香”之名，但实际上具有特异的臭气，故有“打屁虫”之俗称。

炒或酒炙，可达到矫臭矫味的目的，炒后温补作用缓和，且酒炙还可以增强其理气止痛，温肾壮阳之功。

【炮制辨析】《本草纲目》记载：“至惊蛰后飞出，不可用矣”，现代采集多为成虫，未沿袭古人采集时间。目前对九香虫的研究仅停留在对全虫或复方的药理作用的研究，至于是何种化学成分或部位在起作用并不清楚。需要对其药效物质基础进行系统研究，以确定采集时间及炮制作用，为规范药材质量、指导临床应用提供理论依据。

海螵蛸

【饮片名称】海螵蛸、炒海螵蛸

【来源与加工】本品为乌贼科动物无针乌贼 *Sepiella maindroni* de Rochebrune 或金乌贼 *Sepia esculenta* Hoyle 的干燥内壳。收集乌贼鱼的骨状内壳，洗净，干燥。

【饮片炮制】

1. 海螵蛸 除去杂质，用清水刷洗干净，干燥，砸成小块。

2. 炒海螵蛸 取净海螵蛸小块，置预热适度的炒制容器内，用文火炒至表面微黄色，取出，摊晾。

【饮片性状】无针乌贼呈扁长椭圆形，中间厚，边缘薄；背面有磁白色脊状隆起，两侧略显微红色，有不甚明显的细小疣点；腹面白色，自尾端到中部有细密波状横层纹；角质缘半透明，尾部较宽平，无骨针；体轻，质松，易折断，断面粉质，显疏松层纹；气微腥，味微咸。金乌贼背面疣点明显，略呈层状排列；腹面的细密波状横层纹占全体大部分，中间有纵向浅槽；尾部角质缘渐宽，向腹面翘起，末端有一骨针，多已断落。炒海螵蛸形如生品，表面微黄色或焦黄色，偶见焦斑。

【炮制作用】海螵蛸，咸、涩，温。归脾、肾经。收敛止血，涩精止带，敛疮。

海螵蛸生用为主，长于收敛止血，固精止带，制酸止痛。常用于崩漏出血，梦遗滑精，赤白带下，胃痛吐酸。如治崩漏的固冲汤、治赤白带下的清带汤（《医学衷中参西录》）；治胃痛泛酸的乌贝散（《实用中药学》）。

炒制可以矫味并易于粉碎，敛湿作用增强，温涩作用也略胜于生品。多用于疮疡湿疹，创伤出血。如治阴囊湿疹，与蒲黄共研末扑之（《医宗三法》）。治下肢溃疡，与制炉甘石、赤石脂、煅石膏共研细末外用（《浙江中医》）。外伤出血，可单用研末敷之（《仁斋直指方》）。若生用所治之证需温涩者，亦可用炒制品。

【现代研究】

炮制与化学成分 海螵蛸临床用于溃疡性疾病，其主要成分是碳酸钙，含量高达

80%～85%。煅品中碳酸钙含量略高于生品。

海螵蛸的全坚壳质、去坚壳质、坚壳质样品的制酸力接近，总钙的溶出度差异不大，坚壳质中胶质的存在略高于其他部位，因此认为海螵蛸入药可以不必去坚壳质，只需粉碎达适宜的细度以增大药物的表面积即可。

【炮制辨析】

1. 关于海螵蛸是否应该去除硬壳目前并未有定论，《中国药典》规定用其内壳，但尚缺少相关化学及药理研究理论支持。去外壳又是一项非常烦琐的加工过程。药理研究表明，海螵蛸的抗酸作用依赖于其中的碳酸钙，考虑到经济及资源因素，海螵蛸抗酸入药不必去壳。而对于其他适应证及外壳的毒性目前并未见报道。因此，有必要对其外壳化学及药理作用进行深入研究，使海螵蛸炮制更加合理化。

2. 海螵蛸炮制方法很多，目前常用的只有生品和炒品，资料显示并未有人对其众多炮制方法进行研究比较，炮制方法是否合理无从考证，应从化学、药理、临床等多方面对其各种炮制品进行比较研究，为去除不必要的炮制方法、确定合理的炮制方法提供依据。

重点小结

难 点	考 点
火力的使用	重点药物的火候
火候的判断	重点药物的炮制目的
	逢子必炒

思考题

1. “逢子必炒”是指所有的种子类药物都要采用炒黄法炮制吗？
2. 炒黄法的火候有哪些？是不是炒黄的药物都要具备这些标准？
3. 莱菔子生品与炒品炮制作用有何区别？
4. 炒苍耳子的火候与其他炒黄药物有哪些区别？

二、炒焦

将净选或切制后的药物，置预热适度的炒制容器内，用中火炒至药物表面呈焦黄色或焦褐色，内部色泽加深，并透出焦香气味的方法，称为炒焦。

炒焦多适用于健脾消食药或生品苦寒、易伤脾胃的药物，传统中有“焦香健脾”的用药经验。

炒焦的目的主要是增强药物消食健脾的功效或减少药物的刺激性和毒性。

炒焦品一般要求药物外部呈焦黄色或焦褐色，有焦斑，内部色泽加深，具焦香气味。成品中含生片、糊片不得超过3%，含药屑、杂质不得超过2%。

山 楂

【饮片名称】山楂、炒山楂、焦山楂、山楂炭

【来源与加工】本品为蔷薇科植物山里红 *Crataegus pinnatifida* Bge. var. *major* N. E. Br. 或山楂 *Crataegus pinnatifida* Bge. 的干燥成熟果实。秋季果实成熟时采收，切片，干燥。

【饮片炮制】

1. **山楂** 除去杂质及脱落的核。

2. **炒山楂** 取净山楂，置预热适度的炒制容器内，用文火炒至色变深，取出放凉，筛去灰屑和脱落的果核。

3. **焦山楂** 取净山楂，置预热适度的炒制容器内，用中火炒至表面焦褐色，内部焦黄色，取出摊晾，筛去灰屑和脱落的果核。

4. **山楂炭** 取净山楂，置预热适度的炒制容器内，用武火炒至外表焦黑色，内部焦褐色，取出摊晾，筛去灰屑和脱落的果核。

【饮片性状】山楂为圆形片，皱缩不平；外皮红色，具皱纹，有灰白色小斑点；果肉深黄色至浅棕色；中部横切片具5粒浅黄色果核，但核多脱落而中空；有的片上可见短而细的果梗或花萼残迹；气微清香，味酸、微甜。炒山楂形如山楂，果肉黄褐色，偶见焦斑，气清香，味酸、微甜。焦山楂形如山楂，表面焦褐色，内部黄褐色，有焦香气。山楂炭形如山楂，表面焦黑色，内部焦褐色。

【炮制作用】山楂，酸、甘，微温。归脾，胃，肝经。消食健胃，行气散瘀。

生品长于活血化瘀，多用于血瘀经闭，产后瘀阻。

炒山楂降低酸性，缓和对胃的刺激性，长于消食化积。用于脾虚食滞，食欲不振，神倦乏力。

焦山楂酸味减小，苦味增加，长于消食止泻。用于食积兼脾虚和痢疾，如治疗饮食积滞的保和丸（《中国药典》）。

山楂炭性收涩，具有止血、止泻的功能，可用于肠胃出血或脾虚腹泻兼食滞者。如用酸枣并山楂烧灰，米饮调下，治肠风下血（《百一选方》）。

【现代研究】

1. **炮制与化学成分** 山楂不同炮制品中，总黄酮和有机酸类成分含量差别大，受热程度轻的炒山楂有机酸稍有减量，黄酮类成分无影响；受热程度重的焦山楂与山楂炭，黄酮类、有机酸类成分均降低。山楂炮制前后熊果酸的含量变化不大。山楂炮制过程气味变化与5－羟甲基糠醛含量变化有关，糖降解反应及美拉德反应可能是山楂炮制过程气味变化的作用机制之一。

2. **炮制与药理作用** 生山楂、炒山楂、焦山楂对高脂血症均有明显治疗作用，生山楂、炒山楂疗效优于焦山楂，提示炒山楂不影响山楂降脂功效，但不宜炒焦使用，其机理可能与调节氧化应激、能量代谢、氨基酸代谢及肠道菌群等有关。实验表明，山楂炮制品对离体胃肠肌均有促进收缩作用，且山楂炮制后作用强于生山楂，各山楂炮制品明显增高胃肠平滑肌的振幅，其机理可能与调节胃肠动力障碍及能量代谢等有关，进一步说明了传统使用方法的合理性。

槟　榔

【饮片名称】槟榔、炒槟榔、焦槟榔、槟榔炭

【来源与加工】本品为棕榈科植物槟榔 *Areca catechu* L. 的干燥成熟种子。春末至秋初采收成熟果实，用水煮后，干燥，除去果皮，取出种子，干燥。

【饮片炮制】

1. **槟榔**　除去杂质，置水中浸泡至六七成透时，取出，润透，切薄片，阴干或低温烘干。

2. **炒槟榔**　取净槟榔片，置预热适度的炒制容器内，用文火炒至表面微黄色，取出，摊晾。

3. **焦槟榔**　取净槟榔片，置预热适度的炒制容器内，用文火炒至表面焦黄色，取出，摊晾。

4. **槟榔炭**　取净槟榔片，置预热适度的炒制容器内，用中火炒至表面黑褐色，取出，摊晾。

【饮片性状】槟榔呈扁球形或圆锥形，高 1.5～3.5cm，底部直径 1.5.3cm。表面淡黄棕色或淡红棕色，具稍凹下的网状沟纹，底部中心有圆形凹陷的珠孔，其旁有 1 明显瘢痕状种脐。质坚硬，不易破碎，断面可见棕色种皮与白色胚乳相间的大理石样花纹。气微，味涩、微苦。

【炮制作用】槟榔，苦、辛，温。归胃、大肠经。杀虫，消积，降气，行水，截疟。

槟榔生用力峻，常用于治绦虫、姜片虫、蛔虫及水肿、脚气、疟疾。如治虫积腹痛、大便秘结的万应丸（《医学正传》）；治水肿实证的疏凿饮子（《济生方》）；治脚气肿痛的鸡鸣散（《证治准绳》）；治疟疾的截疟七宝饮（《杨氏家藏方》）。

炒槟榔、焦槟榔可缓和药性，以免克伐太过而耗伤正气，并能减少服后恶心、腹泻、腹痛的不良反应，长于消食导滞。用于食积不消、痢疾里急后重。炒槟榔较焦槟榔作用强，克伐正气的作用也略强于焦槟榔，一般身体素质稍强者可选用炒槟榔，身体素质较差者应选用焦槟榔。如治饮食停滞、腹中胀痛的开胸顺气丸（《中成药制剂手册》）。

槟榔炭长于消积止血，多用于治疗血痢。

【现代研究】

1. **炮制与化学成分**　槟榔生物碱易溶于水，遇热不稳定。槟榔传统切制和炮制方法容易导致药效成分的损失。近代炮制研究多围绕改进软化切制条件、减少生物碱流失而展开。实验证明，槟榔经水泡后，槟榔碱损失较多，如用减压浸泡可缩短槟榔的软化时间，减少槟榔生物碱的流失，用蒸汽蒸 1 小时后切片，水溶物及醚溶性生物碱损失较少。另外湿砂浸渍软化也能减少生物碱的损失。也有报道，槟榔宜打碎入药，但打碎入煎的煎出效果不如饮片。槟榔合理软化后，切薄片有利于药效物质溶出。

槟榔切片后应以阴干或低温烘干为宜，暴晒不仅可损失生物碱而且会使饮片变红，影响外观质量。经炒黄、炒焦、炒炭后，槟榔碱含量随受热温度的升高而降低，而槟榔的油性成分相应增加。

有研究认为，槟榔中生物碱槟榔碱在炮制过程中具有两种转化路径：一是槟榔碱的去甲基化和甲基化，二是槟榔碱的缩合反应。在美拉德反应存在时，前者的转化率明显下降，说明美拉德反应对槟榔碱去甲基化和甲基化的转化过程具有抑制作用，可使槟榔碱的含量维持在适当水平，保证槟榔炮制品的药理活性。

2. **炮制与药理作用**　槟榔有驱虫作用，对蛔虫、蛲虫、绦虫、曼氏血吸虫等有麻痹或杀灭作用，祛虫有效成分为槟榔碱。随着近代驱虫药物的研制和应用，槟榔在中医临床中不再主用于治疗肠道寄生虫病，而主要用于消食导滞。研究表明，槟榔炮制品有促胃排空及小肠推进作用，且对阿托品负荷有抑制作用，尤以焦槟榔作用为佳。体外抑菌实验表明，槟榔片、炒槟榔和焦槟榔水煎液对大肠埃希菌、金黄色葡萄球菌、痢疾杆菌、枯草杆菌和铜绿假单胞菌均有一定的抑制作用。炒槟榔和焦槟榔对大肠埃希菌、金黄色葡萄球菌的抑制作用强于生品，说明槟榔中的药效成分不仅限于生物碱。

【炮制辨析】

1. 槟榔作为中医经典的杀虫药，随着近代新型驱虫药的应用，其杀虫的作用在临床中已很少应用。槟榔碱是杀虫和促进胃肠运动的药效成分。槟榔入成药制剂时，可考虑用生槟榔，通过控制槟榔碱的含量保证其安全有效。

2. 炮制对槟榔生物碱以外的成分的影响知之甚少，应引起关注。应注意炮制对槟榔化学成分群的影响及炮制对槟榔在复方中疗效的影响。

栀　子

【饮片名称】栀子、炒栀子、焦栀子、栀子炭

【来源与加工】本品为茜草科植物栀子 *Gardenia jasminoides* Ellis 的干燥成熟果实。9～11 月果实成熟呈红黄色时采收，除去果梗和杂质，蒸至上气或置沸水中略烫，取出，干燥。

【饮片炮制】

1. **栀子**　除去杂质，碾碎。

2. **炒栀子**　取净栀子碎块，置预热适度的炒制容器内，用文火炒至黄褐色，取出，摊晾。

3. **焦栀子**　取净栀子碎块，置预热适度的炒制容器内，用中火炒至焦黄色，取出，摊晾。

4. **栀子炭**　取净栀子碎块，置预热适度的炒制容器内，用武火炒至黑褐色，喷淋少许清水熄灭火星，取出，摊晾。

【饮片性状】栀子呈长卵圆形或椭圆形，长 1.5～3.5cm，直径 1～1.5cm。表面红黄色或棕红色，具 6 条翅状纵棱，棱间常有 1 条明显的纵脉纹，并有分枝。顶端残存萼片，基部稍尖，有残留果梗。果皮薄而脆，略有光泽；内表面色较浅，有光泽，具 2～3 条隆起的假隔膜。种子多数，扁卵圆形，集结成团，深红色或红黄色，表面密具细小疣状突起。气微，味微酸而苦。

【炮制作用】栀子，苦，寒。归心、肺、三焦经。具有泻火除烦，清热利湿，凉血解毒的功能。

生品长于泻火利湿，凉血解毒。常用于温病高热，湿热黄疸，湿热淋证，疮疡肿毒，亦可用于火邪炽盛的目赤肿痛；外用治扭伤跌损。如治温病高热烦躁，神昏谵语的栀子仁汤（《不居集》）；治湿热黄疸的茵陈蒿汤（《伤寒论》）；治跌打损伤，青肿疼痛，可用栀子粉末与面粉、黄酒调敷。栀子苦寒之性较强，易伤中气，且对胃有一定刺激性，脾胃虚弱者易致恶心。

栀子炒后可缓和苦寒之性，消除不良反应。炒栀子、焦栀子功用相似，二者均能清热除烦，用于热郁心烦，肝热目赤，如治热病心烦，羞涩难开。炒栀子比焦栀子苦寒之性略强，一般热较盛者可用炒栀子，脾胃较虚弱者可用焦栀子。

栀子炭偏于凉血止血，多用于吐血、咯血、衄血、尿血、崩漏等，如十灰散（《十药神书》）。

【现代研究】

1. **炮制与化学成分**　栀子中含有大量的栀子苷，又称京尼平苷，具有抗炎、解热、利

胆和轻泻作用。栀子苷主要集中在栀子仁中，栀子壳中含量较低。栀子炮制后未产生新的化合物，但炒栀子和焦栀子中京尼平苷、绿原酸和西红花苷Ⅰ含量均下降，且焦栀子下降更明显。实验结果表明，炒炭品中熊果酸的含量较生品明显降低。

2. 炮制与药理作用　栀子对兔结扎总输胆管后血中胆色素有抑制作用，生栀子、焦栀子差别不大；生栀子对注射酵母液引起的发热家兔有明显的解热作用，焦栀子则无此作用；生栀子、焦栀子均有抑菌作用，对金黄色葡萄球菌、链球菌、白喉杆菌，生栀子、焦栀子作用相当，而对溶血性链球菌、伤寒杆菌、副伤寒杆菌，生栀子比焦栀子的抑菌力强；生栀子与焦栀子在1.5g/kg剂量下均有显著缩短血凝时间的作用，而在0.75g/kg剂量时，生品仍有作用，焦品作用消失；生栀子抗炎作用最强，经不同方法炮制后的栀子抗炎作用明显减弱，且随温度升高抗炎作用逐渐降低，主要原因是由于京尼平苷受热破坏或分解；另外，经不同方法炮制后，栀子护肝作用均降低，对胃酸分泌和胃蛋白酶活性的抑制作用减弱或消失。栀子炭具有凉血止血作用，研究认为其可能与栀子苷、西红花苷类成分及鞣质的含量变化有关。

【炮制辨析】

1. 栀子生品中栀子苷的含量高于炒栀子及焦栀子，栀子苷主要集中在仁部，与传统“内热用仁，表热用皮”的说法相符。由于栀子仁、壳分离劳动量大、操作麻烦，现在栀子仁、壳已不分用。

2. 药理研究结果提示，对实验性发热、阻塞性黄疸、急性肝损伤、炎症的治疗作用，生栀子优于炮制品，这与中医传统应用中生、制分用的经验不矛盾。栀子炮制品在临床中对脾胃虚弱、虚实热象并存的患者有临床意义，这正是炮制的特色所在。

川楝子

【饮片名称】川楝子、炒川楝子、盐川楝子、醋川楝子

【来源与加工】本品为楝科植物川楝 *Melia toosendan* Sieb. et Zucc. 的干燥成熟果实。冬季果实成熟时采收，除去杂质，干燥。

【饮片炮制】

1. 川楝子　除去杂质。用时捣碎。

2. 焦川楝子　取净川楝子，切厚片或砸成小块，置预热适度的炒制容器内，用中火炒至表面焦黄色，取出摊晾，筛去碎屑。

3. 盐川楝子　取净川楝子片或碎块，用盐水拌匀，闷润至盐水被吸尽，置预热适度的炒制容器内，用文火炒至深黄色，取出摊晾，筛去碎屑。每100kg川楝子片或块用食盐2kg。

4. 醋川楝子　取川楝子片或碎块，用米醋拌匀，闷透，置锅内，用文火炒至深黄色，取出摊晾。每川楝子片或碎块100kg用米醋20kg。

【饮片性状】川楝子呈类球形；表面金黄色至棕黄色，微有光泽，少数凹陷或皱缩，具深棕色小点；顶端有花柱残痕，基部凹陷；外果皮革质，果肉松软，淡黄色，遇水润湿显黏性；果核球形或卵圆形，质坚硬；气特异，味酸、苦。焦川楝子为厚片或不规则碎块；表面焦黄色，质泡，有焦气，味苦涩。盐川楝子表面深黄色，味咸苦。醋川楝子色泽加深，微有醋气。

【炮制作用】川楝子，苦，寒，有小毒。归肝、小肠、膀胱经。疏肝泻热行气止痛。

生川楝子品有毒且能滑肠，长于杀虫，疗癣，亦能泻火止痛。多用于虫积腹痛、头癣。如治小儿虫积的安虫散（《小儿药证直诀》）。治头癣可用5%～10%明矾水洗患处后，本品焙干为末，用麻油调成油膏涂患处。

焦川楝子可缓和苦寒之性，降低毒性并减轻滑肠之弊，以疏肝理气力胜。常用于胁肋胀痛，胃脘疼痛。如治肝郁化热，心腹胁肋诸痛和肝肾阴亏，肝气横逆所致之胁肋疼痛、吞酸吐苦。

盐川楝子能引药下行，作用专于下焦，长于疗疝止痛，常用于疝气疼痛。

醋川楝子能增强川楝子的疏肝行气止痛和驱虫功效。

【现代研究】

1. 采收与产地加工 川楝子生长期芦丁、槲皮素、异槲皮素及总黄酮呈现出先上升后下降的变化趋势，次年1月份时黄酮类成分的总含量最高，因此，川楝子药材传统采收期在冬季果实成熟时是适宜的。

2. 炮制与化学成分 川楝子炮制后挥发油含量明显降低，有机酸类的含量也大幅度降低。各种炮制品所含川楝素含量都较生品低，醋品含量最低，表明在高温下，酸对川楝子中川楝素含量的影响比较大。

3. 炮制与药理作用 以生川楝子、焦川楝子、盐川楝子的水煎液灌服小鼠，剂量为20g/kg，能明显减少醋酸引起小鼠扭体次数，延长小鼠热板法的痛阈时间，减轻巴豆油所致小鼠耳片肿胀程度，而其中以盐制川楝子作用最强。近代研究发现川楝子可损害肝脏，炮制可降低川楝子的体外肝毒性作用，其机制可能与线粒体功能障碍减轻有关。

【炮制辨析】

1. 现代研究表明川楝子经过炮制后，镇痛和抗炎作用明显加强，尤其是镇痛作用增强显著，但是其化学成分、药理作用变化的相关性需要进行深入研究。

2. 急性毒性试验表明，炒黄品与生品相比并无显著差异，炮制后是否降低毒性需要进一步研究。

重点小结

难点	考点
火力的使用	山楂、栀子、槟榔炒焦的质量要求
火候的判断	炒焦的目的

思考题

1. 山楂炮制后其成分有哪些变化？
2. 结合临床，谈谈山楂炮制的合理性。
3. 槟榔切制后暴晒为什么会变红？

三、炒炭

将净选或切制后的药物，置预热适度的炒制容器内，用武火或中火加热，翻炒至药物表面焦黑色或焦褐色，内部焦黄色、棕黄色或棕褐色的方法，称为炒炭。

炒炭要求存性。“炒炭存性”是指药物在炒炭时只能使其部分炭化，不能灰化，未炭化部分仍应保留药物的固有气味。在实际操作中，一般根与根茎类药物要求表面和内部颜色如上所述。花、叶、草类药材炒炭后仍可清晰辨别药物原形，如槐花、侧柏叶之类。

炒炭法多适用于止血类药物，传统有“血见黑则止”之说。

1. 目的

（1）增强或产生止血作用。如地榆、白茅根、槐花等炒炭后增强止血作用；干姜、乌梅、荆芥等炒炭后产生止血作用。

（2）增强止泻、止痢作用。如地榆、乌梅等。

（3）改变或缓和药性。如蒲黄。

2. 注意事项

（1）炒炭前药物要大小分档，分开炮制，以免小的药物灰化。

（2）炒炭时要控制好火力。一般质地坚实、片厚的药物宜用武火；质地疏松的花、叶、全草类及片薄的药物宜用中火。操作时要视具体药物灵活掌握。

（3）炒炭过程中出现火星要及时喷洒适量清水，以免燃烧失去存性。

（4）出锅后要及时摊开晾凉，待散尽余热和湿气，检查无复燃可能后再收贮。

3. 一般质量要求　炒炭品应显黑色或黑褐色，存性。成品含药屑、杂质不得超过3%，含生片和完全炭化者不得超过5%。

小　蓟

【饮片名称】小蓟、小蓟炭

【来源与加工】本品为菊科植物刺儿菜 *Cirsium setosum*（Willd.）MB. 的干燥地上部分。夏、秋二季花开时采割，除去杂质，晒干。

【饮片炮制】

1. 小蓟　除去杂质，稍润，切段，干燥，筛去碎屑。

2. 小蓟炭　取小蓟段，置预热适度的炒制容器内，用中火炒至表面黑褐色，喷淋少许清水，熄灭火星，取出，摊晾。

【饮片性状】小蓟呈不规则的段；茎呈圆柱形，表面灰绿色或带紫色，具纵棱和白色柔毛；切面中空；叶片多皱缩或破碎，叶齿尖具针刺；两面均具白色柔毛；头状花序，总苞钟状；花紫红色；气微，味苦。小蓟炭表面呈黑褐色，内部焦褐色。

【炮制作用】小蓟，甘、苦，凉。归心、肝经。凉血止血，祛瘀解毒消痈。

小蓟生用以凉血消肿力胜。多用于血热出血、痈肿疮毒、热淋等。

小蓟炭凉性减弱，收敛止血作用增强。多用于吐血、呕血、咯血等。如十灰散（《十药神书》）。用法与大蓟情况相似，二者常配伍应用。

【现代研究】

1. 炮制与化学成分　从小蓟中分离出的止血成分有刺槐素、芦丁等黄酮类成分及咖啡酸、绿原酸、原儿茶素、蒲公英醇类等。小蓟炒炭后咖啡酸、绿原酸含量升高，芦丁含量明显降低。薄层层析发现在炒炭过程中随温度升高和时间延长，小蓟中含有的黄酮类成分破坏严重。小蓟炭中几乎不含黄酮类成分，含有咖啡酸、绿原酸、原儿茶素等成分。

2. 炮制与药理作用　小蓟中鞣质含量随炮制温度的升高和加热时间的延长而降低，这一结果表明，小蓟止血作用与鞣质含量无直接关系。另有报道，小蓟去钙的水煎液同样具有缩短小鼠凝血、出血时间的作用，排除了小蓟的止血作用是由于含钙量高造成。小蓟水煎液及醚提取物能缩短小鼠及兔的凝血时间，其促进凝血的机制在于局部收缩血管作用和促进凝血酶原转变为凝血酶，对血小板丰富的血浆促凝效果更佳，而且它能诱发血小板聚集。小蓟对枸橼酸钠抗凝血浆有促凝作用，但对肝素抗凝血浆则无促凝作用。

3. 炮制新工艺 小蓟炭能缩短实验动物的出血、凝血时间。以止血作用为指标，采用正交试验法优选小蓟炭的炮制工艺条件为：温度210℃，炒制5分钟。

【炮制辨析】

1. 自古以来，小蓟的炮制方法比较简单，多以生品和炒炭品入药，最早采用取汁法，说明应用的是鲜品。中医理论上认为，鲜品对血热出血症较宜。近代临床对小蓟鲜品应用重视不够，应引起注意。

2. 小蓟的有效成分尤其是止血的有效成分及其止血机制尚不清楚。制炭工艺有待规范，存性程度有待统一，炒炭原理有待阐明，饮片片型有待革新，需采用现代科学手段，化学、药理和临床等学科综合研究，使之达到炮制规范化、标准化、产业化和现代化要求，保证临床疗效。

大 蓟

【饮片名称】大蓟、大蓟炭

【来源与加工】本品为菊科植物蓟 *Cirsium japonicum* Fisch. ex DC. 的干燥地上部分。夏、秋二季花开时采割地上部分，除去杂质，晒干。

【饮片炮制】

1. 大蓟 除去杂质，抢水洗净，或润软，切段，干燥。

2. 大蓟炭 取大蓟段或根片，置预热适度的炒制容器内，用武火炒至表面焦黑色，喷洒清水少许，灭尽火星，取出，摊晾，凉透。

【饮片性状】大蓟段呈不规则的段；茎短圆柱形，表面绿褐色，有数条纵棱，被丝状毛；切面灰白色，髓部疏松或中空；叶皱缩，多破碎，边缘具不等长的针刺；两面均具灰白色丝状毛；头状花序多破碎；气微，味淡。大蓟炭形如大蓟段或片，表面焦黑色。

【炮制作用】大蓟，性甘，苦，凉。归心、肝经。凉血止血，祛瘀解毒消肿。

大蓟生品以凉血消肿为胜，常用于热淋、痈肿疮毒及热邪偏盛出血。如用鲜大蓟根洗净捣汁，药渣加热水炖1小时合药汁，饭前服，治热结血淋（《福建民间中草药》）。治血热吐、衄，崩中下血，均可用鲜大蓟捣后取汁内服（《太平圣惠方》）。

大蓟炭凉性减弱，收敛止血作用增强。用于吐血、呕血、咯血、嗽血等，如十灰散（《十药神书》）。

【现代研究】

1. 炮制与化学成分 大蓟炒炭后成分发生了很大的变化，尤其是黄酮类成分柳穿鱼叶苷的含量降低了很多。大蓟不同炮制品中，钙、钾、铁、镁的含量明显大于钠、锰、铜、锌的含量，其中以钙、钾含量最为显著。大蓟经炒制后，微量元素含量均比生品含量高。

2. 炮制与药理作用 大蓟炒炭后组织结构均发生了变化，纤维、导管、花粉粒都有不同程度的炭化，表明制炭后，均产生了碳素。碳素具有吸附、收敛作用，可促进止血、收涩。此外，大蓟炭的黄酮类成分具有明显止血作用，其中发挥主要止血作用的成分应为柳穿鱼黄素而非柳穿鱼叶苷。

3. 炮制新工艺 以柳穿鱼苷元、凝血时间、碳素吸附力和外观性状为指标，优选大蓟最佳炮制工艺为：200℃，炒制13分钟。

【炮制辨析】

1. 现代临床研究表明，大蓟中的生物碱具有降压作用，生用有明显、持久的降压作用。大蓟炒炭后部分生物碱被破坏，因此降压用药宜用生品。

2. 有报道认为发挥止血作用的主要成分应为柳穿鱼黄素而非柳穿鱼叶苷。此外微量元素的变化也与止血作用相关。因此，以柳穿鱼叶苷成分作为大蓟炒炭后质量控制指标显然是不合理的。需对大蓟炭中的止血成分进行深入研究，以阐释其止血的机制，制定合理的质量标准。

蒲 黄

【饮片名称】生蒲黄、蒲黄炭

【来源与加工】本品为香蒲科植物水烛香蒲 *Typha angustifolia* L.、东方香蒲 *Typha orientalis* Presl 或同属植物的干燥花粉。夏季采收蒲棒上的黄色雄花序，晒干后碾轧，筛取花粉。

【饮片炮制】

1. 生蒲黄 揉散结块，过筛，除去花丝及杂质。

2. 蒲黄炭 取净蒲黄，置预热适度的炒制容器内，用中火炒至棕褐色，喷淋少许清水，熄灭火星，取出，摊晾。

操作中要均匀喷洒细小水滴，避免药物灰化。水滴大时易结成团，炒时易燃烧。

【饮片性状】蒲黄为鲜黄色粉末；质轻，手捻有滑腻感，易附着手指上，入水浮于水面；气微，味淡。蒲黄炭形如蒲黄，呈棕褐色，具焦香气，味微苦、涩。

【炮制作用】蒲黄，甘，平。归肝、心包经。行血化瘀，利尿通淋。

蒲黄性滑，长于活血化瘀，利尿通淋，止痛。多用于瘀血阻滞的心腹疼痛、痛经、跌打损伤、血淋涩痛。如治疗心腹疼痛、产后恶露不行或月经不调、少腹急痛的失笑散（《太平惠民和剂局方》）；治疗血淋涩痛的蒲黄散（《证治准绳》）。

蒲黄炭性涩，止血作用增强。常用于咯血、吐血、衄血、尿血、便血、崩漏及外伤出血。如治疗崩漏带下的蒲黄丸（《圣济总录》）及五灰散（《沈氏尊生书》）。

【现代研究】

1. 炮制与化学成分 蒲黄炒炭前后化学成分发生了明显变化，尤其是香蒲新苷和异鼠李素-3-*O*-新橙皮糖苷成分含量下降明显，而其苷元异鼠李素含量减少不明显，柚皮素含量增加，且产生琥珀酸等组分。蒲黄中的黄酮苷类成分能显著延长家兔体外血浆凝血时间及抑制凝血作用，这可能是蒲黄炒炭前后药性改变的物质基础。

2. 炮制与药理作用 近代对蒲黄对心血管系统的作用、抗炎、影响免疫、兴奋子宫和促进凝血等方面进行了大量的研究，肯定了生蒲黄在活血化瘀等方面的作用。蒲黄生品、炒黄品、炒炭品均有止血作用，蒲黄炭具有加快血小板聚集速度的作用，能缩短实验动物的出血、凝血时间。蒲黄中鞣质含量的高低与其止血作用无线性关系。

3. 炮制新工艺 以水溶性浸出物、醇溶性浸出物、鞣质含量、微量元素含量以及小鼠凝血时间为指标，优选蒲黄炮制工艺为：在140℃烘制4.3分钟。用100目筛振摇10分钟，过筛，可有效去除蒲黄炭中的杂质。

【炮制辨析】传统中医理论认为蒲黄“生行熟止”，然而现代临床均将生蒲黄和蒲黄制品应用于止血、凉血及化瘀，应辩证地理解“生品行且止，制品止且行”，并加大对蒲黄及其制品的功效研究。

荆　芥

【饮片名称】荆芥、炒荆芥、荆芥炭

【来源与加工】本品为唇形科植物荆芥 *Schizonepeta tenuifolia* Briq. 的干燥地上部分。夏、秋二季花开到顶、穗绿时采割，除去杂质，晒干。

【饮片炮制】

1. **荆芥**　除去残根及杂质，喷淋清水，洗净，润透，于50℃烘1小时，切段，干燥，筛去碎屑。

2. **炒荆芥**　取净荆芥段，置预热适度的炒制容器内，用文火炒至微黄色，取出，摊晾。

3. **荆芥炭**　取净荆芥段，置预热适度的炒制容器内，用中火炒至表面焦黑色，内部焦黄色时，喷淋少许清水，熄灭火星，取出，摊晾。

【饮片性状】荆芥为不规则的小段，茎、叶、穗混合；茎呈方柱形，表面淡黄绿色或淡紫红色，被短柔毛；叶片较小，皱缩卷曲，破碎；花穗淡棕色或黄绿色；质脆，气香特异，味微涩而辛凉。炒荆芥形如荆芥，表面棕黄色，略具焦斑，气味稍弱，微具焦香气。荆芥炭形如荆芥，全体黑褐色，略具焦香气，味苦而辛。

【炮制作用】荆芥，辛，微温。归肺、肝经。祛风解表，透疹，消疮。

荆芥多生用。用于感冒、头痛、麻疹、风疹、咽喉不利、疮疡初起等。如治疗风寒感冒或疮疡初起的荆防败毒散（《摄生众妙方》）；治疗风热感冒、头痛发热的银翘散（《温病条辨》）；治疗咽喉肿痛的荆芥汤（《三因极一病证方论》）；治疗麻疹初起的竹叶柳蒡汤（《先醒斋医学广笔记》）。

炒荆芥具有祛风理血的作用。可用于妇人产后血晕，如治疗产后出血过多、头目眩晕的华佗愈风散（《校注妇人良方》）。

荆芥炒炭后辛散作用极弱，具有止血的功效。可用于便血、崩漏。如治疗妇女血崩的黑蒲黄散（《素庵医要》）；配伍人参、当归、熟地等可治疗产后血崩及虚人血崩，如升举大补汤（《傅青主女科》）。

【现代研究】

1. **炮制与化学成分**　荆芥各部位挥发油以荆芥穗最高，荆芥炭挥发油含量显著降低，但挥发油折光率增大。荆芥炭中的总黄酮是其止血作用的主要有效活性成分。炮制后其水煎液中微量元素的含量大部分减少，有害元素汞、铅、镉等也明显减少。

2. **炮制与药理作用**　荆芥炭的止血活性物质为脂溶性提取物，荆芥炭通过抑制超化因子受体、丝裂原活化蛋白激酶和TOll样受体信号通路发挥抗炎作用。

3. **炮制新工艺**　以胡薄荷酮、挥发油、水分含量为指标，通过正交试验优选荆芥的干燥工艺为：风温60℃，干燥4小时。以止血、凝血时间为指标，通过正交试验优选荆芥炭的炮制工艺为：温度180℃，铁锅炒制5分钟。以荆芥炭的性状、鞣质的含量、止血及凝血作用为指标，荆芥炭应炒至表面黑褐色，内部焦褐色或黑褐色。

【炮制辨析】目前荆芥的炮制品主要有荆芥、炒荆芥、荆芥炭、醋荆芥和蜜荆芥，《中国药典》收载荆芥和荆芥炭。对荆芥的炮制研究仅局限于荆芥和荆芥炭挥发油类、黄酮类

化学成分变化、止血作用等方面，而对非挥发油类成分、其他药理作用及其他炮制品研究甚少，应加大对其炮制物质基础及药理作用的研究，为临床用药或调剂、制剂等提供依据。

槐 花

【饮片名称】槐花、槐米、炒槐花、炒槐米、槐花炭、槐米炭

【来源与加工】本品为豆科植物槐 *Sophora japonica* L. 的干燥花及花蕾。夏季花开放或花蕾形成时采收，及时干燥，除去枝、梗及杂质。前者习称“槐花”，后者习称“槐米”。

【饮片炮制】

1. 槐花 除去梗叶，筛去灰屑。

2. 炒槐花 取净槐花，置预热适度的炒制容器内，用文火炒至深黄色，取出，摊晾。

3. 槐花炭 取净槐花，置预热适度的炒制容器内，用中火炒至焦褐色，发现火星时，可喷适量清水熄灭，炒干，取出，摊晾。

【饮片性状】槐花，皱缩而卷曲，花瓣多散落。完整者花萼钟状，黄绿色，先端5浅裂；花瓣5，黄色或黄白色，1片较大，近圆形，先端微凹，其余4片长圆形。雄蕊10，其中9个基部连合，花丝细长。雌蕊圆柱形，弯曲。体轻。气微，味微苦。槐米呈卵形或椭圆形，长2～6mm，直径约2mm。花萼下部有数条纵纹。萼的上方为黄白色未开放的花瓣。花梗细小。体轻，手捻即碎。气微，味微苦涩。

炒槐花形如槐花，表面深黄色，有香气，味微苦。

槐花炭形如槐花，表面焦褐色，质轻，味涩。

【炮制作用】槐花，苦，微寒。归肝、大肠经。凉血止血、清肝泻火。槐花以清肝泻火、清热凉血见长。多用于血热妄行，肝热目赤，头痛眩晕，疮毒肿痛。如治疗肠胃湿热，胀满下血的槐花散（《丹溪心法》）；治杨梅疮、下疳的槐花散（《新方八阵》）；治肝阳眩晕、头痛（如高血压），可单用煎水代茶饮，或与豨莶草、钩藤等合用（《中药临证应用》）。

炒槐花苦寒之性缓和，其清热凉血作用弱于生品。止血作用逊于槐花炭而强于生品，多用于脾胃虚弱的出血患者。古方治出血证多用炒槐花。

槐花炭清热凉血作用减弱，涩性增加，以止血力胜。多用于咯血、衄血、便血、崩漏下血、痔疮出血等。如治久痢出血不止且无腹痛和里急后重症状的槐花散（《洁古家珍》）。

【现代研究】

1. 炮制与化学成分 槐花炒黄后其成分无显著变化，仅部分糖类和氨基酸类有所破坏，但通过加热可破坏鼠李糖转化酶，有利于芦丁的保存，并可使药材组织疏松，便于成分的煎出。

槐花炒炭后大部分芦丁、氨基酸、糖和叶绿素受热破坏，槲皮素含量增加，有报道槐花炭中槲皮素含量是生品的1.5倍、3倍或10倍；但异鼠李素含量降低。槲皮素是其止血的有效成分，有增强毛细血管壁弹性，抑制组胺释放等作用。异鼠李素是拮抗槲皮素止血作用的成分。炒炭后止血成分槲皮素含量增加，而抑制止血作用的异鼠李素含量降低，从而增强止血作用。

槐花炒炭后，鞣质含量的增减报道不一，鞣质的增减与其炮制温度有关，190℃以下，随受热温度的升高和时间延长，鞣质含量相应升高。当温度高于200℃时，鞣质的含量及芦丁的留存量均迅速下降。

2. **炮制与药理作用**　槐花炒炭鞣质含量增高时，确能增强止血作用，能缩短实验动物的出血、凝血时间，与生品比较有非常显著的差异，若温度过高，鞣质含量下降，其作用减弱。也有研究认为，槐米炒炭后无论鞣质含量增加或减少，均可以使止血作用增强。

【炮制辨析】传统经验和现代研究均认为槐花以花蕾质优、效佳。《中国药典》中长期将槐花与槐米并收，不利于槐花入药的统一，应深入研究，确定槐花的统一药用规格。

地　榆

【饮片名称】地榆、地榆炭

【来源与加工】本品为蔷薇科植物地榆 *Sanguisorba officinalis* L. 或长叶地榆 *Sanguisorba officinalis* L. var. *longifolia*（Bert.）Yü et Li 的干燥根。后者习称“绵地榆”。春季将发芽时或秋季植株枯萎后采挖，除去须根，洗净，干燥，或趁鲜切片，干燥。

【饮片炮制】

1. **地榆**　除去杂质；未切片者，洗净，除去残茎，稍浸，取出，润透，切厚片，干燥。

2. **地榆炭**　取净地榆片，置预热适度的炒制容器内，用武火炒至表面焦黑色，内部棕褐色，喷淋清水少许，熄灭火星，取出，摊晾。

【饮片性状】地榆为不规则的纺锤形或圆柱形；外表皮灰褐色至深褐色；切面较平坦，呈粉红色、淡黄色或黄棕色，木部略呈放射状排列；或皮部有多数黄棕色绵状纤维；气微，味微苦涩。地榆炭形如地榆片，表面焦黑色，内部棕褐色，具焦香气，味微苦涩。

【炮制作用】地榆，苦、酸、涩，微寒。归肝、大肠经。凉血止血，解毒敛疮。

地榆以凉血解毒力胜。如治疗血痢经久不愈的地榆丸（《普济方》）；治烫伤，用地榆研末，麻油调敷（《中药学》）；治湿疹，皮肤溃烂，可用生地榆浓汁，纱布浸湿外敷或将生地榆粉、煅石膏粉、枯矾研匀，撒布患处（《中药学》）。

地榆炭长于收敛止血，常用于各种出血症。如用于清热止血的脏连丸（《中药成药制剂手册》）；用于痔疮出血、肿痛的凉血地黄汤（《外科大成》）；用于崩漏带下的椿皮饮（《吉林中医药》）。

【现代研究】

1. **炮制与化学成分**　地榆炒炭后，其中的地榆皂苷受到一定程度破坏，部分地榆皂苷转化成一些新的产物，因此地榆和地榆炭在凉血止血方面显示一定差异。

地榆经加热炮制后，鞣质含量降低，且有随着温度升高、时间延长呈逐渐降低的趋势。用烘制法制备地榆炭，测定不同烘制条件的烘制品中鞣质及可溶性钙的含量，证明地榆烘品鞣质含量在 150℃以上随温度升高而降低，可溶性钙含量则随温度升高而升高。

2. **炮制与药理作用**　生地榆与地榆炭均能抑制二甲苯引起的小鼠耳郭肿胀、冰醋酸引起的小鼠腹腔毛细血管通透性增高和蛋清所致的大鼠足趾肿胀，显著降低足趾肿胀大鼠血清白细胞介素和炎症足趾组织中前列腺素 E_2 含量，且生地榆水提物抗炎作用强于地榆炭水提物，为地榆临床生用治疗疮疡痈肿提供了实验依据。

地榆烘品能明显缩短小鼠出血及凝血时间。出血时间以 150℃烘品为佳，而对于凝血时间则以 170℃、220℃烘品为好，认为可能与钙离子的促进血液凝固作用有关。地榆烘品对血小板有良好的促聚作用，地榆煎液既有促进二磷酸腺苷诱导的血小板集聚作用，而其本身又有直接促聚作用，仍以 150℃烘品最明显。

用平皿法对地榆及地榆炭的抑菌作用进行测试，结果表明在6%浓度时，地榆炭混悬液对大肠埃希菌和痢疾杆菌均有一定的抑制作用，且该作用炭品较生品略强。

【炮制辨析】地榆的炮制研究中，在炮制后鞣质含量的增减以及对实验动物出血、凝血作用的影响等方面的结果和结论不太一致，对缩短出血、凝血时间的物质基础的认识上也存在矛盾。还远不足以证实制炭的必要性、有效性和科学性，更未阐明地榆炭炮制原理及其止血机制。

侧柏叶

【饮片名称】侧柏叶、侧柏炭

【来源与加工】本品为柏科植物侧柏 *Platycladus orientalis*（L.）Franco 的干燥枝梢和叶。多在夏、秋二季采收，阴干。

【饮片炮制】

1. 侧柏叶　除去杂质，揉碎，去硬梗，筛去灰屑。

2. 侧柏炭　取净侧柏叶，置预热适度的炒制容器内，用中火炒至表面黑褐色，内部焦黄色时，喷淋少许清水，灭尽火星，取出，摊晾。

【饮片性状】侧柏叶多分枝，小枝扁平；叶细小鳞片状，交互对生，贴伏于枝上，深绿色或黄绿色；质脆，易折断；气清香，味苦涩、微辛。侧柏炭形如侧柏叶，表面黑褐色。质脆，易折断，断面焦黄色。气香，味微苦涩。

【炮制作用】侧柏叶，苦、涩，寒。归肺、肝、脾经。凉血止血，化痰止咳，生发乌发。

侧柏叶以清热凉血，止咳祛痰力胜。多用于血热妄行的各种出血症、咳嗽痰多、湿热带下及脱发。如用于治疗吐血、衄血、咯血的四生丸（《校注妇人良方》）；治疗慢性支气管炎的复方侧柏片（《全国中草药汇编》）；治疗湿热带下的侧柏樗皮丸（《沈氏尊生书》）；用60%乙醇浸泡7天后涂搽可治脂溢性皮炎。

侧柏炭寒凉之性趋于平和，专于收涩止血。常用于热邪不盛的各种出血症。如十灰散（《十药神书》）和用于崩中漏下的柏叶散（《校注妇人良方》）。若与艾叶、炮姜等温药合用，还可治虚寒性出血。

【现代研究】

1. 炮制与化学成分　侧柏叶中已分离到的挥发油成分有35种，但对其生物活性研究较少。已知侧柏叶炒炭后挥发油较生品大幅度降低，但焖煅制炭则降低较少，说明侧柏叶用焖煅法制炭，有利于挥发油成分的保存。

黄酮类化合物为侧柏叶镇咳祛痰、止血的有效成分之一，现已从侧柏叶中分离得到十余种黄酮类化合物。侧柏叶生品、制品中总黄酮的含量顺序为：生品 > 烘品 > 炭品。在100℃和150℃时加工的样品槲皮苷含量均为万分之一，200℃以上加热的样品未检出槲皮苷，从这点来看，侧柏叶炒制温度应控制在200℃以下，时间为20分钟左右为宜。

2. 炮制与药理作用　烘烤侧柏叶温度在100℃和200℃时止血作用非常显著；蒸制侧柏叶在1~5磅压力蒸制品止血效果最好。就止血而言，烘品优于蒸制品。侧柏叶生品和炭品均有一定的止血作用，且炒炭后止血作用增强，这与内源性凝血途径改善凝血功能有关。

侧柏叶各炮制品在体外均显示了一定的抑菌作用且抑菌作用呈明显规律性变化，即生品 > 烘品 > 炭品。

【炮制辨析】侧柏叶的现有炮制研究，尚难以说明侧柏叶炭用于多种出血症治疗的机制，有些研究结论不一，只有揭示侧柏叶炒炭的意义才有可能制定科学的炮制工艺和专属性的质量标准。

在近代临床研究中，侧柏叶鲜品用于治疗鼻出血、轻度烧伤、细菌性痢疾有确切疗效。侧柏果壳对慢性支气管炎的咳、喘、痰症状均有效，进一步研究有可能扩大侧柏叶的药源。

牡丹皮

【饮片名称】牡丹皮、丹皮、丹皮炭

【来源与加工】本品为毛茛科植物牡丹 *Paeonia suffruticosa* Andr. 的干燥根皮。秋季采挖根部，除去细根和泥沙，剥取根皮，晒干或刮去粗皮，除去木心，晒干。前者习称连丹皮，后者习称刮丹皮。

【饮片炮制】

1. **牡丹皮** 除去杂质，抢水洗净，润透，切薄片，干燥，筛去碎屑。

2. **丹皮炭** 取牡丹皮片，置预热适度的炒制容器内，以中火炒至表面焦黄色、边缘带黑色，以存性为度，喷淋清水，取出，摊晾。

【饮片性状】牡丹皮为呈圆形或卷曲形的薄片；连丹皮外表面灰褐色或黄褐色，栓皮脱落处粉红色；刮丹皮外表面红棕色或淡灰黄色；内表面有时可见发亮的结晶；切面淡粉红色，粉性；气芳香，味微苦而涩。牡丹皮炭呈黑褐色，气香，味微苦而涩。

【炮制作用】牡丹皮，苦、辛，微寒。归心、肝、肾经。清热凉血，活血散瘀。

牡丹皮生用长于清热凉血，活血化瘀，用于温毒发斑或发疹、阴虚发热、无汗骨蒸、痈肿疮毒、肝火头痛、闭经、痛经及跌打损伤。如用于温热病、身热发疹的化疹汤（《温病述要》）；治阴虚发热的青蒿鳖甲汤（《温病条辨》）；用于肠痈初起的大黄牡丹皮汤（《金匮要略方论》）。

牡丹皮炭，寒凉之性缓和，止血作用加强，具有止血而不留瘀的特点，常用于血热出血。如治疗吐血、衄血的十灰散（《十药神书》）。

【现代研究】

1. **采收与产地加工** 为降低丹皮酚损失，一般宜采用水淋法软化切制牡丹皮较为理想，而不宜采用水洗法软化丹皮。

2. **炮制与化学成分** 牡丹皮中丹皮酚量随着炒制温度升高、炒制时间延长，损失越大。牡丹皮制炭后丹皮酚的损失虽很大，但仍符合“炒炭存性”的要求。炮制温度在320℃以前，5－羟甲基糠醛的含量随炒制时间延长和炒制温度的增高而升高，但温度达到320℃时，随炒制时间延长，其含量开始降低。

3. **炮制与药理作用** 牡丹皮制炭后止血作用最好，但其抗炎、镇痛、护肝作用有所降低。

【炮制辨析】

1. 随着 GAP 的实施，牡丹皮完全有可能在产地一次加工成饮片，以减少加工环节，防止有效成分的流失，最大限度地保存药效。加工过程中应尽量避免硫黄熏蒸，硫黄熏蒸只有助于改善中药的色泽，无助于改善内在质量，相反，硫黄燃烧时产生硫的氧化物，具有很强的氧化性，它将氧化中药的有效成分，粉丹皮中丹皮酚含量大大低于原丹皮即为硫黄熏的结果。同时残留的硫化物具有较强的毒性，应摒弃传统的“色白为佳”的主观评价标准，建立以有效成分为指标的客观实际的评价标准。

2. 丹皮酚在根皮、细根皮中的含量较高，而《中国药典》规定牡丹皮采收时除去细根，这一做法是否合理，值得深入研究。

3. 牡丹皮根外表皮是醇溶性成分和丹皮酚含量最高的部位，原丹皮中丹皮酚含量比刮丹皮高，表明国外使用原丹皮有一定科学依据。

4. 有人认为牡丹皮临床应用“其止血作用系清热凉血之结果”。制炭之后其寒凉之性变缓，势必使止血作用减弱，因此，对于丹皮制炭止血的机制需要深入的研究。

干　姜

【饮片名称】干姜、炮姜、姜炭

【来源与加工】本品为姜科植物姜 *Zingiber officinale* Rosc. 的干燥根茎。冬季采挖，除去须根和泥沙，晒干或低温干燥。趁鲜切片晒干或低温干燥者称为“干姜片”。

【饮片炮制】

1. 干姜　除去杂质，略泡，洗净，润透，切厚片或块，干燥，筛去灰屑。

2. 炮姜　取净河砂，置预热适度的炒制容器内，用武火炒至滑动流利状态后，投入净干姜片或块，不断翻动，炒至鼓起，表面显棕褐色时取出，筛去河砂，摊晾。

3. 姜炭　取干姜块，置预热适度的炒制容器内，用武火炒至表面黑色，内部棕褐色，喷淋少许清水，灭尽火星，取出，摊晾。

【饮片性状】干姜呈扁平块状，具指状分枝，长3～7cm，厚1～2cm。表面灰黄色或浅灰棕色，粗糙，具纵皱纹和明显的环节。分枝处常有鳞叶残存，分枝顶端有茎痕或芽。质坚实，断面黄白色或灰白色，粉性或颗粒性，内皮层环纹明显，维管束及黄色油点散在。气香、特异，味辛辣。干姜片本品呈不规则纵切片或斜切片，具指状分枝，长1～6cm，宽1～2cm，厚0.2～0.4cm。外皮灰黄色或浅黄掠色，粗糙，具纵皱纹及明显的环节。切面灰黄色或灰白色，略显粉性，可见较多的纵向纤维，有的呈毛状。质坚实，断面纤维性。气香、特异，味辛辣。

【炮制作用】干姜，辛，热。归脾、胃、肾、心、肺经。温中散寒，回阳通脉，燥湿消痰。

干姜，辛，热。能守能走，长于温中回阳。对中焦寒邪偏盛而兼湿者以及寒饮伏肺的喘咳颇为相宜。又因为本品力速而作用较强，故用于回阳救逆，其效甚佳。常用于脘腹冷痛，呕吐泄泻，肢冷脉微，痰饮喘咳。如温中散寒的大建中汤（《金匮要略方论》）；回阳救逆的四逆汤（《伤寒论》）；温肺散寒而化痰饮的小青龙汤（《伤寒论》）。

炮姜味苦、辛，性温。具有温中散寒、温经止血的功能。其辛燥之性较干姜弱，温里之力不如干姜迅猛，但作用缓和持久，长于温经止痛、止泻和温经止血。可用于中焦虚寒的腹痛、腹泻和虚寒性出血。如治疗脾胃虚寒之腹痛、腹泻、霍乱转筋的附子理中丸（《太平惠民和剂局方》）；治脾胃虚寒便血的艾叶丸（《太平圣惠方》）。

姜炭味苦、涩，性温。归脾、肝经。其辛味消失，守而不走，长于止血温经。其温经作用弱于炮姜，固涩止血作用强于炮姜，可用于各种虚寒性出血。如治疗血崩的如圣散（《丹溪心法》）；用干姜烧黑存性，为末，米饮调服，治血痢不止（《姚氏集验方》）。

【现代研究】

1. 炮制与化学成分　干姜的不同炮制品中挥发油的含量高低为：干姜 > 炮姜 > 生姜 >

姜炭。生姜经干燥制为干姜后，虽有部分挥发油损失，但因干燥、质轻，其相对含量反而提高。干姜在220℃制成炮姜后，挥发油下降并不明显。姜炭炮制温度高达300℃，挥发油含量下降显著。从生姜到干姜、炮姜、姜炭的炮制过程中6－姜酚、8－姜酚、10－姜酚相对含量逐渐降低，6－姜烯酚的相对含量逐渐增高；姜酮在加工至炮姜时出现，且含量较少，但在姜炭中含量较高。

2. 炮制与药理作用 炮姜对醋酸诱发、应激性及幽门结扎型胃溃疡均呈明显的抑制作用，而干姜无此作用。止血研究显示，生姜和干姜的水煎液及醚提液无缩短短鼠凝血时间的倾向；炮姜和姜炭的水煎液、醚提液及混悬液均呈现明显缩短小鼠凝血时间的作用，这与中医临床用法一致。另有实验证实，环境温度对炮姜、姜炭缩短小鼠凝血时间的作用影响很大，温度下降，炮姜的凝血作用增强，姜炭的凝血作用亦呈现出线性量效关系。炮姜与姜炭均能显著缩短小白鼠的出血时间，姜炭同时能显著缩短小白鼠的凝血时间，这与干姜经炒炭后具有止血作用的传统理论相符。

炮姜水煎液灌胃毒性较干姜大，表明干姜经加热炮制后水溶性毒性成分可能有变化。

3. 炮制新工艺 研究认为干姜的炮制工艺以晾干和60℃真空干燥为宜。以浸出物含量、凝血时间、成品性状为指标，采用正交试验优选姜炭的炮制工艺为：250℃烘制15分钟。

【炮制辨析】

1. 近代有一部分地区把炮姜和姜炭两者混为一个炮制品，而经文献研究证实炮姜与姜炭是两个不同的炮制品。炮姜自《中国药典》（1995年版）被单列，具有独立的功效和应用范围，符合传统的中医药理论和长期以来中医临床的用药习惯。

2. 有学者认为姜炭用砂烫法炮制为宜，其原因是：①砂的温度较稳定，饮片受热均匀，成品质量较好；②能使药材与空气隔绝，不产生烟雾，降低对操作人员的不良刺激。该工艺为：炒中粒河砂至200℃以上时，置干姜于内，用砂掩埋2～5分钟至饮片充分鼓起，翻炒至外表焦褐色或焦黑色，内部焦黄色或焦褐色。除了传统的炮制工艺，研究表明微波炮制干姜的方法有可行性。

槐　角

【饮片名称】槐角、蜜槐角、槐角炭

【来源与加工】本品为豆科植物槐 *Sophora japonica* L. 的干燥成熟果实。冬季采收，除去杂质，干燥。

【饮片炮制】

1. 槐角 除去杂质及果柄，筛去灰屑，洗净，干燥。

2. 蜜槐角 取净槐角，置预热适度的炒制容器内，用文火炒至鼓起，取炼蜜加适量开水稀释，喷洒均匀，炒至外皮光亮不粘手为度，取出，摊晾，即得。每100kg槐角用炼蜜5kg。

3. 槐角炭 取净槐角，置预热适度的炒制容器内，用武火炒至焦黑色，内部黄褐色，喷淋少许清水，熄灭火星，取出，摊晾。

【饮片性状】槐角呈连珠状，长1～6cm，直径0.6～1cm。表面黄绿色或黄褐色，皱缩而粗糙，背缝线一侧呈黄色。质柔润，干燥皱缩，易在收缩处折断，断面黄绿色，有黏性。种子1～6粒，肾形，长约8mm，表面光滑，棕黑色，一侧有灰白色圆形种脐；质坚硬，子叶2，黄绿色。果肉气微，味苦，种子嚼之有豆腥气。

【**炮制作用**】槐角，苦，寒。归肝、大肠经。清热泻火，凉血止血。

槐角清热凉血力比较强。多用于血热妄行的出血症、肝火目赤、头痛眩晕、阴疮湿痒。如治眼热目暗的明目槐子丸（《太平圣惠方》）；用槐角与麦冬熬膏内服，治吐血、咯血、呕血、衄血等出血症（《本草汇言》）；治尿血，用槐角与车前子、茯苓、木通、甘草煎水服（《杨氏简易方》）。

蜜槐角寒性缓和，润肠通便作用增强。主要用于便血、痔血，特别是痔血而兼便秘者尤为适宜。如脏连丸（《中药成药制剂手册》）。

槐角炭寒性缓和，凉血作用减弱，长于收敛止血。常用于便血、痔血、崩漏、血淋。如治血淋或妇女血崩不止的槐子散（《良朋汇集》）；用于肠风下血、痔血或脱肛的槐角丸（《太平惠民和剂局方》）。

【**现代研究**】

炮制与化学成分　槐角蜜炙后染料木苷、山柰酚、芦丁、槲皮素、染料木素及槐角苷的含量升高，而亚麻酸、亚油酸及棕榈酸含量几乎无变化；有关地方习用品规九蒸九晒槐角，研究发现随着蒸晒次数的增加，氨基酸的含量并无明显变化，但酪氨酸和脯氨酸第五次蒸后含量最高，丙氨酸第7次蒸后含量最高。

【**炮制辨析**】

1. 槐角蜜炙后黄酮及异黄酮类化合物含量升高，可能为其药效增强的物质基础；槐角炮制后化学成分的变化未完全阐明，尚需深入研究。

2. 槐角临床主要用于痔疮和便血，而诸多药理研究报道中，鲜有对槐角及其炮制品治疗痔疮等症的药理作用的报道。

白茅根

【**饮片名称**】白茅根、茅根炭

【**来源与加工**】本品为禾本科植物白茅 *Imperata cylindrica* Beauv. var. *major*（Nees）C. E. Hubb. 的干燥根茎。春、秋二季采挖，洗净，晒干，除去须根和膜质叶鞘，捆成小把。

【**饮片炮制**】

1. 白茅根　除去杂质，洗净，稍润，切段，干燥，筛去碎屑。

2. 茅根炭　取净白茅根段，置预热适度的炒制容器内，用中火炒至表面焦褐色，内部焦黄色，喷淋清水少许，灭尽火星，取出，摊晾，凉透。

【**饮片性状**】白茅根为圆柱形的段；外表皮黄白色或淡黄色，微有光泽，具纵皱纹，有的可见稍隆起的节；切面皮部白色，多有裂隙，放射状排列，中柱淡黄色或中空，易与皮部剥离；气微，味微甜。茅根炭表面黑褐色至黑色，具纵皱纹，有的可见淡棕色稍隆起的节，略具焦香气，味苦。

【**炮制作用**】白茅根，甘，寒。归肺、胃、膀胱经。凉血止血，清热利尿。

白茅根长于凉血、清热利尿。常用于血热妄行的多种出血症、热淋、小便不利、水肿、湿热黄疸、热盛烦渴、胃热呕哕及肺热咳嗽。治血热偏盛的出血症可单用大剂量煎服，尤其对尿血可起到利尿与止血二者兼顾的作用。如治气虚血热、小便出血的茅根饮子（《外台秘要》）；治热病呕哕、不能下食的茅根散（《太平圣惠方》）；治疗急性肾炎水肿的急性肾炎方（《中药临床应用》）。

茅根炭味涩，寒性减弱。清热凉血作用缓和，止血作用增强。专用于出血症，并偏于收敛止血，常用于出血症较急者。如十灰散（《十药神书》）。

【现代研究】

炮制与化学成分 鞣质具有止血作用，白茅根炮制后鞣质含量有所增加，炒炭后止血作用增强可能与其有关。

【炮制辨析】白茅根传统习用鲜品以凉血止血，清热利尿。近代由于鲜品流通受限，临床中已无鲜品。鲜品的特点以及如何保鲜值得进一步研究，此外，其制炭工艺及原理研究有待进一步深化。

茜　草

【饮片名称】茜草、茜草炭

【来源与加工】本品为茜草科植物茜草 *Rubia cordifolia* L. 的干燥根和根茎。春、秋二季采挖，除去泥沙，干燥。

【饮片炮制】

1. **茜草** 除去杂质，洗净，润透，切厚片或段，干燥，筛去灰屑。
2. **茜草炭** 取茜草片或段，置预热适度的炒制容器内，用武火炒至表面焦黑色，内部棕褐色，喷淋少许清水，熄灭火星，取出，晾干，筛去灰屑。

【饮片性状】茜草为不规则的厚片或段；根呈圆柱形，外表皮红棕色或暗棕色，具细纵纹；皮部脱落处呈黄红色；切面皮部狭，紫红色，木部宽广，浅黄红色，导管孔多数；气微，味微苦，久嚼刺舌。茜草炭形如茜草片或段，表面黑褐色，内部棕褐色。气微，味苦、涩。

【炮制作用】茜草，苦、寒。归肝经。凉血，止血，祛瘀，通经。

茜草以活血化瘀、清热凉血力胜，亦能止血。多用于血热所致的各种出血症，血滞经闭，跌打损伤，瘀滞作痛，关节疼痛。如用于鼻衄不止、心神烦闷的茜根散（《景岳全书》）；治崩漏、月经过多、恶露不绝的止血灵（《湖北中医杂志》）；用黄酒煎茜草根，空腹服，治妇女经水不通（《经验广集》）。

茜草炭寒性减弱，收涩止血力增强，多用于无瘀滞的各种出血症。如用于多种出血症的十灰散（《十药神书》）。

【现代研究】

1. **炮制与化学成分** 研究表明，炒炭后茜草中异茜草素、1，3，6-三羟基-2-甲基蒽醌含量显著增加，光泽汀含量明显减少。
2. **炮制与药理作用** 研究表明，茜草抗炎、镇痛和活血化瘀作用强于茜草炭。茜草能够显著改善不同切变率下血瘀模型大鼠的全血黏度及血浆黏度，在止血方面体现了一定的双向调节，对由二磷酸腺苷诱导的血小板聚集率表现出一定的影响，但弱于茜草炭。茜草炭主要通过影响内、外源性凝血酶以及纤维蛋白原达到促凝效果，能明显提高血瘀模型大鼠血小板聚集率。

绵马贯众

【饮片名称】绵马贯众、绵马贯众炭

【来源与加工】本品为鳞毛蕨科植物粗茎鳞毛蕨 *Dryopteris crassirhizoma* Nakai 的干燥根茎和叶柄残基。秋季采挖，削去叶柄，须根，除去泥沙，晒干。

【饮片炮制】

1. **绵马贯众**　除去杂质泥土及须根，洗净，润透，切厚片，干燥，筛去灰屑。

2. **绵马贯众炭**　取贯众片，大小分开，置预热适度的炒制容器内，用武火炒至表面焦黑色，内部焦褐色，喷淋少许清水，熄灭火星，取出，摊晾，筛去灰屑。

【饮片性状】绵马贯众为不规则的厚片或碎块；根茎外表皮黄棕色至黑褐色，多被有叶柄残基，有的可见棕色鳞片，切面淡棕色至红棕色，有黄白色维管束小点，环状排列；气特异，味初淡而微涩，后渐苦、辛。绵马贯众炭，形如贯众，表面焦黑色，内部焦褐色，味涩。

【炮制作用】绵马贯众，苦，微寒，有小毒。归肝、脾经。清热解毒，驱虫，止血。

绵马贯众长于驱虫，清热解毒。多用于肠道寄生虫、风热感冒、湿热发斑及痄腮，热毒疮疡。如用于蛔虫攻心的贯众散（《太平圣惠方》）；治疗流感、痄腮等病毒性疾病的抗毒汤（《中药临床应用》）。

绵马贯众炭寒性减弱，长于止血。可用于衄血、吐血、便血、崩漏等多种出血症，尤善于治崩漏下血。如用于肾阴不足，崩漏下血，头晕耳鸣的滋肾固冲汤（《中医妇科临床手册》）。

【现代研究】

1. **炮制与化学成分**　绵马贯众炭水煎液中含有一种新型水溶性的纳米类成分碳点，被命名为绵马贯众炭碳点，其具有止血效果，为进一步探索贯众炭的炮制机理提供了新的设想。

2. **炮制与药理作用**　贯众炒炭后较生品可明显缩短实验动物的出血、凝血时间。

【炮制辨析】贯众药用来源较多。《中国药典》仅收绵马贯众与绵马贯众炭，并对绵马贯众规定了总灰分不得过7.0%，酸不溶性灰分不得过3.0%，稀乙醇浸出物不得少于25.0%。绵马贯众的质量标准应完善、提高。

乌　梅

【饮片名称】乌梅、乌梅肉、乌梅炭、醋乌梅

【来源与加工】本品为蔷薇科植物梅 *Prunus mume*（Sieb.）Sieb. et Zucc. 的干燥近成熟果实。夏季果实近成熟时采摘，低温烘至干后闷至色变黑。

【饮片炮制】

1. **乌梅**　除去杂质，洗净，干燥。

2. **乌梅肉**　取净乌梅，用清水润软或蒸软后，去核，干燥。

3. **乌梅炭**　取净乌梅或乌梅肉，置预热适度的炒制容器内，用武火炒至皮肉鼓起发泡，表面呈焦黑色，取出摊晾。

4. **醋乌梅**　取净乌梅或乌梅肉，用米醋拌匀，闷润至醋被吸尽，置适宜容器内，密闭，隔水加热2~4小时，取出，干燥。每100kg乌梅或乌梅肉用米醋20kg。

【饮片性状】乌梅呈类球形或扁球形，直径1.5~3cm表面乌黑色或棕黑色，皱缩不平，基部有圆形果梗痕。果核坚硬，椭圆形，棕黄色，表面有凹点；种子扁卵形，淡黄色。气微，味极酸。

【炮制作用】乌梅，酸、涩，平。归肝、脾、肺、大肠经。敛肺，涩肠，生津安蛔。

乌梅长于生津止渴，敛肺止咳，安蛔。多用于虚热消渴，肺虚久咳，蛔厥腹痛。如治消渴证，烦渴多饮的玉泉丸（《丹溪心法》）；治肺虚久咳的一服散（《杂病源流犀烛》）；治

蛔厥腹痛呕吐的乌梅汤（《伤寒论》）。乌梅肉的功效和适用范围与乌梅相同，因去核用肉，故作用更强。

乌梅炭长于涩肠止泻，止血，常用于久泻、久痢及便血、崩漏带下等。如治下痢不能食的乌梅丸（《杂病源流犀烛》）；用乌梅烧炭存性为末，醋打米糊为丸，可治大便下血不止（《济生方》）；治小便尿血（《本草纲目》）；烧灰为末，乌梅汤调下，治妇人血崩（《校注妇人良方》）。

醋乌梅功用与生乌梅相似，但收敛固涩作用更强，尤其适用于肺气耗散之久咳不止和蛔厥腹痛。

【现代研究】

1. 采收与产地加工 乌梅产地加工方法有熏制法（杂木和松木熏制）、晒干法（蒸后晒干、烫后晒干）、烘干法三种。以果肉率、产率、pH、游离总酸度及糖含量为指标，用多元方差分析法对不同加工方法的梅制品进行考察，表明以熏制法制得的乌梅质量最好，熏制法中又以杂木熏制法较好。

2. 炮制与化学成分 乌梅各种炮制品中有机酸、枸橼酸和鞣质含量的顺序为：乌梅肉原品 > 水润品 > 蒸制品。乌梅炒炭后化学成分有显著变化。

3. 炮制与药理作用 以小鼠凝血时间为指标，对乌梅生、炭品作比较，结果显示生乌梅水煎剂对小鼠凝血时间无明显影响，而乌梅炭水煎剂可缩短小鼠凝血时间，并证实该作用与鞣质含量不成线性关系。另有观点认为乌梅炭的止血作用与炭的吸附作用和有机酸的作用有关。体外抑菌实验中，熏制法所制得的乌梅抑菌作用略优于晒干法和烘干法。

【炮制辨析】

1. 产地采摘的鲜梅果不耐存放，易发酵腐烂，因而多在产地加工成干燥品。梅果采摘后，装入竹箩中摇动以去其绒毛，不可弄破外皮，然后用清水洗净，按大小分档，干燥，以皮皱色黑、肉仁与梅核脱离、手抓摇动能听到响声为度，即得乌梅药材。乌梅成品以色黑肉厚、柔润、无破皮，味极酸者为佳。各地乌梅加工方法不同，要保证乌梅的药用质量，必须统一药用乌梅的产地加工方法。

2. 乌梅的外观难以鉴别，而乌梅核的特征却很鲜明，乌梅饮片带核使用有鉴别上的意义。经测定，乌梅中约5%的有机酸存在于核中，且制作乌梅肉费工费时，所以乌梅带核应用更经济。但另一方面，乌梅核占整个乌梅重量的比重很大且乌梅核并不具有果肉的临床疗效，带核使用使临床用量难以把握。有人认为乌梅核富含脂肪油等成分，具有滑泄作用，与使用乌梅的主旨不合，因而建议乌梅应去核使用。《中国药典》中乌梅与乌梅肉并收，尊重了中药传统应用的实际。乌梅与乌梅肉在化学成分上存有明显差异，而且梅核所占比例较大，应通过系统研究，统一乌梅的入药规格。

3. 炮制学专著多收录4种炮制品：净乌梅、乌梅肉、乌梅炭、醋乌梅，而《中国药典》只收载前三者。有人提出异议，认为醋乌梅收敛固涩作用强于生乌梅，对肺虚久咳、兼有胃酸不足者尤为适宜，且乌梅中的有机酸多以盐的形式存在，经醋制后，使成盐的有机酸游离，也可使酯类成分分解成酸和醇，进而增加游离酸浓度，发挥其特有功效。还有学者对乌梅的几种炮制品进行质量比较后认为，以pH、游离酸浓度为衡量指标时，醋乌梅最优。对乌梅是否醋制应结合中医药理论进行系统研究。

重点小结

难　点	考　点
炒炭火候的掌握	炒炭存性 炒炭的注意事项

思考题

从中医基本理论和现代研究的角度，分别谈谈炭药为什么可以产生或增强止血作用。

扫码“学一学”

第二节　加辅料炒法

净制或切制后的药物与固体辅料同炒的方法称为加辅料炒法。

常用的加辅料炒法有麸炒、米炒、土炒、砂炒、蛤粉炒、滑石粉炒等。

加辅料炒的主要目的是降低毒性及不良反应，缓和药性，增强疗效，矫臭矫味，便于粉碎等。同时，所用的辅料具有中间传热作用，能使药物受热均匀，有利于控制炮制程度。

一、麸炒

将净制或切制后的药物用麦麸熏炒的方法称为麸炒法。

麸炒又称“麦麸炒”或“麸皮炒”。用净麦麸及用蜂蜜或红糖制过的麦麸炒制药物，前者称净麸炒或清麸炒，后者称蜜麸炒或糖麸炒。麦麸为小麦的种皮，味甘性平，具有和中健脾之功。麸炒可缓和药物的辛燥之性，增强其健脾和胃作用。明代《本草蒙筌》有“麦麸皮制抑酷性勿伤上膈”的记载，故常用麦麸炒制补脾胃或作用燥烈及有腥味的药物。

1. 目的

（1）增强疗效。如白术、山药等。

（2）缓和药性。如苍术、枳壳、枳实等。

（3）矫臭矫味。如僵蚕。

2. 操作方法　先用中火或武火将锅预热，均匀撒入麦麸，待起烟时，将净制或切制后的药物投入锅中与麦麸迅速翻炒并控制火力，炒至药物表面呈黄色至深黄色，出锅，筛去麦麸，放凉。

麦麸用量一般为每100kg药物用麦麸10～15kg。

3. 注意事项

（1）麸炒用量要控制在10%～15%之间，过少烟气不足，达不到熏炒要求；过多不利翻动和熏炒，也浪费辅料。

（2）注意火力适当，麸炒一般用中火加热。麦麸均匀撒入锅中，待起浓烟后投药。锅温过低则不易起烟，可用少量麦麸试投。

（3）麸炒药物要求干燥，以免药物黏附焦化麦麸。

（4）麸炒的药物达到标准时要求迅速出锅，以免造成炮制品发黑、火斑过重等现象。出锅后应筛去残留的麦麸。

苍术

【饮片名称】苍术、炒苍术、焦苍术

【来源与加工】本品为菊科植物茅苍术 *Atractylodes lancea*（Thunb.）DC. 或北苍术 *Atractylodes chinensis*（DC.）Koidz. 的干燥根茎。春、秋二季采挖，除去泥沙，晒干，撞去须根。

【饮片炮制】

1. **苍术** 除去杂质，用水洗净，润透，切厚片，干燥，筛去碎屑。

2. **麸炒苍术** 先将炒制容器预热，撒入麦麸，用中火加热，待冒烟时投入净苍术片不断翻动，炒至表面深黄色，取出，筛去麸皮，摊晾。每100kg苍术片用麸皮10kg。

3. **焦苍术** 取净苍术片，置预热适度的炒制容器内，用中火炒至表面褐色时，喷淋少许清水，再用文火炒干，取出，摊晾，筛去碎屑。

【饮片性状】苍术呈不规则类圆形或条形厚片。外表皮灰棕色至黄棕色，有皱纹，有时可见根痕。切面黄白色或灰白色，散有多数橙黄色或棕红色油室，有的可析出白色细针状结晶。气香特异，味微甘、辛、苦。麸炒苍术形如苍术片，表面深黄色，散有多数棕褐色油室。有焦香气。焦苍术形如苍术片，表面焦褐色，香气微弱。

【炮制作用】苍术辛、苦，温。归脾、胃、肝经。燥湿健脾，祛风除湿，明目。

苍术温燥而辛烈，化湿和胃力强，且能走表祛风湿。多用于风湿痹痛、感冒夹湿、湿温发热、脚膝疼痛。如治风湿阻于经络，肢体关节疼痛的苡仁汤（《类证治裁》）；治风寒感冒夹湿的九味羌活汤（《此事难知》）；治青盲雀目，翳障睑痛的二术散（《证治准绳》）。

麸炒苍术可缓和燥性，气变芳香，增强健脾燥湿的作用。多用于脾胃不和、痰饮停滞、青盲雀目。如治湿邪中阻，脾胃不和的平胃散（《医方类聚》）；治湿热下注，脚膝筋骨疼痛的二妙散（《丹溪心法》）；治湿痰，胸痞满闷的神术丸（《仁斋直指方》）。

焦苍术辛燥性减，以固肠止泻为主。如治脾虚泄泻的椒术丸（《素问病机气宜保命集》）。

【现代研究】

1. **炮制与化学成分** 苍术经炮制后，挥发油含量减少，麸炒及米泔水炒法去油率最高，挥发油的比旋度、折射率、密度以及组成成分有所改变。苍术中苍术酮、β-桉叶油醇的含量均在炒后降低，而焦苍术中苍术苷A含量明显增加，为苍术炒焦后的主要增量成分之一，可能是导致苍术炒焦药效改变的主要物质基础。苍术麸炒后非挥发性化学成分的含量降低，说明麸炒后水溶性成分也发生了变化。

2. **炮制与药理作用** 苍术各炮制品（麸炒、泔润炒、泔浸品、泔浸炒）均能增加脾虚小鼠体重，改善小鼠脾虚症状，抑制炭粉在小肠中的推进率，延长游泳时间，以麸炒及泔润炒的作用明显，生品作用不明显，说明苍术麸炒后能增强健脾作用，进一步研究发现，苍术正丁醇提取物的50%乙醇部位为健脾有效部位。保肝实验研究显示，麸炒苍术挥发油的保肝作用强于生苍术挥发油，麸炒苍术水提液和多糖的保肝作用强于生苍术的水提液和多糖。血清溶血素实验结果显示，苍术麸炒后免疫作用增强。

3. **炮制新工艺** 以苍术挥发油含量为指标考察麸炒工艺，并选取β-桉叶醇、醇溶性浸出物及水溶性浸出物检测，优选苍术麸炒工艺为：每100g苍术加麦麸30g，150℃时投药，炒制5分钟，翻炒频率每分钟70次。也有研究认为麸炒苍术的最佳炮制工艺为每1kg饮片用麸量为100g，炒制温度为200℃，炒制时间为80s。

【炮制辨析】研究认为过量的挥发油是有害的，适量的挥发油具有镇静作用，同时使脊

髓反射亢进，故大都以苍术中挥发油的含量来判断苍术质量优劣。但其炮制原理是否通过减少挥发油而达到去燥性目的，苍术健脾燥湿的有效成分是否为挥发油类有待进一步研究。

枳 壳

【饮片名称】枳壳、麸炒枳壳

【来源与加工】本品为芸香科植物酸橙 *Citrus aurantium* L. 及其栽培变种的干燥未成熟果实。7 月果皮尚绿时采收，自中部横切为两半，晒干或低温干燥。

【饮片炮制】

1. **枳壳** 除去杂质，洗净，润透，切薄片，干燥后筛去碎落的瓤核，即得。

2. **麸炒枳壳** 将炒制容器预热，撒入麦麸，待冒烟时，投入净枳壳片，拌炒至金黄色，取出，筛去焦麸皮，摊晾。每 100kg 枳壳片用麸皮 10kg。

【饮片性状】枳壳呈不规则弧状条形薄片。切面外果皮棕褐色至褐色，中果皮黄白色至黄棕色，近外缘有 1 ~ 2 列点状油室，内侧有的有少量紫褐色瓤囊。麸炒枳壳形如枳壳片，色较深，偶有焦斑。

【炮制作用】枳壳，苦、辛、酸，温。归脾、胃经。理气宽中，行滞消胀。

枳壳行气宽中除胀作用较强，多用于肝气郁结、胁肋胀痛。

麸炒枳壳刺激性降低，缓和燥性和酸性，增强健胃消胀的作用。宜于年老体弱而气滞者。多用于宿食停滞、呕逆嗳气、里急后重等。如治疗积滞内停、脘腹胀满的木香槟榔丸（《太平惠民和剂局方》）；治大肠气滞、里急后重的宽肠枳壳汤（《婴童百问》）。

【现代研究】

1. **炮制与化学成分** 枳壳麸炒后，挥发油的含量有所降低，其颜色变深、比重增加、折光率增大，成分比例改变，其中柠檬烯等低沸点组分有所下降，而多数高沸点组分则略有升高，麸炒缓和辛燥之性、增强行气宽中之效可能与此相关。枳壳经麸炒后柚皮苷、橙皮苷、新橙皮苷、辛弗林、水合橘皮内酯、橘皮内酯、马尔敏、川陈皮素和橘皮素均呈下降趋势。实验证明，去枳瓤壳、果瓤、中心柱均含有挥发油、柚皮苷、辛弗林、*N* - 甲基酪胺；果瓤、中心柱煎液味极苦涩，且挥发油含量较少，组成成分也有所差异，这与古文献中的“令净洁”、“剜去瓤，免胀”论述相吻合。

2. **炮制与药理作用** 枳壳生品、麸炒品水煎液对兔离体肠管、兔离体子宫及小鼠胃肠蠕动均有作用，但生枳壳的作用较强，麸炒后作用缓和，这点与古人“麸皮制其燥性而和胃”的观点相吻合。

3. **炮制新工艺** 以柚皮苷、新橙皮苷和挥发油含量为评价指标，采用效应面法优选出枳壳的切制工艺为：浸泡 2 小时，闷润 2 小时，用切片机切成 2mm 的薄片，55℃ 干燥后筛去碎落的瓤核。

以枳壳的挥发油含量为指标，采用正交试验优选麦麸烘枳壳的工艺为：烘制温度 190℃，烘制时间 30 分钟，投入的麦麸量为 5%。

【炮制辨析】目前对枳壳及其炮制品中成分变化与药效之间的关系研究甚少。药效学研究仅限于对兔离体肠管、子宫以及对小鼠胃肠运动的影响几个方面，对枳壳的其他作用尚未涉及。应结合枳壳的临床用途及某些不良反应，扩大研究内容和增加观察指标。

枳 实

【饮片名称】枳实、麸炒枳实

【来源与加工】本品为芸香科植物酸橙 *Citrus aurantium* L. 及其栽培变种或甜橙 *Citrus sinensis Osbeck* 的干燥幼果。5～6 月收集自然掉落的果实，除去杂质，大者横切两瓣，晒干或低温干燥，小者直接晒干或低温干燥。

【饮片炮制】

1. **枳实** 除去杂质，洗净，润透，切片，干燥。

2. **麸炒枳实** 将炒制容器预热，撒入麦麸，待冒烟时，投入净枳实片，拌炒至金黄色，取出，筛去焦麸皮，摊晾。每 100kg 枳实用麸皮 10kg。

【饮片性状】枳实呈不规则弧状条形或圆形薄片。切面外果皮黑绿色至暗棕绿色，中果皮部分黄白色至黄棕色，近外缘有 1～2 列点状油室，条片内侧或圆片中央具棕褐色瓤囊。气清香，味苦、微酸。麸炒枳实形如枳实片，色较深，有的有焦斑。气焦香，味微苦，酸。

【炮制作用】枳实，苦、辛、酸、温。归脾、胃经。破气消积，化痰散痞。

枳实生用破气能力强，适宜气壮邪实者，用于胸痹、痰饮。如治痰浊内阻，胸阳不振的枳实薤白桂枝汤（《金匮要略方论》）。治痰厥吐逆，头目眩晕的导痰汤（《济生方》）。

麸炒枳实，可除去部分挥发油，缓和其峻烈之性，以免损伤正气，以散结消痞力胜，多用于胃脘痞满、下痢泄泻、大便秘结等症。如治湿热内阻，下痢泄泻的枳实导滞丸（《内外伤辨惑论》）。

【现代研究】

1. **炮制与化学成分** 枳实经过麸炒后，挥发油含量降低约 1/2。生品和不同炮制品（砂烫、炒黄、炒炭、麸炒、醋炙、酒炙、土炒）中橙皮苷含量以醋炙品最高，麸炒品最低；新橙皮苷的含量以生品最高，炒炭品最低；柚皮苷的含量以炒黄品最高，炒炭品最低；辛弗林的含量以醋炙品最高，酒炙品最低。

2. **炮制与药理作用** 枳实中挥发油可使实验动物肠蠕动频率增加、收缩张力加强，平滑肌处于痉挛状态。麸炒后挥发油的减少会减弱枳实对肠道平滑肌的刺激，这符合古人“麸皮制去燥性而和胃”及“生用峻烈，麸炒略缓”的记载。在调节利血平致脾虚证大鼠胃肠激素分泌水平方面，麸炒枳实的作用强于生品。

3. **炮制新工艺** 以辛弗林、柚皮苷、橙皮苷、新橙皮苷的含量及出膏率为指标优选枳实最佳的软化和切制工艺为：加药材量 1 倍量的水，在 30℃下浸泡软化 12 小时，横切 1～2mm 薄片。

以出膏率、辛弗林、柚皮苷、橙皮苷的含量为指标，采用正交设计法优选麸炒枳实的工艺为：直径 1.5～2.5cm 的枳实，投麸量为 10%，于 180℃炒制 1 分钟。

【炮制辨析】对枳实不同炮制品中橙皮苷、辛弗林进行对比试验发现，橙皮苷、辛弗林含量均以醋炙品为最高。醋炙是否比其他方法在临床应用中更有效值得研究。

僵　蚕

【饮片名称】僵蚕、白僵蚕、炒僵蚕

【来源与加工】本品为蚕蛾科昆虫家蚕 *Bombyx mori* Linnaeus 4～5 龄的幼虫感染（或人工接种）白僵菌 *Beauveria bassiana*（Bals.）Vuillant 而致死的干燥体。多于春、秋季生产，将感染白僵菌病死的蚕干燥。

【饮片炮制】

1. **僵蚕** 除去杂质及残丝，洗净，晒干。

2. 麸炒僵蚕 将炒制容器预热，撒入麦麸，待冒烟时，投入净僵蚕，拌炒至表面黄色，取出，筛去焦麸皮，摊晾。每100kg僵蚕用麸皮10kg。

【饮片性状】僵蚕略呈圆柱形，多弯曲皱缩。长2～5cm，直径0.5～0.7cm。表面灰黄色，被有白色粉霜状的气生菌丝和分生孢子。头部较圆，足8对，体节明显，尾部略呈二分歧状。质硬而脆，易折断，断面平坦，外层白色，中间有亮棕色或亮黑色的丝腺环4个。气微腥，味微咸。炒僵蚕形如药材。表面黄棕色或黄白色，偶有焦黄斑。气微腥，有焦麸气，味微咸。

【炮制作用】僵蚕，辛、咸，平。归肝、肺、胃经。祛风定惊，化痰散结。

生僵蚕辛散力较强，药力较猛。多用于惊痫抽搐、风疹瘙痒、肝风头痛等症。如治中风口眼歪斜的牵正散（《杨氏家藏方》）。

麸炒后疏风解表之力稍减，长于化痰散结并能杀菌，能除去腥臭气味，利于患者服用。多用于瘰疬痰核、中风失音等症。

【现代研究】

1. 炮制与化学成分 比较生僵蚕与清炒、麸炒僵蚕的水浸出物，清炒品浸出物含量最高，其次为麸炒，生品最少。采用ICP－AES法比较僵蚕炮制前后Mg、Ca、Na、Zn、Cr、Mn、Fe、P、Al、Ti、B、Tl、Pb、Pt、Mo、Ni、Bi、Sb、Sr、Ba、Sn、C等32种元素的含量，麸炒后除Sr、Cr、Ba含量增加外，其余各元素含量均有不同程度的降低。僵蚕麸炒过程中发生了美拉德反应，反应机理可能是僵蚕中还原糖（葡萄糖和果糖）与游离氨基酸（脯氨酸和赖氨酸）发生反应。此外，僵蚕经过高温麸炒，蛋白质含量下降，未检出毒性成分黄曲霉毒素。

2. 炮制与药理作用 经不同方法加热炮制后（甘草汁蒸品、微波品、清蒸品、麸炒品）均会降低僵蚕提取物体外抗氧化活性及其对酪氨酸酶抑制能力。

3. 炮制新工艺 以白僵菌素为指标，采用正交设计法优选白僵蚕的麸炒炮制工艺为：炒制温度180℃，炒制时间5分钟，麦麸用量为僵蚕量的10%。

【炮制辨析】目前僵蚕及其炮制品的传统应用药理活性研究较少，应加强对僵蚕炮制前后物质基础的变化和相应药理活性之间关系的研究。

二、米炒

将净制或切制后的药物与米共同拌炒或将湿米平铺于锅底加热至结成锅巴，将药物在锅巴上翻炒的方法称为米炒。

米炒药物所用的米以糯米为佳，有些地方用陈仓米，通常多用大米。稻米甘温，具有补中益气、健脾和胃等功效。如《修事指南》中有“米制润燥而泽”。米既有药性协同作用，又有中间传热体作用，米炒时能使昆虫类药物的毒性成分因受热而升华散失，故多用于炮制某些补益脾胃药和某些有毒昆虫类药物。

1. 目的

（1）降低毒性、矫臭矫味。如斑蝥、红娘子等。

（2）增强药物健脾止泻的作用。如党参。

2. 操作方法

（1）将米置热锅中加热至起烟，投入净制或切制的药物，中火拌炒至药物变为黄色，米成焦黄或焦褐色，出锅，筛去米，摊晾。

（2）先将锅预热，撒入浸湿的米，使其平贴于锅底，中火加热至起烟并成锅巴时，投入净制或切制的药物，在锅巴上轻轻翻动，至药物变黄色，米变焦黄或焦褐色，取出，筛去米，摊晾。

米的用量一般为：每100kg药物用米20kg。

3. 注意事项

（1）昆虫类药物米炒时因药物颜色过深，火候判断以米至深黄色或焦褐色为度；植物类药物则以药物变黄色为度。

（2）锅巴炒时注意不要将锅巴翻破。

（3）米炒有毒药物时，要注意劳动保护，炒制后的米要妥善处理。

斑　蝥

【饮片名称】 生斑蝥、米斑蝥

【来源与加工】 本品为芫菁科昆虫南方大斑蝥 *Mylabris phalerata* Pallas 或黄黑小斑蝥 *Mylabris cichorii* Linnaeus 的干燥体。夏、秋二季捕捉，闷死或用沸水烫死，晒干。

【饮片炮制】

1. 生斑蝥　除去杂质。

2. 米斑蝥　将米置预热适度的炒制容器内，用中火加热炒至冒烟，投入净斑蝥拌炒，至米呈黄棕色，斑蝥微挂火色时，取出，筛去米，摊晾，除去头、翅、足。每100kg斑蝥用米20kg。

【饮片性状】 南方大斑蝥呈长圆形，长1.5～2.5cm，宽0.5～1cm。头及口器向下垂，有较大的复眼及触角各1对，触角多已脱落。背部具革质鞘翅1对，黑色，有3条黄色或棕黄色的横纹；鞘翅下面有棕褐色薄膜状透明的内翅2片。胸腹部乌黑色，胸部有足3对。有特殊的臭气。黄黑小斑蝥体型较小，长1～1.5cm。米炒南方大斑蝥，体型较大，头足翅偶有残留。色乌黑发亮，头部去除后的断面不整齐，边缘黑色，中心灰黄色。质脆易碎。有焦香气。米炒黄黑小斑蝥，体型较小。

【炮制作用】 斑蝥，辛，热；有大毒。归肝、胃、肾经。破血逐瘀，散结消癥，攻毒蚀疮。

生斑蝥为大毒之品，多外用攻毒蚀疮。用于瘰疬瘘疮、痈疽肿毒、顽癣瘙痒等。如治瘰疬结核、疮瘘流脓、久不敛口的生肌干脓散（《增广验方新编》）和治白斑的顽癣方（《外台秘要》）。

米炒斑蝥，降低毒性，矫正气味，可内服，多入丸散。以通经，破癥散结为主。多用于经闭、癥瘕、狂犬咬伤、瘰疬、肝癌、胃癌等。如治瘀血阻滞、月经闭塞的斑蝥通经丸（《济阴纲目》）。

【现代研究】

1. 炮制与化学成分　斑蝥经米炒后斑蝥素含量明显降低，斑蝥素含量高低顺序为：斑蝥饮片＞斑蝥药材＞米炒斑蝥。斑蝥素主要集中在虫体的腹部，头、足、翅的总重量约占全虫的20%，斑蝥素含量很低，去头、足、翅后斑蝥素含量相对升高。斑蝥不同炮制品及不同部位微量元素存在差异，斑蝥经米炒后，铅、砷、汞、镉、铁含量降低，铜、镁、钙含量增高。斑蝥头、足、翅中汞、铅含量比其他部位偏高，内翅砷含量最高，因此认为去头、足、翅及米炒的炮制方法具有科学性。

2. 炮制与药理作用 斑蝥各炮制品均有抗癌活性，并随斑蝥素及斑蝥素盐含量升高而增强，但易出现因中毒而食欲减退、行动迟缓、体重减轻及乳糜尿而死亡的现象。经碱液处理的斑蝥毒性减弱，抗癌活性提高。

斑蝥去头足翅前后的生品、米炒品、碱处理新法炮制品的急性毒性、亚急性毒性及体内抗肿瘤作用的比较表明：炮制品毒性小于生品，去头、足、翅后毒性增大，碱处理炮制新法优于米炒法；亚急性毒性试验中，碱处理斑蝥和米炒斑蝥对大鼠体重增加、血清酶、血、尿常规等方面均有损害，两者无明显差异；重要脏器的病理检查显示，心脏无明显差异，但肝、肾、胃有不同程度的损害。

3. 炮制新工艺 斑蝥素在84℃开始升华，其升华点为110℃，米炒时锅温128℃，正适合斑蝥素的升华，又不使斑蝥焦化，且斑蝥素还可部分被米吸附，从而使其含量降低，毒性减弱。近代用湿米贴锅加热，待冒烟才放斑蝥在米上拌炒的方法，斑蝥素损失最少，仅损失7.4%，而清炒至焦棕色（锅温150～170℃），斑蝥素损失率最高，可达85.6%。采用低浓度碱溶液炮制斑蝥，斑蝥中有效、有毒成分斑蝥素被氢氧化钠转化为疗效不减、毒性减弱的斑蝥素钠。炮制最佳条件为：用1.0%的氢氧化钠溶液，70～80℃，浸泡12小时。

【炮制辨析】

1. 现已合成了斑蝥素的衍生物和类似物，如去甲斑蝥素、斑蝥酸钠和羟基斑蝥胺等抗癌药物来替代天然斑蝥素，它们的药理作用相似，但毒性较斑蝥素小。

2. 斑蝥中的有毒物质与药效成分均为斑蝥素，安全性低，对皮肤、黏膜有强烈的刺激性，能引起充血、发赤和起泡。口服毒性很大，可引起口咽部灼烧感、恶心、呕吐、腹部绞痛、血尿及中毒性肾炎等，甚至可引起肾功能衰竭或循环衰竭而致死亡，故斑蝥生品只能外用，口服必须经过炮制。

红娘子

【饮片名称】红娘子、米炒红娘子

【来源与加工】本品为蝉科昆虫黑翅红娘 *Huechys sanguinea* De Geer 的干燥虫体。清晨露水未干时，至近水边草上捕捉，捕时要戴手套，防止中毒。捕后放于布袋或篾篓中，置甑中蒸上气或投入沸水中烫死，取出晒干，即得。

【饮片炮制】

1. 红娘子 去头、足、翅，即得。

2. 米炒红娘子 将米置预热适度的炒制容器内，用中火加热炒至冒烟，投入净红娘子拌炒，至米呈深黄色，红娘子微挂火色时，取出，筛去米，摊晾。每100kg红娘子用米20kg。

【饮片性状】红娘子为除去头、足、翅的干燥虫体，形似蝉而小；前胸背板前狭后宽，黑色；中胸背板黑色，左右两侧有两个大形斑块，朱红色，可见除去的鞘翅残痕；雄虫在后胸腹板两侧有鸣；腹部血红色，基部黄色，雌虫具有黑褐色产卵管；体轻质脆，有特殊臭气，味辛。米炒红娘子形如红娘子，炒后表面呈老黄色，微具米炒香气。

【炮制作用】红娘子，苦、辛，平；有毒。归肝经。攻毒，通瘀，破积。

红娘子有剧毒，且具腥臭味，多外用，解毒蚀疮。用于瘰疬结核、疥癣恶疮等症。米炒红娘子降低其毒性并矫正其腥臭味，以利于服用和制剂，功能以破瘀通经为主，可用于月经闭塞，狂犬咬伤。

党 参

【饮片名称】党参、米炒党参、蜜炙党参

【来源与加工】本品为桔梗科植物党参 *Codonopsis pilosula*（Franch.）Nannf.、素花党参 *Codonopsis pilosula* Nannf. var. *modesta*（Nannf.）L. T. Shen 或川党参 *Codonopsis tangshen* Oliv. 的干燥根。秋季采挖，洗净，晒干。

【饮片炮制】

1. **党参** 除去杂质，洗净，润透后去芦，切厚片或段，干燥，筛去灰屑，即得。

2. **米炒党参** 将米置预热适度的炒制容器内，用中火加热炒至冒烟，投入净党参拌炒，至米呈老黄色，党参表面深黄色，取出，筛去米，摊晾。每100kg党参用米20kg。

3. **蜜炙党参** 将炼蜜用适量冷开水稀释后，加入净党参拌匀，稍闷，待蜜水吸尽后，投入预热适度的炒制容器内，加热翻动，炒至党参呈金黄色，不粘手时取出，摊晾。每100kg党参用炼蜜20kg。

【饮片性状】党参呈类圆形的厚片。外表皮灰黄色、黄棕色至灰棕色，有时可见根头部有多数疣状突起的茎痕和芽。切面皮部淡棕黄色至黄棕色，木部淡黄色至黄色，有裂隙或放射状纹理。有特殊香气，味微甜。米炒党参形如党参片，表面深黄色，偶有焦斑。蜜炙党参形如党参，呈黄棕色，有光泽，味甜。

【炮制作用】党参，甘，平。归脾、肺经。补中益气，健脾益肺。

党参擅长益气生津，常用于气津两伤或气血两亏。如治气阴两亏的党参膏（《得配本草》）；治气血两亏的两仪膏（《中药成方集》）。

米炒党参气变清香，能增强和胃、健脾止泻作用。多用于脾胃虚弱，食少，便溏，脱肛等症。如治脾虚泄泻的理中汤（《伤寒论》）。

蜜炙党参取其甘缓，增强补中益气、润燥养阴的作用。用于气血两虚之证。长于治气弱血亏，四肢倦怠，妇女月经不调。如治中气下陷、内脏下垂的参芪白术汤（《不知医必要》）。

【现代研究】

1. **采收与产地加工** 在加工过程中，使用硫黄熏蒸可使药材易于保存和切制，但党参经硫黄熏蒸后，其主要成分党参炔苷的含量显著降低，且硫黄对人体有害，因而在加工生产中，不宜用硫黄熏蒸党参。另有实验研究指出，在不影响药效的前提下，熏蒸党参时适量减少硫黄用量，缩短熏制时间，可使党参中二硫化硫残留量相对较小，工艺条件为：党参含水量为25%～31%，硫黄用量为0.025%，熏蒸24小时。

2. **炮制与化学成分** 党参不同炮制品（麸炒、酒炙、土炒、米炒）中5－羟甲基糠醛的含量没有显著性差异，而蜜炙党参中5－羟甲基糠醛的含量却明显增加。土炒党参中铁、锂、钙远高于生品及其他炮制品，锌、锰、锶元素也较高。党参及其炮制品中醇溶性浸出物的含量测定表明：炮制对醇溶性浸出物含量具有显著影响，依次为：蜜炙＞酒炙＞麸炒＞米炒＞生品＞土炒。

3. **炮制与药理作用** 碳粒廓清实验表明，在提高小鼠巨噬细胞吞噬能力及抗疲劳方面，蜜炙党参的作用强于党参及米炒党参，提示临床补气用蜜炙党参为佳。

4. **炮制新工艺** 以水煎出物为指标，考察不同片型党参饮片的质量，结果表明，党参

饮片水溶性成分的煎出效果与其片型的厚度及段的长短有关。认为党参入药的片型规格以厚片（厚度0.8～1.0cm）斜切为宜，有利于药效成分煎出。

三、土炒

将净制或切制后的药物与适量灶心土（伏龙肝）拌炒的方法称为土炒。

土炒所用的辅料为灶心土的细粉。灶心土经过多次高温烧炼所含的杂质较少，其中的矿物质、无机盐类受热分解生成多种碱性氧化物，具有中和胃酸等作用。灶心土功能补中和胃、涩肠止泻，可增强药物的补脾止泻功效，故用来炮制补脾止泻的药物。灶心土既有药性协同作用，又有中间传热体作用。

1. 目的 增强药物健脾止泻的功能。如山药、白术。

2. 操作方法 将碾细过筛的灶心土细粉置预热适度的炒制容器内，用中火加热至土呈灵活状态，投入净制或切制的药物，翻炒至药物表面均匀挂一层土粉（挂土色）并透出香气时出锅，筛去土，摊晾。

土粉用量一般为：每100kg药物用灶心土25～30kg。

3. 注意事项

（1）灶心土在使用前需碾细过筛，土块过大传热不均匀。

（2）灶心土预先加热至灵活状态，保证土温均匀一致，使药物内部的水分和汁液外渗与土接触，在药物表面均匀挂一层土粉。若温度较低，则水分和汁液渗出较少，挂不住土粉或过筛即掉。

（3）药物投入锅中后应调整火力，防止焦煳。

（4）土炒同种药物，土可以反复使用，若土色变深时应及时更换新土。

山　药

【饮片名称】山药、土炒山药、麸炒山药

【来源与加工】本品为薯蓣科植物薯蓣 *Dioscorea opposita* Thunb. 的干燥根茎。冬季茎叶枯萎后采挖，切去根头，洗净，除去外皮及须根，干燥，或趁鲜切厚片，干燥，习称“毛山药片”；除去外皮，趁鲜切厚片，干燥，称为“山药片”；也可选择肥大顺直的干燥山药，置清水中，浸至无干心，闷透，切齐两端，用木板搓成圆柱状，晒干，打光，习称“光山药”。

【饮片炮制】

1. 山药 除去杂质，大小分开，洗净润透，切厚片，干燥，筛去碎屑。

2. 土炒山药 将土粉置锅内，加热至灵活状态，再投入净山药片拌炒，至表面均匀挂土粉、药透香气时取出，筛去土粉，摊晾。每100kg山药片用灶心土30kg。

3. 麸炒山药 将炒制容器预热，撒入麦麸，待其冒烟时，投入净山药片，不断翻动，至药呈黄色时取出，筛去麦麸，摊晾。每100kg山药片用麦麸10kg。

【饮片性状】山药为类圆形、椭圆形或不规则形的厚片。表面类白色或淡黄白色，质脆，易折断，切面类白色，富粉性。气微，味淡、微酸，嚼之发黏。土炒山药形如山药片，表面土黄色，粘有土粉，略具焦香气。麸炒山药形如山药片，切面黄白色或微黄色，偶见焦斑，略有焦香气。

【炮制作用】山药，甘，平。归脾、肺、肾经。补脾养胃，生津益肺，补肾涩精。

山药生用以补肾生津，益肺阴为主，常用于阴虚消渴，潮热盗汗，肾虚遗精，肺虚喘咳等。如治肺虚咳嗽的薯蓣丸（《金匮要略方论》）；治阴虚消渴的玉液汤（《医学衷中参西录》）。

土炒山药以补脾止泻为主，用于脾虚久泻或大便泄泻。

麸炒山药以补脾健胃，益肾固精为主。用于脾虚泄泻，久痢不止，尿频，遗尿带下等。如治脾虚带下的完带汤（《傅青主女科》）。

【现代研究】

1. 采收与产地加工 以多糖和尿囊素含量为考察指标，采用正交试验和单因素考察法优选山药饮片梯度干燥工艺为：取鲜山药去皮，水洗，切成3mm见方的丁，立即铺成薄层放于鼓风干燥机中，115℃干燥60分钟，至表面干燥、不粘连，再在65℃干燥至全干，即为合格的山药饮片。另有研究采用护色液处理法筛选山药饮片的无硫加工工艺为：将山药于护色液（0.25%枸橼酸溶液、1.5%氯化钠溶液和0.5%氯化钙溶液）中浸泡后干燥。

以尿囊素、水溶性浸出物、醇溶性浸出物为指标，采用正交试验优选山药最佳软化切制工艺为：山药先浸泡10小时，闷润22小时，切成3mm厚片，于70℃干燥2.5小时。

传统工艺加工炮制山药饮片存在有效成分损失、资源浪费、质量不可控等缺点。产地加工与炮制一体化加工工艺，将山药产地加工和炮制相结合，可以减少有效成分流失，避免资源浪费，更大程度上保证饮片的品质和疗效。在增强免疫力低下小鼠免疫力功能和调节脾虚小鼠胃肠道功能方面，一体化山药要优于市售山药。产地加工与炮制一体化山药的最佳工艺为：山药切片厚度7mm，在80℃热风干燥7小时。

2. 炮制与化学成分 用高效液相色谱法测定生品和麸炒山药中5－羟甲基糠醛、糠醛及尿囊素的含量，结果显示麸炒后3种成分含量均有所上升，麸炒可能有利于山药中尿囊素等的溶出。用紫外分光光度法考察山药炮制与多糖含量的关系，结果表明山药及不同炮制品中多糖含量高低顺序为：生品 > 蜜麸炒山药 > 炒山药 > 米炒山药 > 土炒山药 > 焦山药 > 山药炭 > 麸炒山药。山药中的薯蓣皂苷元经炮制处理后，含量由高至低依次为土炒 > 清炒 > 麸炒 > 生品；而水溶性浸出物各炮制品含量相差不大，生品略高，麸炒品略低。对生山药和7种炮制品进行了磷脂成分的薄层定性比较和总磷脂含量测定，结果显示蜜麸炒山药中磷脂含量最高；总磷脂含量顺序为：蜜麸炒 > 麸炒 > 生品 > 米炒 > 土炒 > 炒黄 > 炒焦 > 炒炭，经炒炭后总磷脂含量较生品减少近60%。山药不同炮制品中的水溶性游离氨基酸含量由高至低依次为米炒 > 清炒 > 生品 > 土炒 > 炒黄 > 炒焦 > 炒炭。山药各类炮制品微量元素变化不一；由于土粉中含有一定量的微量元素，土炒品除钴以外，各微量元素含量均升高；因麸皮具有吸附作用，导致炮制品中某些微量元素的含量降低。

3. 炮制与药理作用 采用碳粒廓清实验研究山药生品、麸炒及土炒品对小鼠非特异性免疫功能的影响，结果显示给药组与对照组比较均有显著性差异，且生品强于麸炒品和土炒品。生山药、清炒品、土炒品、麸炒品等四种饮片煎剂对家兔离体肠管节律性活动有明显作用，对脾虚大鼠具有一定的治疗作用。生山药、清炒山药、麸炒山药对家兔小肠收缩具有明显的抑制作用，其中麸炒山药的抑制作用最强。山药不同炮制品对体外唾液淀粉酶活力的作用无显著变化，说明麸炒山药的健脾作用与唾液淀粉酶的活性无关。

4. 炮制新工艺 采用正交试验法和多指标综合加权评分法，以山药多糖含量和饮片性状为指标，优选山药的最佳炮制工艺为：炒制温度155℃，炒制时间11分钟，蜜麸量为

10%，转速为每分钟 20 转。

【炮制辨析】

1. 传统的山药加工工艺有：硫熏法、沸水或蒸汽处理、护色液处理、微波干燥、冷冻干燥等。《中国药典》中已删除了硫熏法，其他几种无硫加工工艺以沸水或蒸汽处理为佳，该方法易掌握，加工成本低，成品质地致密不易碎，且后续的切片、炒制等炮制加工可行性较高。

2. 传统方剂中所使用的山药炮制品与化学成分的变化在发挥某些功效时存在一定的规律性，需结合现代科技手段对山药的炮制原理、工艺、质量标准、机制等进行深入研究，以揭示山药在不同炮制条件下发挥不同功效的内在关系。

白　术

【饮片名称】白术、土炒白术、麸炒白术

【来源与加工】本品为菊科植物白术 *Atractylodes macrocephala* Koidz. 的干燥根茎。冬季下部叶枯黄、上部叶变脆时采挖，除去茎叶和泥沙，烘干或晒干，再除去须根。

【饮片炮制】

1. 白术　除去杂质，洗净，润透，纵切厚片，干燥。

2. 土炒白术　取灶心土细粉置锅内，用中火炒热，倒入白术片，拌炒至表面挂土色，有香气时取出，筛去灶心土，摊晾，即得。每 100kg 白术片用灶心土 20kg。

3. 麸炒白术　将炒制容器预热，撒入麦麸，待其冒烟时，投入白术片，不断翻动，至黄色时取出，筛去麦麸，摊晾。每 100kg 白术片用麦麸 10kg。

【饮片性状】白术呈不规则的厚片。外表皮灰黄色或灰棕色。切面黄白色至淡棕色，散生棕黄色的点状油室，木部具放射状纹理；烘干者切面角质样，色较深或有裂隙。气清香，味甘、微辛，嚼之略带黏性。土炒白术形如白术片，表面土黄色，黏附细土粉，略具香气。麸炒白术形如白术片，表面黄棕色，偶见焦斑。略有焦香气。

【炮制作用】白术苦、甘、温。归脾、胃经。健脾益气，燥湿利水，止汗，安胎。

白术以健脾燥湿、利水消肿为主，用于痰饮、水肿以及风湿痹痛等证。如治水湿内阻，面目及四肢水肿的五苓散（《伤寒论》）；治水湿内停，浮肿，心悸的苓桂术甘汤（《伤寒论》）。

土炒白术，借土气助脾，补脾止泻力胜，用于脾虚食少、泄泻便溏等。如治脾阳不足，大便泄泻的理中丸（《脾胃论》）。

麸炒白术，能缓和燥性，增强健脾作用，用于脾胃不和、运化失常、食少胀满、倦怠乏力、表虚自汗、胎动不安等。如治脾虚气滞，脘腹痞满的枳术丸（《兰室秘藏》）；治脾气不足，中气下陷的补中益气汤（《脾胃论》）。

【现代研究】

1. 采收与产地加工　鲜白术炉灶烘半干后切片或微波熟化后切片，再在 40℃下烘干，所得生白术片不仅折干率高，且有效成分白术内酯Ⅰ和白术内酯Ⅲ含量都较传统方法高。

以色度、醇溶性浸出物、薄层色谱为指标，比较三种软化方法（浸润法、蒸法、砂润法），其中砂润法所得饮片能较好地保持原药属性。以白术内酯Ⅰ、Ⅱ和Ⅲ为指标，采用正交试验法优选出白术的最佳软化切制工艺为：30℃下用药材量 30% 的水喷淋软化 8 小时，纵切为 5 ~ 6mm 厚片。

2. 炮制与化学成分 白术各炮制品中白术内酯Ⅰ、Ⅲ的含量均明显高于生品，且麸炒品中白术内酯Ⅰ、Ⅲ含量最高，这可能是由于白术中挥发性成分苍术酮不稳定，遇热、见光易分解产生白术内酯Ⅰ、Ⅲ，这与《中国药典》收载的炮制方法及临床多用麸炒品相吻合。白术麸炒、土炒后挥发油含量降低，比重、折光率均增大，比旋度下降。白术麸炒后Mg、Ca、Na、Zn、Cr、Mn、Fe、P、Al、V、Ti、B、Ba、Ca、Tl、Pb、Pt、Mo、Ni、Bi、Sb、Sn、C等32种元素中，Mn、B、Ba略有增加，其余均有所降低。

3. 炮制与药理作用 白术生品和麸炒品对利血平所致大鼠脾虚模型有较好的治疗作用，且麸炒白术作用优于生白术，其通过改善黏膜局部供血保护胃黏膜，促进胃酸分泌、胃肠蠕动，进而缓解以泄泻为表证的脾虚症状，该结果与白术“减酮减燥，增酯增效”的炮制理论相符。

白术中含有挥发油和白术内酯，挥发油可以促进胃肠蠕动，白术内酯可以抑制胃肠蠕动，而白术经炮制后挥发油含量明显降低，白术内酯含量明显升高，这也为临床使用生白术治疗便秘提供了实验依据。

4. 炮制新工艺 以白术内酯Ⅰ、Ⅱ、Ⅲ和苍术酮的含量为指标，采用正交试验优选麸炒白术的最佳炮制工艺为：麸炒温度170℃，炒制时间2分钟，投麸量10%。

以白术饮片外观性状、白术内酯（Ⅰ+Ⅲ）含量和醇溶性浸出物为指标，采用正交试验法和多指标综合加权评分法优选麸炒白术的最佳中试炮制工艺为：炒制温度240℃，加热时间21分钟，辅料用量10%，炒制转数每分钟25转。

选择影响土炒效果的锅内空间温度、炮制时间和辅料用量三个因素，以水提物、70%醇提物和白术内酯Ⅲ为综合指标，优选土炒白术炮制工艺。确定土炒白术饮片炮制的最佳条件为：锅内空间温度220～250℃，炮制时间6分钟，灶心土用量30%。

【炮制辨析】 据古代文献记载，白术的炮制方法有50多种，应用的辅料有20多种。如姜水制、盐水制、酒制等，都有其炮制目的和作用，现在基本没有沿用。对于这些方法是否对白术的功效产生影响，有无实用价值和科学性，应进行深入的研究和探讨。

四、砂炒

将净制或切制后的药物与热砂共同拌炒的方法称为砂炒，亦称砂烫。

砂炒法选用中粗颗粒的纯净河砂或加工过的油砂。由于质地坚硬，传热较快，与药材的接触面积较大，所以用砂炒药物可使药物受热均匀。又因砂炒火力强，温度高，故适于炒制质地坚硬的药材。

1. 制砂的方法

（1）普通砂 选择中粗颗粒的均匀纯净的河砂，先筛去杂质、细粉和粗颗粒，再置锅内用武火加热以除净夹杂的有机物和水分等。取出，晾干，备用。

（2）油砂 取筛去粗砂和细粉的普通砂，清水洗去泥土，干燥后在锅中加热，加入1%～2%的食用植物油拌炒至油尽烟散，砂色均匀加深时取出。注意过去有些地方用桐油制砂，有毒，应用食用油。

2. 目的

（1）使药物质地酥脆，增加有效成分溶出，便于调剂和制剂。如穿山甲、狗脊等。

（2）降低毒性。如马钱子等。

（3）便于洁净。如骨碎补、狗脊等。

（4）矫臭矫味。如鸡内金、脐带、刺猬皮等。

3. 操作方法 取制过的河砂置锅内武火加热至灵活状态，投入净制分档的药物，不断用热砂掩埋、翻炒药物至质地酥脆或膨胀鼓起、边缘卷曲，外表黄色或加深时取出，筛去砂，摊晾；或趁热将药物投入醋液中略浸，取出，干燥。

砂的用量：以能掩盖所加药物为度。

4. 注意事项

（1）河砂可以反复使用，但需将其中残留的杂质除去。炒过毒药的砂不可再炒其他药物。

（2）油砂在反复使用时每次均需先行添加食用油拌炒后再用。

（3）砂炒温度要适中。砂温过高易使药物焦煳，应添加冷砂或调小火力以控制砂温。砂量也要适宜，量过大容易产生积热使砂温过高；反之，砂量过少，药物受热不均匀，也会影响炮制品质量。

（4）砂炒的温度高，需勤加翻动，及时出锅并立刻筛去热砂；需要醋浸淬的药物应趁热投入醋液，干燥。

马钱子

【饮片名称】 生马钱子、制马钱子、马钱子粉

【来源与加工】 本品为马钱子科植物马钱 *Strychnos nux－vomica* L. 的干燥成熟种子。冬季摘取成熟果实，剥取种子，洗净，晒干。

【饮片炮制】

1. 生马钱子 除去杂质，筛去灰屑，即得。

2. 制马钱子

（1）砂烫 取净砂或油砂置预热适度的炒制容器内，用武火炒至砂子滑利时，投入净马钱子，拌炒至深棕色或棕褐色，鼓起，取出，筛去砂，摊晾。

（2）油炸 取净马钱子，投入温度为230℃左右的沸油中，炸至鼓起，表面呈老黄色时，取出，沥去油，摊晾。用时研粉。

3. 马钱子粉 取制马钱子，粉碎成细粉，测定士的宁含量后，加适量淀粉，使士的宁含量在0.78%～0.82%之间，混匀，即得。

【饮片性状】 马钱子呈纽扣状圆板形，常一面隆起，一面稍凹下，直径1.5～3cm，厚0.3～0.6cm。表面密被灰棕或灰绿色绢状茸毛，自中间向四周呈辐射状排列，有丝样光泽。边缘稍隆起，较厚，有突起的珠孔，底面中心有突起的圆点状种脐。质坚硬，平行剖面可见淡黄白色胚乳，角质状，子叶心形，叶脉5～7条。气微，味极苦。制马钱子形如马钱子，两面均膨胀鼓起，边缘较厚。表面棕褐色或深棕色，质坚脆，平行剖面可见棕褐色或深棕色的胚乳。微有香气，味极苦。油炸马钱子形如生马钱子，略鼓起，呈老黄色；质地松脆，味苦。马钱子粉为黄褐色粉末，气微香，味极苦。

【炮制作用】 马钱子，苦，温，有大毒。归肝、脾经。通络止痛，散结消肿。

马钱子生品质地坚实，种子外表覆有大量绒毛，不易除去。一般供外用。用于痈疽初起、瘰疬结核或关节肿痛、外伤瘀血肿痛。如伤湿止痛膏。

制马钱子，质地变脆，易于粉碎，便于除去绒毛，降低毒性，入丸散剂，可供内服，多用于风湿痹痛、跌打损伤、瘀血疼痛。如治风湿疼痛之疏风定痛丸（《御药院方》）。

【现代研究】

1. 炮制与化学成分 马钱子的主要成分为士的宁和马钱子碱，二者既是有效成分，又是毒性成分。研究表明：炮制后士的宁和马钱子碱的含量显著减少，而异士的宁和异马钱子碱等开环化合物的含量显著增加；这是由于士的宁和马钱子碱在加热过程中醚键断裂开环，转变成异型结构和氮氧化合物，转化后的生物碱毒性下降，保留或增强了某些生物活性，如马钱子碱氮氧化物镇痛、抗炎作用强于马钱子碱；异士的宁氮氧化物抑制肿瘤细胞增殖的作用强于士的宁和马钱子碱；马钱子炮制品及其经过炮制转化的生物碱对呼吸中枢和血管运动中枢的作用未发生变化。

2. 炮制与药理作用 有研究探讨了不同炮制法制备的马钱子对小鼠超氧化物歧化酶（SOD）和睾酮（T）的影响，结果发现马钱子各炮制品（油制、童便制和砂炒马钱子）均能提高小鼠血清中SOD的活力；油制和童便制能降低小鼠血清中睾酮的含量，且优于砂炒马钱子。

士的宁和马钱子碱转化为氮氧化物后，其毒性降低至原来的1/10和1/15，中毒潜伏期也显著延长，反复抽搐也不致死，炮制既降低了毒性又保留了药理活性。用砂炒、甘草煎、油煎等方法炮制马钱子，提取的总生物碱急性毒性均降低。用生品、砂烫品和醋煮品马钱子不同剂量的混悬液灌胃小鼠，其LD_{50}分别为87.40mg/kg、109.01mg/kg和137.85mg/kg，表明炮制后马钱子毒性减弱，醋煮品的毒性最低。通过小白鼠灌胃给药测定爆压品和生品的LD_{50}，结果爆压品的急性毒性下降38.3%，表明爆压法既能降低马钱子毒性又能保证其效价。

3. 炮制新工艺 以马钱子碱和士的宁含量为指标，采用正交试验法优选砂烫马钱子的炮制工艺为：中砂（300～600μm），砂料比7∶1，炒制温度（190±5）℃，炒制时间4分钟。采用牛奶浸渍技术处理马钱子，可显著降低马钱子中士的宁的含量，这可能与牛奶中蛋白质与生物碱结合形成某种新物质有关。

以膨化压强和保温时间为考察因素，以士的宁氮氧化物、马钱子碱氮氧化物的含量为指标考察工艺条件。结果最佳膨化条件为，膨化压强2.0 kg/cm^2，膨化保温时间4分钟。优选出的膨化工艺条件结果稳定，士的宁氮氧化物、马钱子碱氮氧化物含量均处于较高水平，且较之生品及砂炒品均有较大增加。

【炮制辨析】

1. 马钱子种仁和种皮上绒毛所含生物碱种类相同，但含量有差异，种仁中士的宁和马钱子碱的含量远高于绒毛。小白鼠毒性试验结果显示两者无明显差异。带毛马钱子砂烫后压粉冲服或入丸散，无中毒和刺喉反应，因此，马钱子可不去绒毛。

2. 马钱子中除主含士的宁及马钱子碱外，尚含多种生物碱、苷类、绿原酸等成分。马钱子炮制的研究，还应考虑其他成分的理化特性、生理活性，在减缓毒性的同时，要兼顾对药效的影响。

骨碎补

【饮片名称】骨碎补、烫骨碎补

【来源与加工】本品为水龙骨科植物槲蕨 *Drynaria fortunei*（Kunze）J. Sm. 的干燥根茎。全年均可采挖，除去泥沙，干燥，或再燎去茸毛（鳞片）。

【饮片炮制】

1. 骨碎补 除去杂质，洗净，润透，切厚片，干燥。

2. 烫骨碎补 取净砂或油砂置预热适度的炒制容器内，用武火炒至砂子滑利时，投入净骨碎补或片，用砂烫至鼓起，取出，筛去砂，撞去毛，摊晾。

【饮片性状】骨碎补品呈不规则厚片。表面深棕色至棕褐色，常残留细小棕色的鳞片，有的可见圆形的叶痕。切面红棕色，黄色的维管束点状排列成环。气微，味淡、微涩。烫骨碎补形如骨碎补或片，表面黄棕色至深棕色，体膨大鼓起，质轻、酥松。

【炮制作用】骨碎补，苦，温，归肾、肝经。补肾强骨，续伤止痛。

生骨碎补密被鳞片，不易除净，且质地坚硬而韧，不利于粉碎和成分煎出。临床主要用炮制品。

砂炒骨碎补，使其受热膨胀，质地松脆，绒毛焦枯，易于除去，便于调剂和制剂，有利于煎出有效成分。如治肾虚腰痛，跌打损伤，骨折疼痛的骨碎补散（《校注妇人良方》）。

【现代研究】

1. 炮制与化学成分 骨碎补砂烫品中柚皮苷的含量高于清炒品且外观优于清炒品。骨碎补水浸出物及柚皮苷含量高低顺序为骨碎补膨化品＞砂烫品＞生品，表明骨碎补经砂烫和膨化后有利于水溶物的浸出和柚皮苷的溶出。骨碎补砂炒、恒温烘烤、微波炮制品的浸出物及总黄酮含量均高于生品，且微波炮制法含量最高。

另有研究采用 UPLC 法比较骨碎补不同炮制品中柚皮苷、5－羟甲基糠醛含量，结果 5－羟甲基糠醛含量研究结果为：蜜烫品＞砂烫品＞盐烫品＞蜜炙品＞酒烫品＞盐炙品＞酒炙品＞生品（ 未检出），此结果说明骨碎补经炮制后产生了新成分 5－羟甲基糠醛。其原因可能是由于高温加热、加辅料炮制等使药物中的糖类成分通过脱水等途径转化而成。而蜜烫品中 5－羟甲基糠醛含量最高，可能由于蜂蜜中含有葡萄糖和果糖等主要成分部分转化成为 5－羟甲基糠醛，提示蜂蜜炮制可起到协同增效作用。

骨碎补不同炮制品中柚皮苷含量为蜜炙品＞盐烫品＞盐炙品＞生品＞酒烫品＞酒炙品＞蜜烫品＞砂烫品，此结果表明，柚皮苷含量以蜜炙品最高，砂烫品最低，但都符合 2020 版《中国药典》大于 0. 50% 的要求。药物经蜂蜜、盐水和高温烫制（200℃）后可能起到杀酶保苷作用，提高了有效成分的含量。

2. 炮制新工艺 以柚皮苷、总黄酮和煎出物含量为指标，优选砂烫骨碎补的最佳炮制工艺为：210℃下用 6 倍量油砂加热炮制 3 分钟。以柚皮苷、总黄酮和煎出物量、去毛、膨胀率为评价指标，采用正交设计试验法优选盐烫骨碎补的最佳炮制工艺为：用 10 倍量的氯化钠，210℃加热烫制 3 分钟。

【炮制辨析】《中国药典》中骨碎补的炮制方法为砂烫法，但因砂烫操作比较原始，条件不易控制，往往部分药材炮制太过已炭化或者部分药材炮制不足仍较生。在实际应用中，可以尝试用膨化和微波炮制代替传统炮制方法。

狗 脊

【饮片名称】狗脊、砂烫狗脊、蒸制狗脊、酒狗脊、盐狗脊

【来源与加工】本品为蚌壳蕨科植物金毛狗脊 *Cibotium barometz*（L. ）J. Sm. 的干燥根茎。秋、冬二季采挖，除去泥沙，干燥；或去硬根、叶柄及金黄色绒毛后，切厚片，干燥，为“生狗脊片”；蒸后晒至六七成干时，切厚片，干燥，为“熟狗脊片”。

【饮片炮制】

1. 狗脊 除去杂质；未切片者，洗净，润透，切厚片，干燥。

2. **砂烫狗脊** 取净砂子置炒制容器内，用大火加热，将砂炒至滑利时，加入净狗脊翻炒至表面鼓起并显棕褐色，取出，筛去砂，摊晾后，撞去或刮尽黄绒毛。

3. **蒸制狗脊** 将原药材去毛，浸泡，闷润，入蒸笼文武火蒸约24小时，切开里外均呈棕黑色为度，取出，摊晾至半干，切厚片，干燥。

4. **酒狗脊** 取净狗脊片，加黄酒拌匀，润透后置蒸笼内，用武火蒸6小时，停火，闷8小时，取出，干燥。每100kg狗脊片用黄酒15kg。

5. **盐狗脊** 取净狗脊片去毛，加盐水拌匀，润3小时，待盐水吸尽后，蒸3小时，取出，干燥。每100kg狗脊用食盐2kg。

【饮片性状】 狗脊呈不规则的长块状，长10～30cm，直径2～10cm。表面深棕色，残留金黄色绒毛；上面有数个红棕色的木质叶柄，下面残存黑色细根。质坚硬，不易折断。无臭，味淡、微涩。生狗脊片呈不规则长条形或圆形，长5～20cm，直径2～10cm，厚1.5～5mm；切面浅棕色，较平滑，近边缘1～4mm处有1条棕黄色隆起的木质部环纹或条纹，边缘不整齐，偶有金黄色绒毛残留；质脆，易折断，有粉性。熟狗脊片呈黑棕色，质坚硬。砂烫形如狗脊片，表面略鼓起。棕褐色。气微，味淡、微涩。蒸制狗脊形如狗脊片，呈黑棕色，质坚硬，味淡，微涩，微甘。酒狗脊形如狗脊片，呈暗褐色，微有酒气。盐狗脊形如狗脊片，呈暗褐色，微有咸味。

【炮制作用】 狗脊，苦、甘，温。归肝、肾经。补肝肾，强腰膝，祛风湿，利关节。

狗脊质地坚硬，并在边缘覆有金黄色绒毛，不易除去。以祛风湿、利关节为主，多用于风寒湿痹、关节疼痛、屈伸不利。如治风湿痹痛的狗脊散（《太平惠民和剂局方》）；治肾虚腰痛的肾气丸（《古今录验方》）。

砂烫狗脊：质地松脆，便于粉碎、除去绒毛和煎出药效成分。以补肝肾，强筋骨为主，可用于肝肾不足或冲任虚寒。如治腰痛脚软的狗脊饮；用于治疗遗精、遗尿及妇女带下的白蔹丸（《太平圣惠方》）。

蒸制狗脊：能增强温补作用。

酒狗脊：长于散寒止痛，通利关节。

盐狗脊：长于益肝肾，强腰膝。

【现代研究】

1. **采收与产地加工** 以原儿茶酸、原儿茶醛含量为指标，比较狗脊鲜药材蒸后切片、切片烘干润蒸、蒸制、放置氧化后蒸制等工艺，优选出鲜狗脊切片烘干后润蒸的最佳炮制工艺为：生狗脊片室温浸润1小时，武火蒸制4小时，停火闷润4小时。

2. **炮制与化学成分** 狗脊炮制后氨基酸、总酚酸、鞣质含量均降低。狗脊与砂烫狗脊、狗脊毛的红外光谱鉴别发现：狗脊生品与炮制品的红外光谱差异不大，但狗脊与狗脊毛的红外光谱差异较大，提示狗脊与狗脊毛的成分有较大区别。狗脊炮制后原儿茶酸、原儿茶醛、5－羟甲基糠醛的含量增加，且砂烫品中3种成分的含量最高。

3. **炮制与药理作用** 狗脊及其不同炮制品的正丁醇提取成分对成骨细胞的增殖有显著的促进作用，作用的强弱顺序为：酒狗脊＞砂烫狗脊＞盐狗脊＞砂烫酒狗脊＞蒸狗脊＞生狗脊。狗脊及其不同炮制品的水煎液对维A酸（维甲酸）所致骨质疏松雄性大鼠的影响研究表明，抗骨质疏松作用以酒狗脊和砂烫狗脊效果较好，蒸狗脊、盐狗脊及生狗脊的作用次之。狗脊生品和炮制品的不同提取成分抗炎作用研究显示，狗脊生品正丁醇提取成分和乙酸乙酯提取成分可明显抑制二甲苯所致的小鼠耳肿胀，而炮制品的正丁醇提取成分和乙酸乙酯提取成分作用不明显。

4. 炮制新工艺　以原儿茶酸、原儿茶醛含量为指标，采用正交试验法优选酒狗脊的最佳炮制工艺为：加狗脊量15%的黄酒，室温闷润2小时，武火蒸制4小时，停火闷4小时。

【炮制辨析】狗脊炮制去毛是其炮制的主要目的之一。狗脊的主要功效是补肝肾，祛风湿，活血，而狗脊的绒毛主要有效成分为鞣质类，具有止血的作用，故在炮制中除去狗脊毛是合理的。狗脊毛止血具有悠久的临床应用史，是民间常用的局部创伤止血药，其止血效果好、使用方便、价格低廉，值得研究和开发。

按照对炎性细胞因子的影响划分，则生狗脊和烫狗脊的抗炎作用最好，其次是酒狗脊、蒸狗脊、盐狗脊；按照对炎性介质的影响划分，则依次为生狗脊 > 盐狗脊 > 烫狗脊 > 酒狗脊 > 蒸狗脊。在炮制方法方面，生狗脊抗炎效果最好，符合“生狗脊以祛风湿、利关节为主，制品以补肝肾、强腰膝为主”这一传统炮制理论。狗脊中总酚酸的含量，炮制后均有所增加，是由于炮制加热致使糖苷键断裂生成酚酸所致，故炮制后“补肝肾、强腰膝”作用的增强可能与总酚酸的含量增加有关。

鸡内金

【饮片名称】鸡内金、炒鸡内金、醋鸡内金

【来源与加工】本品为雉科动物家鸡 *Gallus gallus domesticus* Brisson 的干燥砂囊内壁。杀鸡后，取出鸡肫，立即剥下内壁，洗净，干燥。

【饮片炮制】

1. 鸡内金　洗净，干燥。

2. 炒鸡内金　取净鸡内金，置预热适度的炒制容器内，用中火炒至表面焦黄色，鼓起，取出，摊晾。

3. 砂炒鸡内金　将砂置预热适度的炒制容器内，加热至滑动流利状态时，投入大小一致的鸡内金，不断翻动，炒至发泡卷曲，呈淡黄色时取出，筛去砂，摊晾。

4. 醋鸡内金　取净鸡内金，压碎，置预热适度的炒制容器内，用中火炒至鼓起，喷醋，取出，干燥。每100kg鸡内金，用醋15kg。

【饮片性状】鸡内金为不规则卷片，厚约2mm。表面黄色、黄绿色或黄褐色，薄而半透明，具明显的条状皱纹。质脆，易碎，断面角质样，有光泽。气微腥，味微苦。炒鸡内金表面暗黄褐色或焦黄色，用放大镜观察，显颗粒状或微细泡状。轻折即断，断面有光泽。砂炒鸡内金形如鸡内金，表面呈淡黄色，鼓起或微鼓起，略有焦斑；质松脆，易碎。醋鸡内金形如鸡内金，表面黄色或焦黄色，微鼓起；质松脆，易碎，略有醋气。

【炮制作用】鸡内金，甘，平。归脾、胃、肾、膀胱经。健脾消食，涩精止遗。

鸡内金生品长于攻积，通淋化石。目前多用于泌尿系统结石和胆道结石的治疗。如治砂石淋证的砂淋丸（《医学衷中参西录》）。

炒鸡内金质地酥脆，便于粉碎，可增强健脾消积的作用，用于消化不良，食积不化，肝虚泄泻及小儿疳积等症。如治饮食停滞、食积不化的反胃吐食方（《备急千金要方》）；治脾虚泄泻的益脾饼（《医学衷中参西录》）。

醋鸡内金有疏肝助脾作用，多用于脾胃虚弱、脘腹胀满等。

【现代研究】

1. 炮制与化学成分　鸡内金炮制后，其淀粉酶活性下降，而蛋白酶的含量与活性均增

高，其原因在于淀粉酶对温度敏感而蛋白酶对温度不敏感。鸡内金生品、醋炒品和砂烫品的蛋白酶活性分别为77、113和85活力单位。用聚丙烯酰胺凝胶电泳测定鸡内金砂炒品与生品的蛋白质区带图谱，结果显示，鸡内金生品中的8条谱带，在砂炒后完全消失，证明砂炒对鸡内金蛋白质影响较大。清炒和醋炒鸡内金中无机元素含量略有升高（来自炮制辅料和加工过程），铅元素含量下降，清炒后水解氨基酸降低了5.26%，但7种人体必需氨基酸含量基本不变，醋炒后水解氨基酸升高了1.88%。对不同样品（清炒品、砂烫品、烘制品、醋炒品、生品）中亚硝酸盐进行含量测定，结果除醋炒品外，其余样品亚硝酸盐含量均较生品明显降低，可能由于加热使有毒的亚硝酸盐转化成硝酸盐之故。

采用柱前衍生化法，比较鸡内金机械化炒制前后氨基酸含量变化，结果表明，3种鸡内金炮制品均检出14种氨基酸，其中酪氨酸与缬氨酸均未检测出，不同炮制品之间每种氨基酸含量不同并存在差异，3种样品中脯氨酸含量均为最高。从氨基酸总量来看，机械化工艺炒制>生品>原砂烫法炒制。

2. 炮制与药理作用 以小鼠胃中游离酸、总酸、胃蛋白酶含量和小鼠胃肠推进功能为指标，对鸡内金生品、清炒品、砂烫品、醋炒品、烘制品进行比较研究，结果表明：鸡内金生品及各炮制品组在灌胃给药后，前30分钟各项指标和生理盐水组比较无明显差异，60分钟后蛋白酶及烘制品、砂烫品组的总酸均显著增高。

3. 炮制新工艺 以可溶性蛋白质含量为评价指标，选择砂量、炒制时间、炒制温度为考察因素，采用正交试验设计优选鸡内金砂烫炮制的最佳工艺为：每1kg鸡内金用砂量40kg，锅底温度为200~210℃，炒制60秒；此时鸡内金中的可溶性蛋白质含量最高。另有研究探讨了机械化炒制的可行性，以可溶性蛋白质含量为指标，采用径向截面多点测温法对滚筒内物料温度进行实时监测，用正交试验设计优选鸡内金的最佳机械化炒制工艺为：每12.5kg鸡内金加砂量500kg，翻炒速度为每分钟60转，于215℃炒制120秒。与传统炮制方法比，机械化炮制工艺提高了成品鸡内金的外在品相与内在可溶性蛋白的提取率。

【炮制辨析】鸡内金的炮制方法众多，现代研究中缺乏一个明确的理化标准及含量检测指标，因而出现了对鸡内金炮制各行其法的现象。另外，鸡内金的化学成分复杂，其有效成分尚不完全清楚，应结合药理活性进行研究，以进一步规范鸡内金炮制品的质量标准。

龟　甲

【饮片名称】龟甲、龟板、醋龟甲

【来源与加工】本品为龟科动物乌龟 *Chinemys reevesii*（Gray）的干燥背甲及腹甲。全年均可捕捉，以秋、冬二季为多，捕捉后杀死或用沸水烫死，剥取背甲和腹甲，除去残肉，晒干。

【饮片炮制】

1. 龟甲 用水浸泡，置锅内沸水蒸45分钟，取出，放入热水中，立即用硬刷除净皮肉，洗净，晒干。

2. 醋龟甲 取净河砂置预热适度的炒制容器内，用武火炒热，加入净龟甲片，拌炒至表面淡黄色酥脆时，取出，筛去砂子，醋淬，干燥。用时捣碎。每100kg龟甲片用醋20kg。

【饮片性状】龟甲背甲及腹甲由甲桥相连，背甲稍长于腹甲，与腹甲常分离。背甲呈长椭圆形拱状，长7.5~22cm，宽6~18cm；外表面棕褐色或黑褐色，脊棱3条；颈盾1块，前窄后宽；椎盾5块，第1椎盾长大于宽或近相等，第2~4椎盾宽大于长；肋盾两侧对称，各4块；缘盾每侧11块；臀盾2块。腹甲呈板片状，近长方椭圆形，长6.4～21cm，宽5.5～17cm；外表面淡黄棕色至棕黑色，盾片12块，每块常具紫褐色放射状纹理，腹盾、胸盾和股盾中缝均长，喉盾、肛盾次之，肱盾中缝最短；内表面黄白色至灰白色，有的略带血迹或残肉，除净后可见骨板9块，呈锯齿状嵌接；前端钝圆或平截，后端具三角形缺刻，两侧残存呈翼状向斜上方弯曲的甲桥。质坚硬。气微腥，味微咸。醋龟甲呈不规则的块状。背甲盾片略呈拱状隆起，腹甲盾片呈平板状，大小不一。表面黄色或棕褐色，有的可见深棕褐色斑点，有不规则纹理。内表面棕黄色或棕褐色，边缘有的呈锯齿状。断面不平整，有的有蜂窝状小孔。质松脆。气微腥，味微咸，微有醋香气。

【炮制作用】龟甲，咸、甘，微寒。归肝、肾、心经。滋阴潜阳，益肾强骨，养血补心。

龟甲生用滋阴潜阳之力较强，可用于肝风内动，肝阳上亢等。本品质地坚硬，有腥气。入煎剂需先煎。如治肝风内动，肝阳上亢的镇肝熄风汤（《医学衷中参西录》）。

醋龟甲质地酥脆，易于粉碎，利于煎出有效成分，同时能矫臭矫味。以补肾健骨、滋阴止血力胜，多用于劳热咯血，脚膝痿弱，潮热盗汗，痔疮肿痛。如治阴虚发热，骨蒸盗汗的大补阴丸（《丹溪心法》）。

【现代研究】

1. 炮制与化学成分 龟甲炮制前后，蛋白质含量基本相近，但煎煮3小时后炮制品蛋白质煎出率是生品的14倍，表明炮制后蛋白质的煎出率显著提高。传统的龟甲入药主用腹甲以龟板名入药，而大量背甲被遗弃。研究表明，同只乌龟的腹、背甲差异甚微，对龟腹、背甲的浸出物、氨基酸、总氮量及灰分的定性定量分析研究表明，两者主成分基本相同，药理作用无显著差异，故《中国药典》自1990年版起收背甲并以龟甲名入药。

2. 炮制新工艺 龟甲传统以水浸泡除去筋膜皮肉，一般夏季浸泡20天左右，冬季浸泡30天左右。药物在浸泡过程中，大量细菌生长繁殖，导致药物腐烂发臭，影响药效，因而现行方法主要分为热解法和酶解法两大类。热解法主要用蒸法、高压蒸法、水煮法、水煮闷法和砂烫法处理；酶解法则采用蛋白酶法、酵母法和猪胰脏法处理。通过考察不同炮制方法及煎煮次数对制备龟甲胶的影响，发现龟甲蒸制去除腐肉后，不烫淬煎煮3次后的L－羟脯氨酸、甘氨酸、丙氨酸、L－脯氨酸4种氨基酸含量最高。

【炮制辨析】龟甲砂烫醋淬的目的是使药效成分尽可能溶出，因此，只要能提高其药效成分溶出的方法，均可对其炮制的可能性进行研究。如酒淬等炮制方法，可研究其与醋淬法的炮制原理和对临床疗效的影响；还可以利用现代的超微粉碎或者纳米技术处理龟甲，使其中的有效成分不受破坏且易于溶出。

鳖 甲

【饮片名称】鳖甲、醋鳖甲

【来源与加工】本品为鳖科动物鳖 *Trionyx sinensis* Wiegmann 的背甲。全年均可捕捉，以秋、冬二季为多，捕捉后杀死，置沸水中烫至背甲上的硬皮能剥落时，取出，剥取背甲，除去残肉，晒干。

【饮片炮制】

1. 生鳖甲 用水浸泡，置蒸锅内，沸水蒸45分钟，取出，放入热水中，立即用硬刷除去皮肉，洗净，干燥。

2. **醋鳖甲** 先将砂置预热适度的炒制容器内，加热至滑利状态，投入大小分档的净鳖甲，炒至质酥，外表呈淡黄色，取出，筛去砂，醋淬，干燥。用时捣碎。每100kg鳖甲用醋20kg。

【饮片性状】 鳖甲呈椭圆形或卵圆形，背面隆起，长10～15cm，宽9～14cm。外表面黑褐色或墨绿色，略有光泽，具细网状皱纹和灰黄色或灰白色斑点，中间有一条纵棱，两侧各有左右对称的横凹纹8条，外皮脱落后，可见锯齿状嵌接缝。内表面类白色，中部有突起的脊椎骨，颈骨向内卷曲，两侧各有肋骨8条，伸出边缘。质坚硬。气微腥，味淡。醋鳖甲形如鳖甲，淡黄色，质酥脆，略具醋气。

【炮制作用】 鳖甲，咸，微寒。归肝、肾经。滋阴潜阳，软坚散结，退热除蒸。

鳖甲生用养阴清热、潜阳熄风能力较强，多用于热病伤阴或内伤虚热、虚风内动。本品质地坚硬，并有腥臭气味。入煎剂需先煎。如治温病日久伤阴、午后潮热的鳖甲散（《杂病源流犀烛》）；治肝风内动的二甲复脉汤（《温病条辨》）。

醋鳖甲质地酥脆，易于粉碎及煎出有效成分，能矫臭矫味。能增强入肝消积作用。软坚散结之力较强，常用于癥瘕积聚、月经停闭。如治妇科月经不利，瘀血结滞的鳖甲丸（《太平圣惠方》）。

【现代研究】

1. **炮制与化学成分** 醋鳖甲的总肽含量明显高于生鳖甲，说明醋鳖甲有效成分的溶出量大于鳖甲生品。对生鳖甲与醋鳖甲抗肝纤维化有效部位的HPCE指纹图谱进行分析，炮制前后含量与化学成分均发生了显著变化，且炮制后有新成分产生。鳖甲炮制前后均含有Cr、Mn、Cu、Zn、Fe、Se、Al等人体必需微量元素，以Zn、Fe、Al的含量较高；炮制后各微量元素含量增加，以Zn、Fe、Se的含量增加明显。

2. **炮制新工艺** 鳖甲上附有残肉和皮膜。传统净制方法生产周期较长，污染环境，水溶性成分也有损失，因此，近年来各地采用一些新的工艺，如蛋白酶法、酵母菌法等除净残肉，克服了过去浸泡法存在的加工时间长等缺点。采用水湿润蒸法，鳖甲用水湿润，水蒸45～60分钟，降温至50℃左右，趁热用硬毛刷刷去表面附着物，洗净，晒干。采用蛋白酶法，用蛋白酶水溶液浸泡鳖甲片保温35～42℃，隔1～2小时搅拌一次，16～17小时皮肉可基本除去，清水冲洗，晒干。

【炮制辨析】 历代鳖甲炮制品多以外观色泽为评定标准，缺乏定量指标。现代采用蛋白质、浸出物、微量元素及氨基酸含量作为评定指标，但这些指标都只反映了鳖甲质量的某些方面，应探索综合评价鳖甲质量的方法。

穿山甲

【饮片名称】 穿山甲、山甲、炮山甲、醋山甲

【来源与加工】 本品为鲮鲤科动物穿山甲 *Manis pentadactyla* Linnaeus 的鳞甲。收集鳞甲，洗净，晒干。

【饮片炮制】

1. **穿山甲** 除去杂质，洗净，干燥。

2. **炮山甲** 取净山甲，大小分开，取河砂置预热适度的炒制容器内，加热至滑利容易翻动时，投入大小一致的山甲片，用武火炒至发泡、鼓起、边缘向内卷曲，表面呈金黄色或棕黄色，取出，筛去河砂，摊晾，用时捣碎。

3. 醋山甲　照炮山甲制法，至规定程度后，取出，筛去河砂，醋淬，取出，干燥，用时捣碎。每100kg净穿山甲用醋30kg。

【饮片性状】穿山甲呈扇面形、三角形、菱形或盾形的扁平片状或半折合状，中间较厚，边缘较薄，大小不一，长宽各为0.7～5cm。外表面黑褐色或黄褐色，有光泽，宽端有数十条排列整齐的纵纹及数条横线纹；窄端光滑。内表面色较浅，中部有一条明显突起的弓形横向棱线，其下方有数条与棱线相平行的细纹。角质，半透明，坚韧而有弹性，不易折断。气微腥，味淡。炮山甲全体膨胀呈卷曲状，黄色，质酥脆，易碎。醋山甲全体膨胀呈卷曲状，黄色；质酥脆，手掰易碎，具醋香气。

【炮制作用】穿山甲咸，微寒。归肝、胃经。通经下乳，消肿排脓，搜风通络。

生品质地坚硬，并有微腥气。临床不生用，主要用其炮制品。

炮山甲质地酥脆，易于粉碎和煎出有效成分，多用于痈疡肿毒、风湿痹痛。如治痈毒初起，赤肿疼痛的仙方活命饮（《外科发挥》）；治风湿痹痛的透痉解挛汤（《类证治裁》）。

醋山甲增强其活血止痛作用，并矫正其腥臭之气，通经、下乳力强。多用于经闭不通，乳汁不下。如治瘀血经闭，癥瘕痞块的穿山甲散（《妇科大全》）；治产后乳汁不下的涌泉散（《卫生宝鉴》）；治跌打损伤，瘀血肿痛的复元活血汤（《医学发明》）。

【现代研究】

炮制与化学成分　穿山甲炮制后不仅易于粉碎而且各炮制品蛋白质含量均高于生品，煎出量及体外溶出量均明显增加；炮制后微量元素除锌、锰、镁含量有所增高外，其余元素含量均低于生品。对其生品与不同炮制品的煎液分析表明，总浸出物、总蛋白质和钙的含量高低顺序为醋淬品＞砂炒品＞生品；穿山甲各炮制品煎煮液和释放液中的蛋白质含量都明显高于生品，炮制后，具药理活性的两个环二肽成分的含量均显著提高。

【炮制辨析】

1. 穿山甲的炮制温度及用河砂量与炮制品质量有关，应选用直径0.1～0.2cm的河砂，砂炒温度控制在230～250℃之间为宜。

2. 研究证明，药物中锌的含量高，其活血化瘀作用就强，穿山甲经醋炮制后锌的含量增高，提示醋山甲活血功效比生山甲好。

五、蛤粉炒

将净制或切制后的药物与适量蛤粉共同拌炒的方法称为蛤粉炒。蛤粉是软体动物文蛤的贝壳洗净粉碎的细粉，味咸性寒，功能清热利湿，软坚化痰。蛤粉炒火力较弱，且蛤粉颗粒细小，传热作用缓慢，故适用于炒制动物胶类药物。

1. 目的

（1）使药物质地酥脆，便于粉碎和制剂。如阿胶。

（2）降低药物滋腻之性，矫正不良臭味。如鹿角胶。

（3）增强某些药物的清热化痰作用。

2. 操作方法　将研细过筛的蛤粉置预热适度的炒制容器内，中火加热至滑利易翻动时，投入经加工处理的药物，不断翻炒至膨胀鼓起，内部疏松时取出，筛去蛤粉，摊晾。

蛤粉用量一般为每100kg药物用蛤粉30～50kg。

3. 注意事项

（1）胶块切成丁状，风干，大小分档，分别炒制。

（2）蛤粉炒时应适当控制火力，防止药物粘连、焦煳或“烫僵”。如温度过高可加冷蛤粉调节温度。

（3）胶丁下锅后应快速均匀翻动，防止粘连，造成不圆整而影响外观。

（4）炒制同种药物，蛤粉可反复使用，但颜色加深后应及时更换。

阿　胶

【饮片名称】阿胶、阿胶珠、蒲黄制阿胶

【来源与加工】本品为马科动物驴 *Equus asinus* L. 的干燥皮或鲜皮经煎煮、浓缩制成的固体胶。

【饮片炮制】

1. **阿胶丁**　取阿胶块，置文火上烘软，切成小方块。

2. **阿胶珠**　将蛤粉适量置预热适度的炒制容器内，用中火加热至灵活状态后，加入阿胶丁，不断翻动，烫至鼓起呈圆球状，内无溏心时，取出，筛去蛤粉，摊晾。每 100kg 阿胶丁用蛤粉 30～50kg。

3. **蒲黄炒阿胶**　将蒲黄置预热适度的炒制容器内，用中火加热炒至稍微变色，投入阿胶丁，不断翻动，炒至鼓起呈圆球状，内无溏心时取出，筛去蒲黄，摊晾。每 100kg 阿胶丁用蒲黄 200kg。

【饮片性状】阿胶呈不规则块状，大小不一。棕色至黑褐色，有光泽。质硬而脆，断面光亮，碎片对光照视呈棕色半透明状。气微，味微甘。阿胶珠呈类球形。表面棕黄色或灰白色，附有白色粉末。体轻，质酥，易碎。断面中空或多孔状，淡黄色至棕色。气微，味微甜。蒲黄炒阿胶外表呈棕褐色，其余同蛤粉炒阿胶。

【炮制作用】阿胶，甘、平。归肝、肺、肾经。补血滋阴，润燥，止血。

阿胶长于滋阴补血，用于血虚萎黄、眩晕心悸、心烦失眠、虚风内动、温燥伤肺、干咳无痰。如治阴虚火旺、心烦失眠的黄连阿胶汤（《伤寒论》）。

蛤粉炒阿胶降低了滋腻之性并能矫正不良气味，长于益肺润燥。用于阴虚咳嗽，久咳少痰或痰中带血。如治肺虚火盛，咳喘咽干痰少或痰中带血的补肺阿胶汤（《小儿药证直诀》）。

蒲黄炒阿胶止血安络力强。多用于阴虚咯血、崩漏、便血。如治脾阳不足所致的大便下血，吐血，血色黯淡，四肢不温的黄土汤（《金匮要略方论》）。

【现代研究】

1. **炮制与化学成分**　阿胶炮制后的水煎液中氨基酸含量略有升高，可能是烫制后水分降低，同时高的炮制温度使肽键发生断裂，提高了氨基酸含量。将蛤粉炒阿胶、滑石粉炒阿胶和蒲黄炒阿胶的失重率、溶解速率、总蛋白质、17 种水解氨基酸和 8 种微量元素的含量与阿胶丁进行对比，结果表明：阿胶丁炮制后失重率约为 10%；水溶速率提高近 1 倍；炮制前后蛋白质含量、含氮量、氨基酸组成基本无变化；各炮制品氨基酸的总量、必需氨基酸总量和必需微量元素总量均高于阿胶丁，其排列顺序为：总氨基酸含量：蛤珠 > 蒲珠 > 滑珠 > 阿胶丁；必需微量元素：蛤珠 > 蒲珠 > 阿胶丁 > 滑珠。

2. **炮制新工艺**　以外观性状、体积、硬度、溶散度等为评价指标，全概率综合评分，优选阿胶珠的最佳炮制方法，6 种炮制方法的优劣顺序为：蛤粉炒、真空法、烘制法、蒲黄烘、微波法。以阿胶珠中氨基酸的含量为指标，采用正交试验法优选出的阿胶烘制工艺为：

1. 27cm×0. 88cm×0. 6cm 的阿胶丁在 180℃烘制 15 分钟。

【炮制辨析】

1. 阿胶内含胶原蛋白，经炒珠后煎汤不粘锅，服用不腻膈，更有利于人体吸收。大量胶原蛋白吸收入血后，可增强血清的黏滞性，促进血液凝集。同时，阿胶经蛤粉炒后能提高钙的含量，钙离子为促凝血剂，可降低血管壁的通透性，加强止血作用。

2. 阿胶中具有滋补作用的主要成分为蛋白水解物，这类物质均无臭味，但在制胶时，由于长期浸泡发生腐败，以至在煮胶、收胶、晾胶至出成品过程中一直保留着异臭味。此臭味来源于氨基酸的腐败产物游离氨、三甲胺、吲哚、甲基吲哚等挥发性物质。内服时异味可引起恶心、呕吐等，甚至产生过敏反应。经蛤粉或蒲黄炒制后，不仅能使阿胶质地酥脆，便于粉碎，更重要的是此类氨基酸的腐败产物得以挥发，对消化道的刺激作用减轻，因此，阿胶采用蒲黄或蛤粉炒制是合理科学的。

3. 蒲黄炒后味涩，调血补血且止血，蒲黄炒阿胶能增强其补血止血作用。目前缺乏相应标准对蒲黄炒阿胶的质量进行控制。研究表明，阿胶经高温炒制并不影响质谱中特征离子和 4 种氨基酸成分的分析，且蒲黄炒制后样品色谱图与原阿胶样品色谱图基本一致，4 种氨基酸的含量并无显著差别。因此，蒲黄炒阿胶的质谱离子的特征鉴别及氨基酸的含量测定等应与《中国药典》阿胶项下订立的标准相同。

鹿角胶

【饮片名称】鹿角胶、鹿角胶珠

【来源与加工】本品为鹿科动物梅花鹿 *Cervus nippon* Temminck 或马鹿 *Cervus elaphus* Linnaeus已骨化的角或锯茸后翌年春季脱落的角基（即鹿角盘）经水煎煮、浓缩制成的固体胶。

【饮片炮制】

1. **鹿角胶**　去净杂质及灰尘，捣成碎块或烘软后，切成小方块或丁。

2. **鹿角胶珠**　将蛤粉置预热适度的炒制容器内，中火加热至灵活状态，投入鹿角胶块，不断翻动，炒至鼓起呈圆球形，内无溏心时取出，筛去蛤粉，摊晾。每 100kg 鹿角胶块用蛤粉 30～50kg。

【饮片性状】鹿角胶呈扁方形块或丁状。黄棕色或红棕色，半透明，有的上部有黄白色泡沫层。质脆，易碎，断面光亮。气微，味微甜。鹿角胶珠呈类圆形；表面黄白色或淡黄色，光滑，附有蛤粉；质松泡而易碎；气微，味微甜。

【炮制作用】鹿角胶，甘、咸，温。归肾、肝经。温补肝肾，益精养血。

鹿角胶多用于肝肾不足所致的腰膝酸冷，阳痿遗精，虚劳羸瘦，崩漏下血，便血尿血，阴疽肿痛。如治妊娠胎动、漏血不止的鹿角胶汤（《圣济总录》）。

蛤粉炒后可降低其黏腻之性，矫正其臭味，使之质地酥脆，便于粉碎，可入丸、散剂。

【炮制辨析】鹿角熬成胶后，其性力缓味甘，能通周身之血脉，偏于补阳益阴、强精活血。蛤粉炒后可降低其黏腻之性，矫正臭味，利于调剂和制剂。鹿角胶的炮制方法多以炒、炙为主，此外还有酒浸等。鉴于鹿角胶的不同功效、作用、适应病证和剂量等诸多因素，合理的采用炮制方法对更加有效的发挥其临床疗效有着重要意义。

六、滑石粉炒

将净制或切制后的药物与适量滑石粉共同拌炒的方法称为滑石粉炒，又称滑石粉烫。

滑石粉味甘性寒，清热利尿。质地细腻，与药物接触面积大，传热较缓慢，主要取其中间传热体作用，使药物均匀受热。适用于炮制韧性大的动物药。

1. 目的

（1）使药物质地酥脆，便于粉碎和煎煮。如黄狗肾。

（2）降低毒性和矫正不良气味，以利于安全用药和服用方便。如水蛭、刺猬皮。

2. 操作方法　将滑石粉置预热适度的炒制容器内，用中火加热至灵活状态时，投入分档的药物，不断翻动，至药物质地酥脆或鼓起或颜色加深或刺卷曲时，出锅，筛去滑石粉，摊晾。

滑石粉用量一般为：每100kg药物用滑石粉40～50kg。

3. 注意事项

（1）滑石粉炒一般用中火，操作时适当调节火力，防止生熟不均或焦化。

（2）炒制同一药物时，滑石粉可反复使用，但颜色加深后应及时更换。

水蛭

【饮片名称】水蛭、烫水蛭

【来源与加工】本品为水蛭科动物蚂蟥 *Whitmania pigra* Whitman、水蛭 *Hirudo nipponica* Whitman 或柳叶蚂蟥 *Whitmania acranulata* Whitman 的干燥全体。夏、秋二季捕捉，用沸水烫死，晒干或低温干燥。

【饮片炮制】

1. 水蛭　洗净，切段，干燥。

2. 烫水蛭　取滑石粉置预热适度的炒制容器内，加热炒至滑利状态时，投入水蛭段，快速翻动，拌炒至微鼓起，呈棕黄色时取出，筛去滑石粉，摊晾。每100kg水蛭用滑石粉40kg。

【饮片性状】水蛭呈不规则的段状、扁块状或扁圆柱状。背部表面黑褐色，稍隆起，腹面棕褐色，均可见细密横环纹。切面灰白色至棕黄色，胶质状。质脆，气微腥。烫水蛭呈不规则段状、扁块状或扁圆柱状，略鼓起，背部黑褐色，腹面棕黄色至棕褐色，附有少量白色滑石粉。断面松泡，灰白色至焦黄色。气微腥。

【炮制作用】水蛭，咸、苦，平，有小毒。归肝、膀胱经。破血逐瘀通经。

水蛭生品有小毒，多入煎剂，破血逐瘀。如治瘀滞癥瘕，经闭及跌打损伤，瘀滞疼痛的化癥回生丹（《温病条辨》）。

滑石粉炒水蛭能降低毒性，质地酥脆，利于粉碎，多入丸散。如治跌打损伤，内损瘀血，心腹疼痛，大便不通的夺命散（《济生方》）；治热入下焦引起的癥瘕痞块、胁腹胀满的抵当汤（《金匮要略方论》）。

【现代研究】

1. 炮制与化学成分　水蛭经炮制后，质地酥脆，易于粉碎。生水蛭中有效成分水蛭素的含量高于滑石粉烫水蛭、砂烫水蛭，炮制后水蛭素含量降低可能与高温导致蛋白质变性有关。经过炮制后的水蛭，其氨基酸含量如天冬氨酸、苏氨酸、谷氨酸等成分与炮制前比较明显降低，氨基酸总量由原来的73.95%降低到45.04%，差异较大。

GC－MS结果表明，生水蛭中含有大量胆固醇，而经过炮制后，甾体类化合物成分未能检出，胆固醇氧化产物呈现出明显的增加趋势。

2. 炮制与药理作用　水蛭炮制后有利于增强抗炎作用，其作用强度为烫水蛭 > 制水蛭 > 生水蛭；而对小鼠免疫功能的增强作用，则生用为佳。水蛭经高温炮制（砂炒、蜜炙麦麸炒、滑石粉炒）后，其抗凝血酶活性有所降低。

【炮制辨析】

1. 经炮制文献考证，认为水蛭最初的炮制意图只是去腥矫味，始于宋代的水蛭“不制入腹生子为害”之说则是一种误传。

2. 现代研究结果表明，水蛭素是抗凝血的主要成分，遇热易破坏，故用于活血抗凝方面应选用生品。水蛭素并非水蛭中唯一的有效成分，故应结合化学、药理、临床等多学科进行研究，筛选其药效成分，通过炮制前后药效成分的变化探讨水蛭烫制的科学性，揭示水蛭临床应用的机制。

刺猬皮

【饮片名称】刺猬皮、猬皮、制刺猬皮

【来源与加工】本品为刺猬科动物刺猬 *Erinaceus europoeus* L. 或短刺猬 *Hemichianus dauricus* Sundevall 的干燥外皮。捕捉后，将皮剥下，除去肉脂，撒上一层石灰，于通风处阴干。

【饮片炮制】

1. 刺猬皮　用碱水浸泡，将污垢洗刷干净，再用清水洗净，润透，剁成小方块，干燥。

2. 滑石粉炒刺猬皮　将滑石粉置预热适度的炒制容器内，中火炒至滑利时，投入净刺猬皮块，翻炒至刺尖卷曲焦黄，质地发泡时，取出，筛去滑石粉，摊晾。每 100kg 刺猬皮用滑石粉 40kg。

3. 砂炒刺猬皮　将砂置预热适度的炒制容器内，武火加热至滑利时，投入刺猬皮块，翻炒至刺尖卷曲焦黄，质地发泡时，取出，筛去砂，摊晾。另有方法是将砂炒至上述规格时，取出，筛去砂，趁热将醋喷入，拌匀，吸尽后用武火炒干。每 100kg 刺猬皮用醋 10kg。

【饮片性状】刺猬皮为密生硬刺的不规则小块；外表面呈灰白色、黄色或灰褐色，内表面灰白色，边缘有毛；质坚韧，有特殊腥臭气。滑石粉炒刺猬皮呈焦黄色，质地发泡，刺尖秃，边缘皮毛脱落，皮部边缘向内卷曲；微有腥臭味。砂炒刺猬皮性状同滑石粉炒刺猬皮。醋制后，略具醋气。

【炮制作用】刺猬皮，苦，平。归胃、大肠经。止血行瘀，固精缩尿，止痛。

刺猬皮生用腥臭味大，难以粉碎，临床主用炮制品。

刺猬皮炒制后质地松泡酥脆，便于煎煮和粉碎，醋淬尤能矫臭矫味。临床多用其炒制品。用于胃痛吐食，痔瘘下血，遗精，遗尿等症。如治痔漏的猬皮丸（《圣济总录》）。

【现代研究】经测定，刺猬皮生品中蛋白质含有量达到 70% 以上，炮制品中氨基酸含有量较生品有一定下降，其原因是滑石粉烫制过程中需要加热，氨基酸受到一定破坏，表明刺猬皮在烫制过程中应严格控制火候及时间，以减少该类成分的损失。

鱼鳔胶

【饮片名称】鱼鳔胶、鱼胶、鱼鳔、炒鱼鳔胶、鱼鳔珠

【来源与加工】本品为石首鱼科动物大黄鱼 *Pseudosciaena crocea*（Rich.）、小黄鱼 *P. polyactis* Bleeker 或鲟科动物中华鲟 *Acipenser sinensis* Gray、鳇鱼 *Huso dauricus* Georgi 等的

鱼鳔。全年均可捕捉，捕后趁鲜取鱼鳔，压扁或制成一定形状，干燥。

【饮片炮制】

1. **鱼鳔胶** 取鱼鳔胶微火烘软，切成小方块或丝。

2. **滑石粉炒鱼鳔胶** 取滑石粉置预热适度的炒制容器内，文火炒热，加入鱼鳔胶块，拌炒至鼓胀松泡时，取出，筛去滑石粉，摊晾，即得。每100kg鱼鳔胶块用滑石粉40kg。

【饮片性状】鱼鳔胶为小方块或不规则条状，黄白色或淡黄色；半透明，质坚韧；气微腥，味淡。滑石粉炒鱼鳔胶表面鼓胀发泡，黄色；质地酥脆；气微香。

【炮制作用】鱼鳔胶，甘、咸，平，归肾经。补肾益精，滋养筋脉，止血，散瘀消肿。

鱼鳔胶一般不生用。

滑石粉炒后降低滋腻之性，矫正腥臭味，利于粉碎。用于肾虚滑精，产后风痉，破伤风症，吐血，血崩创伤出血，痔疮等。如治肾虚气弱，阳痿不举，腰腿酸痛，精神疲倦，食欲不佳的三肾丸（《全国中药成药处方集》）。

【现代研究】炮制新工艺 以粉碎率、蛋白质含量为指标，以膨胀率、浸出物为参考指标，优选滑石粉炒鱼鳔胶的炮制工艺，确定为：选择2倍于鱼鳔胶的200目滑石粉，190℃，翻炒3分钟。

以粉碎率和醇溶性浸出物为评价指标，确定滑石粉炒鱼鳔胶最佳炮制工艺为：100Kg鱼鳔胶加30kg滑石粉，烫制温度为320～340℃，以8r/min的速度翻炒2分钟。

【炮制辨析】鱼鳔含胶性蛋白，滋腻性强，有腥气。内服可增强血清之黏滞性，促进血液凝固，但必须炒黄才能研成细末冲服。采用滑石粉炒或蛤粉烫的炮制方法，不容易将药物烤焦，同时可以除去腥臭味，利于服用。蒲黄粉味甘性平，为止血活血要药，炒后性主收涩，又能活血散瘀止痛，故蒲黄粉炒鱼鳔胶不仅酥脆矫味，还能起到协同增效的作用。

重点小结

难点	考点
各种炒法的基本操作及注意事项	莱菔子、王不留行、苍耳子、山楂、栀子、苍术、枳壳、斑蝥、党参、山药、鸡内金、阿胶、马钱子等重点药物的质量要求、炮制作用及炮制原理

扫码"练一练"

思考题

1. 何谓炒法？
2. 炒黄、炒焦、炒炭的操作要点分别是什么？
3. 试比较各种加辅料炒的操作方法及注意事项。

第十章　炙　法

学习目标

1. 掌握　大黄、黄连、延胡索（元胡）、柴胡、知母、黄柏、厚朴、甘草、黄芪、麻黄、淫羊藿等重点药物的炮制方法、炮制作用。

2. 熟悉　酒炙法、醋炙法、盐炙法、姜炙法、蜜炙法和油炙法的目的、操作方法和注意事项。

3. 了解　炙法的定义及分类以及白芍、当归、甘遂、乳香、没药、竹茹、百合、三七、蛤蚧等一般药物的炮制方法、炮制作用。

将净选或切制后的药物加入一定量的液体辅料，用文火拌炒，使辅料逐渐渗入药物组织内部的炮制方法称为炙法。

清代张仲岩《修事指南》云："炙者取中和之性"。药物加液体辅料经加热炒制后，在性味、功效、作用趋向、归经等方面均能发生某些变化，起到增强疗效、降低毒性、抑制偏性、矫臭矫味等作用，从而更好地满足临床用药的要求。

根据所用液体辅料的不同，炙法可以分为酒炙、醋炙、盐炙、蜜炙、姜炙、油炙等法。传统上的炙法以炒炙为主，现代生产中亦有采用烘炙代替炒炙者。

扫码"学一学"

第一节　酒炙法

将净选或切制后的药物，加入一定量的酒拌炒至规定程度的方法称为酒炙法。酒甘辛大热，气味芳香，能升能散，宣行药势，具有活血通络、祛风散寒、矫臭矫味的作用。酒炙法多用于活血散瘀药、祛风通络药、动物类药和性味苦寒的药。

1. 目的

（1）缓和药性，引药上行。如大黄、黄连等。

（2）增强活血通络作用。如当归、川芎等。

（3）矫臭矫味。如乌梢蛇、蕲蛇等。

2. 操作方法

（1）先拌酒后炒药　将净选或切制后的药物与定量酒拌匀，稍闷润，待酒被吸尽后，置预热适度的炒制容器内，用文火炒干，取出，摊晾。适用于质地坚实的根及根茎类药物，如黄连、川芎等。

（2）先炒药后加酒　将净选或切制后的药物置预热适度的炒制容器内，拌炒至一定程度，再边炒边喷洒定量的酒，炒干，取出，摊凉。适用于质地疏松和易碎的药物。

大多数药物采用第一种方法酒炙，因第二种方法不易使酒渗入药物内部，加热翻炒时，酒易迅速挥发，所以一般少用，只有个别药物适用此法。

酒炙法所用的酒以黄酒为主。用量一般为每100kg药物用黄酒10～20kg。

3. 注意事项

（1）用酒拌润药物的过程中，容器上面应加盖，以免酒迅速挥发。

（2）若酒的用量较小，不易与药物拌匀时，可先将酒加适量水稀释后再与药物拌润。

（3）药物酒炙时，火力多用文火，勤翻动，炒干，颜色加深即可。

黄 连

【饮片名称】黄连、酒黄连、姜黄连、萸黄连

【来源与加工】本品为毛茛科植物黄连 *Coptis chinensis* Franch.、三角叶黄连 *Coptis deltoidea* C. Y. Cheng et Hsiao 或云连 *Coptis teeta* Wall. 的干燥根茎，以上三种分别习称为“味连”“雅连”“云连”。秋季采挖，除去须根和泥沙，干燥，撞去残留须根。

【饮片炮制】

1. 黄连 除去杂质，润透后切薄片，干燥。用时捣碎。

2. 酒黄连 取黄连片，加入定量黄酒拌匀，稍闷润，待酒被吸尽后，置预热适度的炒制容器内，用文火炒干，取出，摊晾，筛去碎屑。每100kg 黄连片用黄酒 12.5kg。

3. 姜黄连 取黄连片，加姜汁拌匀，稍闷润，待姜汁被吸尽后，置预热适度的炒制容器内，用文火炒干，取出，摊晾，筛去碎屑。每100kg 黄连片用生姜 12.5kg。

4. 萸黄连 取吴茱萸，加适量水煎煮，去渣取汁，煎液与黄连片拌匀，稍闷润，待药液被吸尽后，置预热适度的炒制容器内，用文火炒干，取出，摊凉，筛去碎屑。每 100kg 黄连片用吴茱萸 10kg。

【饮片性状】黄连呈不规则的薄片；外表皮灰黄色或黄褐色，粗糙，有细小的须根；切面或碎断面鲜黄色或红黄色，具放射状纹理；气微，味极苦。酒黄连形如黄连片，色泽加深，略有酒香气。姜黄连形如黄连片，表面棕黄色，有姜的辛辣味。萸黄连形如黄连片，表面棕黄色，有吴茱萸的辛辣香气。

【炮制作用】黄连，苦，寒。归心、脾、胃、大肠、肝经。泻火解毒，清热燥湿。

黄连苦寒性较强，适用于肠胃湿热所致的腹泻、痢疾、呕吐、热盛火炽，壮热烦躁，神昏谵语，吐血衄血，疔疮肿毒，口舌生疮，耳道流脓等。如治热毒壅盛、高热烦躁及痈疽疔疮的黄连解毒汤（《外科正宗》）；治气血两燔的清瘟败毒饮（《疫疹一得》）；治热痢泄泻的白头翁汤（《伤寒论》）。

酒黄连能引药上行，缓其寒性，善清头目之火。如治目赤肿痛、口舌生疮的黄连天花粉丸（《证治准绳》）。

姜黄连缓和黄连苦寒之性，并增强止呕作用，以治胃热呕吐为主。如用于湿热中阻，胃失和降，恶心呕吐。

萸黄连抑制黄连苦寒之性，使寒而不滞，以清气分湿热，散肝胆郁火为主。用于肝胃不和、呕吐吞酸。

【现代研究】

1. 采收与产地加工 比较不同干燥方法对黄连中小檗碱含量的影响，结果表明，小檗碱的含量依次为：阳光下薄纸遮盖干燥 > 烘箱干燥 > 微火炒干 > 阳光下直射干燥；烘箱60℃干燥与太阳下薄纸遮盖相比，外观和小檗碱含量基本接近，但效率高，操作简便，适合大量生产。

2. 炮制与化学成分 黄连经酒、姜汁炮制后，主要化学成分小檗碱、巴马汀、药根碱

含量随着炮制温度升高而降低，并生成小檗红碱。炮制可提高小檗碱在水中的溶出率，生黄连中小檗碱的溶出率为58.17%，酒、姜汁炮制后，溶出率约为85%，说明炮制对小檗碱在煎液中的溶出有促进作用。另有报道萸黄连水煎液中总生物碱含量比生黄连水煎液降低8.68%，小檗碱降低19.35%，巴马汀降低3.45%，这与萸黄连降低黄连寒性的传统认识相一致。

3. 炮制与药理作用 实验结果表明，黄连经酒、姜汁、吴茱萸炮制后抗菌活性降低，但对铜绿假单胞菌的抑制作用增强。此外，黄连经姜汁炙后对变形杆菌的抑制作用增强，并优于其他炮制品。

【炮制辨析】黄连中的主要有效成分小檗碱等易溶于水，在热水中溶解度更高。实验证明，黄连软化时，宜在水温较低条件下进行，并尽量减少在水中的浸润时间，否则易损失药效。黄连可在用时捣碎，以避免在切制过程中成分的流失。

大 黄

【饮片名称】大黄、酒大黄、熟大黄、大黄炭、醋大黄、清宁片

【来源与加工】本品为蓼科植物掌叶大黄 *Rheum palmatum* L.、唐古特大黄 *Rheum tanguticum* Maxim. ex Balf. 或药用大黄 *Rheum officinale* Baill. 的干燥根及根茎。秋末茎叶枯萎或次春发芽前采挖，除去细根，刮去外皮，切瓣或段，用绳穿成串干燥或直接干燥。

【饮片炮制】

1. 大黄 除去杂质，洗净，润透，切厚片或块，晾干。

2. 酒大黄 取净大黄片，用黄酒拌匀，闷润至透，置锅内用文火炒干，取出，摊晾。每100kg大黄用黄酒10kg。

3. 熟大黄 取净大黄块，用黄酒拌匀，闷1～2小时，至酒被吸尽，装入炖药罐或适当容器内，盖严，隔水炖24～32小时或置木甑内蒸至内外均为黑色为度，取出，干燥。每100kg大黄用黄酒30kg。

4. 大黄炭 取净大黄片，置锅内，用武火炒至表面焦黑色，内部深褐色，取出，摊晾。

5. 醋大黄 取净大黄片，用米醋拌匀，闷润至透，置锅内用文火炒干，取出，摊晾。每100kg大黄用米醋15kg。

6. 清宁片 取净大黄片或块，置煮制器具内，加水超过药面，用武火加热，煮至烂时，加入规定量的黄酒（100∶30）搅拌，再煮成泥状，取出晒干，粉碎后过100目筛。取其细粉，再与黄酒、炼蜜混合均匀为团块状，置笼屉内蒸透（约2小时），取出揉匀，搓成直径约14mm的圆条，于50～55℃下进行低温干燥，烘至七成干时，装入器具内，闷约10天至内外湿度一致，手摸有挺劲，取出，切厚片，晾干，筛去碎屑。每100kg大黄片或块，用黄酒75kg，炼蜜40kg。

【饮片性状】大黄呈不规则类圆形厚片或块，大小不等。外表皮黄棕色或棕褐色，有纵皱纹及疙瘩状隆起。切面黄棕色至淡红棕色，较平坦，有明显散在或排列成环的星点，有空隙。酒大黄形如大黄片，表面深棕黄色，有的可见焦斑。微有酒香气。熟大黄呈不规则的块片，表面黑色，断面中间隐约可见放射状纹理，质坚硬，气微香。大黄炭形如大黄片，表面焦黑色，内部深棕色或焦褐色，具焦香气。醋大黄形如大黄片，略有醋气。清宁片为圆形厚片，直径约1.2cm，厚约0.2cm，表面乌黑色，质坚硬，有香气。

【炮制作用】大黄，苦，寒。归脾、胃、大肠、肝、心经。泻下通肠，凉血解毒，逐瘀通经。

生大黄气味重浊，走而不守，直达下焦，泻下作用峻烈，攻积导滞，泻火解毒力强，用于实热便秘，高热，谵语，发狂，吐血，衄血，湿热黄疸，跌打瘀肿，血瘀经闭，产后瘀阻腹痛，痈肿疔毒；外治烧烫伤等。如治热结便秘，潮热谵语的大承气汤（《伤寒论》）；治热毒肠痈的大黄牡丹皮汤（《金匮要略》）；治疮痈肿毒或烧伤、烫伤的金黄散（《外科精义》）。

大黄酒炙后，其力稍缓，并借酒升提之性，引药上行，清上焦实热。可用于血热妄行之吐血、衄血及火邪上炎所致的目赤、咽痛、牙龈肿痛等。

大黄酒蒸或酒炖为熟大黄后，泻下作用缓和，能减轻腹痛等不良反应，并增强活血祛瘀的功效。如治血热妄行、腹部肿块、月经停闭的大黄䗪虫丸（《金匮要略》）。

大黄炒炭后，其泻下作用极弱而止血作用增强。如治大肠有积滞的大便出血及热邪伤络，血不循经之呕血，咯血的十灰散（《十药神书》）。

醋大黄长于消积化瘀，治痃癖，化脾积血块。

清宁片泻下作用缓和，具有缓泻而不伤气，逐瘀而不败正之功。可用于饮食停滞，口燥舌干，大便秘结的年老、体弱、久病患者。本品可单用。

【现代研究】

1. 炮制与化学成分 大黄经不同方法炮制后，结合型蒽醌含量降低，游离型蒽醌含量增加。酒炒、醋炒后鞣质总量降低约 18%，酒炖后降低 50% 以上，炒炭后降低约 80%。

2. 炮制与药理作用 大黄中泻下活性成分结合型蒽醌的含量按生大黄、酒大黄、熟大黄、大黄炭顺序依次递减，酒大黄泻下效力降低 30%，熟大黄泻下效力降低 95% 左右，大黄炭几乎无泻下作用。清宁片与生品比较，泻下效力降低约 95%，泻下时间明显延长，次数明显减少，但泻下物干重基本一致，说明清宁片既可使泻下作用缓和又能达到排除肠内积滞的目的。

生品与各炮制品煎剂在体外对金黄色葡萄球菌、大肠埃希菌、铜绿假单胞菌，痢疾杆菌及伤寒杆菌均有一定的抑制作用，炮制品与生品的抑菌作用各有特点，酒大黄与熟大黄保持了与生品相近的抑菌作用，其中对铜绿假单胞菌及伤寒杆菌的抑制活性优于生品；醋大黄及大黄炭对大肠埃希菌、伤寒杆菌、痢疾杆菌的抑制活性明显减弱，但对铜绿假单胞菌及金黄色葡萄球菌仍有较好的抑菌作用且抑菌作用较稳定。

生大黄煎剂及醚提物对炎症早期的渗出和水肿以及炎症末期的肉芽肿增生均有明显的抑制作用。酒大黄与醋大黄的抗炎作用与生大黄基本一致，熟大黄及大黄炭作用减弱。

生大黄、熟大黄、大黄炭内服均有止血作用。3 种样品均显示出明显的抗应激效应，对胃黏膜在应激状态下发生的病理损害起到了预防作用，减少了胃黏膜出血灶的发生。熟大黄可显著降低血小板黏附与聚集作用，其作用较生大黄显著增强。

【炮制辨析】

1. 大黄泻下的活性成分为蒽醌类衍生物，一般易溶于水且可以水解，所以大黄切制前用水处理时，宜尽量采用少泡多润的方法。

2. 关于大黄致泻主要成分的研究有不同的报道。有人认为大黄致泻的主要成分为结合型蒽醌类化合物，也有人认为大黄泻下的有效成分是游离型蒽醌类化合物，是结合型蒽醌在体内能产生泻下作用的最终物质，所以有必要对大黄致泻的主要成分做深入研究。

当 归

【饮片名称】当归、当归头、当归身、当归尾、酒当归、土炒当归

【来源与加工】本品为伞形科植物当归 *Angelica sinensis* (Oliv.) Diels 的干燥根。秋季采挖，除去须根及泥沙，待水分稍蒸发后，捆成小把，上棚，用烟火慢慢熏干。

【饮片炮制】

1. 当归　除去杂质，洗净，润透，切薄片，晒干或低温干燥。

2. 当归头　取净当归，洗净，润透，将根头部横切 4～6 片，晒干或低温干燥。

3. 当归身　取切去当归头、当归尾的当归，纵切薄片，晒干或低温干燥。

4. 当归尾　取净当归尾，切片，晒干或低温干燥。

5. 酒当归　取净当归片，用黄酒拌匀，闷润，待酒被吸尽后，置预热适度的炒制容器内，用文火炒干，取出，摊晾。每 100kg 当归用黄酒 10kg。

6. 土炒当归　将灶心土置预热适度的炒制容器内，炒至灵活状态，投入当归片，炒至表面挂土色，筛去灶心土，摊晾。每 100kg 当归用灶心 20kg。

【饮片性状】当归为类圆形、椭圆形或不规则薄片；外表皮浅棕色至棕褐色；切面黄白色或淡棕黄色，平坦，有裂隙，中间有浅棕色的形成层环，并有多数棕色的油点；香气浓郁，味甘、辛、微苦。酒当归形如当归片，切面深黄色或浅棕黄色，略有焦斑；香气浓郁，并略有酒香气。土炒当归形如当归片，表面深黄色至土黄色，有土气。

【炮制作用】当归，甘，辛，温。归肝、心、脾经。补血活血，调经，润肠通便。如治血虚便秘的润肠丸（《沈氏尊生书》）；治血虚体亏的当归补血汤（《内外伤辨惑论》）；传统习惯止血用当归头，补血用当归身，破血用当归尾，补血活血用全当归。

酒当归增强活血补血调经的作用。如治血虚血滞，月经不调的四物汤（《太平惠民合剂局方》）；治风湿痹痛的蠲痹汤（《百一选方》）。

土炒当归既能补血又不致滑肠，可用于血虚便溏，腹中时病及中焦虚寒，腹痛。

【现代研究】

1. 炮制与化学成分　当归生品与炮制品比较，阿魏酸含量有一定的差异，并且随炮制温度的升高，阿魏酸含量降低，以当归炭最为明显。

当归及其不同炮制品中水溶性糖的含量，从高到低依次排列为：酒炒当归 > 生当归 > 清炒当归 > 土炒当归 > 当归炭。

2. 炮制与药理作用　当归头、身、尾三种煎剂具有明显兴奋家兔子宫平滑肌的作用。

【炮制辨析】

1. 古人认为当归“头止血，身活血，尾破血”，现代研究表明，阿魏酸和藁本内酯的含量以当归尾最高，当归身次之，当归头最低，挥发油和糖的含量基本一致。由于当归成分比较复杂，很可能是多种成分在同时起作用，故需要结合药理、临床等多方面实验才能得出结论。

2. 实验研究表明，当归经土炒后，润肠通便的主要成分挥发油的含量降低约 84.6%。说明临床中当归土炒后不用于润肠通便而用于血虚便溏具有合理性。

川 芎

【饮片名称】川芎、酒川芎

【来源与加工】本品为伞形科植物川芎 *Ligusticum chuanxiong* Hort. 的干燥根茎。夏季当茎上的节盘显著突出并略带紫色时采挖，除去泥沙，晒后烘干，再去须根。

【饮片炮制】

1. **川芎** 除去杂质，分开大小，洗净，润透，切厚片，干燥。

2. **酒川芎** 取净川芎片，加定量黄酒拌匀，稍闷润，待酒被吸尽后，置预热适度的炒制容器内，用文火炒至棕黄色时，取出，摊晾，筛去碎屑。每100kg 川芎用黄酒 10kg。

【饮片性状】川芎为不规则厚片，外表皮灰褐色或褐色，有皱缩纹。切面黄白色或灰黄色，具有明显波状环纹或多角形纹理，散生黄棕色油点。质坚实。气浓香，味苦、辛，微甜。酒川芎形如川芎片，色泽加深，偶见焦斑，质坚脆，略有酒香气。

【炮制作用】川芎，辛、温。归肝、胆、心包经。活血行气，祛风止痛。

川芎多生用，用于血瘀气滞的月经不调、经闭、痛经，产后瘀滞腹痛，跌打损伤，疮疡肿痛，头风头痛，风湿痹痛等。如治产后血虚受寒，恶露不行的生化汤（《傅青主女科》）；治冲任虚寒，月经不调的温经汤（《金匮要略》）；治风邪头痛的川芎茶调散（《太平惠民合剂局方》）。

酒川芎能引药上行，增强活血行气止痛的作用，多用于血瘀头痛，偏头痛，胸胁疼痛等。如治偏头痛，可用本品细锉，酒浸服之（《斗门方》）。

【现代研究】

1. **炮制与化学成分** 酒川芎中川芎嗪的含量较生品低但总生物碱含量提高。

2. **炮制与药理作用** 酒川芎水提液和生川芎醇提液具有明显降低全血黏度、血浆黏度、红细胞压积等作用。

【炮制辨析】酒川芎饮片煎液中总生物碱的含量较生品明显提高，故酒炙后能增强其药理活性和临床治疗作用，酒炙具有合理性。

白 芍

【饮片名称】白芍、酒白芍、醋白芍、炒白芍、土炒白芍

【来源与加工】本品为毛茛科植物芍药 *Paeonia lactiflora* Pall. 的干燥根。夏、秋二季采挖，洗净，除去头尾和细根，置沸水中煮后除去外皮或去皮后再煮，晒干。

【饮片炮制】

1. **白芍** 洗净，润透，切薄片，干燥。

2. **酒白芍** 取净白芍片，加入定量黄酒拌匀，稍闷润，待酒被吸尽后，置预热适度的炒制容器内，文火炒干，取出，摊晾。每100kg 白芍片用黄酒 10kg。

3. **醋白芍** 取白芍片，加入定量米醋拌匀，稍闷润，待醋被吸尽后，置预热适度的炒制容器内，文火炒干，取出，摊晾。每100kg 白芍片用米醋 15kg。

4. **炒白芍** 取净白芍片，置预热适度的炒制容器内，用文火炒至微黄色，取出，摊晾。

5. **土炒白芍** 取定量灶心土细粉，置预热适度的炒制容器内，用中火炒至灵活状态，加入白芍片，炒至表面挂土色，微呈焦黄色时，取出，筛去土粉，摊晾。每100kg 白芍片用灶心土 20kg。

【饮片性状】白芍多呈类圆形的薄片。表面淡棕红色或类白色。切面微带棕红色或类白色，形成层环明显，可见稍隆起的筋脉纹呈放射状排列。气微，味微苦、酸。酒白芍形如

白芍片，表面微黄色或淡棕黄色，有的可见焦斑。微有酒香气。醋白芍形如白芍片，呈微黄色，微有醋气。炒白芍形如白芍片，表面微黄色或淡棕黄色，有的可见焦斑，气微香。土炒白芍形如白芍片，呈土黄色，微有焦土气。

【炮制作用】 白芍，苦、酸，微寒。归肝、脾经。养血调经，敛阴止汗，柔肝止痛，平抑肝阳。

生品长于养血敛阴，平抑肝阳。多用于血虚月经不调，痛经，崩漏，头痛，眩晕，耳鸣，烦躁易怒以及自汗，盗汗等症。如治血虚的四物汤（《太平惠民合剂局方》）；治中风半身不遂的芍药汤（《圣济总录》）；治肝脾不和，腹部挛急作痛的芍药甘草汤（《伤寒论》）；治虚劳自汗不止的芍药黄芪汤（《赤水玄珠》）；治崩漏带下，经水不止及金疮出血的白芍药散（《太平圣惠方》）。

酒炙可降低生品的酸寒之性，擅长和中缓急。多用于胁肋疼痛，腹痛。用于产后腹痛尤需酒炙。如治脘腹挛缩，喜温喜按的小建中汤（《妇科发挥》）；治胸腹疼痛，四肢挛急的当归芍药散（《金匮要略》）；治经行腹痛的养血平肝散（《沈氏尊生书》）。

醋白芍入肝收敛，可敛血，止血，疏肝解郁。如治尿血，血色鲜红的加减黑逍遥散（《医略六书》）。

炒白芍药性稍缓，以养血敛阴为主。如治肝旺脾虚之肠鸣腹痛、泄泻的痛泻要方（《景岳全书》）；治泻痢日久，腹痛喜温喜按的养脏汤（《太平惠民合剂局方》）。

土炒白芍可借土气入脾，增强柔肝和脾，止泻作用。

【现代研究】

1. 采收与产地加工 蒸制加工可杀灭白芍药材所带的微生物，提高饮片的卫生质量，带皮蒸制可提高杭白芍饮片中芍药苷的含量，皮在加工过程中能起到保护作用，可防止芍药苷流失。

2. 炮制与化学成分 芍药苷对炮制温度敏感，炒白芍、酒炙白芍的芍药苷含量均降低。

生白芍与浅黄色、黄色、棕色炮制品中芍药苷的含量相比，结果生白芍与浅黄色、黄色、棕色炮制品芍药苷含量分别为 1.00%，0.94%，0.82%，0.55%，其芍药苷含量随颜色变深而显著降低。

3. 炮制与药理作用 白芍不同炮制品水煎液均能使离体兔肠自发性收缩活动的振幅加大，以醋白芍作用最强。酒白芍、醋白芍的镇痛作用强于生白芍和炒白芍。

4. 炮制新工艺 白芍软化时芍药苷含量随浸润时间的改变而变化，表现为先上升后下降的趋势，以浸润 12 小时后切片比较适宜。以水煎液中芍药总苷的含量为考察指标，优选白芍最佳醋炙条件为：加醋量 20%，加热时间 10 分钟，加热温度 130℃，醋的品种是镇江白醋。

赤 芍

【饮片名称】 赤芍、酒赤芍、炒赤芍

【来源与加工】 本品为毛茛科植物芍药 *Paeonia lactiflora* Pall. 或川赤芍 *Paeonia veitchii* Lynch 的干燥根。春、秋二季采挖，除去根茎、须根及泥沙，晾干。

【饮片炮制】

1. 赤芍 除去杂质，分开大小，洗净，润透，切厚片，干燥。

2. 酒赤芍　取赤芍片，加黄酒拌匀，闷润，置锅内用文火炒至微黄色，取出，摊晾。每100kg赤芍用黄酒15kg。

3. 炒赤芍　取赤芍片，置锅内用文火炒至颜色加深，偶有焦斑，取出，摊晾。

【饮片性状】赤芍为类圆形切片，外表皮棕褐色。切面粉白色或粉红色，皮部窄，木部放射状纹理明显，有的有裂隙。酒赤芍形如赤芍片，色泽加深，微有酒香气。炒赤芍形如赤芍片，色泽加深，偶有焦斑。

【炮制作用】赤芍，苦，微寒。归肝经。清热凉血，散瘀止痛。

赤芍生品以清热凉血为主，用于血热发斑，吐血、衄血，血崩带下，肝热目赤肿痛，痈肿疮疡。

酒赤芍寒性缓和，增加活血散瘀之效。用于经闭腹痛，跌扑损伤，胸胁痹痛，癥瘕腹痛等。

炒赤芍药性缓和，适用于脾胃虚弱患者。

【现代研究】

炮制与化学成分　酒炙时间长短对赤芍中鞣质含量产生影响，随着炮制时间的延长，赤芍中没食子酸的含量增加，而D－儿茶精含量减少。

【炮制辨析】目前对赤芍及其炮制品的研究较少，多以芍药苷、鞣质为指标进行炮制工艺筛选，但其他成分如儿茶精、没食子酸丙酯等都具药理活性，因此需全面考察以阐明炮制原理。

丹　参

【饮片名称】丹参、酒丹参

【来源与加工】本品为唇形科植物丹参 *Salvia miltiorrhiza* Bge. 的根及根茎。春、秋二季采挖，除去泥沙，干燥。

【饮片炮制】

1. 丹参　除去杂质及残茎，洗净，润透，切厚片，干燥。

2. 酒丹参　取丹参片，加入定量黄酒拌匀，稍闷润，待酒被吸尽后，置预热适度的炒制容器内，用文火炒干，取出，摊晾。每100kg丹参用黄酒10kg。

【饮片性状】丹参呈类圆形或椭圆形的厚片；外表皮棕红色或暗棕红色，粗糙，具纵皱纹；切面有裂隙或略平整而致密，有的呈角质样，皮部棕红色，木部灰黄色或紫褐色，有黄白色放射状纹理；气微，味微苦涩。酒丹参形如丹参片，表面红褐色，略具酒香气。

【炮制作用】丹参，苦，微寒。归心、肝经。活血祛瘀，通经止痛，清心除烦，凉血消痈。

丹参生品以祛瘀止痛，清心除烦力胜，因其药性偏寒凉，故多用于血热瘀滞所致的疮痈，产后瘀滞疼痛，经闭腹痛，心腹疼痛及肢体疼痛等。如治属半实半虚者心腹诸痛的丹参饮（《医学金针》）；治风热皮肤生疮，苦痒成疥的丹参汤（《太平圣惠方》）

丹参酒炙后，寒凉之性得到缓和，提高了活血祛瘀，调经止痛之功，更能通行血脉，善调妇女经脉不匀。常用于月经不调，血滞经闭，恶露不下，心胸疼痛，癥瘕积聚等。如治月经不调的丹参散加减（《妇人明理论》），治气血凝滞，心胸疼痛的活络效灵丹（《医学衷中参西录》）。

【现代研究】

1. 采收与产地加工　丹参酮II_{A}不稳定，光照及温度对其都有影响。暴晒干燥可使丹参酮Ⅱ$_{A}$含量降低；阴干法可使丹参酮Ⅱ$_{A}$的损失较少，较好地保持丹参原药材的药性。

2. 炮制与化学成分 丹参经炒制后，丹参素含量变化不大，总酚类成分提高6%～13%。

丹参炮制后，原儿茶醛含量均有不同程度的下降，其中酒丹参下降17.14%，醋丹参下降20.00%，炒丹参下降42.86%，丹参炭下降62.86%。

丹参饮片经过不同方法炮制后，水溶性总酚含量及煎出量均有提高。

3. 炮制与药理作用 丹参生品、酒炙品使由四氯化碳造成的家兔肝损伤、中毒性肝炎模型高的谷丙转氨酶显著降低，尤以生品为优，而醋丹参作用不显著。

4. 炮制新工艺 丹参切片前经水浸泡，水溶性成分损失很大，总酚类成分损失97%，原儿茶醛损失55%。用闷润法软化时，总酚类成分损失50%。

【炮制辨析】丹参自古用其根茎，但近代研究发现丹参叶中含有大量的丹参素和原儿茶醛两种活性成分。丹参叶如能充分利用，在一定程度上可以解决丹参资源不足的问题，具有广泛的开发前景。

益母草

【饮片名称】益母草、酒益母草

【来源与加工】本品为唇形科植物益母草 *Leonurus japonicus* Houtt. 的新鲜或干燥地上部分。鲜品春季幼苗期至初夏花前期采割，干品夏季茎叶茂盛、花未开或初开时采割，晒干，或切断晒干。

【饮片炮制】

1. 益母草 除去杂质，迅速洗净，略润，切段，干燥。

2. 酒益母草 取益母草段，喷洒黄酒拌匀，闷润至透，置预热适度的炒制容器内用文火炒干，取出，摊晾。每100kg益母草用黄酒15kg。

【饮片性状】益母草为不规则的段；茎方形，四面凹下成纵沟，灰绿色或黄绿色；切面中部有白髓；叶片灰绿色，多皱缩、破碎；轮伞花序腋生，花黄棕色，花萼筒状，花冠二唇形；气微，味微苦。酒益母草形如益母草，表面色泽加深，偶见焦斑，略具酒香气。

【炮制作用】益母草，苦、辛，微寒。归肝、心包、膀胱经。活血调经，利尿消肿，清热解毒。

益母草生品多用于月经不调，痛经，经闭，恶露不尽，水肿尿少，急性肾炎水肿及疔疮乳痈。如治月经不调的益母草丸（《奇方类编》）；治水肿、小便不利常与白茅根、车前子等同用，可提高利尿消肿效果；治疔疮、乳痈常与菊花、金银花等同用，有清热解毒之效。

酒益母草缓和其寒性，活血祛瘀、调经止痛的作用增强，多用于月经不调，瘀滞作痛及跌打伤痛等。如治月经不调，血结作痛的益母丸（《医学入门》）；治产后恶露不尽，瘀滞腹痛的益母草膏（《惠直堂经验方》）；治跌打损伤所致瘀血疼痛的益母丸（《医宗说约》）。

【现代研究】

炮制与化学成分 为探讨炮制对益母草中生物碱含量的影响，以益母草生物碱含量为指标，对炒黄品、酒炙品、醋炙品、烘制品4种不同炮制品进行含量测定。实验表明，不同炮制品中生物碱含量与生品比较有显著差异，且以140℃烘20分钟的酒烘品含量最高。

【炮制辨析】益母草的全草含生物碱，对多种动物的子宫均有明显兴奋作用。药理实验表明，收缩子宫的生物碱主要在益母草的叶部，根部较少，茎部全无。这与传统经验用药一致。传统经验认为，益母草以质嫩、色绿、叶多者为佳，质老、无叶者不宜供药用。提示在炮制加工时尽量保存其叶方能保证药效。

牛　膝

【饮片名称】牛膝、酒牛膝、盐牛膝

【来源与加工】本品为苋科植物牛膝 *Achyranthes bidentata* Bl. 的干燥根。冬季茎叶枯萎时采挖，除去须根及泥沙，捆成小把，晒至干皱后，将顶端切齐，晒干。

【饮片炮制】

1. **牛膝**　除去杂质，洗净，润透，除去残留芦头，切段，干燥。

2. **酒牛膝**　取净牛膝段，加酒拌匀，闷透，置预热适度的炒制容器内，用文火炒干，取出，摊晾。每 100kg 牛膝用黄酒 10kg。

3. **盐牛膝**　取净牛膝段，加入定量食盐水拌匀，稍闷润，待食盐水被吸尽后，置预热适度的炒制容器中，用文火炒干，取出，摊晾。每 100kg 牛膝用食盐 2kg。

【饮片性状】牛膝为圆柱形的段；外表皮灰黄色或淡棕色，有微细的纵皱纹及横长皮孔；质硬脆，易折断，受潮变软；切面平坦，淡棕色或棕色，略呈角质样而油润，中心维管束木部较大，黄白色，其外围散有多数黄白色点状维管束，断续排列成 2 ~ 4 轮；气微，味微甜而稍苦涩。酒牛膝形如牛膝段，表面色略深，偶见焦斑，微有酒香气。盐牛膝形如牛膝段，多有焦斑，微有咸味。

【炮制作用】牛膝，苦、涩，平。归肝、肾经。补肝肾，强筋骨，逐瘀通经，引血下行。

牛膝生品长于活血祛瘀，引血下行。多用于瘀血阻滞的月经不调，痛经，闭经，产后瘀阻腹痛，常配红花、桃仁、当归等同用。如治妇人血风走注，腰脚疼痛的牛膝散（《太平圣惠方》）；治阴虚阳亢，头目眩晕的镇肝熄风汤（《医学衷中参西录》）。

酒牛膝增强活血祛瘀、通经止痛的作用。如治血滞经闭的牛膝散（《证治准绳》）；治风湿痹痛，肢体活动不利的牛膝酒（《本草纲目》）；治诸风湿痹的牛膝丸（《杨氏家藏方》）。

盐牛膝能引药入肾，增强补肝肾、强筋骨的作用。如用于肾虚腰痛，常与杜仲、桑寄生等同用；治月水不利，脐腹作痛的牛膝汤（《不知医必要》）。

【现代研究】

1. **炮制与化学成分**　牛膝炮制后齐墩果酸含量降低，而水溶性甜菜碱未受到破坏。

2. **炮制与药理作用**　生牛膝、酒牛膝和盐牛膝均具有明显的镇痛作用，但对于三种炮制品镇痛作用强度的说法不一。

续　断

【饮片名称】生续断、酒续断、盐续断

【来源与加工】本品为川续断科植物川续断 *Dipsacus asper* Wall. ex henry 的干燥根。秋季采挖（一般为 8 ~ 10 月）。挖取后，洗净泥沙，除去根头和须根，用微火烘烤至半干，堆置“发汗”，至其内部变绿色时，再烘干。

【饮片炮制】

1. **续断**　除去杂质，洗净，润透，切厚片，干燥。

2. 酒续断 取续断片，用黄酒拌匀，稍闷润，待酒被吸尽后，置预热适度的炒制容器中，用文火炒至微带黑色，取出，摊晾，筛去碎屑。每100kg续断片用黄酒10kg。

3. 盐续断 取续断片，用盐水拌匀，稍闷润，待盐水被吸尽后，置预热适度的炒制容器中，用文火炒干，取出，摊晾，筛去碎屑。每100kg续断片用食盐2kg。

【饮片性状】续断呈类圆形或椭圆形的厚片。外表皮灰褐色至黄褐色，有纵皱。切面皮部墨绿色或棕褐色，木部灰黄色或黄褐色，可见放射状排列的导管束纹，形成层部位多有深色环。气微，味苦、微甜而涩。酒续断形如续断片，表面浅黑色或灰褐色，略有酒香气。盐续断形如续断片，表面黑褐色，味微咸。酒续断形如续断片，表面浅黑色或灰褐色，略有酒香气。盐续断形如续断片，表面黑褐色，味微咸。

【炮制作用】续断，苦、辛，微温。归肝、肾经。补肝肾，强筋骨，续骨伤，止崩漏。

续断生品多用于肝肾不足，如治肝肾不足的续断丸（《扶寿精方》）；治风寒湿痹，肢体麻木的续断丸（《太平惠民合剂局方》）。

酒炙后，能增强通血脉、强筋骨作用，多用于跌打损伤，筋骨疼痛等症。如治跌打损伤，疼痛剧烈的接骨散（《临床常用中药手册》）；治肝劳虚寒腹痛，转筋骨痛的续断丸（《证治准绳》）。

盐炙后，引药下行，增强补肾强腰的作用。如治肾虚腰痛，损伤性腰痛或腰痛膝酸的补肾壮筋汤（《临床常用中药手册》）。

【现代研究】

炮制与药理作用 续断不同炮制品均具镇痛、抗炎及抗凝血作用，并且以酒炙续断的作用较强。

酒炙续断有镇痛作用，清炒品、生品和盐炙品有消血肿作用，生品和酒炙品有抗炎作用。

【炮制辨析】续断的传统产地加工方法是“堆置发汗”，但有研究表明“发汗”后药材中生物碱类成分含量不变而木通皂苷D的含量下降。皂苷是药材中的有效成分之一，这种产地加工方法的合理性有待进一步研究。

威灵仙

【饮片名称】威灵仙、酒威灵仙

【来源与加工】本品为毛茛科植物威灵仙 *Clematis chinensis* Osbeck、棉团铁线莲 *Clematis hexapetala* Pall. 或东北铁线莲 *Clematis manshurica* Rupr. 的干燥根及根茎。秋季采挖，除去泥沙，晒干。

【饮片炮制】

1. 威灵仙 除去杂质，洗净，润透，切段，干燥。

2. 酒威灵仙 取威灵仙段，加黄酒拌匀，闷润至透，置预热适度的炒制容器内，用文火炒干，取出，摊晾。每100kg威灵仙用黄酒10kg。

【饮片性状】威灵仙为不规则的段；表面黑褐色、棕褐色或棕黑色，有细纵纹，有的皮部脱落，露出黄白色木部；切面皮部较广，木部淡黄色，略呈方形或近圆形，皮部与木部间常有裂隙。酒威灵仙形如威灵仙，表面黄色或微黄色或可见焦斑，微具酒香气。

【炮制作用】威灵仙，辛、咸，微温。归膀胱经。祛风除湿，通络止痛。

生品以利湿祛痰、消诸骨鲠咽为主。如治停痰宿饮，喘咳呕逆，全不入食，配半夏、皂角、生姜同用（《本草正义》）；治积湿停痰，常配葶苈子、半夏、皂角等同用（《本草纲目》）。

酒威灵仙增强其舒筋通络，止痛的作用，多用于风湿痹痛。如治风湿痹痛，骨节不利，肢体疼痛的灵仙除痛饮（《沈氏尊生书》）；治腰脚疼痛久不愈的威灵仙散（《太平圣惠方》）；治腹内气血冷滞，久积癥瘕的灵仙散（《妇人良方大全》）。

【炮制辨析】

1. 威灵仙古代的炮制方法较多，现代主要应用生品和酒炙品。酒炙使药物中的皂苷类成分（威灵仙皂苷）及内酯类成分（原白头翁素）等更易煎出，提高了临床疗效。

2. 古人炮制威灵仙有去芦要求，中医理论认为威灵仙虽能通行十二经，但长于下行，而芦主升。现代研究表明，威灵仙茎中的原白头翁素含量明显低于根，所以去芦与否应深入研究。

桑　枝

【饮片名称】桑枝、酒桑枝、炒桑枝

【来源与加工】本品为桑科植物桑 *Morus alba* L. 的干燥嫩枝。春末夏初采收，去叶，晒干；或趁鲜切片，晒干。

【饮片炮制】

1. **桑枝**　未切片者，洗净，润透，切厚片，干燥。

2. **酒桑枝**　取桑枝片，加入定量黄酒拌匀，待酒被吸尽后，置预热适度的炒制容器内，用文火炒至黄色，取出，摊晾，筛去碎屑。每100kg桑枝片用黄酒12kg。

3. **炒桑枝**　取桑枝片，置预热适度的炒制容器内，用文火炒至微黄色，取出，晾凉，筛去碎屑。

【饮片性状】桑枝为类圆形或椭圆形的厚片；外表皮灰黄色或黄褐色，有点状皮孔；切面皮部较薄，木部黄白色，射线放射状，髓部白色或黄白色；气微，味淡。酒桑枝形如桑枝片，表面呈黄色，略带焦斑，稍有酒气。炒桑枝形如桑枝片，切面深黄色，微有香气。

【炮制作用】桑枝，微苦，平。归肝经。祛风湿，利关节。

桑枝生品以祛风行水为主，用于肩臂关节酸痛麻木等。如用于风湿热痹，尤其上肢臂痛，可单用本品煎服（《普济本事方》）；治筋骨酸痛，四肢麻木或脚气水肿的桑枝膏（《景岳全书》）。

酒桑枝能增强祛风除湿、通络止痛的作用。如治风寒湿痹，关节疼痛，四肢拘挛的桑尖汤（《中药临床应用》）。

炒桑枝和酒桑枝临床应用相同。

【现代研究】

炮制与化学成分　桑枝与炒桑枝的薄层色谱基本一致，炒后总黄酮的含量降低。

仙　茅

【饮片名称】仙茅、酒仙茅

【来源与加工】本品为石蒜科植物仙茅 *Curculigo orchioides* Gaertn. 的干燥根茎。秋、冬二季采挖，除去根头和须根，洗净，干燥。

【饮片炮制】

1. **仙茅**　除去杂质，洗净，切段，干燥。

2. 酒仙茅 取净仙茅段，加入定量黄酒拌匀，稍闷润，待酒被吸尽后，置预热适度的炒制容器内，用文火炒干，取出，摊晾。每100kg仙茅用黄酒10kg。

【饮片性状】 仙茅呈类圆形或不规则形的厚片或段，外表皮棕色至褐色，粗糙，有的可见纵横皱纹和细孔状的须根痕；切面灰白色至棕褐色，有多数棕色小点，中间有深色环纹；气微香，味微苦、辛。酒仙茅形如仙茅段，表面色泽加深，微有酒香气。

【炮制作用】 仙茅，辛，热。有毒。归肾、肝、脾经。散寒祛湿，消痈肿。

仙茅多用于寒湿痹痛，腰膝冷痛，筋骨痿软，常与附子、杜仲同用；治痈疽肿痛，可单味煎服或鲜品捣烂外敷。

酒仙茅可降低毒性，以补肾壮阳为主。如治阳痿精冷，心腹冷痛，腰膝冷痛，多与淫羊藿、巴戟天、阳起石等同用，亦可单用浸酒服；治尿频、遗尿、小便失禁，常与菟丝子、桑螵蛸同用；治头目眩晕，腰膝酸软的仙茅丸（《圣济总录》）；治气逆喘咳，痰多清稀的神秘散（《三因极一病证方论》）。

【炮制辨析】

1. 仙茅苷、仙茅多糖具有补肾壮阳、增强免疫功能的生物活性，二者均为水溶性化学成分，应注意在加工切片的过程中尽量避免水洗、水浸泡带来损失。

2. 仙茅传统的饮片规格为段，应研究段和片有效成分的煎出率是否有差异，从而确定适宜的饮片规格。

龙 胆

【饮片名称】 龙胆、酒龙胆

【来源与加工】 本品为龙胆科植物条叶龙胆 *Gentiana manshurica* Kitag.、龙胆 *Gentiana scabra* Bge.、三花龙胆 *Gentiana triflora* Pall. 或坚龙胆 *Gentiana rigescens* Franch. 的干燥根及根茎。前三种习称“龙胆”，后一种习称“坚龙胆”。春、秋二季采挖，洗净，干燥。

【饮片炮制】

1. 龙胆 除去杂质，洗净，润透，切段，干燥。

2. 酒龙胆 取龙胆段，喷淋定量黄酒拌匀，稍闷润，待酒被吸尽后，置预热适度的炒制容器内，用文火炒干，取出，摊晾，筛去碎屑。每100kg龙胆段用黄酒10kg。

【饮片性状】 龙胆为不规则形的段；根茎呈不规则块片，表面暗灰棕色或深棕色；根圆柱形，表面淡黄色至黄棕色，有的有横皱纹，具纵皱纹；切面皮部黄白色至棕黄色，木部色较浅；气微，味甚苦。坚龙胆为不规则形的段；根表面无横皱纹，膜质外皮已脱落，表面黄棕色至深棕色；切面皮部黄棕色，木部色较浅。酒龙胆形如龙胆，色泽加深，略有酒香气。

【炮制作用】 龙胆，苦，寒。归肝胆经。清热燥湿，泻肝胆火。

龙胆生品善于清热泻火，燥湿。用于湿热黄疸，阴肿阴痒，白带，湿疹等。如治惊痫热搐的凉惊丸（《证治准绳》）；治小儿惊热不退，变而为痫的龙胆丸（《太平圣惠方》）；治湿热黄疸，常配茵陈、栀子同用。

酒龙胆能缓和其苦寒之性，引药上行，如治肝胆实火的龙胆泻肝汤（《医方集解》）。

【现代研究】

炮制与化学成分 龙胆中的主要活性成分龙胆苦苷性质不稳定，贮存中易分解，由于炮制过程受热处理以及辅料的影响，龙胆苦苷受到不同程度的破坏。酒龙胆与生品中龙胆苦苷含量相差不大，而甘草炙品、姜炙品和炒炭品中龙胆苦苷的含量明显下降。

【炮制辨析】由于龙胆中的一些活性成分水溶性较大，传统的润药过程导致活性成分流失，在长时间的阴干过程中，酶解导致大量活性成分损失，降低了利用度，因此可以在产地洗净鲜品，短时间迅速干燥去水或者杀酶。

常　山

【饮片名称】常山、酒常山、炒常山

【来源与加工】本品为虎耳草科植物常山 *Dichroa febrifuga* Lour. 的干燥根。秋季采挖，除去须根，洗净，晒干。

【饮片炮制】

1. **常山**　除去杂质，分开大小，浸泡，润透，切薄片，晒干。

2. **酒常山**　取常山片，加定量黄酒拌匀，稍闷润，待酒被吸尽后，置预热适度的炒制容器内，用文火炒干，取出，摊晾，筛去碎屑。每100kg常山片用黄酒10kg。

3. **炒常山**　取常山片，用清炒法炒至色变深。

【饮片性状】常山为不规则的薄片；外表皮淡黄色，无外皮；切面黄白色，有放射状纹理；质硬；气微，味苦。酒常山形如常山片，呈深黄色，略有酒气。炒常山形如常山片，表面黄色。

【炮制作用】常山，苦、辛，寒。归肺、心、肝经。截疟，劫痰。

常山生用上行必吐，祛痰涌吐力强，多用于催吐。如用于痰火内扰蒙蔽心窍而致的精神失常；痰饮停于胸中，胸膈满胀，欲吐不能者，可单用本品煎服。

酒炙后可缓和呕吐的不良反应，毒性降低，多经配伍用于截疟。如治疟疾寒热往来的常山饮（《类证治裁》）。

【现代研究】

1. **炮制与化学成分**　常山及其炮制品中总生物碱的含量是生常山 > 润切常山 > 浸切常山 > 酒常山 > 炒常山。在烘法炮制中，烘烤时间越长，温度越高，常山碱含量下降越多，说明在较高温度下长时间烘烤常山碱可以被破坏。

2. **炮制与药理作用**　毒性实验结果显示，常山的毒性是生常山 > 酒常山 > 浸常山 > 炒常山；抗疟实验结果显示，抗疟效价是生常山 > 浸常山 > 酒常山 > 炒常山。常山经酒炙或炒后，虽然毒性降低了，但也降低了疗效。

【炮制辨析】

1. 常山质地坚硬，有鸡骨常山之称，为了方便切制，目前多用水浸泡、闷润等软化处理后切片。由于各地浸泡时间不一，操作方法不尽相同，造成生物碱的含量相差很大，需改进饮片的切制方法，采用不经水处理而将净药材直接切片的方法更为合理。

2. 常山生品的毒性较炮制品大5～7倍，生品是炮制品的1/7～1/5剂量时，疗效却显著高于炮制品，所以减少生常山用量以减毒的方法更可取。

蟾　酥

【饮片名称】蟾酥、酒蟾酥

【来源与加工】本品为蟾蜍科动物中华大蟾蜍 *Bufo bufo gargarizans* Cantor或黑框蟾蜍 *Bufo melanostictus* Schneider的干燥分泌物。多于夏、秋二季捕捉蟾蜍，洗净，挤取耳后腺及皮肤腺的白色浆液，加工，干燥。

【饮片炮制】

1. **蟾酥** 取蟾酥饼，蒸软，切薄片，烤脆，研为细粉。

2. **酒蟾酥** 取蟾酥，捣碎，加白酒浸渍，时常搅动至呈稠膏状，干燥，粉碎。每10kg蟾酥用白酒20kg。

注意：本品有毒，蟾酥粉末对人体裸露部分和黏膜有很强的刺激性，在研制蟾酥细粉时，应采用适当的防护措施，防止吸入而中毒。

【饮片性状】蟾酥呈扁圆形团块状或片状。棕褐色或红棕色。团块状者质坚，不易折断，断面棕褐色，角质状，微有光泽；片状者质脆，易碎，断面红棕色，半透明。气微腥，味初甜而后有持久的麻辣感，粉末嗅之作嚏。酒蟾酥呈棕褐色粉末。

【炮制作用】蟾酥辛，温。归心经。有毒，作用峻烈，临床用量极小，多制成丸、散剂应用或外用。

蟾酥生品质硬难碎并且对操作者有刺激性，故用酒浸制粉，便于粉碎，降低毒性，能减少对操作者的刺激。临床多用于发背、疔疮、痈毒、咽喉肿痛等。如治痈疽疔疮、咽喉肿痛的六神丸（《中成药处方集》）；治热毒内蓄所致疔疮、发背、脑疽、乳痈、附股疽、臀腿疽等及一切恶疮的蟾酥丸（《外科正宗》）。

【现代研究】

1. **炮制与药理作用** 急性毒性试验表明，酒浸制品的毒性低于生品。

2. **炮制新工艺** 不同炮制方法所得的蟾酥炮制品均易粉碎，杂质检查均符合《中国药典》规定。以蟾酥内酯为指标，有效成分的含量从低到高依次为酒制品、牛乳浸制品、滑石粉烫制品；牛乳浸生产周期长，夏天易腐败，受到季节限制；而滑石粉烫制品成分含量最高，操作简便，生产周期短，省时省工，成本低，但其毒性也比较大。

【炮制辨析】蟾酥现行炮制方法通常为酒炙，传统认为酒炙能降低其毒性，但酒炙也引起某些活性成分含量降低，使相应的疗效发生变化。

地 龙

【饮片名称】地龙、酒地龙

【来源与加工】本品为钜蚓科动物参环毛蚓 *Pheretima aspergillum*（E. Perrier）、通俗环毛蚓 *Pheretima vulgaris* Chen、威廉环毛蚓 *Pheretima guillelmi*（Michaelsen）或栉盲环毛蚓 *Pheretima pectinifera* Michaelsen 的干燥体。第一种习称“广地龙”，后三种习称“沪地龙”。广地龙春季至秋季捕捉，沪地龙夏季捕捉，及时剖开腹部，除去内脏及泥沙，洗净，晒干或低温干燥。

【饮片炮制】

1. **地龙** 除去杂质，洗净，切段，干燥。

2. **酒地龙** 取净地龙段，用黄酒拌匀，稍闷润，待酒被吸尽后，置预热适度的炒制容器内，用文火炒至棕色，取出，摊晾。每100kg地龙用黄酒12.5kg。

【饮片性状】广地龙呈长条状薄片，弯曲，边缘略卷，长15~20cm，宽1~2cm。全体具环节，背部棕褐色至紫灰色，腹部浅黄棕色；第14~16环节为生殖带，习称“白颈”，较光亮。体前端稍尖，尾端钝圆，刚毛圈粗糙而硬，色稍浅。雄生殖孔在第18环节腹侧刚毛圈一小孔突上，外缘有数环绕的浅皮褶，内侧刚毛圈隆起，前面两边有横排（一排或二排）小乳突，每边10~20个不等。受精囊孔2对，位于7/8至8/9环节间一椭圆形突起上，约占节周5/11。体轻，略呈革质，不易折断，气腥，味微咸。沪地龙长8～15cm，宽0.5～1.5cm。全体具环节，背部棕褐色至黄褐色，腹部浅黄棕色；第14～16环节为生殖带，较光亮。第18环节有一对雄生殖孔。通俗环毛蚓的雄交配腔能全部翻出，呈花菜状或阴茎状；威廉环毛蚓的雄交配腔孔呈纵向裂缝状；栉盲环毛蚓的雄生殖孔内侧有1或多个小乳突。受精囊孔3对，在6/7至8/9环节间。酒地龙形如地龙，偶见焦斑，略有酒气。

【炮制作用】地龙，咸，寒。归肝、脾、膀胱经。清热定惊，通络，平喘，利尿。

生地龙长于清热定惊，通络，平喘，利尿，但生品有腥气，多入煎剂。用于高热神昏，惊痫抽搐，关节痹痛，肢体麻木，半身不遂，肺热喘咳，尿少水肿，高血压。如治狂热癫痫，以本品同盐化为水饮服（《本草拾遗》）；治中风半身不遂的补阳还五汤（《医林改错》）；治惊风，同朱砂为丸（《应验方》）。

酒地龙咸寒之性缓和，利于粉碎和矫臭矫味，便于内服、外用，又可增强通经活络作用，用于偏正头痛，寒湿痹痛，骨折肿痛。如治头风头痛的地龙散（《圣济总录》）；治寒湿痹痛，肢体屈伸不利的小活络丹（《太平惠民和剂局方》）。

【现代研究】

1. 采收与产地加工 研究表明，地龙具有降血压作用的血小板活化因子（PAF）水平随季节而变化，7～9月采集最好，采集时对其适当刺激可显著提高PAF水平，地龙剪成小段或用针刺可使PAF水平升高。实验表明：地龙的内脏中存在着大量的纤溶活性成分，保留内脏的采收方法更为合适。另外，若干燥温度过低，时间过长，地龙易被微生物污染而变质；若温度超过60℃，某些活性蛋白酶类又易失活变性；而温度在35～55℃时，地龙本身有自溶现象；采用日光下暴晒，则干燥快，药材质量好。

2. 炮制与化学成分 琥珀酸是地龙平喘的主要有效成分之一，地龙不同炮制品中琥珀酸含量为：生品 > 炒品 > 酒炙品 > 醋炙品。琥珀酸含量减少可能与琥珀酸对热不稳定有关，临床上治疗支气管哮喘以生品为宜。

3. 炮制与药理作用 酒地龙能降低大鼠血液黏度，降低大鼠红细胞压积。体外溶血栓作用强度依次为：酒地龙 > 广地龙 > 沪地龙 > 土地龙。

4. 炮制新工艺 酒润麸炒法：用生地龙量15%的黄酒拌润1小时，麸炒至棕黄色。醋烘法：取生地龙加生地龙量20%的醋拌润1小时，100℃烘2小时，至表面棕色取出，摊晾。

【炮制辨析】地龙生品不利于有效成分的煎出，同时腥味太大，不便于服用，炒后成分又有一定的损失。而醋炙品水煎液中所含成分较生品、酒炙品、清炒品、砂烫品高，且醋可矫味，又能与药物起协同作用，所以醋炙更适宜。

乌梢蛇

【饮片名称】乌梢蛇、乌梢蛇肉、制乌梢蛇

【来源与加工】本品为游蛇科乌梢蛇 *Zaocys dhumnades*（Cantor）的干燥体。夏、秋二季捕捉，剖开腹部或先剥皮留头尾，除去内脏，盘成圆盘状，干燥。

【饮片炮制】

1. 乌梢蛇 去头及鳞片，切寸段。

2. 乌梢蛇肉 取乌梢蛇，去头及鳞片后，用黄酒闷透，除去皮骨，干燥。

3. 酒乌梢蛇 取净乌梢蛇段，加入定量黄酒拌匀，稍闷润，待酒被吸尽后，置预热适

度的炒制容器内，用文火炒干，取出，摊晾，筛去碎屑。每100kg乌梢蛇用黄酒20kg。

【饮片性状】 乌梢蛇呈半圆筒状或圆槽状的段，长2～4cm，背部黑褐色或灰黑色，腹部黄白色或浅棕色，脊部隆起呈屋脊状，脊部两侧各有2～3条黑线，肋骨排列整齐，肉淡黄色或浅棕色。有的可见尾部。质坚硬，气腥，味淡。乌梢蛇肉为不规则的片或段，长2～4cm，淡黄色至黄褐色。质脆。气腥，略有酒气。酒乌梢蛇形如乌梢蛇段。表面棕褐色至黑色，蛇肉浅棕黄色至黄褐色，质坚硬。略有酒气。

【炮制作用】 乌梢蛇甘，平。归肝经。祛风，通络，止痉。

乌梢蛇生品以祛风止痒，解痉为主。如治瘾疹瘙痒的乌蛇膏（《圣济总录》）；治小儿惊痫，破伤风的乌蛇散（《证治准绳》）。

酒炙乌梢蛇能增强祛风通络作用，并能矫臭，防腐，利于服用和贮存。临床多用于风湿痹痛，肢体麻木，筋脉拘急，中风，口眼歪斜，半身不遂，痉挛抽搐，惊厥以及皮肤顽癣、麻风等症。如治风湿痹痛，手足缓弱不能伸举的乌蛇丸（《太平圣惠方》）。

【现代研究】

炮制新工艺 全国各地对于乌梢蛇的炮制方法各不相同，对酒炙法的改进报道较多。如湖南采用的酒喷洒，文火烤，反复数次的方法费工费时，切段时易损刀口，且烤时火候难以掌握，如果改用油酥制法可使工效提高30倍左右。

【炮制辨析】 乌梢蛇的头与皮是品种鉴别的主要依据，产地加工时应该保留，以供鉴别，可在入药时再去头使用。

蕲　蛇

【饮片名称】 蕲蛇、蕲蛇肉、酒蕲蛇

【来源与加工】 本品为蝰科动物五步蛇 *Agkistrodon acutus*（Güenther）的干燥体。多于夏、秋二季捕捉。剖开蛇腹，除去内脏，洗净，用竹片撑开腹部，盘成圆盘状，干燥后拆出竹片。

【饮片炮制】

1. **蕲蛇** 除去头、鳞，切成寸段。

2. **蕲蛇肉** 取蕲蛇，去头，用定量黄酒润透后，除去鳞、骨，干燥。

3. **酒蕲蛇** 取净蕲蛇段，加入定量黄酒拌匀，稍闷润，待酒被吸尽后，置预热适度的炒制容器内，用文火炒至黄色，取出，摊晾，筛去碎屑。每100kg蕲蛇段用黄酒20kg。

【饮片性状】 蕲蛇呈段状，长2～4cm，背部呈黑褐色，表皮光滑，有明显的鳞斑，可见不完整的方胜纹。腹部可见白色的肋骨，呈黄白色、淡黄色或黄色。断面中间可见白色菱形的脊椎骨，脊椎骨的棘突较高，棘突两侧可见淡黄色的肉块，棘突呈刀片状上突，前后椎体下突基本同形，多为弯刀状。肉质松散，轻捏易碎。气腥，味微咸。蕲蛇肉呈条状或块状，长2～5cm，可见深黄色的肉条及黑褐色的皮。肉条质地较硬，皮块质地较脆。有酒香气，味微咸。酒蕲蛇形如蕲蛇段，表面棕褐色或黑色。略有酒气。气腥，味微咸。

【炮制作用】 蕲蛇，甘、咸，温。有毒。归肝经。祛风，通络，止痉。

蕲蛇头部有毒，除去头、鳞，可除去毒性。生品气腥，不利于服用和粉碎，临床较少应用。

酒蕲蛇能增强祛风、通络、止痉的作用，并可矫味，减少腥气，便于粉碎和制剂，临床多用酒蕲蛇。用于风湿顽痹，肢体麻木，筋脉拘挛，中风，口眼歪斜，半身不遂，破伤

风，小儿急慢性惊风，痉挛抽搐，惊厥。如治小儿急惊，高热抽搐及中风的白花蛇丸（《圣济总录》）；治破伤风颈项紧硬，身体强直的定命散（《圣济总录》）；治风湿痹痛的白花蛇酒（《濒湖集简方》）；治卒中急风的蛇蝎续命汤（《御药院方》）；治瘰疬的白花蛇散（《三因极一病证方论》）。

【炮制辨析】蕲蛇头部毒腺中含有溶血性毒素，内服中毒后，能够引起内脏广泛出血，可能因此致死。传统炮制蕲蛇的方法是去头，目的主要是为了降低毒性，保证临床用药安全有效。

蛇　蜕

【饮片名称】蛇蜕、酒蛇蜕

【来源与加工】本品为游蛇科动物黑眉锦蛇 *Elaphe taeniura* Cope、锦蛇 *Elaphe carinata*（Guenther）或乌梢蛇 *Zaocys dhumnades*（Cantor）等蜕下的干燥表皮膜。春末夏初或冬季初采集，除去泥沙，干燥。

【饮片炮制】

1. **蛇蜕**　除去杂质、切段。

2. **酒蛇蜕**　取净蛇蜕段，加入定量黄酒拌匀，稍闷润，待酒被吸尽后，置预热适度的炒制容器内，用文火炒干，取出，摊晾。每100kg蛇蜕段用黄酒15kg。

【饮片性状】蛇蜕呈圆筒形段状，多压扁而皱缩；背部银灰色或淡灰棕色，有光泽，鳞迹菱形或椭圆形，衔接处呈白色，略抽皱或凹下；腹部乳白色或略显黄色，鳞迹长方形，呈覆瓦状排列。体轻，质微韧，手捏有润滑感和弹性，轻轻揉搓，沙沙作响。气微腥，味淡或微咸。酒蛇蜕呈圆筒形段状，多压扁而皱缩；背部银灰色或淡灰棕色，有光泽，鳞迹菱形或椭圆形，衔接处呈白色，略抽皱或凹下；腹部乳白色或略显黄色，鳞迹长方形，呈覆瓦状排列。体轻，质微韧，手捏有润滑感和弹性，轻轻揉搓，沙沙作响。气微腥，略具酒气，味淡或微咸。

【炮制作用】蛇蜕，咸甘、平。归肝经。祛风，定惊，解毒，退翳。

蛇蜕生品有腥气，不利于服用，多炙用。

酒蛇蜕能增强祛风的作用并减少腥气，有利于服用，多用于小儿惊风，皮肤瘙痒，目翳。

【炮制辨析】蛇蜕的炮制方法始载于汉代，近年来各地的炮制规范中收载的大多是酒炙法。蛇蜕酒炙或生用临床应用无明显差异。

扫码"学一学"

第二节　醋炙法

将净选或切制后的药物，加入一定量的米醋拌炒至规定程度的方法称为醋炙法。

醋味酸、苦，性温，主入肝经血分，具有收敛、解毒、散瘀止痛、矫味的作用。故醋炙法多用于疏肝解郁、散瘀止痛、攻下逐水的药物。炮制用醋，以米醋为佳，且陈久者良。

1. 目的

（1）引药入肝，增强疗效。醋炙后增强活血止痛的作用，如元胡、三棱等；增强疏肝止痛作用，如柴胡、郁金等。

（2）降低毒性，缓和峻泻作用。如甘遂、芫花等。

（3）矫臭矫味。具有特殊气味的药物，醋炙可减少不良气味，便于服用，如五灵脂、乳香等。

2. 操作方法

（1）先拌醋后炒药 将净选或切制后的药物加入一定量的米醋，加盖闷润，待醋被吸尽后，用文火炒干，取出，摊晾，筛去碎屑。此法适用于大多数药物。

（2）先炒药后加醋 将净选后的药物，置预热适度的炒制容器内，用文火炒至表面熔化发亮（如乳香、没药）或炒至表面颜色改变，有腥气溢出时（如五灵脂）喷洒一定量米醋，炒至微干，取出，摊开晾干。此法适用于树脂类和动物粪便类药物。

一般每100kg药物加米醋20～30kg，最多不超过50kg。

3. 注意事项

（1）若用醋量较少，不能与药物拌匀时，可加适量水稀释后再与药物拌匀。

（2）药物醋炙前应大小分档。醋炙多用文火，应勤加翻动，一般炒至微干显火色时即可取出摊凉。

（3）树脂类药物（如乳香、没药）先加醋易粘连，动物粪便类药物（如五灵脂）先加醋易松散，故宜采用先炒药后加醋的方法炮制，且出锅要快，防止熔化粘锅。

（4）先炒药后加醋时，宜边喷醋边翻动药物，使之均匀。

柴 胡

【饮片名称】柴胡、醋柴胡

【来源与加工】本品为伞形科植物柴胡 *Bupleurum chinense* DC. 或狭叶柴胡 *Bupleurum scorzoneri folium* Willd. 的干燥根。按性状不同，分别习称“北柴胡”和“南柴胡”。春、秋两季采挖，除去茎叶和泥沙，干燥。

【饮片炮制】

1. 柴胡片 除去杂质和残茎，洗净，润透，切厚片，干燥。

2. 醋柴胡 取柴胡片，加入定量的米醋拌匀，闷润至醋被吸尽，置炒制容器内，用文火加热，炒干，取出，摊晾。每100kg柴胡用米醋20kg。

【饮片性状】北柴胡片呈不规则厚片。外表皮黑褐色或浅棕色，具纵皱纹和支根痕。切面淡黄白色，纤维性。质硬。气微香，味微苦。醋北柴胡形如北柴胡片，表面淡棕黄色，微有醋香气，味微苦。

南柴胡片呈类圆形或不规则片。外表皮红棕色或黑褐色；有时可见根头处具细密环纹或有细毛状枯叶纤维。切面黄白色，平坦。具败油气。醋南柴胡形如南柴胡片，微具醋香气。

【炮制作用】柴胡辛、苦，微寒。归肝、胆、肺经。疏散退热、疏肝解郁，升举阳气。

生柴胡的升散作用较强，多用于解表退热。如用于寒热往来的小柴胡汤（《伤寒论》）；治外感风寒发热，头痛肢楚的柴葛解肌汤（《伤寒六书》）；治气虚下陷，脱肛，子宫脱垂的补中益气汤（《脾胃论》）。

醋柴胡能缓和升散之性，增强疏肝止痛作用，多用于肝郁气滞的胁痛、腹痛及月经不调等症。如用于肝气郁结的柴胡疏肝散（《景岳全书》）；治肝郁血虚，月经不调的逍遥散（《处方集》）。

【现代研究】

1. 采收与产地加工 柴胡所含的有效成分为柴胡皂苷，传统认为宜春、秋二季采收。

通过对柴胡皂苷含量动态变化的研究，发现野生和栽培的南、北柴胡均以萌动期和枯萎期柴胡皂苷 a、柴胡皂苷 d 以及柴胡总皂苷含量较高，说明传统以春、秋二季采收是合理的。

2. 炮制与化学成分 柴胡皂苷为柴胡疏肝有效成分，采用薄层层析法对柴胡不同炮制品（柴胡、醋柴胡、酒柴胡）进行质量研究，结果表明：柴胡、醋柴胡和酒柴胡层析图谱的斑点数目、相应位置及颜色一致，说明柴胡及不同炮制品之间的化学组分无明显变化。但醇溶性浸出物含量酒柴胡 > 醋柴胡 > 柴胡；水溶性浸出物含量醋柴胡 > 酒柴胡 > 柴胡；柴胡粗皂苷含量酒柴胡 > 醋柴胡 > 柴胡，说明炮制可提高总皂苷含量和促进成分的溶出。柴胡挥发油为柴胡解表有效成分，炮制后挥发油含量为：柴胡 > 酒柴胡 > 醋柴胡。以上研究与柴胡“生用解表，制用疏肝”的传统认识一致。

3. 炮制与药理作用 柴胡炮制品（醋炙柴胡和醋拌柴胡）可以显著降低四氯化碳所致肝损伤小鼠的血清谷丙转氨酶，减轻肝损伤。醋炙柴胡有很强的促进胆汁分泌作用，可能是醋炙增强疏肝解郁作用的主要原因之一。醋炙柴胡通常作为引经药与其他药物配伍使用，其引经增效的机制可能与醋炙柴胡影响转运蛋白的表达以及诱导或抑制 β－葡萄糖醛酸酶等代谢酶有关，具体作用机制有待进一步研究。

4. 炮制新工艺 采用正交试验，以柴胡皂苷 b_2 和总皂苷含量为评价指标，优选柴胡微波炮制工艺为：醋用量 20%，微波热力 60%，加热时间 6 分钟，铺叠厚度 1cm。该方法简单可行，易于控制，可作为醋炙柴胡的新方法。

【炮制辨析】柴胡自古以来以根入药，历版《中国药典》也均记载用其“干燥根”。柴胡的地上部分未被充分利用，柴胡根占柴胡全草比例太小。有人将柴胡的根、地上部分及全草同柴胡注射液进行比较分析后发现其紫外吸收光谱及定性反应基本相同。因而有些地方为了节约和扩大药用资源以全草入药。也有些报道表明，根与茎中所含的成分不同，根中主要含柴胡皂苷，茎中不含柴胡皂苷而含挥发油，因此，柴胡能否以全草入药，还要进行深入的研究。

延胡索（元胡）

【饮片名称】延胡索、醋延胡索、酒延胡索

【来源与加工】本品为罂粟科植物延胡索 *Corydalis yanhusuo* W. T. Wang 的干燥块茎。夏初茎叶枯萎时采挖，除去须根，洗净，置沸水中煮至恰无白心，取出，晒干。

【饮片炮制】

1. 延胡索 除去杂质，洗净，干燥，切厚片或用时捣碎。

2. 醋延胡索

（1）取净延胡索或延胡索片，加入定量的米醋拌匀，闷润至醋被吸尽后，置炒制容器内，用文火加热，炒干，取出，摊晾。筛去碎屑。

（2）取净延胡索，加入定量的米醋与适量清水（以平药面为宜），置煮制容器内，用文火加热煮至透心。醋液被吸尽时取出，晾至六成干，切厚片，晒干。筛去碎屑或干后捣碎。每 100kg 延胡索用米醋 20kg。

【饮片性状】延胡索呈不规则的圆形厚片。外表皮黄色或黄褐色，有不规则细皱纹，切面或断面黄色，角质样，具蜡样光泽。气微，味苦。醋延胡索形如延胡索或片，表面和切面黄褐色，质较硬。微具醋香气。

【炮制作用】延胡索，辛、苦，温。归肝、脾经。活血，利气，止痛。

生品止痛的有效成分不易煎出，效果欠佳，故临床多用醋延胡索。

醋延胡索行气止痛作用增强，广泛用于身体各部位的多种疼痛。如用于肝郁气滞，胁肋疼痛以及胃气阻滞疼痛，心腹诸痛的金铃子散（《太平圣惠方》）；治瘀血阻滞，经闭腹痛的延胡索散（《妇科大全》）；治疝气疼痛，肠鸣气走，身寒便秘的延附汤（《重订严氏济生方》）。

【现代研究】

1. 采收与产地加工 延胡索药材产地采集基本以地上部分枯萎或几近枯萎为依据，大部分产区在煮制前进行大小分档，以便确定不同煮制时间，而个别产区是在统一煮制后进行分档，以便掌握干燥时间。

2. 炮制与化学成分 不同加工方法的延胡索醋炙品其水煎液中生物碱含量有差别，颗粒＞切片＞整材。酒炙、醋炙后，总生物碱溶出率明显增加。醋炙后，延胡索中难溶性游离生物碱与醋酸结合成易溶性醋酸盐，故煎出量增多，但季铵碱含量明显降低，其含量顺序为生品＞醋炙品＞盐炙品＞酒炙品。延胡索经醋煮、醋炙后的水煎液均能提高总生物碱含量，其中醋炙总生物碱含量高于醋煮。醋制对延胡索中所含的四氢非洲防已碱、原阿片碱、延胡索乙素、黄连碱、巴马汀、小檗碱、去氢延胡索甲素7个生物碱含量具有显著性影响。

3. 炮制与药理作用 醋炙和酒炙能增强延胡索的止痛和镇静作用，止痛作用以醋炙为佳。

4. 炮制新工艺 先加醋浸润药材颗粒后再炒药材的方法，比炒热后加醋的方法水煎液生物碱含量较高。有研究以延胡索乙素含量为指标，采用均匀设计法，以温度、醋量为因素，优选延胡索的传统炮制工艺为炮制温度130℃，用醋量20%～50%，认为在此条件下制得的炮制品水煎液中延胡索乙素的含量最高，稳定性较好。

【炮制辨析】

1. 延胡索鲜品在产地进行醋炙，延胡素成分溶出率及药理作用均高于传统醋炙法，该法简化了工艺，减少了有效成分的损失，值得推广。

2. 醋炙、酒炙均能提高延胡索生物碱的煎出量，增强镇痛和镇静作用，酒炙与醋炙在成分及药理方面的差别需要进一步探讨。

香 附

【饮片名称】 香附、醋香附、酒香附、四制香附、香附炭

【来源与加工】 本品为莎草科植物莎草 *Cyperus rotundus* L. 的干燥根茎。秋季采挖，燎去毛须，置沸水中略煮或蒸透后晒干，或燎后直接晒干。

【饮片炮制】

1. 香附 除去毛须及杂质，切厚片或碾碎。

2. 醋香附

（1）取净香附颗粒或片，加定量的米醋拌匀，闷润至醋被吸尽后，置炒制容器内，用文火加热炒干，取出，摊晾，筛去碎屑。

（2）取净香附，加入定量的米醋，再加与米醋等量的水，共煮至醋液基本吸尽，再蒸5小时，闷片刻，取出摊晾，切薄片，干燥，筛去碎屑；或取出干燥后，碾成绿豆大颗粒。每100kg香附颗粒或片用米醋20kg。

3. 酒香附 取净香附颗粒或片，加入定量的黄酒拌匀，闷润至黄酒被吸尽，置炒制容器内，用文火加热炒干，取出，摊晾，筛去碎屑。每100kg香附颗粒或片用黄酒20kg。

4. 四制香附 取净香附颗粒或片，加入定量的姜汁、盐水、黄酒、米醋拌匀，闷润至液汁被吸尽后，用文火加热炒干，取出，摊晾，筛去碎屑。每100kg香附颗粒或片用黄酒、米醋各10kg，生姜5kg（取汁），食盐2kg（清水溶化）。

5. 香附炭 取净香附，大小分档，置炒制容器内，用中火加热，炒至表面焦黑色，内部焦褐色，喷淋清水少许，灭尽火星，取出，摊晾，凉透，筛去碎屑。

【饮片性状】香附为不规则厚片或颗粒状，外表皮棕褐色或黑褐色，有时可见环节，切面黄棕色或白色，质硬，内皮层环纹明显；气香，味微苦。醋香附形如香附片（粒），表面黑褐色，微有醋香气，味微苦。酒香附形如香附片（粒），表面红棕色，微有酒香气。四制香附形如香附片（粒），表面棕褐色，具有清香气。香附炭形如香附片（粒），表面黑褐色。

【炮制作用】香附，辛、微苦、微甘，平。归肝、脾、三焦经。疏肝解郁，理气宽中，调经止痛。

生品上行胸膈，外达肌肤，故多入解表剂中，以理气解表为主。如治胸膈痞闷，胁肋疼痛的越鞠丸（《丹溪心法》）。

醋香附能专入肝经，增强疏肝止痛作用并能消积化滞。如用于伤食腹痛的香砂平胃散（《医宗金鉴》）；治血中气滞的香附芎归汤（《沈氏尊生方》）；治寒凝气滞，胃脘疼痛的良附丸（《良方集腋》）。

酒香附能通经脉，散结滞，多用于治寒疝腹痛。

四制香附以行气解郁，调经散结为主，多用于治胁痛、痛经、月经不调等。如用于治妊娠伤寒恶寒发热的香苏葱豉汤（《重订通俗伤寒论》）；治中虚气滞胃病的香砂六君丸（《重订通俗伤寒沦》）。

香附炭性味苦涩，多用于治疗妇女崩漏不止。

【现代研究】

1. 炮制与化学成分 醋炙香附和醋淬香附的水溶性浸出物均明显高于生香附，且醋淬香附因质地疏松更利于成分的煎出。醋淬香附挥发油含量低于生品但高于醋炙香附，香附炮制后其挥发油成分种类、质量分数均有所变化，醋香附挥发油成分种类保留比香附生品完整。有研究发现，与香附生品比较，不同醋香附中α-香附酮的含量均显著性降低。

2. 炮制与药理作用 醋香附对痉挛子宫肌肉的松弛作用强于生品，两者均可提高小鼠痛阈，且醋香附强于生品，这与辅料增加了有效成分的溶出以及引药归经等有关。香附及炮制品都能使失水型燥结便秘模型的小鼠排便时间缩短，排便次数增多，与生香附比较，醋炒香附开始排便时间更短，醋蒸香附的排便次数更多。

3. 炮制新工艺 以麻袋裹包搓去毛成品率高于传统的石臼捣杵去毛。采用万能磨米机制备所得香附光滑无破碎，杂质可全部除去，便于炮制。按规定制成醋香附后，再用齿式粉碎机打成颗粒，所得香附完全符合《中国药典》规定，收率比碾压法高10%以上而且颗粒均匀、尘污染少。采用砂烫醋淬法炮制香附省去了传统醋炙法中的拌制、闷润等过程，省时、简便，且砂烫时有药材质地疏松、毛焦，醋淬时有醋易渗入等优点。有研究以醇溶性浸出物量、α-香附酮含量和外观性状指标为效应值，采用Box-Behnken设计-效应面法优化炮制条件为：闷润时间75分钟，炒制温度145℃，炒制时间8.5分钟。

【炮制辨析】香附的炮制品达20余种，当前全国炮制工艺很不统一，仅炙法中就有醋炒、酒炒、姜汁炒、盐炒、童便浸炒等；辅料与药材的配比量等方面也有差异；经过多种方法炮制后有效成分究竟有无改变和有何改变尚不清楚。有必要对香附不同制品的饮片质量与临床应用进行研究。

郁 金

【饮片名称】郁金、醋郁金

【来源与加工】本品为姜科植物温郁金 *Curcuma wenyujin* Y. H. Chen et C. Ling、姜黄 *Curcuma louga* L.、广西莪术 *Curcuma kwangsiensis* S. G. Lee et C. F. Liang 或蓬莪术 *Curcuma phaeocaulis* Val. 的干燥块根。前两者分别习称“温郁金”和“黄丝郁金”，其余按性状不同习称“桂郁金”或“绿丝郁金”。冬季茎叶枯萎后采挖，除去泥沙及细根，蒸或煮至透心，干燥。

【饮片炮制】

1. **郁金** 洗净，润透，切薄片，干燥。

2. **醋郁金** 取郁金片，加入定量米醋拌匀，闷润，待醋被吸尽后，置炒制容器内，用文火加热，炒干，取出，摊晾，筛去碎屑。每 100kg 郁金用米醋 10kg。

【饮片性状】郁金呈椭圆形或长条形薄片；外表皮灰黄色、灰褐色至灰棕色，具不规则纵皱纹隆；切面灰棕色、橙黄色至灰黑色；角质样，内皮层环纹明显。醋郁金形如郁金片，呈暗黄色，偶见焦斑，略有醋香气。

【炮制作用】郁金，辛、苦，寒。归肝、心、肺经。行气解郁，清心凉血，利胆退黄。

郁金多生用，善疏肝行气解郁，活血祛瘀止痛。治胸腹胁肋胀痛，常与丹参、柴胡、香附等同用，治心悬急懊痛的郁金饮子（《太平圣惠方》）；治癫痫或癫狂的白金丸（《医方考》）。

醋郁金能引药入血，增强疏肝止痛作用。如用于治一切厥心痛和小肠膀胱痛不可忍的辰砂一粒金丹（《奇效良方》）；治妇女经前腹痛的宣郁通经汤（《傅青主女科》）。

【现代研究】

1. **采收与产地加工** 烘法加工黄丝郁金，主要成分总姜黄素随着温度的升高而下降；以 80℃加工为好，不仅药材外观良好而且主要成分总姜黄素较传统的加工方法高。120℃烘法加工郁金，由于温度过高，对成分有所破坏，其含量较其他方法低。烘法较传统的水煮法、蒸法省工省时，药材外观良好，颗粒均匀，因而烘法具有可行性。

2. **炮制新工艺** 以姜黄素含量和传统外观质量为指标，优选郁金最佳的醋炙工艺为：取净郁金片，加 10% 的醋，拌匀，闷润 10 分钟，130℃炒制 10 分钟，可用于醋郁金的规范化生产。

【炮制辨析】郁金为川产道地药材，《中国药典》收载的加工方法和四川省采用的方法均以蒸法、煮法为主。煮法是将挖取后的郁金洗净泥沙，置沸水中煮约 10 分钟，以指甲敲试，内部无响声为度，取出，用竹篓撞去外皮，干燥（晒干或烘干）供药用或制剂；也可采用蒸的方法，入锅内蒸 2 小时，取出后用片刀切成 3mm 厚的片，晒干或烘干。现也有不切片，洗净后用时打碎。

莪 术

【饮片名称】莪术、醋莪术

【来源与加工】本品为姜科植物蓬莪术 *Curcuma phaeocaulis* Val.、广西莪术 *Curcuma* *kwangsiensis* S. G. Lee et C. F. Liang 或温郁金 *Curcuma wenyujin* Y. H. Chen et C. Ling 的干燥根茎。后者习称“温莪术”。冬季茎叶枯萎后采挖，洗净，在锅中蒸或煮至透心，取出，晒干或低温干燥后除去须根及杂质。

【饮片炮制】

1. 莪术 除去杂质，略泡，洗净，蒸软，切厚片，干燥。

2. 醋莪术

（1）取净莪术片，加入定量米醋拌匀，稍闷润，待醋被吸尽后，置预热适度的炒制容器内，用文火炒至微黄色，略带焦斑时，取出，摊晾，筛去碎屑。

（2）取净莪术置锅内，加米醋及适量净水浸没，用文火煮至醋汁被吸净，内无白心时，取出，稍晾，切厚片，干燥。每100kg 莪术用米醋20kg。

【饮片性状】莪术为类圆形或椭圆形的厚片；外表皮灰黄色或灰棕色，有时可见环节或须根痕；切面黄绿色、黄棕色或棕褐色，内皮层环纹明显，散在“筋脉”小点；气微香，味微苦而辛。醋莪术形如莪术片，色泽加深，角质样，微有醋香气。

【炮制作用】莪术，辛、苦，温。归肝、脾经。行气破血，消积止痛。

生莪术消积力强，多用于食积腹痛。能行气消积，使气行通畅，疼痛缓解，用于饮食过饱，脾胃运化功能失常，食积不消，脘腹胀痛。

醋莪术重在入肝经血分，增强破血消癥作用，多用于瘀滞经闭，胁下癥块。常与川芎、三棱、丹皮、牛膝、大黄等同用，能增强破血通经作用，可用于瘀血经闭，小腹疼痛。也可与三棱、丹参、红花、鳖甲等配伍，用于瘀血停滞、胁下癥块等。

【现代研究】

1. 炮制与化学成分 莪术经醋炙后双去甲氧基姜黄素、去甲氧基姜黄素、姜黄素3种姜黄素类成分量均增加，而测定的挥发油类成分均有不同程度地降低；同时研究发现药用辅料9°米醋中的主要有效成分可能是醋酸，米醋中的醋酸及其他少量有机成分可能通过调节 pH 值来保护蓬莪术药材中化学成分不被破坏。

2. 炮制与药理作用 蓬莪术生品、醋制品及其主要成分为姜黄素和双去甲氧基姜黄素，是蓬義术中调节 TGF－β 通路的有效成分，参与 TGF－β 号通路的调控，从而达到了抗肝炎作用。醋莪术水煎液高、中、低3个剂量组均可缩短凝血时间，降低血浆、全血黏度以及全血高、中、低切相对指数，抗凝的作用呈剂量依赖性；且醋莪术不同部位均显示一定的抗凝血活性，其中以乙酸乙酯部位活血化瘀效果最佳。

3. 炮制新工艺 以莪术醇、莪术二酮和姜黄素含量的总评“归一值”为评价指标，通过星点设计－效应面法优选醋炙莪术的炮制工艺为：加醋量29.45%，醋炙温度136℃，醋炙时间15分钟。以姜黄素、挥发油提取量及干膏收率为评价指标，采用正交试验优化莪术醋煮工艺为：加20%米醋和6倍量水浸润5小时，煎煮时间1.5小时。

【炮制辨析】目前对莪术及其炮制品的研究大多集中在挥发油类成分，是否还存在其他活血祛瘀止痛的成分，醋炙是否使这些成分含量增加，醋炙后是否产生了新的活血祛瘀止痛成分，这些问题尚需进一步研究。

三　棱

【饮片名称】三棱、醋三棱

【来源与加工】 本品为黑三棱科植物黑三棱 *Sparganium stoloniferum* Buch. －Ham. 的干燥块茎。冬季至次年春季采挖，洗净，削去外皮，晒干。

【饮片炮制】

1. 三棱　除去杂质，浸泡，润透，切薄片，干燥。

2. 醋三棱　取三棱片，加入定量的米醋拌匀，闷润至醋被吸尽，置炒制容器内，用文火加热炒干，取出，摊晾。每 100kg 三棱用米醋 20kg。

【饮片性状】 三棱呈类圆形的薄片；外表皮灰棕色；切面黄白色或灰白色，粗糙，有多数明显的细筋脉点；气微，味淡，嚼之微有麻辣感；醋三棱形如三棱片，切面黄色至黄棕色，偶见焦黄斑，微具醋香气。

【炮制作用】 三棱，辛、苦，平。归肝、脾经。破血行气，消积止痛。

三棱生品为血中气药，破血行气之力较强。如用于食积痰滞的三棱煎丸（《证治准绳》）。

醋三棱入血分，增强破血消积、软坚止痛之效，并缓和其峻猛之性。如用于瘀滞经闭的活血通经汤（《卫生宝鉴》）；治癥瘕积聚的三棱丸（《医学切问》）；治气血瘀滞、心腹疼痛、胁下胀痛的三棱丸（《证治准绳》）。

【现代研究】

1. 炮制与化学成分　比较不同炮制品（醋炒、麸炒、清蒸）中黄酮的含量，醋炒品最高，麸炒品最低。三棱挥发油大多为苯及其同系物的氧衍生物，经炮制后，含量降低。在以醋为辅料经长时间蒸制后，产生两个新成分：1，7，7－三甲基［2，2，1］－2－庚醇乙酸酯、亚油酸乙酯。

2. 炮制与药理作用　对三棱不同炮制品中总黄酮进行镇痛作用研究，结果表明其具有显著的镇痛作用，且醋炙后作用增强。

3. 炮制新工艺　将三棱药材洗净、沥干，置容器内，加醋（20%）拌匀，醋吸收后再放入蒸笼内蒸，待软化后，趁热切片，可简化工艺，提高生产效率。

【炮制辨析】

1. 醋三棱是用醋炙法、醋蒸法、醋煮法制得，炮制后挥发油减少，缓和破血烈性，达到攻邪而不伤正的目的。同时三棱中总黄酮具有较强的抗血小板聚集及抗血栓作用，醋制后含量显著升高，此结果与临床的结论一致，即三棱经醋制后活血消瘀的作用最佳。因此，《中国药典》和全国大部分地区采用醋炮制三棱有合理性。

2. 三棱质地坚硬，不易软化，要切成饮片是一大难题。历代文献及《中国药典》记载三棱切片都是将药材反复浸泡数日直到能切成片为止，大约需要 1 个月，这样有效成分流失比较严重，并且容易引起腐烂、变质。近年文献报道用减压冷浸法制得的成品挥发油含量、水溶性浸出物及黄酮类成分含量都优于其他浸润方法，其中水溶性浸出物比传统方法高 40% 左右，浸泡时间缩短了一半，可以防止霉变，且外观也优于传统方法，可作为新法推荐。

青　皮

【饮片名称】 青皮、醋青皮

【来源与加工】 本品为芸香科植物橘 *Citrus reticulata* Blanco 及其栽培变种的干燥幼果或未成熟果实的果皮。5～6 月收集自落的幼果，晒干，习称“个青皮”；7～8 月采收未成熟的果实，在果皮上纵剖成四瓣至基部，除尽瓤瓣，晒干，习称“四花青皮”。

【饮片炮制】

1. **青皮** 除去杂质，洗净，闷润，切厚片或丝，晒干。

2. **醋青皮** 取青皮丝或片，加入定量米醋拌匀，闷润至醋被吸尽后，置炒制容器内，用文火加热，炒干，取出，摊晾，筛去碎屑。每100kg青皮用米醋15kg。

【饮片性状】青皮呈类圆形厚片或不规则丝状；表面灰绿色或黑绿色，密生多数油室；切面黄白色或淡黄棕色，有时可见瓤囊8～10瓣，淡棕色；气香，味苦、辛。醋青皮形如青皮片或丝，色泽加深，略有醋香气，味苦、辛。

【炮制作用】青皮，苦、辛，温。归肝、胆、胃经。疏肝破气，消积化滞。

青皮生用性烈，辛散破气力强，疏肝之中兼有发散作用，以破气消积为主。如治食积不化，胃脘痞闷，胀痛的青皮丸（《沈氏尊生书》）；治脘腹痞满胀痛，内有癥积的青皮汤（《医学入门》）；治乳痈初起的青皮散（《疡科选萃》）。

醋青皮能引药入肝，缓和辛烈之性，消除发汗作用，以免伤伐正气，增强疏肝止痛、消积化滞的作用。如治肝气郁滞的七味调气汤（《中药临床应用》）；治寒疝疼痛的疝气内消丸（《北京市中药成方选集》）。

【现代研究】

1. **炮制与化学成分** 青皮醋炙后黄酮类成分未发生质的变化，但总黄酮的含量有明显下降，青皮醋炙后挥发油含量显著降低。

2. **炮制与药理作用** 采用小鼠扭体法、热板法对生青皮、醋青皮、麸炒青皮进行镇痛作用研究，结果表明生品及炮制品均具显著止痛作用，醋炙后镇痛作用较强而持久。

【炮制辨析】传统认为青皮性“酷烈”，常用醋炙，以缓和“酷烈”之性。青皮醋炙后挥发油含量损失约70%，挥发油有一定的刺激性，醋炙使刺激性得以缓和。青皮生品、醋炙品贮存中橙皮苷的含量均有不同程度的降低，且炮制品降低更多，其机制有待研究。

艾　叶

【饮片名称】艾叶、醋艾叶、艾叶碳、醋艾叶炭

【来源与加工】本品为菊科植物艾 *Artemisia argyi* Lévl. et Vant. 的干燥叶。夏季花未开时采摘，除去杂质，晒干。

【饮片炮制】

1. **艾叶** 除去杂质及梗，筛去灰屑。

2. **醋艾叶** 取净艾叶，加入定量的米醋拌匀，闷润至醋被吸尽，置炒制容器内，用文火加热，炒干，取出，及时摊晾。每100kg艾叶用米醋15kg。

3. **艾叶炭** 取净艾叶，置炒制容器内，用中火加热，炒至表面焦黑色，喷淋少许清水，灭尽火星，炒至微干，取出，及时摊晾，凉透。

4. **醋艾叶炭** 取净艾叶，置炒制容器内，用中火加热，炒至表面焦黑色，喷入定量米醋，灭尽火星，炒至微干，取出，及时摊晾，凉透。每100kg艾叶用米醋15kg。

【饮片性状】艾叶多皱缩、破碎，有短柄；完整叶片展开后呈卵状椭圆形，羽状深裂，裂片椭圆状披针形，边缘具不规则的粗锯齿；上表面灰绿色或深黄绿色，有稀疏的柔毛和腺点，下表面密生灰白色绒毛；质柔软；气清香，味苦。醋艾叶颜色加深，偶见焦斑，清香气淡，微有醋香气。醋艾叶炭呈黑褐色碎片或细末，有细条状叶柄，微具醋香气。艾叶

炭形如醋艾叶炭，无醋香气。

【炮制作用】艾叶，辛、苦，温。有小毒。入肝、脾、肾经。温经止血，散寒止痛。

生艾叶性燥，驱寒燥湿力强，但对胃有刺激性，故多外用。如治痈疽不合、疮口冷滞，以艾煎汤洗后，白胶熏之（《仁斋直指方》）；治湿疹瘙痒，单用或配雄黄、硫黄煎水外洗（《卫生易简方》）。

醋艾叶温而不燥，缓和对胃的刺激性，逐寒止痛作用增强。如治寒客胞宫的艾附暖宫丸（《古今医鉴》）；治宫寒不孕或外因入侵而致胎动不安的艾叶汤（《圣济总录》）。

艾叶炭辛散之性大减，缓和对胃的刺激性，增强温经止血作用，用于崩漏下血、月经过多或妊娠下血等。如治湿冷下痢脓血、腹痛、妇人下血的艾姜汤（《世医得效方》）。

醋艾叶炭增强温经止血的作用。

【现代研究】

1. 炮制与化学成分 对艾叶不同炮制品的挥发油、鞣质含量测定表明，炒焦、炒炭、醋炒炭及焖煅炭的挥发油含量均比生艾叶大幅度降低，鞣质含量均明显高于生艾叶。

2. 炮制与药理作用 生艾叶、醋艾叶可使凝血时间延长，醋艾炭、艾叶炭、煅艾炭则可缩短凝血时间。

3. 炮制新工艺 艾叶质轻，易燃烧，炒炭时不易掌握火候。有人将艾叶改为用砂烫和烘制法制炭，效果较为理想。特别是烘法制炭止血作用较强，其工艺条件为180℃烘20分钟或200℃烘10分钟，成品外表焦褐色为佳。以外观性状和总黄酮含量为指标优选醋艾叶最佳炮制工艺为：取净艾叶适量，加入艾叶量的15%的醋，淋入净艾叶中拌匀，闷润至醋被吸尽，220℃炒制28分钟，此工艺稳定可行，可制备出优质的醋艾叶饮片，并可达到降低毒性的目的。

【炮制辨析】

1. 艾叶刺激胃肠道，大剂量可引起胃肠道急性炎症，引起恶心、呕吐，严重者可引起中枢神经系统过度兴奋，导致惊厥及肝损伤等。艾叶炮制后挥发油含量降低，使毒性降低。研究表明挥发油中的侧柏酮为神经性毒物，加热后其大部分被破坏。

2. 近年来有人将艾叶制炭改为砂烫和烘制，避免了“不及”和“太过”，烘制工艺条件可控，止血作用较强，是较理想的方法。

乳 香

【饮片名称】乳香、醋乳香

【来源与加工】本品为橄榄科植物乳香树 *Boswellia carterii* Birdw. 及同属植物 *Boswellia bhaw-dajiana* Birdw. 树皮渗出的树脂。分为索马里乳香和埃塞俄比亚乳香，每种乳香又分为乳香珠和原乳香。

【饮片炮制】

1. 乳香 除去杂质，将大块者砸碎。

2. 醋乳香 取净乳香，置炒制容器内，用文火加热，炒至冒烟，表面微熔，喷淋定量的米醋，边喷边炒至表面呈油亮光泽时，迅速取出，摊晾。每100kg乳香用醋5kg。

【饮片性状】乳香呈长卵形滴乳状、类圆形颗粒或黏合成大小不等的不规则块状物。大者长达2cm（乳香珠）或5cm（原乳香）。表面黄白色，半透明，被有黄白色粉末，久存则颜色加深。质脆，遇热软化。破碎面有玻璃样或蜡样光泽。具特异香气，味微苦。醋乳香形如净乳香，表面深黄色，显油亮光泽，气香而略脆，具醋香气。

【炮制作用】乳香辛、苦，温。归心、肝、脾经。活血定痛，消肿生肌。

乳香生品气味辛烈，对胃的刺激较强，易引起呕吐，多外用。如用于疮疡肿痛、溃破久不收口的乳香定痛散（《外科发挥》）；治跌打损伤、局部肿痛的七厘散（《简易良方》）；治跌扑损伤，痛不可忍的乳没散（《疡科选粹》）。

醋乳香缓和刺激性，利于服用，便于粉碎，增强活血止痛、收敛生肌的功效，并可矫臭矫味。如用于心腹诸痛以及一切痛症的乳香定痛丸（《沈氏尊生书》）；治血滞经闭、产后腹痛的乌金丸（《寿世保元》）。

【现代研究】

1. 炮制与化学成分 炮制温度是造成南北方醋乳香颜色差异的主要因素。

2. 炮制与药理作用 小鼠痛阈实验证实了乳香挥发油为镇痛的有效成分，但挥发油毒性较大。生品和清炒虽有较强的镇痛作用，但其挥发油含量较高，异味较重，刺激性较强。

3. 炮制新工艺 以小鼠的痛阈值和家兔眼睛充血、水肿数为评价指标优选乳香的最佳炮制工艺为：药物放置厚度 1cm，药物直径 1cm，120℃烘制 3 小时，此工艺简单、实用、条件可控、成品质量好。有学者以外观质量、挥发油含量和乙酸辛酯含量为考察指标，通过正交试验筛选醋炙乳香工艺为取乳香 300g，于 140℃不停翻炒 9 分钟，至表面微熔时喷淋 5% 米醋 15ml，再翻炒 1 分钟至醋液被吸尽呈油亮光泽时，迅速出锅，放凉。

【炮制辨析】

1. 历代炮制方法有炒法、米制、姜制、醋制、酒制、竹叶制、去油制、煮制、煅制、焙制、炙制、乳制、黄连制、灯心制、童便酒制等多种。现今主要沿用的是炒法和醋制法，其他传统炮制方法已不应用，应该对古今的炮制方法进行比较研究。

2. 关于乳香的炮制意义，目前存在两种不同的学术观点。有人认为乳香树脂和挥发油均为止痛有效成分；另有研究认为，乳香挥发油是毒性成分。由此看来，乳香所含的挥发油究竟是毒性成分、有效成分或既有毒又有效的成分尚需结合化学、药理、临床等多学科综合研究后才能确定。只有多学科综合研究，探明乳香的炮制机制，才能在此基础上，优选炮制方法，确定适合产业化生产的工艺参数，规范乳香炮制工艺，制定乳香及其炮制品的饮片质量标准，保证乳香临床应用的安全和有效。

没　药

【饮片名称】没药、醋没药

【来源与加工】本品为橄榄科植物地丁树 *Commiphora myrrha* Engl. 或哈地丁树 *Commiphora molmol* Engl. 的干燥树脂。分为天然没药和胶质没药。

【饮片炮制】

1. 没药 砸成小块，除去杂质。

2. 醋没药 取净没药块，置炒制容器内，用文火加热，炒至冒烟，表面微熔，喷淋一定量的米醋，边喷边炒至表面呈油亮光泽时，迅速取出，摊开放凉。每 100kg 没药用米醋 5kg。

【饮片性状】没药呈不规则小块状或类圆形颗粒状，表面棕褐色或黑褐色，有光泽。具特异香气，略有醋香气，味苦而微辛。醋没药呈不规则小块状或类圆形颗粒状；表面黑褐色或棕褐色，有光泽；具特异香气，略有醋香气，味苦而微辛。

【炮制作用】没药辛、苦，平。归心、肝、脾经。散瘀定痛，消肿生肌。

没药生品气味浓烈，对胃有一定的刺激性，容易引起恶心、呕吐，故多外用，也用于治瘀血肿痛。如用于跌扑损伤、骨折筋伤的七厘散（《良方集腋》）；治疗妇女血瘀腹痛的没药散（《博济方》）。

醋没药能增强活血止痛、收敛生肌的作用，缓和刺激性，便于服用，易于粉碎并能矫臭矫味。如用于妇人月水不通的没药丸（《太平圣惠方》）；治经闭、痛经、胃腹疼痛、跌打伤痛、痈疽肿痛常与乳香相须为用。

【现代研究】

1. **炮制与化学成分** 没药炮制后挥发油含量减少近一半，炒没药及醋没药的挥发油含量接近，主要成分变化基本一致。

2. **炮制与药理作用** 生没药和制没药都具有止痛作用，醋炙后其止痛作用增强；生没药不能降低血小板黏附性，醋制后才具有降低血小板黏附性的作用。

【炮制辨析】现今没药的炮制研究多以挥发油的含量为指标。由于中药是多成分发挥综合作用，故不能单纯从挥发油的含量高低来判断没药炮制品的好坏，应采用化学成分和药理实验相结合的方法，探讨没药的毒性成分及药效成分，以多指标筛选没药的炮制工艺，阐明炮制机制，优化产业化的工艺参数，制定统一可行的质量标准，以提高饮片的质量，保证临床疗效。

甘 遂

【饮片名称】甘遂、醋甘遂

【来源与加工】本品为大戟科植物甘遂 *Euphorbia kansui* T. N. Liou ex T. P. Wang 的干燥块根。春季开花前或秋末茎叶枯萎后采挖，撞去外皮，晒干。

【饮片炮制】

1. **生甘遂** 取原药材，除去杂质，洗净，干燥。

2. **醋甘遂** 取净甘遂，用醋拌匀，闷润吸干，置预热适度的炒制容器内，用文火炒至微干，取出，摊晾。每100kg甘遂用米醋30kg。

【饮片性状】甘遂呈椭圆形、长圆柱形或连珠形，长1～5cm，直径0.5～2.5cm。表面类白色或黄白色，凹陷处有棕色外皮残留。质脆，易折断，断面粉性，白色，木部微显放射状纹理；长圆柱状者纤维性较强。气微，味微甘而辣。醋甘遂形如甘遂，表面黄色至棕黄色，有的可见焦斑。微有醋香气，味微酸而辣。

【炮制作用】甘遂苦，寒。有毒。归肺、肾、大肠经。泻水逐饮。

生甘遂有毒，药力峻烈，临床多入丸、散剂用，可用于痈疽疮毒，胸腹积水，二便不通。如用于治胸腹积水的十枣汤（《伤寒论》）；治水饮结胸，痰迷心窍的遂心丹（《济生方》）；治湿热肿毒，红肿疼痛，可单味研成细末，水调外敷。

醋甘遂毒性降低，缓和泻下作用，用于腹水肿满，痰饮积聚，气逆喘咳，风痰癫痫，二便不利。如用于治疗腹水胀满，大小便秘的舟车丸（《景岳全书》）。

【现代研究】

1. **炮制与药理作用** 甘遂醋制品、豆腐制品及甘草制品的皮肤刺激和急性毒性 LD_{50} 均较生甘遂明显下降，且效果相当。

2. **炮制新工艺** 以大戟二烯醇为评价指标，采用Box－Behnken试验确定醋甘遂的炮制工艺为每100g药材加醋40%，265℃，炒制7分钟。

【炮制辨析】据研究资料表明，甘遂经炮制后，确能降低毒性，缓和泻下作用，减少刺激性，保留利尿作用，从而证实，甘遂的炮制是有科学道理的。甘遂毒性成分与有效成分尚不清楚，因而不能详尽地解释炮制机制。

京大戟

【饮片名称】京大戟、醋京大戟

【来源与加工】本品为大戟科植物大戟 *Euphorbia pekinensis* Rupr. 的干燥块根。秋、冬二季采挖，洗净，晒干。

【饮片炮制】

1. **京大戟** 除去杂质，洗净，润透，切厚片，干燥。

2. **醋京大戟** 取净大戟片，用米醋拌匀，闷润至透，置预热适度的炒制容器内，用文火炒干，取出，摊晾。或取净京大戟置锅内，用米醋和适量水，浸拌1～2小时，用文火煮至醋液被吸尽时，取出，晾至六七成干，切厚片，干燥。每100kg大戟用米醋30kg。

【饮片性状】京大戟呈不整齐的长圆锥形，略弯曲，常有分枝，长10～20cm，直径1.5～4cm。表面灰棕色或棕褐色，粗糙，有纵皱纹、横向皮孔样突起及支根痕。顶端略膨大，有多数茎基及芽痕。质坚硬，不易折断，断面类白色或淡黄色，纤维性。气微，味微苦涩。醋京大戟形如京大戟，色泽加深，微有醋气。

【炮制作用】京大戟，苦、寒。有毒。归肺、脾、肾经。泻水逐饮，消肿散结。

大戟生品有毒，泻下力猛，多外用。如用于蛇虫咬伤，热毒痈肿疮毒等。如内服外敷均可的紫金锭（《片玉心书》）；治各种恶疮疔毒、阴疽的大戟膏（《临床常用中药手册》）；治痰涎内伏胸膈上下的控涎丹（《三因极一病证方论》）。

醋京大戟能降低毒性，缓和峻泻作用，适用于水饮泛滥所致的水肿喘满，胸腹积水及痰饮结聚等。单用有效，也可与甘遂、芫花同用。如用于治悬饮，胁下有水气或肝硬化腹水等的十枣汤（《伤寒论》）；治水湿中阻，水肿胀满的舟车丸（《丹溪心法》）；治水肿壅盛的大戟散（《活法机要》）。

【现代研究】

1. **炮制与化学成分** 炮制后3,3′-二甲氧基鞣花酸、鞣花酸和没食子酸含量升高，而3,3′-二甲氧基鞣花酸-4′-*O*-*β*-D-吡喃木糖苷、(-)-(1*S*)-15-羟基-18-羧基西柏烯和短叶苏木酚酸含量明显降低。炮制过程，酸性条件有利于酚酸性成分的溶解和提取效率的提高；同时，酸性和加热条件可能会使酚酸性成分如3,3′-二甲氧基鞣花酸-4′-*O*-*β*-D-吡喃葡萄糖苷、3,3′-二甲氧基鞣花酸-4′-*O*-*β*-D-吡喃木糖苷发生水解，致使其相应苷元含量升高，苷的含量下降。

2. **炮制与药理作用** 有研究认为，京大戟灌胃给药后能够促进小鼠肠蠕动，并导致肠道水肿及水液积聚，导致肠道毒性的成分主要富集于石油醚部位中。也有研究认为，京大戟刺激性毒性部位主要为乙酸乙酯部位。醋制可以通过降低京大戟对IEC-6细胞膜通透性，可降低京大戟对肠细胞的毒性。

【炮制辨析】

1. 古人用大戟，要除去其木质部，只用根皮入药，如《博济方》云：“去心”；《得配本草》云：“去骨用”等。根据文献记载，大戟根木质部是有毒的，如《本草分经》云：

“须去骨用，中其毒者，惟菖蒲能解之”。而现代炮制规范里并没有此项规定，将大戟根全部入药，这是否是大戟毒性的一个来源有待研究。

2. 自金代以来，就有醋炙大戟，现代也多用醋炙。经实验研究表明，醋炙大戟毒性降低，证实古人采用醋来降低大戟的毒性具有合理性。

芫 花

【饮片名称】芫花、醋芫花

【来源与加工】本品为瑞香科植物芫花 *Daphne genkwa* Sieb. et Zucc. 的干燥花蕾。春季花未开放时采收，除去枝叶杂质，干燥。

【饮片炮制】

1. **芫花** 除去杂质。

2. **醋芫花** 取净芫花，加米醋拌匀，闷透，置预热适度的炒制容器内，用文火炒至微干，取出，干燥。每100kg芫花用米醋30kg。

【饮片性状】芫花常3～7朵簇生于短花轴上，基部有苞片1～2片，多脱落为单朵。单朵呈棒槌状，多弯曲，长1～1.7cm，直径约1.5mm；花被筒表面淡紫色或灰绿色，密被短柔毛，先端4裂，裂片淡紫色或黄棕色。质软。气微，味甘、微辛。醋芫花形如芫花，表面微黄色。微有醋香气。

【炮制作用】芫花苦、辛，温。有毒。归肺、脾、肾。泻水逐饮，解毒杀虫。

芫花生品峻泻逐水力较猛，内服较少，多外用。用于白秃头疮，以芫花末、猪脂和涂之（《集效方》）；治痈，以芫花末、胶和如粥敷之（《千金方》）；治牙痛，诸药不效之芫花散（《魏氏家藏方》）。

醋芫花能降低毒性，缓和泻下作用和腹痛症状。如用于水湿内停的舟车丸（《古今医统》）；治湿痰壅滞的十枣汤（《伤寒论》）；治寒湿内壅，月经不通的芫花散（《沈氏尊生书》）。治疟母停水结癖，腹胁坚痛的消癖丸（《仁斋直指方》）。

【现代研究】

1. **炮制与化学成分** 酯炙芫花中羟基芫花素、芫花素的含量均高于生芫花，这可能是芫花在炮制过程中受醋酸和加热的影响苷发生水解，从而使苷元含量增加。

2. **炮制与药理作用** 芫花醇浸剂毒性较大，水浸剂和水煎剂毒性较小。醋炙可降低芫花的毒性，在水浸剂和煎剂中，生芫花的毒性较醋芫花大1倍，在醇浸剂中，生芫花的毒性较醋芫花大7倍。提示芫花中的毒性成分为醇溶性成分。刺激性实验证明，芫花挥发油对兔眼结膜有一定刺激作用，醋炙后可降低刺激作用。

【炮制辨析】醋炙芫花的目的之一是为了降低毒性。经现代研究表明醋芫花对眼结膜的刺激性降低，显示古人采用醋芫花降低毒性具有合理性。

狼 毒

【饮片名称】生狼毒、醋狼毒

【来源与加工】本品大戟科植物狼毒大戟 *Euphorbia fischeriana* Steud. 或月腺大戟 *Euphorbia ebracteolata* Hayata 的干燥根。春、秋二季采挖，洗净，切片，晒干。

【饮片炮制】

1. **生狼毒** 取原药材，除去杂质，洗净润透，切片，干燥。

2. **醋狼毒** 取净狼毒片，加入定量米醋拌匀，稍闷润，待醋被吸尽后，置预热适度的炒制容器内，用文火炒干，取出，摊晾，筛去碎屑。每100kg狼毒片，用米醋30～50kg。

【饮片性状】 月腺大戟为类圆形、长圆形或不规则块片。外皮薄，黄棕色或灰棕色，易剥落而露出黄色皮部。切面黄白色，有淡黄白色至黄棕色不规则大理石样纹理或环纹。体轻质脆，易折断，断面有粉性。气微，味微辛。狼毒大戟外皮棕黄色，切面纹理或环纹显黑褐色。水浸后有黏性，撕开可见黏丝。醋狼毒形如狼毒。颜色略深，闻之微有醋香气。

【炮制作用】 狼毒，辛，平。有毒。归肝、脾经。散结，杀虫。

生狼毒毒性剧烈，少有内服，多外用杀虫。可用于久年干疥干癣及一切癞疮。如治积年生痂，搔之黄水出，单用狼毒醋磨涂之（《太平圣惠方》）；治稻田皮炎用狼毒浸剂（《中医皮肤病学简编》）；治慢性湿疹用狼毒洗剂（《中医皮肤病学简编》）。

醋狼毒能降低毒性，可供内服。可用于治积聚腹胀如鼓。

【现代研究】 炮制与药理作用 狼毒氯仿毒性部位可导致小鼠腹泻、肠道水肿，其肠道毒性作用与其干扰结肠中水通道蛋白的表达、促使肠道水液转运失常相关，醋制能够降低狼毒的肠道毒性。

商 陆

【饮片名称】 生商陆、醋商陆

【来源与加工】 本品为商陆科多年生草本植物商陆 *Phytolacca acinosa* Roxb. 或垂序商陆 *Phytolacca americana* L. 的根。秋季至翌年春季采挖根，除去须根及泥土，切成块或片，晒干或阴干。

【饮片炮制】

1. **生商陆** 除去杂质，洗净，润透，切厚片或块，干燥。

2. **醋商陆** 取商陆片（块），加米醋拌匀，稍闷，待醋被吸尽后，置预热适度的炒制容器内，用文火炒干，取出，摊晾。每100kg商陆用米醋30kg。

【饮片性状】 商陆为横切或纵切的不规则块片，厚薄不等。外皮灰黄色或灰棕色。横切片弯曲不平，边缘皱缩，直径2～8cm；切面浅黄棕色或黄白色，木部隆起，形成数个突起的同心性环轮。纵切片弯曲或卷曲，长5～8cm，宽1～2cm，木部呈平行条状突起。质硬。气微，味稍甜，久嚼麻舌。醋商陆形如商陆片（块）。表面黄棕色，微有醋香气，味稍甜，久嚼麻舌。

【炮制作用】 商陆，苦、寒。有毒。归肺、脾、肾、大肠经。逐水消肿，通利二便，外用解毒散结。

商陆生品苦寒有毒，作用猛烈，易伤人正气，擅于泻水逐饮，解毒消肿，多用于外敷痈疽肿毒。如用于遍身浮肿的商陆丸（《证治准绳》）；治妊娠手脚肿满挛急的商陆赤小豆汤（《三因极一病证方论》）；治痈疽肿毒的商陆膏（《疡医大全》）。

醋商陆毒性降低，缓和泻下作用，擅于逐水消肿，多用于水肿胀满。如用于水气通身皆肿，二便不利的疏凿饮子（《济生方》）；治腹水胀满的商陆丸（《圣济总录》）；亦可用于治肾炎或血吸虫肝硬化引起的腹水症。

【现代研究】

1. **炮制与化学成分** 测定不同工艺炮制后商陆毒素的含量，商陆毒素降低率从高至低的顺序是：清蒸>醋蒸品>醋煮品>醋炙品>生片；软化切片后组胺比原药材明显降低。

2. 炮制与药理作用　用不同方法炮制的商陆，局部刺激性均降低，LD_{50}均提高，祛痰作用亦均有提高。商陆经醋制后，对家兔眼结膜刺激性减弱，使小鼠腹腔渗出液中PGE2含量降低、巨噬细胞释放NO含量降低，这与传统认为商陆醋制后毒性降低一致。

【炮制辨析】

1. 商陆毒性成分主要是商陆毒素和组胺。商陆毒素系三萜类化合物，可溶于水，易水解成苷元和糖。商陆药材在淋润软化过程中，商陆毒素被部分溶解和水解，而使其含量减少。在醋炙、水煮及清蒸过程中，由于醋酸及加热等原因，水解更易进行，故毒性更低。组胺有一定的水溶性，在软化过程中其含量减少与水溶流失有直接关系。炮制的确对商陆毒性有降低作用。

2. 关于商陆饮片炮制时的切片规格，各地炮制规范均不一致。既有大片、小片、薄片和厚片之差，又有小块、方块、条和条块的区别。《中国药典》规定商陆切片和切块均可，但片的厚度、块的大小未予规定。饮片的规格不同，不利于控制饮片质量的，其有效成分的溶出也会出现差异。合理规格还有待于深入研究。

3. 商陆传统上有多种炮制方法，目前继承下来的仅醋炙或醋煮法。在诸多文献如《医学入门》《本草述》《握灵本草》等中均有记载："煮熟，更以绿豆同煮为饭"，绿豆甘、凉，益气、厚肠胃、解诸药毒。绿豆善解诸药毒，推测其也能降低商陆毒性。现代用醋而舍去绿豆，绿豆制商陆有可能发展为一个较好的炮制品，值得进一步研究。

第三节　盐炙法

扫码"学一学"

将净选或切制后的药物，加入定量食盐水溶液拌炒的方法称盐炙法。食盐味咸性寒，有强筋骨、清热凉血、软坚散结、润燥的作用。盐炙法多用于补肾固精、疗疝、利尿和泻相火的药物。

1. 目的

（1）引药下行，增强疗效。如巴戟天、杜仲经盐炙后能增强补肝肾的作用；小茴香、橘核经盐炙后引药入肾，治疗寒疝腹痛；益智仁经盐炙后则可增强缩尿和固精作用。

（2）增强滋阴降火作用。如知母、黄柏经盐炙后能增强滋阴降火、清热凉血的作用。

（3）缓和药物辛燥之性。如补骨脂、益智仁辛温而燥，久服易伤阴，盐炙后可缓和辛燥之性，能增强补肾固精的功效。

2. 操作方法

（1）先拌盐水后炒药　将食盐加适量清水溶解，与药物拌匀，放置闷润，待盐水被吸尽后，置预热适度的炒制容器内，用文火炒至一定程度，取出，摊晾。

（2）先炒药后加盐水　先将药物置预热适度的炒制容器内，用文火炒至一定程度，再喷淋盐水，炒干，取出，摊晾。此法多用于含黏液质较多的药物。

盐的用量通常是每100kg药物用食盐2kg。

3. 注意事项

（1）溶解食盐时注意加水量。水的用量视药物的吸水情况而定，一般以食盐的4~5倍量为宜。若加水过多，则盐水不能被药物吸尽，或者过湿不易炒干；水量过少，又不易与药物拌匀。

（2）含黏液质多的药物遇水容易发黏，如车前子、知母等，不宜先拌盐水，宜先将药物加热炒去部分水分，使药物质地变疏松，再喷洒盐水，以利于盐水渗入。

（3）盐炙时火力宜小，否则水分迅速蒸发，食盐迅速析出粘在锅上，达不到盐炙的目的。

知　母

【饮片名称】知母、盐知母

【来源与加工】本品为百合科植物知母 *Anemarrhena asphodeloides* Bge. 的干燥根茎。春、秋二季采挖，除去须根及泥沙，晒干，习称“毛知母”；或除去外皮，晒干。

【饮片炮制】

1. **知母**　除去毛状物及杂质，洗净，润透，切厚片，干燥，除去毛屑。

2. **盐知母**　取净知母片，置预热适度的炒制容器内，用文火炒至变色，喷淋盐水，炒干，取出，摊晾，筛去碎屑。每 100kg 知母片用食盐 2kg。

【饮片性状】　知母为不规则类圆形的厚片；外表皮黄棕色或棕色，可见少量残存的黄棕色叶基纤维和凹陷或突起的点状根痕；切面黄白色至黄色；气微，味微甜、略苦，嚼之带黏性。盐知母形如知母片，色黄或微带焦斑，味微咸。

【炮制作用】知母，苦、甘，寒。归肺、胃、肾经。清热泻火，生津润燥。

知母生品苦寒滑利，善于清热泻火，生津润燥，泻肺胃之火尤宜生用。用于外感热病，高热烦渴，肺热燥咳，骨蒸劳热，内热消渴，肠燥便秘等。如用于温病邪传气分，壮热烦渴，汗出恶热，脉洪大的白虎汤（《伤寒论》）；治肺热咳嗽或阴虚燥咳的二母散（《证治要诀类方》）；用于阴虚消渴的玉液汤（《医学衷中参西录》）。

盐知母可引药下行，专于入肾，增强滋阴降火的作用，并善清虚热。用于肝肾阴亏，虚火上炎，骨蒸潮热，盗汗遗精，腰膝酸痛，及阴虚尿闭等。如用于阴虚火旺、潮热盗汗、咳嗽咯血、耳鸣遗精的大补阴丸（《中国药典》）。

【现代研究】

1. **炮制与化学成分**　知母炮制过程中新芒果苷 7 位糖苷键断裂，转化为芒果苷，因此知母炮制品较生品新芒果苷含量下降，芒果苷的含量上升。知母炮制后会有利于多糖的溶出。知母盐炙后，知母皂苷 BⅢ的含量上升，知母皂苷 E1、知母皂苷 BⅡ、知母皂苷Ⅰ的含量下降，盐炙对新芒果苷、芒果苷、知母皂苷 AⅡ、知母皂苷 AⅢ的含量影响不明显。

2. **炮制与药理作用**　知母和盐知母均能显著降低甲亢阴虚大鼠红细胞膜上 Na^+,K^+-ATP 酶活性，具有滋肾阴清虚热的作用，盐炙后作用增强。盐知母降血糖作用优于生品。

3. **炮制新工艺**　以菝葜皂苷元、芒果苷含量为指标，采用正交试验设计法优选知母盐炙最佳工艺为：盐水的用量 15%，用盐量 2%，置锅内，180℃炒制 8 分钟。

【炮制辨析】

1. 知母炮制品的抗炎作用不及生品，所以用于清热、抗炎时不必炮制。

2. 知母去皮加工，使药材中主要活性成分芒果苷含量相对降低。据报道，知母皮中皂苷含量高于毛知母和知母肉，抑菌作用也强于毛知母和知母肉。故知母不必去皮加工，这样既可节约药源又可提高劳动效率。

黄　柏

【饮片名称】黄柏、川黄柏、盐黄柏、酒黄柏、黄柏炭

【来源与加工】本品为芸香科植物黄皮树 *Phellodendron chinense* Schneid. 的干燥树皮，习称“川黄柏”，剥取树皮后，除去粗皮，晒干。

【饮片炮制】

1. **黄柏** 刮去粗皮，抢水洗净，润透，切丝，晾干。

2. **盐黄柏** 取黄柏丝，用盐水拌匀，闷润，待盐水被吸尽后，置预热适度的炒制容器内，用文火炒至黄褐色，取出，摊晾。每 100kg 黄柏丝用食盐 2kg。

3. **酒黄柏** 取黄柏丝，用黄酒拌匀，闷润，待盐水被吸尽后，置预热适度的炒制容器内，用文火炒至老黄色，取出，摊晾。每 100kg 黄柏丝用黄酒 10kg。

4. **黄柏炭** 取黄柏丝，置预热适度的炒制容器内，用武火炒至表面呈焦黑，内呈深褐色，喷淋少许清水，灭尽火星，取出，摊晾。

【饮片性状】黄柏呈丝条状。外表面黄褐色或黄棕色。内表面暗黄色或淡棕色，具纵棱纹。切面纤维性，呈裂片状分层，深黄色。味极苦。盐黄柏形如黄柏丝，表面深黄色，偶有焦斑。味极苦，微咸。酒黄柏形如黄柏丝，深黄色，偶有焦斑，略有酒气，味苦。黄柏炭形如黄柏丝，表面焦黑色，内部深褐色或棕黑色。体轻，质脆，易折断。味苦涩。

【炮制作用】黄柏，苦，寒。归肾、膀胱经。清热燥湿，泻火除蒸，解毒疗疮。

黄柏性寒苦燥而沉，长于清热，燥湿，解毒，多用于热毒疮疡，湿疹，痢疾，黄疸。如用于湿热痢疾的白头翁汤（《伤寒论》）；治疗黄疸的栀子柏皮汤（《伤寒论》）；用于疮疡肿毒的黄连解毒汤（《外台秘要》）。

盐黄柏引药入肾缓和苦燥之性，增强滋阴降火、退虚热的作用，用于肾虚火旺，带下，骨间疼痛等。如大补阴丸（《中国药典》）。

酒黄柏可缓和寒性，免伤脾阳，增强清湿热利关节作用，能借酒升腾之力，引药上行，清上焦之热，用于热壅上焦诸症。如用于目赤、咽喉肿痛、口舌生疮的上清丸（《北京中成药选编》）。

黄柏炭清湿热兼具涩性，多用于便血，尿血，崩漏，下血而兼有热象者，常配伍其他药共用。

【现代研究】

1. **采收与产地加工** 以盐酸小檗碱、盐酸黄柏碱和干燥程度等为综合评价指标，采用正交实验法优选生黄柏产地加工与炮制一体化的炮制工艺为：切丝宽 24mm，烘制温度 60℃，烘制时间 6 小时。黄柏栽后 10～15 年便可剥皮作药用，树龄愈大，产量愈高，质量愈佳。收获最佳时间为 5 至 6 月；北方的加工方法是将剥下的树皮，趁新鲜、水分多时刮去粗皮，至显现黄色为止；或在树干上先将粗皮刮净，再行剥皮，晒干。此法比较简便、省工。南方产区的加工方法是把剥下的树皮晒至半干，压平，然后将粗皮刨干净，至显黄色为度，不可伤及内皮。也可将树皮剥下后先压平、晾干，再刮去粗皮。

2. **炮制与化学成分** 黄柏在浸润切丝过程中，小檗碱损失严重；炮制过程中随着温度的增加，其总生物碱、小檗碱、黄柏碱含量降低，并生成新的化学成分小檗红碱；小檗碱含量的高低顺序为：黄柏 > 黄柏丝 > 盐黄柏 > 酒黄柏 > 黄柏炭。黄柏炮制后能提高浸出物含量，其顺序为：盐黄柏 > 酒黄柏 > 生黄柏 > 黄柏炭。研究还发现，炮制所用盐是否含有碘对黄柏内酯的含量影响较大，加碘盐黄柏中黄柏内酯的含量高于非加碘盐黄柏，其主要原因可能是碘使其溶出率的变化所致。

3. **炮制与药理作用** 黄柏不同炮制品的药理作用，以生品抗菌和抗炎作用尤为显著。

随炒制温度升高，抗菌和抗炎作用减弱，当炒制温度在250 ℃时，抗炎作用已极弱。这与中医用黄柏炭治疗崩漏等出血症，而不用于治痢疾相吻合。黄柏炮制后生物碱含量明显下降，有毒成分亚硝酸盐的含量亦降低，对胃液分泌的抑制作用减弱，并且生物碱含量与胃蛋白酶活性抑制呈线性关系，说明黄柏中生物碱是败胃的主要物质，与中医黄柏炮制后缓和苦寒败胃的理论相吻合。

4. 炮制新工艺 以盐酸小檗碱的含量作为评价指标，采用正交试验优选盐黄柏炮制工艺为：取净黄柏丝，加入食盐水浸润1.5小时，100 ℃下烘烤30分钟，食盐水与药材比例1∶1，用盐量2%。

【炮制辨析】黄柏在切制前水处理时，要掌握好“水头”，若吸水过多，容易发黏，不易切片。黄柏水浸切片后，小檗碱损失近半，所以黄柏的切制可采用水洗，闷润切片或产地趁鲜切片。

泽　泻

【饮片名称】泽泻片、盐泽泻

【来源与加工】本品为泽泻科植物东方泽泻 *Alisma orientalis* (Sam.) Juzep. 或 *Alisma plantago－aquatica* Linn. 的干燥块茎。冬季茎叶开始枯萎时采挖，洗净，干燥，除去须根及粗皮。

【饮片炮制】

1. 泽泻 除去杂质，大小分档，洗净，稍浸，捞出润透，切圆形厚片，干燥。

2. 盐泽泻 取泽泻片，用盐水拌匀，闷润，待盐水被吸尽后，置预热适度的炒制容器内，文火炒干，取出，摊晾。泽泻每100kg用食盐2kg。

【饮片性状】泽泻呈圆形或椭圆形厚片；外表皮淡黄色或淡黄棕色，可见细小突起的须根痕；切面黄白色至淡黄色，粉性，有多数细孔；气微，味微苦。盐泽泻形如泽泻片，表面淡黄棕色或黄褐色，偶见焦斑，味微咸。

【炮制作用】泽泻，甘、淡，寒。归肾、膀胱经。具有利水渗湿、泄热、升浊降脂的功能。

泽泻生品长于利水泻热，常用于小便不利，水肿胀满，湿热黄疸，淋浊，湿热带下。如用于水肿、小便不利的五苓散（《伤寒论》）；治疗湿热黄疸的茵陈五苓散（《金匮要略》）；治疗湿热带下的止带方（《世补斋医书》）。

盐泽泻能引药下行并能增强泻热作用，利尿而不伤阴。常以小剂量用于补剂中，泄肾降浊，可防止补药之腻滞。用于阴虚火旺，利水清热养阴，如治疗水热互结，小便不利，腰痛重着。

【现代研究】

1. 炮制与化学成分 泽泻药材加工成生饮片的烘干（70℃）过程中，有少量23－乙酰泽泻醇B转化成24－乙酰泽泻醇A和泽泻醇B；而在泽泻盐炙（190～200 ℃）及麸炒（160～170 ℃）过程中，23－乙酰泽泻醇B则大量转化为24－乙酰泽泻醇A和泽泻醇B，二者又进一步转化成泽泻醇A。因此，在高温炮制过程中，泽泻药材中三萜类主成分23－乙酰泽泻醇B出现两条转变途径，一条是氧化开裂并重排生成24－乙酰泽泻醇A，进一步脱乙酰基转化成泽泻醇A；另一条是先脱乙酰基生成泽泻醇B，继而氧环开裂转化成泽泻醇A。泽泻经清炒、麸炒、土炒和盐炙后，其水溶性浸出物均较生品增加，尤以盐制品最高。

2. 炮制与药理作用 生泽泻、酒泽泻、麸炒泽泻对大鼠均有一定的利尿作用，给药6小时后收集的尿量与对照组相比，生泽泻是对照组的127%，酒泽泻是对照组的116.4%，麸泽泻是对照组的118.4%，而盐泽泻仅为对照组的47.4%，说明盐泽泻几无利尿作用；用生泽泻和盐泽泻在五苓散中配伍应用进行大鼠利尿实验，生泽泻方和盐泽泻方在给药6小时后收集的尿量与对照组相比，生泽泻方为143%，盐泽泻方为135%，提示生泽泻和盐泽泻入复方后均有一定的利尿作用。

3. 炮制新工艺 以24-乙酰泽泻醇A和23-乙酰泽泻醇B为指标，采用正交试验设计优选泽泻炮制最佳工艺。盐泽泻：每100kg泽泻用盐2kg，密闭闷润5小时，110℃炒制35分钟；麸炒泽泻：每100kg泽泻用麦麸10kg，170℃炒制3分钟。樟帮麸炒泽泻的最佳炮制工艺为：生泽泻片250g。加入麦麸40g（拌蜂蜜0.25g），260℃炒制6分钟。

【炮制辨析】

1. 从古至今泽泻的炮制方法虽有多种，但很少有明确炮制作用的记载，其中去苗、去皮、去毛是去除非药用部位；捣碎、切片是为了便于制剂。古代曾有炒、蒸等熟用的，是否为生峻熟缓或生泻熟补之意并未见记载。尚需进一步研究，搞清古人的炮制意图。

2. 泽泻具有利尿作用，作用的强弱取决于泽泻的给药途径、本身质量及炮制方法等因素。不同产季、不同规格的泽泻利尿作用有较大差异。利尿效力最大者是冬季产的正品泽泻。春泽泻虽有利尿作用，但效力稍差，泽泻须亦有利尿作用，而泽泻草根及春泽泻须则均无利尿作用，甚至有抗利尿作用，这说明泽泻采集季节不同其利尿效力也不同。

3. 目前泽泻中以盐泽泻应用较为普遍。实验研究证实，泽泻生品、酒炒品、麸炒品均有利尿作用，但盐泽泻利尿作用并不明显，而各种泽泻炮制品组成的复方制剂均有利尿作用，因此，盐炙泽泻的机制有待深入研究。

车前子

【饮片名称】车前子、盐车前子、炒车前子

【来源与加工】本品为车前科车前 *Plantago asiatica* L. 或平车前 *Plantago depressa* Willd. 的干燥成熟种子。夏、秋二季种子成熟时采收果穗，晒干，搓出种子，除去杂质。

【饮片炮制】

1. 车前子 除去杂质，筛去灰屑。

2. 炒车前子 取净车前子，置预热适度的炒制容器内用，文火炒至起爆裂声并有香气逸出时，取出，摊晾。

3. 盐车前子 取净车前子，置预热适度的炒制容器内，文火炒至有爆裂声时，喷淋盐水，炒干，取出，摊晾。每100kg车前子用食盐2kg。

【饮片性状】车前子呈椭圆形、不规则长圆形或三角状长圆形，略扁，长约2mm，宽约1mm。表面黄棕色至黑褐色，有细皱纹，一面有灰白色凹点状种脐。质硬。气微，味淡。炒车前子形如车前子，呈黑褐色，略鼓起，有香气。盐车前子形如车前子，表面黑褐色。气微香，味微咸。

【炮制作用】车前子，甘，微寒。归肾、肝、肺、小肠经。利水通淋，清肺化痰，清肝明目。常用于水肿，淋证，暑湿泄泻，痰热咳嗽，肝火目赤等。如治疗肝胆湿热的龙胆泻肝汤（《医方集解》）；用于湿浊泄泻，常在四苓散（《明医指掌》）或异功散（《小儿药证直诀》）中加车前子。

炒车前子寒性稍减，并能提高煎出效果，作用与生品相似，长于渗湿止泻。多用于湿浊泄泻。

盐车前子泻热利尿而不伤阴，能益肝明目。多用于眼目昏暗，视力减退。

【现代研究】

1. 炮制与化学成分 车前子不同炮制品黄酮类含量依次为：清炒品 > 盐炒品 > 生品，说明清炒、盐炙可以提高黄酮类成分煎出量。车前子炮制前后车前子苷的含量变化不大。车前子多糖在肠内不被吸收，但其本身可吸收大量水分而膨胀，使肠容积增加，对肠黏膜产生刺激，引起肠蠕动增强而达到缓泻的功能。车前子及其炮制品中多糖含量依次为：生品 > 盐炙品 > 清炒品。不同炮制品的 HPLC 特征指纹图谱显示，生车前子与酒车前子差异较小，与盐车前子有一定差异，与炒车前子差异明显。通过 GC – MS 联用技术的分析发现，车前子炮制后新生成 α – 亚麻酸甲酯。车前子经盐炙后京尼平苷酸、毛蕊花糖苷、异毛蕊花糖苷的含量相对生品高，尤以京尼平苷酸、毛蕊花糖苷变化显著。

2. 炮制与药理作用 车前子生品、盐炙品、清炒品对慢性功能性便秘的疗效具有显著性差异，其中以生品疗效最佳。

3. 炮制新工艺 以京尼平苷酸和毛蕊花糖苷的含量、水溶性浸出率为评价指标，采用正交试验法优选炒车前子的炮制工艺为：炒制温度为 130℃，炒制时间 20 分钟，翻炒次数 8 次/分钟。

【炮制辨析】车前子以酒炙和炒法出现最早，近代盐炙和炒法较常用，1985 年版以后的《中国药典》只收载了盐炙方法。古代文献盐炙车前子较为少见。车前子在方剂中以生品常用，其次是炒品。究竟以哪种炮制品入药最佳，应结合药理作用及化学成分对各种炮制方法进行系统研究，阐明各种方法的炮制机制。

杜 仲

【饮片名称】杜仲、川杜仲、盐杜仲、杜仲炭

【来源与加工】本品为杜仲科植物杜仲 *Eucommia ulmoides* Oliv. 的干燥树皮。4 ~6 月剥取，刮去粗皮，堆置“发汗”至内皮呈紫褐色，晒干。

【饮片炮制】

1. 杜仲 刮去粗皮，洗净，闷润，待盐水被吸尽后，切丝或块，干燥，即得。

2. 盐杜仲 取杜仲丝或块，用盐水拌匀，闷透，置锅内用文火炒至丝断，表面焦黑色，取出，摊晾。也可取杜仲丝或块，用盐水润透，放置一夜，蒸 1 小时，取出干燥。每 100kg 杜仲，用食盐 2kg。

【饮片性状】杜仲呈小方块或丝状；外表面淡棕色或灰褐色，有明显的皱纹；内表面暗紫色，光滑；断面有细密、银白色、富弹性的橡胶丝相连；气微，味稍苦。盐杜仲形如杜仲块或丝，表面黑褐色，内表面褐色，折断时胶丝弹性较差，味微咸。

【炮制作用】杜仲，甘，温。归经肝、肾经。补肝肾，强筋骨，安胎。

杜仲生用益肝舒筋，多用于头目眩晕，阴下湿痒等症。适用于肾虚而兼夹风湿的腰痛和腰背伤痛。如用于痹证日久，肝肾两亏，气血不足所致之腰膝疼痛、肢节不利或麻木的独活寄生汤（《备急千金要方》）；治腰脊伤痛的杜仲汤（《伤科补要》）。

盐炙后引药入肾，增强补肝肾的作用。盐的寒性与杜仲的温性相配伍，从而缓和药性，有利于临床治疗。常用于肾虚腰痛，阳痿遗精，胎元不固和高血压病。如用于肾虚腰痛的

青娥丸（《中国药典》）；用于肝肾亏虚，胎动不安的杜仲丸（《证治准绳》）。

【现代研究】

1. 炮制与化学成分 经炮制，杜仲的木脂素类和环烯醚类等化学成分明显减少，但杜仲胶、微量元素、氨基酸和其他成分的变化并不显著。随着炮制温度的升高，杜仲中的京尼平酸、绿原酸、京尼平苷及松脂醇二葡萄糖苷的含量在不断地下降，而阿魏酸与松脂素的含量有所上升。

2. 炮制与药理作用 生杜仲、盐杜仲炭和砂烫盐杜仲能使兔、犬血压下降，杜仲炭和砂烫品作用强度基本一致，均比生杜仲强，盐杜仲降压作用比生杜仲大1倍。杜仲生品、炒炭品及砂烫品可减缓大白鼠离体子宫的自发活动，对抗垂体后叶素的作用，杜仲炭和砂烫品的作用强度基本一致，均比生品强。合理的炮制时间对于杜仲中主要成分在大鼠体内的吸收有一定的促进作用，可提高杜仲中药效成分的生物利用度。

3. 炮制新工艺 以传统外观质量、松脂醇二葡萄糖苷、醇溶性浸出物的量为指标，得最佳盐炙工艺为：杜仲切制成2cm×2cm的块，180 ℃炒10分钟。

【炮制辨析】

1. 杜仲切丝的饮片煎出率比切成块、条高得多。切制规格对总成分溶出的影响并非简单的饮片面积变化，切制方向明显影响杜仲总成分的溶出。杜仲各切制规格总成分的煎出率大小依次是：横丝>纵丝>丁>条>带粗皮块。研究表明，杜仲以切制成横丝为好，有利于总成分的煎出。

2. 杜仲传统的炮制要求是断丝而不焦化。要做到断丝而不焦，古人一是炒前锉碎，二是加液体辅料拌炒，三是“缓火”和“慢火”加热。杜仲炒至断丝用中火比武火好，中火炒至表面深褐色即可断丝，损耗率小。

3. 对杜仲资源的利用多限于杜仲皮，近年来国内外对杜仲叶的研究取得一定进展，开发杜仲叶有着较大的潜力和空间。

补骨脂

【饮片名称】补骨脂、盐补骨脂

【来源与加工】本品为豆科植物补骨脂 *Psoralea corylifolia* L. 的干燥成熟果实。秋季果实成熟时采收果序，晒干，搓出果实，除去杂质。

【饮片炮制】

1. 补骨脂 除去杂质。

2. 盐补骨脂 取净补骨脂，用盐水拌匀，闷润，待盐水被吸尽后，置预热适度的炒制容器，文火炒至微鼓起并有香气逸出时，取出，摊晾。每100kg补骨脂用食盐2kg。

【饮片性状】补骨脂呈肾形，略扁，长3~5mm，宽2~4mm，厚约1.5mm。表面黑色、黑褐色或灰褐色，具细微网状皱纹。顶端圆钝，有一小突起，凹侧有果梗痕。质硬。果皮薄，与种子不易分离；种子1枚，子叶2，黄白色，有油性。气香，味辛、微苦。盐补骨脂形如补骨脂。表面黑色或黑褐色，微鼓起。气微香，味微咸。

【炮制作用】补骨脂，辛、苦，温。归肾、脾经。温肾壮阳、除湿止痒、纳气平喘、温脾止泻。

补骨脂生品温肾壮阳作用强，但辛热而燥，服用时间较长或用量较大有伤阴之弊，可出现口干、舌燥、喉痛等症状。多用于肾虚阳虚，泻痢；外用治银屑病、白癜风可用30%

酊剂涂患处。

盐补骨脂能缓和辛窜温燥之性，可引药入肾，增强补肾，纳气止泻。多用于阳痿，腰膝冷痛，滑精，遗尿，尿频，肾阳虚哮喘等症。如用于补肾益气，养血生精的人参鹿茸丸（《卫生部药品标准》）；用于肾虚腰痛、早泄、喘嗽的胡桃故纸汤（《中药临床应用》）；用于脾肾虚寒，五更泄泻的四神丸（《中国药典》）。

【现代研究】

1. 炮制与化学成分 与生品比较，雷公法炮制对补骨脂中 7 种成分的影响最为明显，其中异补骨脂苷、补骨脂苷、补骨脂定、补骨脂酚和补骨脂二氢黄酮含量均下降，异补骨脂素、补骨脂素含量分别上升；在酒浸炒品中，异补骨脂苷和补骨脂苷含量均下降，补骨脂素、异补骨脂素均上升。盐炙法和清炒法对补骨脂中成分影响不明显。

2. 炮制与药理作用 除酒浸炒品外，其他炮制品能显著提高环磷酰胺引起的白细胞降低，作用强度为盐炙品 > 盐蒸品 > 雷公法品 > 清炒品 > 生品 > 酒浸炒品；对大黄水提物引起的肠蠕动亢进均有对抗作用，其中以盐炙品和酒浸炒品最明显。补骨脂燥性体现在引起小鼠乳酸脱氢酶值升高，而毒性体现在对免疫器官的抑制，盐炙品较生品能改善上述指标。

3. 炮制新工艺 以补骨脂素、异补骨脂素总含量及出膏率为指标，优选补骨脂最佳微波炮制工艺为：取补骨脂 50g，加入 20% 食盐溶液 75ml，浸泡 6 小时，在强微波档加热 270 秒。

【炮制辨析】

1. 历代有盐炙、芝麻炒、泽泻焙、蒜焙、童便制、乳汁制等多种炮炙方法。现今主要沿用盐炙法，其他炮制方法已甚少应用，至于这些方法有无应用价值，有待进一步研究。

2. 药理实验表明，在传统用量条件下补骨脂是安全的，但超剂量时对动物肾脏有损害。古代炮制法中酒炙法应用较多，因此，有必要对酒炙机制进行研究。

荔枝核

【饮片名称】荔枝核、盐荔枝核

【来源与加工】本品为无患子科植物荔枝 *Litchi chinensis* Sonn. 的干燥成熟种子。夏季采摘成熟果实，除去果皮及肉质假种皮，洗净，晒干。

【饮片炮制】

1. 荔枝核 用时捣碎。

2. 盐荔枝核 取净荔枝核，捣碎，用盐水拌匀，闷润，待盐水被吸尽后，置预热适度的炒制容器内，文火炒干，取出，摊晾。每 100kg 荔枝核用食盐 2kg。

【饮片性状】荔枝核呈长圆形或卵圆形，略扁，长 1.5 ~ 2.2cm，直径 1 ~ 1.5cm。表面棕红色或紫棕色，平滑，有光泽，略有凹陷及细波纹，一端有类圆形黄棕色的种脐，直径约 7mm。质硬。子叶 2，棕黄色。气微，味微甘、苦、涩。盐荔枝核形如荔枝核，为碎块状，无光泽，色泽略深，味微咸。

【炮制作用】荔枝核，甘、微苦，温。归肝、肾经。行气散结，祛寒止痛。

生品偏于治肝气郁结，胃脘疼痛，用于气滞寒凝，胃脘疼痛，寒疝疼痛。如用于心腹胃脘久痛，屡触屡发的荔香散（《景岳全书》）。

盐炙引药入肾，增强了疗疝止痛之功效，专于疗疝止痛。如用于疝痛、睾丸肿痛的疝气内消丸（《中药成药制剂手册》）。

【现代研究】

炮制新工艺　有报道将传统炮制方法改为：取净荔枝核，打碎成黄豆大小的颗粒（2～8 mm），喷淋定量的食盐水，拌匀稍闷，置炒药锅内，用文火加热，翻炒至表面微显黄色，有香气逸出时，取出，摊晾。缩短了闷润时间，提高了工作效率，辅料吸附均匀，提高了药物的疗效。

【炮制辨析】目前对于荔枝核的生品、炮制品的比较研究尚无相关报道，尽管对于荔枝核的提取工艺、化学成分、药理作用等方面有了初步研究，但《中国药典》中仍未收载有效控制标准。

橘　核

【饮片名称】橘核、盐橘核

【来源与加工】本品为芸香科植物橘 *Citrus reticulata* Blanco 及其栽培变种的干燥成熟种子。果实成熟后收集，洗净，晒干。

【饮片炮制】

1. **橘核**　除去杂质，洗净干燥。用时捣碎。

2. **盐橘核**　取净橘核，用盐水拌匀，闷润，待盐水被吸尽后，置预热适度的炒制容器内，文火炒干，取出，摊晾，用时捣碎。每 100kg 橘核用食盐 2kg。

【饮片性状】橘核略呈卵形，长 0.8～1.2cm，直径 0.4～0.6cm。表面淡黄白色或淡灰白色，光滑，一侧有种脊棱线，一端钝圆，另端渐尖成小柄状。外种皮薄而韧，内种皮菲薄，淡棕色，子叶 2，黄绿色，有油性。气微，味苦。盐橘核形如橘核。子叶淡棕色或黄绿色，少淡绿色。气微，味微咸、苦。

【炮制作用】橘核，苦，平。归肝、肾经。理气散结，行气止痛。

生品理气散结作用较强，可用于乳痈。如治乳痈初起未溃，用橘核加黄酒煎服。

盐橘核则引药下行，走肾经，增强疗疝止痛的功效，用于疝气疼痛、睾丸肿痛。如疝气内消丸（《中药成药制剂手册》）。

【现代研究】

1. **炮制与药理作用**　橘核生品及盐炙品具有镇痛、抗炎及促进肠运动的作用。两者对二甲苯所致小鼠耳郭炎症均具显著抑制作用，对醋酸所致的小鼠疼痛均有显著的镇痛作用，且盐炙品作用较强。盐炙品能显著增强正常小鼠的肠推进运动。

2. **炮制新工艺**　以醇溶性浸出物和柠檬苦素、诺米林含量为评价指标，优选最佳橘核盐炙工艺为：取净橘核，加入食盐水（水与食盐的比例 10∶1）拌匀，闷润 30 分钟，在 100℃下炒至微黄色。每 100kg 橘核用食盐 2kg。

巴戟天

【饮片名称】巴戟天、巴戟肉、巴戟、盐巴戟、制巴戟

【来源与加工】本品为茜草科植物巴戟天 *Morinda officinalis* How 的干燥根。全年均可采挖，洗净，除去须根，晒至六七成干，轻轻捶扁，晒干。

【饮片炮制】

1. **巴戟天**　除去杂质。

2. **巴戟肉**　取净巴戟天，置蒸制容器内蒸透，趁热抽去木心，切段，干燥。

3. 盐巴戟天 取净巴戟天，用盐水拌匀，置蒸制容器内蒸透，趁热除去木心，切段，干燥。每100kg巴戟天用食盐2kg。

4. 制巴戟天 取甘草，捣碎，加水煎汤，去渣，加入净巴戟天拌匀，置煮制容器内，用文火煮至药透汤尽，取出，趁热抽去木心，切段，干燥。每100 kg巴戟天用甘草6 kg，煎汤50 kg。

5. 酒巴戟天 取净巴戟肉，加入定量黄酒拌匀，稍闷润，待酒被吸尽后，置炒制容器内，用文火加热，炒干，取出，摊晾。每100 kg巴戟肉用黄酒12 kg。

【饮片性状】巴戟天为扁圆柱形，略弯曲，长短不等，直径0.5～2 cm。表面灰黄色或暗灰色，具纵纹和横裂纹，有的皮部横向断离露出木部；质韧，断面皮部厚，紫色或淡紫色，易与木部剥离；木部坚硬，黄棕色或黄白色，直径1～5 mm。气微，味甘而微涩。巴戟肉呈扁圆柱形短段或不规则块。表面灰黄色或暗灰色，具纵纹和横裂纹。切面皮部厚，紫色或淡紫色，中空。气微，味甘而微涩。盐巴戟天呈扁圆柱形短段或不规则块。表面灰黄色或暗灰色，具纵纹和横裂纹。切面皮部厚，紫色或淡紫色，中空。气微，味甘、咸而微涩。制巴戟天呈扁圆柱形短段或不规则块。表面灰黄色或暗灰色，具纵纹和横裂纹。切面皮部厚，紫色或淡紫色，中空。气微，味甘而微涩。酒巴戟天形如巴戟肉，较巴戟肉颜色加深，略具酒气。

【炮制作用】巴戟天，甘、辛，微温。归肾、肝经。补肾阳，强筋骨，祛风湿。

巴戟天生用偏于强筋骨、祛风湿，多用于风寒腰痛、腰膝酸痛。如治风冷腰痛，行步困难的巴戟天丸（《太平圣惠方》）；治腰膝风湿疼痛，脚气水肿，肌肉萎缩无力的巴戟去痹汤（《中药临床应用》）。

盐巴戟天功专入肾，温而不燥，补肾助阳作用缓和，多服久服无伤阴之弊，多用于阳痿早泄、子宫虚冷、小便失禁、白浊等。如用于妇女肾气不足的温肾丸（《妇科玉尺》）。

经甘草炮制后，可增强其补脾益气作用，补肾助阳，益气养血。可用于肾气虚损，胸中短气、腰脚疼痛、身重无力。如用于脾肾亏损的无比山药丸（《中药成药制剂手册》）。

【现代研究】

1. 炮制与化学成分 巴戟天不同炮制品中寡糖类成分含量顺序为盐巴戟天＞巴戟肉＞制巴戟天＞生巴戟天；水晶兰苷含量顺序为盐巴戟天＞生巴戟天＞制巴戟天＞巴戟肉。巴戟天经炮制后蒽醌的含量改变，其中甘草炮制巴戟天的总蒽醌和游离蒽醌含量最高，而盐巴戟天最低；结合蒽醌的含量以生巴戟天最高，甘草炮制巴戟天最低，与传统“制巴戟天能增强补益作用”的传统理论相符。

2. 炮制与药理作用 巴戟天各炮制品均可以改善肾阳虚小鼠的症状，其中盐巴戟天治疗效果最为显著，其次是制巴戟、巴戟肉、巴戟天。进一步研究表明，巴戟天、巴戟肉、盐巴戟天均可改善肾阳虚大鼠下丘脑－垂体－肾上腺轴（HPA轴）功能，调节脏器功能水平，从而达到补肾壮阳作用，其中盐巴戟天效果最佳。巴戟天生品和盐炙品均可提高小鼠耐缺氧能力，对生殖系统有促进作用，且盐炙品优于生品。巴戟天生品和盐炙品均可抗氧化和增强免疫功能。

3. 炮制新工艺 通过比较巴戟肉与巴戟心之间的化学成分的差异，发现巴戟肉（趁鲜去心）中的主要有效成分最高，而巴戟心的化学成分与巴戟肉相似，因此巴戟天最好是在产地趁鲜去心，得到巴戟肉的质量最好。

【炮制辨析】

1. 自古以来，巴戟天以巴戟肉、盐巴戟天、酒巴戟天、药汁制巴戟天等多种饮片规格入药。巴戟天及其炮制品古今临床均用于补肾助阳，而生品以祛风除湿力胜。古代补肾阳虽用生巴戟天肉，但服用时需用盐汤或温酒送下，该服用方法与现今巴戟天酒炙或盐炙后增强补益作用似有同效，但是原理尚不清楚。

2. 纵观历代巴戟天的炮制方法，不管采用何法炮制，均除去其木心。古人认为不去木心，令人心烦。现代研究表明，巴戟天根皮和木心的化学成分存在差异，巴戟天木心中有毒元素铅的含量较高；根皮中锌、锰、铁、铬等元素含量较高，这结果与巴戟天传统用药要求“去心”相吻合，但其成分差异与心烦及其药效的关系尚无药理实验证实。

3. 历代炮制以酒炙较多用，宋代广泛应用盐炙，金、元、明、清均未沿用盐炙，而今盐炙成为巴戟天的主要炮制方法，酒炙却少用，需要深入研究酒炙、盐炙巴戟天的作用和机制。

益智仁

【饮片名称】益智、益智仁、盐益智仁

【来源与加工】本品为姜科植物益智 *Alpinia oxyphylla* Miq. 的干燥成熟果实。夏、秋间果实由绿变红时采收，晒干或低温干燥。

【饮片炮制】

1. 益智仁　除去杂质及外壳用时捣碎。

2. 盐益智仁　取净益智仁，用盐水拌匀，闷润，待盐水被吸尽后，置预热适度的炒制容器内文火炒至微呈褐色，有香气时，取出，摊晾。每100kg益智仁用食盐2kg。

【饮片性状】益智仁呈椭圆形，两端略尖，长1.2～2cm，直径1～1.3cm。表面棕色或灰棕色，有纵向凹凸不平的突起棱线13～20条，顶端有花被残基，基部常残存果梗。果皮薄而稍韧，与种子紧贴，种子集结成团，中有隔膜将种子团分为3瓣，每瓣有种子6～11粒。种子呈不规则的扁圆形，略有钝棱，直径约3mm，表面灰褐色或灰黄色，外被淡棕色膜质的假种皮；质硬，胚乳白色。有特异香气，味辛、微苦。盐益智仁呈不规则的扁圆形，略有钝棱，直径约3mm。外表棕褐至黑褐色，质硬，胚乳白色。有特异香气。味辛、微咸。

【炮制作用】益智，辛，温。归脾、肾经。温脾止泻，摄涎唾力，暖肾，固精缩尿。

益智生用辛温而燥，以温脾止泻，摄涎唾力胜。常用于腹痛吐泻、口涎自流。如用于伤寒阴盛的益智散（《太平惠民合剂局方》）；用于脾胃虚寒、不能固摄的摄涎秘方（《中药临床应用》）。

盐益智，辛燥之性减弱，专行下焦，长于温肾，固精，缩尿。常用于肾气虚寒的遗精、遗尿、尿有余沥、夜尿增多。如治尿频、遗尿或梦遗滑精。

【现代研究】

1. 炮制与药理作用　益智仁生品和盐炙品对乙酰胆碱引起的膀胱逼尿肌兴奋具有显著的拮抗作用，可降低肌条收缩的平均张力，且盐炙品效果优于生品。

2. 炮制新工艺　以挥发油、水溶性浸出物，诺卡酮含量为指标，优化益智仁盐炙工艺为：将2g食盐加40ml水溶解后，与100g净益智仁拌匀，闷润30分钟，在250℃炒制8分钟。另有采用正交试验设计法，以挥发油、水浸出物含量为考察指标，对烘制法盐炙益智仁的工艺进行优选，优化工艺条件为：用盐量2%，闷润30分钟，在200℃烘制10分钟。

【炮制辨析】

1. 益智古代的炮制方法较简单，主要为取仁盐炙或炒用。现代炒制的方法和目的与古

代有一定差异，是将带壳益智炒后去壳取仁，炒制的目的主要是去壳，并非直接炒制种子。哪种方法更合理，需进行研究。

2. 临床用益智是去壳取仁，多用砂烫法或清炒法。其中砂烫去壳法虽能使外壳松脆，但内仁同时受到高温，稍有不慎，就会使其受热过度而失性；同时大量生产时砂不易彻底清除，去壳时易将砂混杂仁中，造成半成品污染。用清炒法既可使外壳松脆，易于除去，又因外壳与种仁之间的空气有隔热作用，减少了加热时对种仁的影响，因此应尽量采取清炒法。

3.《中国药典》收载的益智仁和盐益智仁均无饮片质量标准，炮制工艺和质量标准都有待于规范化。

4. 据报道，可根据益智仁气味变化，将电子鼻技术用于益智仁炮制品的快速区分。

砂　仁

【饮片名称】砂仁、盐砂仁

【来源与加工】本品为姜科植物阳春砂 *Amomum villosum* Lour.、绿壳砂 *Amomum villosum* Lour. var. *xanthioides* T. L. Wu et Senjen 或海南砂 *Amomum longiligulare* T. L. Wu 的干燥成熟果实。夏、秋二季果实成熟时采收，晒干或低温干燥。

【饮片炮制】

1. **砂仁**　除去杂质。用时捣碎。

2. **盐砂仁**　取净砂仁，用盐水拌匀，待盐水被吸尽时，置预热适度的炒制容器内，用文火炒至微干，取出，摊晾。每100kg砂仁用食盐2kg。

【饮片性状】阳春砂、绿壳砂呈椭圆形或卵圆形，有不明显的三棱，长1.5~2cm，直径1~1.5cm。表面棕褐色，密生刺状突起，顶端有花被残基，基部常有果梗。果皮薄而软。种子集结成团，具三钝棱，中有白色隔膜，将种子团分成3瓣，每瓣有种子5~26粒。种子为不规则多面体，直径2~3mm；表面棕红色或暗褐色，有细皱纹，外被淡棕色膜质假种皮；质硬，胚乳灰白色。气芳香而浓烈，味辛凉、微苦。盐砂仁形如砂仁，炒后色泽加深，辛香气略减，味微咸。

【炮制作用】砂仁，辛，温。归脾、胃、肾经。化湿开胃，温脾止泻，理气安胎，止呕。

砂仁生品辛香，长于化湿行气，醒脾和胃。常用于脾胃湿阻气滞，脘腹胀痛，纳呆少食，呕吐泄泻。如用于脾胃虚弱、湿滞中阻的香砂六君子汤（《医方集解》），治疗脾胃虚弱的参苓白术散（《太平惠民合剂局方》）。

盐砂仁辛温之性略减，温而不燥，降气安胎作用增强，并能引药下行，温肾缩尿。用于妊娠恶阻，胎动不安，小便频数、遗尿。

【现代研究】

1. **炮制与化学成分**　砂仁炮制品中挥发油含量依次为：生品 > 炒黄品 > 土炒品 > 麸炒品 > 炒焦品 > 炒炭品，其中前四者差异不大，而炒焦和炒炭后挥发油含量显著降低。

2. **炮制与药理作用**　动物实验结果表明，砂仁盐炙品有显著性的“缩尿”作用，优于砂仁生品。

3. **炮制新工艺**　以总挥发油含量和水溶性浸出物为指标，采用正交试验设计综合评分法优化砂仁盐炙工艺，确定盐砂仁炮制最佳工艺为：100g砂仁用食盐2g加40ml水溶解，与砂仁拌匀，闷润1小时，在100℃炒25分钟。

【炮制辨析】

1. 不同加工方法炮制的砂仁中挥发油含量结果为：壳砂3.40%，子砂（去壳）3.00%，粉末3.00%，粉末放30日1.83%，粉末放90日0.28%，砂仁壳也含有挥发油，粉末不宜久置。

2.《中国药典》只载入砂仁生品，并未收载炮制品，盐炙品和姜炙品也仅在部分地区使用，至于其炮制是否合理，临床疗效如何，有无继承和发扬的价值，鲜有人研究，应对其进行深入研究。

韭菜子

【饮片名称】韭菜子、盐韭菜子

【来源与加工】本品为百合科植物韭菜 *Allium tuberosum* Rottl. ex Spreng. 的干燥成熟种子。秋季果实成熟时采收果序，晒干搓出种子、除去杂质。

【饮片炮制】

1. **韭菜子**　除去杂质。

2. **盐韭菜子**　取净韭菜子，用盐水拌匀，闷润，待盐水被吸尽后，置预热适度的炒制容器内，用文火炒干，取出，摊晾。每100kg韭菜子用食盐2kg。

【饮片性状】韭菜子呈半圆形或半卵圆形，略扁，长2～4mm，宽1.5～3mm。表面黑色，一面突起，粗糙，有细密的网状皱纹，另一面微凹，皱纹不甚明显。顶端钝，基部稍尖，有点状突起的种脐。质硬。气特异，味微辛。盐韭菜子形如韭菜子。气特异而微香，味微咸、微辛。

【炮制作用】韭菜子，辛、甘，温。归肝、肾经。温补肝肾，壮阳固精。

生品多用于阳痿遗精，腰膝酸痛，遗尿尿频，白浊带下等。

盐韭菜子能引药下行归肾，增强补肝肾，固精壮阳的作用。《中国药典》收载的韭菜子用盐水炒，用于阳痿、遗精、遗尿、小便频数、腰膝酸痛、冷痛、白带过多等症。

沙苑子

【饮片名称】沙苑子、沙苑蒺藜、盐沙苑子

【来源与加工】本品为豆科植物扁茎黄芪 *Astragalus complanatus* R. Br. 的干燥成熟种子。秋末冬初果实成熟尚未开裂时采割植株，晒干，打下种子，除去杂质，晒干。

【饮片炮制】

1. **沙苑子**　除去杂质，洗净，干燥。

2. **盐沙苑子**　取净沙苑子，用盐水拌匀或喷洒均匀，闷润，待盐水被吸尽后，置预热适度的炒制容器内，文火炒干，取出，摊晾。每100kg沙苑子用食盐2kg。

【饮片性状】沙苑子略呈肾形而稍扁，长2～2.5mm，宽1.5～2mm，厚约1mm。表面光滑，褐绿色或灰褐色，边缘一侧微凹处具圆形种脐。质坚硬，不易破碎。子叶2，淡黄色，胚根弯曲，长约1mm。气微，味淡，嚼之有豆腥味。盐沙苑子形如沙苑子，表面鼓起，深褐绿色或深灰褐色。气微，味微咸，嚼之有豆腥味。

【炮制作用】沙苑子，甘，温。归肝、肾经。温补肾阳，固精，缩尿，明目。

沙苑子生品益肝明目力强，多用于肝虚目昏。如用本品与茺蔚子、青葙子共研末内服，

治目暗不明（《吉林中草药》）；治疗翳障的补肾明目散（《中药临床应用》）。

盐沙苑子药性更为平和，能平补阴阳并可引药入肾，增强补肾固精、缩尿的作用。多用于肾虚腰痛，梦遗滑精，尿频，遗尿，带下。如用于补肾益气的三肾丸（《中药成药制剂手册》）。

【现代研究】

1. 炮制与化学成分 沙苑子不同炮制品中沙苑子苷 A 和鼠李柠檬素的含量变化不大，其中盐炙沙苑子中两者含量最高，原因主要为炮制加热过程中酶解沙苑子 A 的自生酶被破坏。

2. 炮制新工艺 以总黄酮含量、水溶性浸出物为指标，优选出沙苑子盐炙最佳工艺为：药材量 20% 的盐水闷润 4 小时，在 160 ℃下炒制 25 分钟，用盐量 2%。

【炮制辨析】醋炙沙苑子能减低沙苑子中树脂皂苷类成分对胃黏膜的刺激性，且生品或盐炒品均具豆腥气，醋炙后能矫味、矫臭便于服用和煎出有效成分。

菟丝子

【饮片名称】菟丝子、盐菟丝子、炒菟丝子、酒菟丝饼

【来源与加工】本品为旋花科植物菟丝子 *Cuscuta chinensis* Lam. 或南方菟丝子 *Cuscuta australis* R. Br. 的干燥成熟种子。秋季果实成熟时采收植株，晒干后，打下种子，除去杂质。

【饮片炮制】

1. 菟丝子 除去杂质，洗净，干燥。

2. 盐菟丝子 取净菟丝子，加盐水拌匀，闷润，待盐水被吸尽后，置预热适度的炒制容器内，用文火炒至微鼓起，爆裂声减弱，并有香气逸出时，取出，摊晾。每 100kg 菟丝子用食盐 2kg。

3. 炒菟丝子 取净菟丝子，置预热适度的炒制容器内，用文火炒至微黄，有爆裂声时，取出，摊晾。

4. 酒菟丝饼 取净菟丝子，加适量水煮至开裂，不断翻动，待水被吸尽呈稠粥状时，加入黄酒和白面拌匀，取出，压成饼，切成 1cm^3 长方块，干燥。每 100kg 菟丝子用黄酒 15kg、白面 15kg。

【饮片性状】菟丝子呈类球形，直径 1 ~ 2mm。表面灰棕色至棕褐色，粗糙，种脐线形或扁圆形。质坚实，不易以指甲压碎。气微，味淡。盐菟丝子形如菟丝子，表面棕黄色，裂开，略有香气。炒菟丝子形如菟丝子，黄棕色，有裂口；气微香，味淡。酒菟丝子饼呈小小长方块状，表面灰棕色或黄棕色；微有酒气。

【炮制作用】菟丝子辛、甘，平。归肝、肾、脾经。补肾养肝，固精缩尿，明目，止泻，安胎。

菟丝子生品以养肝明目力胜，多用于目暗不明。如治肝肾阴亏，视物昏花内障等的石斛夜光丸（《中国药典》）。

盐菟丝子不温不寒，平肝补肾，能增强补肾固涩作用，多用于阳痿、遗精、滑胎、胎元不固等。如用于滑胎、白带、不孕症的补肾固冲丸（《妇产科学》）。

炒菟丝子与生品功效相似，但炒后可提高煎出效果。

酒菟丝饼可增强温补脾肾的作用并能提高煎出效果。用于阳痿，遗精，遗尿，脾虚便

溏或泄泻。如用于肾气亏损的内补鹿茸丸（《卫生宝鉴》）。

【现代研究】

1. 炮制与化学成分　菟丝子经清炒、盐炙后，金丝桃苷和槲皮素含量均比生品提高，其中清炒品中金丝桃苷含量增加2倍以上，槲皮素含量增加10倍以上。另有研究表明，菟丝子酒炙后槲皮素含量提高且烘制温度、烘制时间、闷润时间、黄酒用量对槲皮素含量均有影响。菟丝子炮制后多糖含量有所增加，顺序为酒菟丝子饼品 > 盐菟丝子 > 清炒菟丝子 > 菟丝子。

2. 炮制新工艺　以总黄酮、总多糖及醇、水浸出物含量为指标，采用均匀试验设计法优选菟丝子炒制工艺为：每50g净菟丝子，在150℃下炒制140秒。菟丝子酒炙工艺为：每100g净菟丝子，加30%黄酒，闷润9小时，在100℃烘制60分钟。菟丝子盐炙工艺为：每100g净菟丝子，加2%食盐，闷润60分钟，在170℃烘制60分钟。

【炮制辨析】鉴于传统加白面制饼品易变质，有人提出将菟丝子炒爆后，趁热喷黄酒微炒干，再趁热捣成面；也有人主张用淮山药粉代替面粉制饼；还有人认为恰当的方法是取淘洗干净的菟丝子用酒浸一夜，次日加适量水煮至开裂，煮时不断搅拌，待水被吸干后，干燥备用。

小茴香

【饮片名称】小茴香、盐小茴香

【来源与加工】本品为伞形科植物茴香 *Foeniculum vulgare* Mill. 的干燥成熟果实。秋末果实成熟时采割植株晒干，打下果实，除去杂质。

【饮片炮制】

1. 小茴香　除去杂质。

2. 炒小茴香　取净小茴香，文火炒至淡黄具焦斑。

3. 盐小茴香　取净小茴香，加盐水拌匀，略闷，待盐水被吸尽后，置预热适度的炒制容器内，用文火炒至炒微黄，有香气逸出时，取出，摊晾。每100kg小茴香用食盐2kg。

【饮片性状】小茴香为双悬果，呈圆柱形，有的稍弯曲，长4～8mm，直径1.5～2.5mm。表面黄绿色或淡黄色，两端略尖，顶端残留有黄棕色突起的柱基，基部有时有细小的果梗。分果呈长椭圆形，背面有纵棱5条，接合面平坦而较宽。横切面略呈五边形，背面的四边约等长。有特异香气，味微甜、辛。炒小茴香形如小茴香，表面微黄至棕黄色，具焦斑，香气更浓。盐小茴香形如小茴香，微鼓起，色泽加深，偶有焦斑。味微咸。

【炮制作用】小茴香，辛，温。归肝、肾、脾、胃经。散寒止痛，理气和胃。

生小茴香辛散理气作用偏胜，常用于胃寒呕吐，小腹冷痛，脘腹胀痛。如用于脾元冷滑、久泄腹痛的大圣散（《博济方》）。

盐小茴香辛散作用稍缓，专行下焦，长于温肾去寒，疗疝止痛。常用于疝气疼痛，睾丸偏坠，经寒腹痛。如治睾丸肿胀偏坠的香橘散（《张氏医通》）。

【现代研究】

1. 炮制与化学成分　小茴香生品和各炮制品挥发油中均含有相同的主要活性成分，其中反式茴香脑含量最高，炮制后挥发油含量显著降低且产生多种新成分。

2. 炮制与药理作用　小茴香生品及各炮制品中的挥发油能降低全血黏度、红细胞刚性指数和变形指数，且血浆比黏度、红细胞压积、红细胞沉降率和红细胞聚集指数也呈趋势下降，其中蜜制小茴香挥发油对血液流变性的作用最为显著。

3. 炮制新工艺 以反式茴香脑和水溶性浸出物为指标，优选盐炙小茴香最佳炮制工艺为：为每100kg小茴香加盐2kg，闷润1.5小时，在温度为110~120℃炒制4分钟。通过系统考察盐小茴香炮制过程中盐水比例、炒制温度、炒制时间对盐小茴香中紫丁香苷、槲皮素-3-*O*-葡萄糖醛酸苷含量的影响，优选出盐小茴香的最佳炮制工艺为盐水比例1：4、炒制温度180~200℃、炒制时间为15~20分钟。

八角茴香

【饮片名称】 角茴香、炒八角茴香、盐八角茴香

【来源与加工】 本品为木兰科植物八角茴香 *Illicium verum* Hook. f. 的干燥成熟果实。秋、冬二季果实由绿变黄时采摘，置沸水中略烫后干燥或直接干燥。

【饮片炮制】

1. 八角茴香 除去杂质。用时捣碎。

2. 炒八角茴香 取净八角茴香，置预热适度的炒制容器中，用文火炒至透出香气，取出，摊晾。

3. 盐八角茴香 取净八角茴香，加盐水拌匀，闷润，待盐水被吸尽后，置预热适度的炒制容器内，用文火炒干，取出，摊晾。用时捣碎。每100kg八角茴香用食盐2kg。

【饮片性状】 八角茴香为聚合果，多由8个蓇葖果组成，放射状排列于中轴上。蓇葖果长1~2cm，宽0.3~0.5cm，高0.6~1cm；外表面红棕色，有不规则皱纹，顶端呈鸟喙状，上侧多开裂；内表面淡棕色，平滑，有光泽；质硬而脆。果梗长3~4cm，连于果实基部中央，弯曲，常脱落。每个蓇葖果含种子1粒，扁卵圆形，长约6mm，红棕色或黄棕色，光亮，尖端有种脐；胚乳白色，富油性。气芳香，味辛、甜。盐八角茴香形如八角茴香，颜色加深，略带咸味。

【炮制作用】 八角茴香，辛、温。归肝、肾、脾、胃经。温阳散寒，理气止痛。

八角茴香临床常用生品。长于温散寒邪，理气止痛。常用于胃寒呕吐，脘腹冷痛，亦可用于寒疝疼痛。如治小腹冷癖的茴香丸（《杂病源流犀烛》）。

炒八角茴香辛味减弱，偏于甘温，擅长祛寒止痛，炒八角茴香治虚寒腰痛和寒虚脚气作用稍强。

盐八角茴香辛味减弱，并能引药下行，偏于温暖肝肾，理气止痛。治疝气疼痛之力略胜，可用于虚寒腰痛，疝气疼痛，寒湿脚气。如治疗疝气疼痛的茴香丸（《疡医大全》）。

【炮制辨析】 八角茴香从宋代开始炒用，一直沿用至今，但基本上都生用，只有极少数地区炒用。至于盐炙法，从《中国药典》到地方规范均未收载。古方中只有治疗疝痛的少数方剂用盐炙品。古法中的八角茴香酒炙法现今已经弃用，其原因不明。目前，对八角茴香的炮制作用的研究仍处于空白阶段，因此，需结合化学、药理、毒理各方面的变化对其炮制品进行系统研究，规范其炮制工艺，制定相应质量标准，为不同炮制品的合理应用提供实验依据。

扫码“学一学”

第四节　姜炙法

将净选或切制后的药物，加入一定量姜汁拌炒的方法称为姜炙法。

生姜辛温，能温中止呕，化痰止咳。姜炙法多用于祛痰止咳、降逆止呕的药物。

1. 目的

（1）制其寒性，增强和胃止呕作用。如黄连、竹茹等。

（2）缓和不良反应，增强疗效。如厚朴等。

2. 操作方法 将药物与一定量的姜汁拌匀，放置闷润，使姜汁逐渐渗入药物内部，然后置预热适度的炒制容器内，用文火炒至一定程度，取出，摊晾。或者将药物与姜汁拌匀，待姜汁被吸尽后，进行干燥。也有采用姜汤煮，即将鲜姜切片煎汤，加入药物煮2小时，待姜汁基本被吸尽，取出，切片，干燥。

生姜的用量一般每100kg药材用生姜10kg。若无生姜，可用干姜代替，用量为生姜的1/3。

姜汁的制备方法包括榨汁和煮汁。

（1）榨汁 将生姜洗净切碎，置适宜容器内捣烂，加适量水，压榨取汁，残渣再加水共捣，压榨取汁，如此反复2～3次，合并姜汁，备用。

（2）煮汁 取净生姜片，加适量水煎煮两次，过滤，合并滤液，适当浓缩，备用。

3. 注意事项

（1）制备姜汁时，水的用量不宜过多，一般以最后所得姜汁与生姜的比例1∶1为宜。

（2）药物与姜汁拌匀后，需充分闷润，待姜汁完全被吸尽后，再用文火炒干，否则达不到姜炙的目的。

（3）宜采用榨汁法制备姜汁，和煮汁法相比，榨汁法更能保留生姜中低沸点成分。

厚 朴

【饮片名称】厚朴、姜厚朴

【来源与加工】本品为木兰科植物厚朴 *Magnolia officinalis* Rehd. et Wils. 或凹叶厚朴 *Magnolia officinalis* Rehd. et Wils. var. *biloba* Rehd. et Wils. 的干燥干皮、根皮及枝皮。4～6月剥取，根皮和枝皮直接阴干；干皮置沸水中微煮后，堆置阴湿处，“发汗”至内表面变紫褐色或棕褐色时，蒸软，取出，卷成筒状，干燥。

【饮片炮制】

1. 厚朴 刮去粗皮，洗净，润透，切丝，干燥。

2. 姜厚朴 取净厚朴丝，加姜汁拌匀，闷润，待姜汁被吸尽后，置预热适度的炒制容器内，用文火炒干，取出，摊晾。或取生姜切片，加水煎汤，另取刮净粗皮的厚朴，扎成捆，置姜汤中，反复淋润至透心，并煮至姜汤被吸尽，取出，切丝，干燥。或取净鲜姜片，加适量水，熬汁，去渣，取姜汁喷淋厚朴丝内，润透，摊晾。每100kg厚朴用生姜10kg。

【饮片性状】厚朴呈弯曲的丝条状或单、双卷筒状；外表面灰褐色，有时可见椭圆形皮孔或纵皱纹；内表面紫棕色或深紫褐色，较平滑，具细密纵纹，划之显油痕；切面颗粒性，有油性，有的可见小亮星；气香，味辛辣、微苦。姜厚朴形如厚朴丝，表面灰褐色，偶见焦斑，略有姜辣气。

【炮制作用】厚朴，苦、辛，温。归脾、胃、肺、大肠经。燥湿消痰，下气除满。生用药力较峻烈，其味辛辣，对咽喉有刺激性，故一般不生用。

姜厚朴可消除对咽喉的刺激性，并能增强宽中和胃的功效。多用于湿滞伤中，脘痞吐泻，食积气滞，腹胀便秘，痰饮喘咳。如用于湿滞脾胃的平胃散（《太平惠民合剂局方》。

【现代研究】

1. 炮制与化学成分 厚朴生品、清炒品、姜炙品、姜煮品、姜浸品中厚朴酚含量测定结果显示，厚朴炮制后厚朴酚含量增加，清炒品含量最高，三种姜制品中以姜炙品含量最高。厚朴生品及炮制品中各指标的含量比较结果：挥发油含量依次为：姜汁炒 > 姜汁煮 > 生品；水浸出物含量依次为：姜汁煮 > 姜汁炒 > 姜汁浸 > 生品；醇浸出物含量依次为：姜汁炒 > 姜汁浸 > 姜汁煮 > 生品；水煎液中厚朴酚及和厚朴酚含量依次为：生品 > 姜汁浸 > 姜汁炒 > 姜汁煮；铜、锌含量依次为：姜汁浸 > 姜汁炒 > 姜汁煮 > 生品。

2. 炮制与药理作用 厚朴和姜厚朴对大鼠幽门结扎型及应激型急性实验性胃溃疡模型均具有抗溃疡作用，姜厚朴作用较优。厚朴生品及其各炮制品均表现出促进胃肠运动的作用。

【炮制辨析】

1. 厚朴粗皮基本不含厚朴酚及和厚朴酚，所以加工炮制要求去皮是合理的。

2. 厚朴的质量与产地加工有很大关系。其采收时间、入药部位、加工方法有所不同，所含酚性成分和挥发油等有否差别，值得深究。而厚朴中生物碱类成分有较强的生物活性，又可能是其主要毒性成分，炮制对其是否有影响，应通过实验对其做出合理解释。

3. 姜厚朴抗胃溃疡作用优于生品，可能来源于两个因素，即加热过程和生姜的作用。为了考察加热过程对厚朴抗溃疡作用的影响，设计了清炒厚朴，结果表明，清炒厚朴对胃黏膜无保护作用。说明单纯加热不能增强厚朴抗溃疡作用。姜炙能增强其作用，其原因是辅料生姜的协同作用，说明了传统炮制理论的合理性。

竹　茹

【饮片名称】 竹茹、姜竹茹

【来源与加工】 本品为禾本科植物青秆竹 *Bambusa tuldoides* Munro、大头典竹 *Sinocalamus beecheyanus*（Munro）McClure var. *pubescens* P. F. Li 或淡竹 *Phyllostachys nigra*（Lodd.）Munro var. *henonis*（Mitf.）Stapf ex Rendle 的茎秆的干燥中间层。全年均可采制，取新鲜茎，除去外皮，将稍带绿色的中间层刮成丝条或削成薄片，捆扎成束，阴干。前者称“散竹茹”，后者称“齐竹茹”。

【饮片炮制】

1. 竹茹取 除去杂质，切段或揉成小团。

2. 姜竹茹 取净竹茹，加姜汁拌匀，稍润，待姜汁被吸尽后，置预热适度的炒制容器内，用文火炒至微黄色，取出，摊晾。每 100kg 竹茹用生姜 10kg。

【饮片性状】 竹茹为卷曲成团的不规则丝条或呈长条形薄片状；宽窄厚薄不等，浅绿色、黄绿色或黄白色；纤维性，体轻松，质柔韧，有弹性；气微，味淡。姜竹茹形如竹茹，表面黄色，微有姜香气。

【炮制作用】 竹茹，甘，微寒。归肺、心、胆、胃经。清热化痰，除烦止呕。

生品多用于痰热咳嗽或痰火内扰，心烦不安。如用本品单味煎服，治肺热咳嗽、咳吐黄痰（《上海常用中药》）。

姜竹茹能增强降逆止呕的功效，与竹茹同制，一温一凉，寒热互济，辛开化痰，又能兼治竹茹微寒之性，增加和胃止呕之功能。多用于恶心呕吐。如治疗妊娠恶阻而偏热的芩连半夏竹茹汤（《中医妇科治疗学》）；治疗胃虚有热，呃逆的橘皮竹茹汤（《金匮要略》）。

【现代研究】炮制与化学成分 经过炮制之后竹茹的多糖和总黄酮含量有所改变：姜竹茹多糖含量为炮制后略有降低，黄酮含量约为生竹茹的4倍。

【炮制辨析】传统的姜竹茹因呈卷曲成团的不规则丝条或长条形薄片状不易翻动，难以翻炒均匀，往往效果不佳。为改变这种状况，有人建议将炒法改为蒸法、烘制法或远红外烤箱法。

草 果

【饮片名称】草果仁、姜草果仁

【来源与加工】本品为姜科植物草果 *Amomum tsao - ko* Crevost et Lemaire 的干燥成熟果实。秋季果实成熟时采收，除去杂质，晒干或低温干燥。

【饮片炮制】

1. 草果仁　取草果，置锅内，用武火炒至果皮呈焦黄色，鼓起为度，取出，摊晾，去壳取仁。用时捣碎。

2. 姜草果仁　取净草果仁，加姜汁拌匀，闷透，置预热适度的炒制容器内，用文火炒至深黄色，取出，摊晾，用时捣碎。每100kg 草果仁用生姜10kg。

【饮片性状】草果呈圆锥状多面体，直径约5mm；表面棕色至红棕色，有的可见外被残留灰白色膜质的假种皮。种脊为一条纵沟，尖端有凹状的种脐。胚乳灰白色至黄白色。有特异香气，味辛、微苦。姜草果仁形如草果仁，棕褐色，偶见焦斑。有特异香气，味辛辣、微苦。

【炮制作用】草果，辛，温。归脾、胃经。燥湿温中，祛痰截疟。

草果仁辛温燥烈，燥湿散寒作用较强，长于祛痰截疟，散邪外出。常用于疟疾，瘟疫初起，亦可用于寒湿困脾。如用于疟疾数发不止的截疟七宝饮（《伤寒保命集》）；治疗瘟疫初起的达原饮（《瘟疫论》）。

姜草果仁燥烈之性缓和，以温中止呕力胜，用于寒湿阻滞脾胃，脘腹胀满，反胃呕吐，亦用于疟疾。如用于寒湿中阻的草果饮（《证治准绳》）。

【现代研究】

1. 炮制与化学成分　草果生品、炮制品不同部位的挥发油含量比较结果显示：草果仁>姜草果仁>炒草果仁>草果>姜草果；挥发油的物理常数、浸出物含量略有差异；挥发油组分基本无变化。草果生品、炮制品不同部位的水浸出物量比较结果显示：姜草果仁与清炒草果较生品含量有明显提高，姜草果仁也高于生品草果，提示草果炮制后有利于水溶性成分的煎出。草果炮制后水煎液中铅元素含量有所下降，炒草果仁比姜草果仁更明显。锌、铜、镍等元素的含量均提高，其中以姜草果仁最高，炒草果仁次之。

2. 炮制与药理作用　生草果、炒草果、姜草果均可拮抗肾上腺素引起的兔回肠运动抑制和乙酰胆碱引起的回肠痉挛，其中姜草果的作用较佳。三种草果均可拮抗由腹腔注射冰醋酸引起的小鼠腹痛，且以姜草果效果较佳。

3. 炮制新工艺　以外观性状、挥发油提取量、水溶性浸出物、儿茶素和表儿茶素含量为指标考察姜汁用量、闷润时间、炒制温度、炒制时间对草果炮制品质量的影响，优选草果姜制炮制工艺为每100g 草果仁加入20g 的姜汁闷润2h，140℃炒制3min。

【炮制辨析】

1. 草果连壳应用能使胸脘胀满，故应去壳膜，取净仁入药。传统的去壳方法是把草果置炒药锅内炒到焦黄并鼓起，冷却后放干净地上用硬木板压碎去壳。这种手工操作费时费工。将草果砂炒后采用机械去皮壳的方法炮制草果取仁，速度快，质量好。

2. 草果壳一直作为非药用部位，有一定的不良反应，但其有毒成分及作用机制尚不清楚。

3. 草果的炮制工艺研究主要集中于如何除去草果壳，对姜炙工艺参数研究较少，也欠缺相应的质量标准。

扫码“学一学”

第五节　蜜炙法

将净选或切制后的药物加入一定量炼蜜拌炒的方法称为蜜炙法。

炼蜜的方法：将蜂蜜置锅内，加热沸腾后，改用文火，保持微沸，除去泡沫及上浮蜡质，然后用箩筛或纱布滤去死蜂、杂质，再倾入锅内，加热至116～118℃，满锅起鱼眼泡，用手捻之有黏性，两指间尚无长白丝出现时，迅速出锅。含水量控制在10%～13%为宜。

蜂蜜味甘性平，甘缓益脾，润肺止咳，矫味。蜜炙法多用于止咳平喘、补脾益气的药物。

1. 目的

（1）增强润肺止咳的作用。如百部、款冬花、紫菀等。

（2）增强补脾益气的作用。如黄芪、甘草、党参等。

（3）缓和药性。如麻黄等。

（4）矫味和消除不良反应。如马兜铃等。

2. 操作方法

（1）先拌蜜后炒药　先取一定量的炼蜜，加适量沸水稀释，与药物拌匀，放置闷润，使蜜逐渐渗入药物组织内部，然后置锅内，用文火炒至颜色加深、不粘手时，取出摊晾，凉后及时收贮。

（2）先炒药后加蜜　先将药物置锅内，用文火炒至颜色加深时，再加入一定量稀释过的炼蜜，迅速翻动，拌炒均匀，炒至不粘手时，取出摊晾，凉后及时收贮。

蜜炙药物多采用第一种方法炮制，但当药物质地致密，不易吸收蜜水时，应采用第二种方法，先除去部分水分，使质地略变酥脆，蜜较易被吸收。

炼蜜的用量一般为每100kg药物用炼蜜25kg。

3. 注意事项

（1）药物质地不同，用蜜量不同。质地疏松、纤维多的药物用蜜量大；质地致密，吸水差的药物用蜜量宜小。

（2）蜜炙时火力一定要小，以免焦化。炙的时间可稍长，尽量除去水分，避免发霉。

（3）炼蜜可加适量开水稀释，加水量（炼蜜量的1/3～1/2）以蜜汁能与药物拌匀而又无剩余的蜜液为宜。加水过少不易拌匀，加水过多则药物过湿，不易炒干，成品容易发霉。

（4）蜜炙药物需凉后密闭贮存，以免吸潮发黏或发酵变质。贮存的环境应通风干燥、阴凉。

黄　芪

【饮片名称】黄芪、炙黄芪、蜜黄芪

【来源与加工】本品为豆科植物蒙古黄芪 *Astragalus membranaceus*（Fisch.）Bge. var. *mongholicus*（*Bge*.）Hsiao 或膜荚黄芪 *Astragalus membranaceus*（Fisch.）Bge. 的干燥根。春、秋二季采挖，除去须根及根头，晒干。

【饮片炮制】

1. **黄芪** 除去杂质，大小分开，洗净，润透，切厚片，干燥。

2. **炙黄芪** 取炼蜜，加适量沸水稀释，加入黄芪片拌匀，稍闷，置预热适度的炒制容器内，用文火炒至深黄色，不粘手为度，取出，摊晾。每100kg 黄芪用炼蜜25kg。

【饮片性状】黄芪呈类圆形或椭圆形的厚片，外表皮黄白色至淡棕褐色，可见纵皱纹或纵沟。切面皮部黄白色，木部淡黄色，有放射状纹理及裂隙，有的中心偶有枯朽状，黑褐色或呈空洞。气微，味微甜，嚼之有豆腥味。蜜黄芪呈圆形或椭圆形的厚片，直径0.8～3.5cm，厚0.1～0.4cm。外表皮淡棕黄色或淡棕褐色，略有光泽，可见纵皱纹或纵沟。切面皮部黄白色，木部淡黄色，有放射状纹理和裂隙，有的中心偶有枯朽状，黑褐色或呈空洞。具蜜香气，味甜，略带黏性，嚼之微有豆腥味。

【炮制作用】黄芪，甘，温，归肺、脾经，补气固表，利尿，托毒排脓，敛疮生肌。

黄芪生用擅于固表止汗，利水消肿，托毒排脓，多用于卫气不固，自汗时作，体虚感冒，水肿，疮疡难溃等。如用于卫气不固的玉屏风散（《丹溪心法》）；治疗汗出恶风的防己黄芪汤（《金匮要略》）；用于痈疡肿痛的透脓散（《外科正宗》）。

炙黄芪甘温而偏润，长于益气补中，多用于肺虚气短，气虚血弱，气虚便秘。如用于面色萎黄、语声低微、四肢乏力、食少便溏的补气运脾汤（《统旨方》）；治疗中气下陷的补中益气汤（《成方切用》）；用于心脾两虚的归脾汤（《成方切用》）。

【现代研究】

1. **炮制与化学成分** 黄芪磷脂成分不稳定，受热易分解，蜜炙后磷脂总量下降，其中磷脂酸和溶血磷脂酰胆碱的含量较生品增加，而其他磷脂组分则有所下降。蜜炙后氨基酸含量有所下降，黄芪甲苷含量也降低，但多糖含量增加。蜜炙后黄芪中的皂苷成分脱乙酰化的糖苷水解可能是蜜炙黄芪补气作用增强的原因。蜜炙降低了加热对黄芪皂苷Ⅱ含量的破坏，保持了黄芪皂苷Ⅱ的稳定性，显著增加了异黄酮苷（毛蕊异黄酮-7-O-β-D-葡萄糖苷、芒柄花苷）的含量。

2. **炮制与药理作用** 碳粒廓清实验结果表明，在提高小白鼠巨噬细胞吞噬能力方面，蜜炙黄芪和生黄芪显著高于空白对照组，而蜜炙黄芪又强于生黄芪；生品和蜜炙品均有恢复受损红细胞的能力，而蜜炙黄芪对人体受损伤的保护作用又强于生品。用2%的乙酰苯肼诱导的动物血虚、气虚的药理模型进行研究，结果表明蜜炙黄芪的补气作用强于生品。对雌激素受体的作用方面，蜜炙品略高于生品，而远高于清炒品。

3. **炮制新工艺** 比较浸泡不同时间后切制饮片中黄芪甲苷的含量，润软切片为最佳方法。采用正交试验，以水煎液比重值及水溶性浸出物百分含量为指标，优选出药材泡5分钟、常法软化、厚度为2～3mm 为黄芪饮片的最佳工艺；以黄芪甲苷为指标，筛选蜜炙黄芪的最佳条件为用蜜量为30%，温度为100℃，烘制30分钟。

【炮制辨析】

1. 黄芪炮制品较多，有蜜炙、盐炙、酒炙，各种炮制品在临床上应用各有侧重，但无实验表明其药理作用存在显著差别。

2. 黄芪的磷脂也是其主要药效成分，但是炮制引起磷脂变化与其药理作用变化的相关性尚无报道。

3. 黄芪一般测定黄芪甲苷，但是有许多黄芪甲苷含量达不到限量要求市售药材在出售，值得关注。

4. 对蜜炙炒黄芪与不同温度蜜炙烘黄芪的药理作用进行比较，结果烘黄芪在70℃或80℃烘制2小时后与传统蜜炒黄芪在LD_{50}，白细胞计数及分类，血红蛋白含量，免疫器官脾，胸腺，淋巴结重量，吞噬指数，碳粒廓清率和尿量增加方面都有相似结果，可以认为以70℃或80℃烘烤2小时的烘黄芪取代传统蜜炒黄芪具有一定合理性。

甘　草

【饮片名称】甘草、炙甘草、炒甘草、甘草梢

【来源与加工】本品为豆科植物甘草 *Glycyrrhiza uralensis* Fisch.、胀果甘草 *Glycyrrhiza inflata* Bat. 或光果甘草 *Glycyrrhiza glabra* L. 的干燥根及根茎。春、秋二季采挖，除去须根，晒干。

【饮片炮制】

1. **甘草**　除去杂质，洗净，闷润至透，切厚片，干燥。

2. **炙甘草**　取炼蜜，加适量沸水稀释，加入甘草片搅匀，闷润，置预热适度的炒制容器内，用文火炒至表面棕黄色，不粘手为度。取出，摊凉。每100kg甘草用炼蜜25kg。

【饮片性状】甘草本品呈类圆形或椭圆形的厚片。外表皮红棕色或灰棕色，具纵皱纹。切面略显纤维性，中心黄白色，有明显放射状纹理及形成层环。质坚实，具粉性。气微，味甜而特殊。炙甘草呈类圆形或椭圆形切片。外表皮红棕色或灰棕色，微有光泽。切面黄色至深黄色，形成层环明显，射线放射状。略有黏性。具焦香气，味甜。

【炮制作用】甘草，甘，平。归心、肺、脾、胃经。补脾益气，泻火解毒、祛痰止咳，缓急止痛，调和诸药。

生甘草长于泻火解毒，化痰止咳。多用于痰热咳嗽，咽喉肿痛，痈疽疮毒，食物中毒及药物中毒。如用于感冒风邪的三拗汤（《太平惠民合剂局方》）；治疗咽喉肿痛的桔梗汤（《伤寒论》）。

炙甘草以补脾和胃，益气复脉为胜。常用于脾胃虚弱，心气不足，脘腹胀痛，经脉挛急。如用于脾胃虚弱，神疲少食的四君子丸（《中国药典》）。

【现代研究】

1. **炮制与化学成分**　甘草经炮制后，甘草酸和甘草苷含量均有一定程度的降低，而清炒品降低较为明显。据报道，甘草酸的含量与炮制过程中的温度有关，炮制温度越高，甘草酸含量下降越多。甘草经蜜炙后果糖和葡萄糖含量均明显增高。甘草炮制后产生5－羟甲基糠醛。

2. **炮制与药理作用**　炙甘草能抗多种心律失常，炙甘草提取液有良好的抗乌头碱诱发的家兔心律失常作用，对抗氯化钡诱发大白鼠心律失常方面优于生甘草，对于水合氯醛麻醉后出现的心律失常，炙甘草的作用优于生甘草。碳粒廓清实验表明，在提高小白鼠巨噬细胞方面，蜜炙甘草显著强于生甘草的作用，故认为蜜炙甘草应为临床补气时甘草的最佳炮制品；此外，炙甘草止痛作用非常显著，明显优于生甘草加蜜及生甘草，说明甘草蜜炙后确能增强止痛作用。

【炮制辨析】

1. 甘草软化时浸泡的时间越长，甘草酸与水溶性浸出物的损失就越大，含量越低，故

不宜使用浸泡法软化。

2. 粉甘草外观漂亮，一级甘草常被要求加工成粉甘草，而粉甘草在加工过程中产生大量的粗皮被废置，甘草粗皮中含有1.5%左右的甘草酸，而甘草酸是甘草中重要的有效成分，甘草粗皮可以作为提取甘草酸的原料，既可充分利用甘草资源，又可增加经济效益。

升 麻

【饮片名称】 升麻、蜜升麻

【来源与加工】 本品为毛茛科植物大三叶升麻 *Cimicifuga heracleifolia* Kom.、兴安升麻 *Cimicifuga dahurica*（Turcz.）Maxim. 或升麻 *Cimicifuga foetida* L. 的干燥根茎。秋季采挖，除去泥沙，晒至须根干时燎去或除去根须，晒干。

【饮片炮制】

1. 升麻 除去杂质，略泡，洗净，润透，切厚片，干燥。

2. 蜜升麻 取炼蜜，加适量沸水稀释，淋入升麻片内拌匀，闷润，置预热适度的炒制容器内，用文火炒至不粘手时，取出，摊晾。每100kg升麻用炼蜜25kg。

【饮片性状】 升麻为不规则的厚片，厚2～4mm。外表面黑褐色或棕褐色，粗糙不平，有的可见须根痕或坚硬的细须根残留，切面黄绿色或淡黄白色，具有网状或放射状纹理。体轻，质硬，纤维性。气微，味微苦而涩。蜜升麻表面黄棕色或棕褐色，味甜而味苦。

【炮制作用】 升麻，辛、微甘，微寒。归肺、脾、胃、大肠经。发表透疹，清热解毒，升举阳气。

生升麻升散作用甚强，以解表透疹，清热解毒之力胜。用于外感风热头痛，麻疹初起，疹出不畅以及热毒发斑，头痛，牙龈肿痛，疮疡肿毒等。如治麻疹初起或发而不畅的升麻葛根汤（《阎氏小儿方论》）；治胃火牙痛的清胃散（《兰室秘藏》）。

蜜升麻辛散作用减弱，升阳作用缓和而较持久并减少对胃的刺激性。用于中气虚弱的短气乏力、倦怠以及气虚下陷的久泻脱肛、子宫下垂，气虚不能摄血的崩漏等。如治气虚下陷的举元煎（《景岳全书》）。

【现代研究】

炮制与化学成分 升麻切制和蜜炙后阿魏酸和异阿魏酸含量均有所升高，且蜜炙品比切片含量增加更多。

百 合

【饮片名称】 百合、蜜百合、炙百合

【来源与加工】 本品为百合科植物卷丹 *Lilium lancifolium* Thunb.、百合 *Lilium brownii* F. E. Brown var. *viridulum* Baker 或细叶百合 *Lilium pumilum* DC. 的干燥肉质鳞叶。秋季采挖，洗净，剥取鳞片，大小分档，置沸水中略烫，干燥。

【饮片炮制】

1. 百合 除去杂质。

2. 蜜百合 取净百合，置预热适度的炒制容器内，用文火炒至颜色加深时，加入适量沸水稀释过的炼蜜，迅速翻炒均匀，用文火炒至微黄色，不粘手时取出，摊晾。每100kg百合用炼蜜5kg。

【饮片性状】 百合呈长椭圆形，长2～5cm，宽1～2cm，中部厚1.3～4mm。表面黄白

色至淡棕黄色，有的微带紫色，有数条纵直平行的白色维管束。顶端稍尖，基部较宽，边缘薄，微波状，略向内弯曲。质硬而脆，断面较平坦，角质样。气微，味微苦。蜜百合形如百合，表面棕黄色，偶见焦斑，略带黏性。味甜。

【炮制作用】 百合，甘，寒。归心、肺经。养阴润肺，清心安神。

生百合以清心安神力胜，用于热病后余热未清，虚烦惊悸，精神恍惚，失眠多梦。如治疗热病后余热未清的百合知母汤和百合地黄汤（《金匮要略方论》）。

蜜百合润肺止咳作用增强，用于肺虚久咳或肺痨咯血。如治肺阴亏损，虚火上炎的百合固金汤（《中药成药制剂手册》）。

【现代研究】

1. 采收与产地加工 烫片时间的长短对百合药材的外形质量影响比对内在品质的影响更大；烘干干燥法对百合多糖和总磷脂含量没有多大影响，但药材颜色变成深褐色，外观性状较差；熏硫干燥法对百合多糖的含量影响不大，但百合总磷脂含量明显降低，药材的毒性增大。提示：产地加工时外片、中片、心片应分开盛放；烫片时应更多地关注百合的外形质量，混片以烫11~13分钟为宜；干燥时宜采用晒干法。

2. 炮制与化学成分 分别采用苯酚硫酸法和钼蓝比色法测定百合多糖及总磷脂含量，结果百合多糖含量高低顺序为：中片 > 外片 > 混片 > 心片，总磷脂含量高低顺序为：心片 > 混片 > 中片 > 外片。蜜炙后，多糖含量明显增加。

3. 炮制与药理作用 用浓氨水喷雾法和二氧化硫刺激法对小鼠进行止咳实验，结果表明百合蜜炙前后均有止咳作用，蜜炙后效果更好。

紫菀

【饮片名称】 紫菀、蜜紫菀

【来源与加工】 本品为菊科植物紫菀 *Aster tataricus* L. f. 的干燥根及根茎。春、秋二季采挖，除去有节的根茎（习称“母根”）和泥沙，编成瓣状晒干或直接晒干。

【饮片炮制】

1. 紫菀 除去杂质，洗净，稍润，切厚片或段，干燥。

2. 蜜紫菀 取炼蜜用适量沸水稀释，加入净紫菀片段，拌匀，闷透，置预热适度的炒制容器内，用文火炒至棕褐色、不粘手为度，取出，摊晾。每100kg紫菀用炼蜜25kg。

【饮片性状】 紫菀呈不规则的厚片或段；根外表皮紫红色或灰红色，有纵皱纹；切面淡棕色，中心具棕黄色的木心；气微香，味甜，微苦。蜜紫菀形如紫菀片段，表面棕褐色或紫棕色，有蜜香气，味甜。

【炮制作用】 紫菀，辛、苦，温。归肺经，润肺下气，消痰止咳。

生紫菀擅于散寒降气祛痰，多用于风寒咳喘，痰饮咳喘，新久咳嗽。如治痰饮喘咳的射干麻黄汤（《金匮要略》）；单用本品大剂量煎服，治便血淋涩（《本草逢原》）。

蜜紫菀润肺止咳作用增强，对肺虚久咳，痨瘵咳嗽，痰中带血或肺燥干咳。如用于肺气虚损的紫菀汤（《医方集解》）；治骨蒸劳热的紫菀散（《太平圣惠方》）。

【现代研究】

1. 炮制与化学成分 研究发现，炒紫菀中黄酮类成分较多，经炮制后能够增加黄酮类成分在紫菀中的含量。

2. 炮制与药理作用 紫菀对浓氨水喷雾法和二氧化硫刺激法引起的小鼠咳嗽有止咳作

用，而经蜜炙后效果更佳。紫菀生品、酒洗品、蜜炙品、清炒品、蒸制品和醋炙品均有一定的祛痰作用，且以蜜炙品最佳。

3. 炮制新工艺 以水溶性浸出物和紫菀酮含量为指标，通过正交试验优选炮制工艺，为加蜜量25%，115℃炒制15分钟。

马兜铃

【饮片名称】马兜铃、蜜马兜铃

【来源与加工】本品为马兜铃科植物北马兜铃 *Aristolochia contorta* Bge. 或马兜铃 *Aristolochia debilis* Sieb. et Zucc. 的干燥成熟果实。秋季果实由绿变黄时采收，干燥。

【饮片炮制】

1. 马兜铃 除去杂质，筛去灰屑。

2. 蜜马兜铃 取炼蜜，加适量沸水稀释后，加入马兜铃碎片，拌匀，稍闷，置锅内，用文火炒至不粘手为度，取出，摊晾。每100kg马兜铃用炼蜜25kg。

【饮片性状】马兜铃呈卵圆形，长3～7cm，直径2～4cm。表面黄绿色、灰绿色或棕褐色，有纵棱线12条，由棱线分出多数横向平行的细脉纹。顶端平钝，基部有细长果梗。果皮轻而脆，易裂为6瓣，果梗也分裂为6条。果皮内表面平滑而带光泽，有较密的横向脉纹。果实分6室，每室种子多数，平叠整齐排列。种子扁平而薄，纯三角形或扇形，长6～10mm，宽8～12mm，边缘有翅，淡棕色。气特异，味微苦。蜜马兜铃呈不规则的碎片。表面黄褐色至棕褐色，可见纵棱线及多数横向平行的细脉纹。果皮轻而脆，有的带有细果梗，内表面平滑而带光泽，有较密的横向脉纹。种子扁平而薄，钝三角形或扇形，边缘有翅，淡棕色。气特异，具蜜香气，味微苦。

【炮制作用】马兜铃，苦、微寒。归肺、大肠经。清肺降气，止咳平喘，清肠消痔。

生品长于清肺降气，止咳平喘，清肠消痔，用于肺热咳嗽或喘逆，痔疮肿痛，肝阳上亢之头晕、头痛。如用于肺气咳嗽的马兜铃散（《太平圣惠方》）；用于痰热壅肺的马兜铃汤（《圣济总录》）；用于大肠血热壅结，血痔肠瘘的痔疮肿痛方（《日华子本草》）。生品味劣，易致恶心呕吐，故临床多用蜜炙品。

蜜炙后能缓和苦寒之性，增强润肺止咳的功效，并可矫味，减少呕吐，多用于肺虚有热的咳嗽，临床较常用。

【现代研究】

炮制与化学成分 马兜铃生品含有马兜铃酸A等成分，内服容易出现头晕、瞳孔散大及呼吸困难等毒性反应，蜜炙后马兜铃酸A含量较生品下降51%～55%，这与其毒性降低有密切关系。

【炮制辨析】

1. 马兜铃的传统炮制多用焙法和炒法，但现在多用蜜炙，其原因无实验考证。有报道蜜炙马兜铃中马兜酸A的含量较生品低，但无焙法和炒法的数据相比较。

2. 马兜铃生品易引起呕吐，蜜炙后可减少呕吐，但其导致呕叶的物质基础仍不清楚。

3. 马兜铃酸的肾毒性已得到公认，但是临床却未能找到其肾毒性与服用时间、周期的相关性，同时其毒性原理也未确证，需深入研究。

百 部

【饮片名称】百部、蜜百部

【来源与加工】本品为百部科植物直立百部 *Stemona sessilifolia*（Miq.）Miq.、蔓生百部 *Stemona japonica*（Bl.）Miq. 或对叶百部 *Stemona tuberosa* Lour. 的干燥块根。春、秋二季采挖，除去须根，洗净，置沸水中略烫或蒸至无白心，取出，晒干。

【饮片炮制】

1. **百部** 除去杂质，洗净，润透，切厚片，干燥。

2. **蜜百部** 取炼蜜，加适量沸水稀释，投入百部片，拌匀，润透，置预热适度的炒制容器内，文火炒至色黄不粘手，取出，摊晾。每 100kg 百部用炼蜜 12.5kg。

【饮片性状】百部呈不规则厚片或不规则条形斜片；表面灰白色、棕黄色，有深纵皱纹；切面灰白色、淡黄棕色或黄白色，角质样；皮部较厚，中柱扁缩；质韧软；气微、味甘、苦。蜜百部形同百部片，表面棕黄色或褐棕色，略带焦斑，稍有黏性，味甜。

【炮制作用】百部，甘、苦，微温。有小毒。归肺经。润肺下气止咳，杀虫。

百部生品长于止咳化痰，灭虱杀虫，用于新久咳嗽，肺痨咳嗽，百日咳，外用治头虱，体虱，蛲虫病，阴痒等。如用于风寒感冒咳嗽的百部丸（《证治准绳》）；外敷摊贴，治疥癣的百部膏（《疡医大全》）。生品有小毒，对胃有一定的刺激性，内服用量不宜过大。

蜜炙可缓和对胃的刺激性，增强润肺止咳的功效。可用于肺痨咳嗽，百日咳等。如用于阴虚咳嗽、痰中带血或肺痔久咳的月华丸（《医学心悟》）；用于百日咳的百部煎（《中药临床应用》）。

【现代研究】

1. **炮制与化学成分** 采用超高效液相－飞行时间质谱联用技术（UPLC－Q－TOF/MS）法分析对叶百部蜜炙前后化学成分的变化，发现蜜炙后百部宁、oxystemoninine、百部碱、N－氧－对叶百部碱及其同分异构体、对叶百部碱 H 含有量减少。

2. **炮制与药理作用** 百部煎液或浸液对多种致病菌和皮肤真菌有抑制作用，所含生物碱具有杀虫、镇咳平喘、松弛支气管平滑肌作用，但具有一定的刺激性，蜜炙后生物碱含量下降，缓和刺激性。

3. **炮制新工艺** 以炮制品中总生物碱含量及对小鼠的止咳活性为指标，采用正交试验设计试验，综合加权评分法优选炮制工艺并进行验证试验，得到百部蜜炙的最优工艺为每 100g 百部加 10g 水溶解的 12.5g 蜂蜜，140℃下炮制 6 分钟。

【炮制辨析】

1. 百部的主要成分是生物碱，但不稳定，特别是在碱性条件下容易变化。炮制方法不同对生物碱含量的影响亦不同，蜜炙百部时先润后炒法炮制品中生物碱的含量比直接炒制品中的含量高。

2. 蜜炙百部传统工艺的温度、火候不易控制，改为烘法操作，温度、时间均易掌握，可用烘法代替炒法炮制。

白 前

【饮片名称】白前、蜜白前

【来源与加工】本品为萝摩科植物柳叶白前 *Cynanchum stauntonii*（Decne.）Schltr. ex Levl. 及芫花叶白前 *Cynanchum glaucescens*（Decne.）Hand.－Mazz. 的干燥根茎及根。秋季采挖，洗净，晒干。

【饮片炮制】

1. **白前** 除去杂质，洗净，润透，切段，干燥。

2. **蜜白前** 取炼蜜，加适量沸水稀释，淋于净白前段内拌匀，闷润，置预热适度的炒制容器内，用文火炒至表面深黄色不粘手时，取出，摊晾。每100kg白前段用炼蜜25kg。

【饮片性状】柳叶白前根茎呈细圆柱形的段，直径1.5～4mm。表面黄白色或黄棕色，节明显。质脆，断面中空。有时节处簇生纤细的根或根痕，根直径不及1mm。气微，味微甜。芫花叶白前根茎呈细圆柱形的段，表面灰绿色或灰黄色。质较硬。根直径约1mm。蜜白前根茎呈细圆柱形的段，直径1.5～4mm。表面深黄色至黄棕色，节明显。断面中空。有时节处簇生纤细的根或根痕。略有黏性，味甜。

【炮制作用】白前，辛、甘，苦。归肺经。解表理肺，降气化痰。

白前生品常用于外感咳嗽或痰湿咳嗽。如治风寒咳嗽的止嗽散（《医学心悟》）；用于咳喘水肿、喉中痰鸣属于实证的白前汤（《备急千金要方》）。同泻肺热药配伍，亦可用于肺热咳嗽。

蜜白前能缓和白前对胃的刺激性，偏于润肺降气，增强止咳作用，常用于肺虚咳嗽或肺燥咳嗽。

【炮制辨析】

1.《中国药典》规定白前的来源为两种，但在市场上流通的白前却较多。不同来源的白前其化学成分与药理作用有何不同少有研究。

2. 白前多用蜜炙，传统炮制中多用甘草水浸，两种炮制品有何药效差异尚未见报道。

枇杷叶

【饮片名称】枇杷叶、蜜枇杷叶

【来源与加工】本品为蔷薇科植物枇杷 *Eriobotrya japonica*（Thunb.）Lindl. 的干燥叶。全年均可采收，晒至七、八成干时，扎成小把，再晒干。

【饮片炮制】

1. **枇杷叶** 除去绒毛，用水喷润，切丝，干燥。

2. **蜜枇杷叶** 取炼蜜，加适量沸水稀释，投放枇杷叶丝拌匀，闷透，置预热适度的炒制容器内，文火炒至微黄色不粘手，取出，摊晾。每100kg枇杷叶用炼蜜20kg。

【饮片性状】枇杷叶呈丝条状；表面灰绿色、黄棕色或红棕色，较光滑；下表面可见绒毛，主脉突出；革质而脆；气微，味微苦。蜜枇杷叶形同枇杷叶，表面黄棕色或红棕色，微显光泽，略带黏性，具蜜香气，味微甜。

【炮制作用】枇杷叶，苦，微寒。归肺、胃经。清肺止咳，降逆止呕。

枇杷叶生品长于清肺止咳、降逆止呕。多用于肺热咳嗽，胃热呕逆或口渴。如用于肺热咳嗽、痰少黏稠的枇杷叶汤（《中药临床应用》）；用于胃热呕逆或嗳气作呕、胃脘胀闷的枇杷叶止呕汤（《中药临床应用》）；用于伤寒，干呕烦渴不止的枇杷叶散（《太平圣惠方》）。

蜜枇杷叶能增强润肺止咳的作用，多用于肺燥咳嗽。如用于肺燥伤阴或肺阴素亏，干咳无痰的清燥救肺汤（《医门法律》）。

【现代研究】

炮制与化学成分 枇杷叶经蜜炙、姜汤煮、姜汁炒等不同方法炮制后，熊果酸含量均有不同程度提高，其中蜜炙品的含量仅次于姜汤煮制品的，升高的原因可能与存在于枇杷叶中的结合型熊果酸分解或者其他成分经炮制后转化为熊果酸有关。

【炮制辨析】枇杷叶绒毛的化学成分与枇杷叶基本相同，而且绒毛中不含有其他致咳或产生其他不良反应的特异化学成分；叶中皂苷成分含量明显高于绒毛。枇杷叶对呼吸道的刺激作用是由于绒毛直接吸入刺激咽喉黏膜而引起的。枇杷叶的绒毛可采用沙滤法除去，枇杷叶不去毛，直接投料，按工艺浸泡后用8层纱布过滤，成品经检验，未见到枇杷叶绒毛。

款冬花

【饮片名称】款冬花、蜜冬花

【来源与加工】本品为菊科植物款冬 *Tussilago farfara* L. 的干燥花蕾。12月或地冻前当花尚未出土时采挖，除去花梗及泥沙，阴干。

【饮片炮制】

1. 款冬花 除去杂质及残梗。

2. 蜜冬花 取炼蜜，加适量沸水稀释，淋入净款冬花内拌匀，闷润，置预热适度的炒制容器内，用文火炒至微黄色、不粘手，取出，摊晾。每100kg款冬花用炼蜜25kg。

【饮片性状】款冬花呈长圆棒状。单生或2～3个基部连生，长1～2.5cm，直径0.5～1cm。上端较粗，下端渐细或带有短梗，外面被有多数鱼鳞状苞片。苞片外表面紫红色或淡红色，内表面密被白色絮状茸毛。体轻，撕开后可见白色茸毛。气香，味微苦而辛。蜜款冬花形如款冬花，表面棕黄色或棕褐色，稍带黏性。具蜜香气，味微甜。

【炮制作用】款冬花，辛、微苦，温。归肺经。润肺下气，止咳化痰。

生款冬花散寒止咳作用较强，多用于内有寒饮所停，外有风寒所客，咳嗽喘促。如用于痰饮郁结的射干麻黄汤（《金匮要略》）；用于寒咳的款冬花汤（《圣济总录》）。

蜜冬花药性滋润，增强润肺止咳之功效，多用于肺虚咳感。如治劳证久嗽或肺萎的太平丸（《十药神书》）；用于消痰镇咳，定喘止嗽的鸡鸣保肺丸（《中药成药制剂手册》）。

【现代研究】

1. 炮制与化学成分 款冬花蜜炙后，其蔗糖、葡萄糖、芦丁、反式阿魏酸、棕榈酸、款冬酮的含量升高，绿原酸、芹菜素、亚麻酸、亚油酸、肝毒吡咯里西啶生物碱成分（克氏千里光碱）含量下降。款冬花蜜炙前后指纹图谱的差异结果显示，蔗糖、芦丁、绿原酸可作为区分款冬花生品与炮制品的指标性成分。

2. 炮制与药理作用 摇款冬花和蜜冬花药理作用比较显示：生品升高血压，蜜炙后镇咳；生品醚提取物注射升压作用最强，蜜炙后醚提取物升压作用减弱。

【炮制辨析】野生款冬花资源日益减少，款冬花栽培品与野生品的性状、所含成分以及药理作用基本一致，可进行规范化种植。

旋覆花

【饮片名称】旋覆花、蜜旋覆花

【来源与加工】本品为菊科植物旋覆花 *Inula* Thunb. 或欧亚旋覆花 *Inula britannica* L. 的干燥头状花序。夏、秋二季花开放时采收，除去杂质，阴干或晒干。

【饮片炮制】

1. 旋覆花 除去梗叶及杂质。

2. **蜜旋覆花**　取炼蜜，加适量沸水稀释，投入净旋覆花拌匀，稍闷，置预热适度的炒制容器内内，用文火炒至黄色、不粘手为度，取出，摊晾。每 100 kg 旋覆花用炼蜜 25 kg。

【饮片性状】旋覆花呈扁球形或类球形，直径 1～2 cm。总苞由多数苞片组成，呈覆瓦状排列，苞片披针形或条形，灰黄色，长 4～11 mm；总苞基部有时残留花梗，苞片及花梗表面被白色茸毛，舌状花 1 列，黄色，长约 1 cm，多卷曲，常脱落，先端 3 齿裂；管状花多数，棕黄色，长约 5 mm，先端 5 齿裂；子房顶端有多数白色冠毛，长 5～6 mm。有的可见椭圆形小瘦果。体轻，易散碎。气微，味微苦。蜜旋覆花形如旋覆花，深黄色。手捻稍粘手。具蜜香气，味甜。

【炮制作用】旋覆花苦、辛、咸，微温。归肺、脾、胃、大肠经。消痰行水，降气止呕。

旋覆花生用降气化痰止呕作用较强，多用于水饮内停，胃气上逆，但止咳作用较弱。如用于支饮心胸壅滞，喘息短气，肢肿的旋覆花汤（《太平圣惠方》）；用于胃气虚弱，痰浊内阻的旋覆代赭石汤（《伤寒论》）。

蜜旋覆花，借蜜滋润益气之力，增强润肺祛痰、平喘止咳之效，适于气逆痰喘咳嗽而兼呕恶的患者。多用于咳嗽痰喘而兼呕恶者，如鸡鸣丸（《处方集》）。

桑白皮

【饮片名称】桑白皮、蜜桑白皮

【来源与加工】本品为桑科植物桑 *Morus alba* L. 的干燥根皮。秋末叶落时至次春发芽前采挖根部，刮去黄棕色粗皮，纵向剖开，剥取根皮，晒干。

【饮片炮制】

1. **桑白皮**　洗净，稍润，切丝，干燥。

2. **蜜桑白皮**　取炼蜜，加适量沸水稀释，淋入净桑皮丝，拌匀，润透，置预热适度的炒制容器内，用文火炒至黄色不粘手，取出，摊晾。每100kg桑白皮用炼蜜30kg。

【饮片性状】桑白皮呈丝条状，外表面白色或淡黄白色，有的残留橙黄色或棕黄色鳞片状粗皮；内表面黄白色或灰黄色，有细纵纹。体轻，质韧，纤维性强。气微，味微甘。蜜桑白皮呈不规则的丝条状。表面深黄色或棕黄色，略具光泽，滋润，纤维性强，易纵向撕裂。气微，味甜。

【炮制作用】桑白皮，甘，寒。归肺经。泻肺平喘，利水消肿。

桑白皮生品性寒，泻肺行水作用较强，多用于肺热喘咳，水肿胀满尿少，面目肌肤水肿，为泻肺平喘，行水消肿之品。如用于水湿停滞，头面四肢水肿的五皮丸（《中药成药制剂手册》）；用于肺气不降，痰火作喘的桑白皮汤（《古方八阵》）；治肺热咳嗽的桑白皮散（《太平圣惠方》）。

蜜桑白皮性寒偏润，能缓和寒泻之性，并增强降气、止咳平喘的作用，多用于肺热咳嗽。如用于肺气不足，逆满上气的补肺汤（《永类钤方》）。

【现代研究】

1. **采收与产地加工**　比较桑白皮不同采集期样品中东莨菪内酯含量，结果显示：1 月、2 月、4 月、7 月、8 月采集者含量较高，但 7 月、8 月正是桑叶生长季节，不宜采收，1 月、2 月采挖最佳。桑白皮不去除粗皮的比去除粗皮的东莨菪内酯含量高。

2. **炮制与药理作用**　生桑白皮有较强的利尿作用，实验动物在给药后尿量逐渐增加，并呈现良好的剂量效应关系。蜜炙后桑白皮的利尿作用与炮制前相比，作用减弱，维持时间短。蜜炙桑白皮、生桑白皮对组胺引起豚鼠气道收缩均显示出一定的保护作用，对二氧化硫引起的小鼠咳嗽有明显的抑制作用，且炮制后作用加强。

【炮制辨析】

1. 桑白皮的粗皮中也含有东莨菪内酯，去粗皮后的药材 LD_{50} 升高，实验结果表明在产地加工的过程中可不去粗皮，以减少资源浪费，提高用药安全性。

2. 华桑的黄酮类成分比桑的含量要高，华桑使用地区多、分布广、资源丰富，初步药理实验结果与正品桑白皮近似，值得开发研究。

麻　黄

【饮片名称】麻黄、麻黄绒、蜜麻黄、炙麻黄、蜜麻黄绒、炙麻黄绒

【来源与加工】本品为麻黄科植物草麻黄 *Ephedra sinica* Stapf、中麻黄 *Ephedra intermedia* Schrenk et C. A. Mey. 或木贼麻黄 *Ephedra equisetina* Bge. 的干燥草质茎。秋季采割绿色的草质茎，晒干。

【炮制方法】

1. **麻黄**　除去木质茎、残根及杂质，切段。

2. **蜜麻黄**　取炼蜜，加适量沸水稀释，淋入麻黄段中拌匀，闷润，置预热适度的炒制容器内，用文火炒至不粘手，取出，摊晾。每100kg麻黄用炼蜜20kg。

3. **麻黄绒**　取麻黄段，碾绒，筛去粉末。

4. **蜜麻黄绒**　取炼蜜，加适量沸水稀释，淋入麻黄绒内拌匀，闷润，置预热适度的炒制容器内，用文火炒至深黄色、不粘手时，取出，晾凉。每100kg麻黄绒用炼蜜25kg。

【饮片性状】麻黄呈圆柱形的段；表面淡黄绿色至黄绿色，粗糙，有细纵脊线，节上有细小鳞叶；切面中心显红黄色；气微香，味涩、微苦。蜜麻黄形如麻黄段。表面深黄色，微有光泽，略具黏性，有蜜香气，味甜。麻黄绒为松散的绒团状，黄绿色，体轻。蜜麻黄绒为绒团状，深黄色，略带黏性，味微甜。

【炮制作用】麻黄，辛、微苦，温，归肺、膀胱经。发汗散寒，宣肺平喘，利水消肿。

生麻黄发汗解表和利水消肿力强。用于风寒表实证，风水浮肿，风湿痹痛，阴疽，痰核。如治外感风寒，表实无汗的麻黄汤（《注解伤寒论》）；治风水证，恶风，面目浮肿的越婢汤（《金匮要略方论》）；治阴疽漫肿，痰核结块的阳和汤（《外科全生集》）。

蜜麻黄性温偏润，辛散发汗作用缓和，以宣肺平喘力胜。用于表证较轻，而肺气壅闭，咳嗽气喘较重的患者。如用于咳嗽气喘，痰多胸满的麻杏石甘汤（《注解伤寒论》）；用于喘不得卧，痰多清稀的小青龙汤（《注解伤寒论》）。

麻黄绒作用缓和，适于老人、幼儿及体虚者的风寒感冒。用法与麻黄相似。

蜜麻黄绒作用更缓和，适于表证已解而喘咳未愈的老人、幼儿及体虚患者。用法与蜜麻黄相似。

【现代研究】

1. **炮制与化学成分**　麻黄炮制后挥发油含量显著降低，挥发油中成分的种类和含量比例发生了变化。蜜炙品产生了具有平喘作用的L-萜品烯醇、川芎嗪、石竹烯，具有镇咳祛痰、抗菌、抗病毒作用的柠檬烯、芳樟醇含量增高。

2. **炮制与药理作用**　家兔解热实验表明，蜜麻黄有解热作用。豚鼠平喘实验表明，麻

黄蜜炙后平喘作用增强，优于麻黄生品。毒性实验结果表明，蜜麻黄组的小鼠均无异常反应和死亡。

3. 炮制新工艺　以麻黄碱含量为指标，用正交试验优化蜜麻黄烘制工艺为：90℃烘 2 小时，药材与蜜用量之比为 10∶1。以麻黄总碱含量为指标，优化蜜炙炒麻黄工艺为：加炼蜜量 10%，润蜜时间 0.5 小时，炒制温度（90 ±5）℃，炒制时间 11 分钟。

【炮制辨析】

1. 麻黄中生物碱类成分主要为麻黄碱、伪麻黄碱，所含挥发油由多种成分组成，此外含有黄酮醇苷、芳香酸类等。麻黄草质茎中生物碱含量高，木质茎中低，前者为后者的 35 倍以上，故除去木质茎是恰当的。麻黄茎中生物碱主要存在于节间，尤其是髓部含量最高，节所含生物碱种类与节间相同，含量仅为节间的 1/3。麻黄根主要含大环精氨类生物碱，麻黄茎主要含苯丙胺类生物碱，不同类型生物碱作用不同，导致麻黄根和茎功效各异。

2. 麻黄茎有发汗和升压作用。麻黄根有止汗和降压作用，能使离体心脏收缩力减弱，血压下降，呼吸幅度增大，并使末梢血管扩张，子宫和肠管平滑肌收缩，故麻黄茎与根应分别入药。

桂　枝

【饮片名称】桂枝、桂尖、蜜桂枝

【来源与加工】本品为樟科植物肉桂 *Cinnamomum cassia* Presl 的干燥嫩枝。春、夏二季采收，除去叶，晒干或切片晒干。

【饮片炮制】

1. 桂枝　除去杂质，洗净，稍浸，切薄片，干燥。

2. 蜜桂枝　取炼蜜，加适量沸水稀释，淋入净桂枝片内拌匀，闷润，置预热适度的炒制容器内，用文火炒至老黄色、不粘手时，取出，摊晾。每 100kg 桂枝用炼蜜 15kg。

【饮片性状】桂枝呈类圆形或椭圆形的厚片。表面红棕色至棕色，有时可见点状皮孔或纵棱线。切面皮部红棕色，木部黄白色或浅黄棕色，髓部类圆形或略呈方形，有特异香气，味甜、微辛。蜜桂枝形如桂枝片，表面老黄色，微有光泽，略带黏性，香气减弱，味甜微辛。

【炮制作用】桂枝，辛、甘，温。归心、肺、膀胱经。发汗解肌，温经通脉，助阳化气，平冲降气。

桂枝以生用为主。生桂枝辛散温经通阳作用较强，长于发汗解表，温经通阳。用于风寒感冒，风寒湿痹，痰饮，水肿，胸痹或心悸、脉结代，寒滞经闭，痛经，奔豚等。如治风寒表实证的麻黄汤或风寒表虚证的桂枝汤（《注解伤寒论》）；治痰饮胸胁满闷，目眩心悸或短气而咳的苓桂术甘汤（《金匮要略方论》）。

蜜桂枝辛通作用减弱，长于温中补虚，散寒止痛。如治产后虚羸不足的当归建中汤（《千金翼方》）。

【现代研究】

1. 炮制与化学成分　桂枝经炒制和蜜炙后，桂皮醛含量均有不同程度的下降，以炒桂枝下降最多，但肉桂醛含量无明显变化。

2. 炮制与药理作用　桂枝炮制品水提物清除超氧阴离子能力强于醇提物，清除羟自由基能力和抗脂质过氧化作用弱于醇提物，提示炮制能够影响桂枝的抗氧化作用。比较桂枝不同炮制品在抑制血小板聚集和抗血栓形成作用方面的差别，结果表明生桂枝作用最强，认为在加热炮制过程中桂皮醛有所损失，造成温经通脉药效下降。

桑　叶

【饮片名称】桑叶、冬桑叶、霜桑叶、蜜桑叶

【来源与加工】本品为桑科植物桑 *Morus alba* L. 的干燥叶。初霜后采收，除去杂质，晒干。

【饮片炮制】

1. **桑叶**　除去杂质，搓碎，去柄，筛去灰屑。

2. **蜜桑叶**　取炼蜜，加适量沸水稀释，淋入净桑叶碎片内拌匀，闷润，置预热适度的炒制容器内，用文火炒至表面深黄色、不粘手为度，取出，摊晾。每 100kg 桑叶用炼蜜 25kg。

【饮片性状】桑叶为不规则的破碎叶片。叶片边缘可见锯齿或钝锯齿，有的有不规则分裂。上表面黄绿色或浅黄棕色；下表面颜色稍浅，叶脉突出，小脉网状，脉上被疏毛，脉基具簇毛。质脆。气微，味淡、微苦涩。蜜桑叶表面暗黄色，微有光泽，略带黏性，味甜。

【炮制作用】桑叶，甘、苦，寒。归肺、肝经。疏散风热，清肺润燥，清肝明目。

生桑叶长于疏散风热，清肝明目。用于外感风热，发热，头昏，头痛，咳嗽，咽喉肿痛及肝热目赤、涩痛、多泪。如治外感风热的桑菊饮（《温病条辨》）；治肝阴不足、目昏眼花的桑麻丸（《医方集解》）。

蜜桑叶其性偏润，多用于肺燥咳嗽。如用于外感燥热和治疗温燥伤肺所致的头痛身热、干咳无痰、心烦口渴的清燥救肺汤（《医门法律》）。

【现代研究】

炮制与化学成分　桑叶生品中绿原酸含量显著高于蜜炙品，因绿原酸是桑叶中消炎、杀菌的主要药效成分，因此治疗发热临床常用桑叶生品。

【炮制辨析】传统认为桑叶应于秋后霜打过采收的作用好，对不同采集期桑叶中芸香苷的含量进行测定表明：霜打前从 8 月到 10 月芸香苷含量渐增，10 月底时霜打后桑叶中芸香苷含量却骤然下降。从芸香苷含量来看，桑叶是否经霜后采收需要进一步研究。

白　薇

【饮片名称】白薇、蜜白薇、炙白薇

【来源与加工】本品为萝藦科植物白薇 *Cynanchum atratum* Bge. 或蔓生白薇 *Cynanchum versicolor* Bge. 的干燥根及根茎。春、秋二季采挖，洗净，干燥。

【饮片炮制】

1. **白薇**　除去杂质，洗净，润透，切段，干燥。

2. **蜜白薇**　取炼蜜，加适量沸水稀释，淋入白薇段内拌匀，闷润，置预热适度的炒制容器内，用文火炒至不粘手时，取出，摊晾。每 100kg 白薇用炼蜜 25kg。

【饮片性状】白薇呈不规则的段。根茎不规则形，可见圆形凹陷的茎痕，结节处残存多数簇生的根。根细，直径小于 0.2cm，表面棕黄色。切面皮部类白色或黄白色，木部较皮部窄小，黄色。质脆。气微，味微苦。蜜白薇表面深黄色，微有光泽，略带黏性，味微甜。

【炮制作用】白薇苦、咸，寒。归胃、肝、肾经。清热凉血，利尿通淋，解毒疗疮。

生白薇长于凉血，通淋，解毒疗疮。用于温病热入营血，身热经久不退，热淋，血淋，疮疡肿毒，咽喉肿痛等。如治热入血室，夜多谵语的章氏青蒿鳖甲汤（《重订通俗伤寒论》）；以白薇与白芍等量为末冲服，治胎前产后的热淋、血淋（《备急千金要方》）。

蜜白薇性偏润，以退虚热力胜，用于阴虚内热，产后虚热。如治产后血虚发热，肺肾阴虚所致的骨蒸潮热。

瓜蒌皮

【饮片名称】瓜蒌皮、炒瓜蒌皮、蜜瓜蒌皮、炙瓜蒌皮

【来源与加工】本品为葫芦科植物栝楼 *Trichosanthes kirilowii* Maxim. 或双边栝楼 *Trichosanthes rosthornii* Harms 的干燥成熟果皮。秋季采摘成熟果实，剖开，除去果瓤及种子，阴干。

【饮片炮制】

1. **瓜蒌皮** 洗净，稍晾，切丝，晒干。

2. **炒瓜蒌皮** 取瓜蒌皮丝，置预热适度的炒制容器内，用文火炒至棕黄色，略带焦斑时，取出，摊晾，筛去碎屑。

3. **蜜瓜蒌皮** 取炼蜜，加适量沸水稀释，淋入净瓜蒌皮丝内拌匀，闷润，置预热适度的炒制容器内，用文火炒至黄棕色、不粘手时，取出，晾凉。每100kg瓜蒌皮用炼蜜25kg。

【饮片性状】瓜蒌皮呈丝条状，边缘向内卷曲。外表面橙红色或橙黄色，皱缩，有时可见残存果梗；内表面黄白色。质较脆，易折断。具焦糖气，味淡、微酸。炒瓜蒌皮形如瓜蒌皮，棕黄色，微有焦斑。蜜瓜蒌皮形如瓜蒌皮，黄棕色，有光泽，略带黏性，味甜。

【炮制作用】瓜蒌皮甘，寒。归肺、胃经。清化热痰，利气宽胸。

生品清化热痰作用较强，用于热痰咳嗽。如配伍大青叶、冬瓜子、生薏苡仁、前胡等药治疗肺热咳嗽，咳吐黄痰或肺痈咳吐脓痰（《上海中草药手册》）。

炒瓜蒌皮寒性减弱，略具焦香气，长于利气宽胸，用于胸膈满闷或胁肋疼痛。如用炒瓜蒌皮配薤白或配丝瓜络、枳壳治疗胸痛或胁痛（《上海中草药手册》）。

蜜瓜蒌皮润燥作用增强，用于肺燥伤阴，久咳少痰或咳痰不爽。如用于咳嗽痰稠，涩而难出，咽喉干燥。

瓜 蒌

【饮片名称】瓜蒌、全瓜蒌、蜜瓜蒌

【来源与加工】本品为葫芦科植物栝楼 *Trichosanthes kirilowii* Maxim. 或双边栝楼 *Trichosanthes rosthornii* Harms 的干燥成熟果实。秋季果实成熟时，连果梗剪下，置通风处阴干。

【饮片炮制】

1. **瓜蒌** 洗净，压扁，切丝或切块。

2. **蜜瓜蒌** 取炼蜜，加适量沸水稀释，淋入净瓜蒌丝或块中拌匀，闷润，置预热适度的炒制容器内，用文火炒至不粘手为度，取出，摊晾。每100kg瓜蒌用炼蜜15kg。

【饮片性状】瓜蒌呈不规则的丝或块状；外表面橙红色或橙黄色，皱缩或较光滑；内表面黄白色，有红黄色丝络，果瓤橙黄色，与多数种子黏结成团；具焦糖气，味微酸、甜。蜜瓜蒌形如瓜蒌，呈棕黄色，带黏性，味甜。

【炮制作用】瓜蒌，甘、微苦，寒。归肺、胃、大肠经。清热涤痰，宽胸散结，润燥

滑肠。

生瓜蒌临床多用，其清热涤痰、宽胸散结作用均较瓜蒌皮强，并有滑肠通便作用。一般病情较轻，而脾胃虚弱者可用瓜蒌皮，病情较重而兼便秘者多用全瓜蒌。用于肺热咳嗽，痰稠难出，胸痹心痛，结胸痞满，乳痈，肺痈等。如治胸痹不得卧，心痛彻背的栝楼薤白半夏汤（《金匮要略方论》）；治痰热结胸，胸膈痞满的小陷胸汤（《注解伤寒论》）。

蜜瓜蒌润燥作用增强，其用法与蜜瓜蒌皮相似，尤适于肺燥咳嗽而又大便干结者。如贝母栝楼散，证兼便秘者，方中即可用蜜瓜蒌（《医学心悟》）。

【现代研究】

炮制新工艺 将瓜蒌分档，置于流通蒸汽中，通蒸汽约20分钟，取出，稍晾，待未完全冷时压扁，切制，晾干。切时要把仁切碎，以提高瓜蒌仁的有效成分煎出率。此法的优点是软化药材，便于切制，解决了瓜蒌霉变问题，还能杀酶保苷，杀死大量虫卵，便于保存。

另法，将瓜蒌吊挂于烘室内，约半个月鲜瓜蒌基本烘干，再将瓜蒌抢水洗一遍，目的是洁净和防止外果皮在切制中破碎，将洗好的瓜蒌蒸约30分钟，稍晾，压扁，切制干燥。此法干燥快，可缩短工期，不易霉变，保存药效。

金樱子

【饮片名称】金樱子、金樱子肉、蜜金樱子

【来源与加工】本品为蔷薇科植物金樱子 *Rosa laevigata* Michx. 的干燥成熟果实。10～11月果实成熟变红时采摘，干燥，除去毛刺。

【饮片炮制】

1. **金樱子** 除去杂质，洗净干燥。
2. **金樱子肉** 取净金樱子，略浸，润透，纵切两瓣，除去毛、核，干燥。
3. **蜜金樱子** 取炼蜜，加适量沸水稀释，淋入金樱子内拌匀，闷润，置预热适度的炒制容器内，用文火炒至表面红棕色、不粘手时，取出，摊晾。每100kg金樱子用炼蜜20kg。

【饮片性状】金樱子呈倒卵形纵剖瓣。表面红黄色或红棕色，有突起的棕色小点。顶端有花萼残基，下部渐尖。花托壁厚1～2mm，内面淡黄色，残存淡黄色绒毛。气微，味甘、微涩。金樱子肉呈倒卵形纵剖瓣，外表同金樱子，内表面淡黄色，无核、毛，质硬，味苦微酸涩。蜜金樱子表面暗棕色，有蜜的焦香气，味甜。

【炮制作用】金樱子，酸、甘、涩，平。归肾、膀胱、大肠经。固精缩尿，涩肠止泻。

生金樱子酸涩，固涩止脱作用强，多用于遗精、滑精、遗尿、尿频、崩漏，带下。如治肾虚不摄、遗精白浊的水陆二仙丹（《洪氏经验集》）；治小便不禁，梦遗滑精的金樱子煎（《普门医品》）。

蜜金樱子偏于甘涩，可以补中涩肠。多用于脾虚久泻、久痢。如用蜜金樱子配党参，治久虚泄泻、下痢（《泉州本草》）。生品服用后有时可致腹痛，用甘缓益脾的蜂蜜炙后可避免腹痛的不良反应。

【现代研究】

1. 炮制与化学成分 金樱子以果肉入药，毛、核所含的成分与果肉基本一致，但含量较低，所占重量比例又很大，约为44.0%，因此宜去除。研究表明水浸出物含量以果肉粉最高，果肉块次之，全金樱子含量甚低。鞣质含量以生品最高，清炒品、蜜炙品和麸炒品

均有所下降。

2. **炮制与药理作用** 研究发现，以小鼠的软、稀便减少率为观察指标，与对照组比较，麸炒品或蜜炙品能较好地缓解腹泻症状、稀便或软便率降低；对胃肠内容物的固涩作用比较，麸炒品有较好的涩肠作用，其余炮制品有涩肠趋势，但不明显。

3. **炮制新工艺** 以金樱子总皂苷、总酚酸含量为评价指标，采用 Box－Behnken 响应面设计优化参数，得到炮制工艺参数为：加蜜量 25%，烘制温度 160℃，烘制时间 9 分钟，闷润时间 3 小时。

【炮制辨析】金樱子现代多用其补益作用，治疗各种女子带下症和男子遗精、滑精等。金樱子未加工品由于绒毛较多，在服用时对口腔及胃肠有刺激作用，故在炮制过程中需要除尽绒毛，传统认为“内多毛及子，必去之净，才能补肾涩精，其腹中之子，偏能滑精”。

第六节 油炙法

扫码“学一学”

将净选或切制后的药物与一定量的食用油脂共同加热处理的方法称为油炙法。

油炙法常用的辅料有芝麻油和羊脂油。此外，菜油和酥油亦可采用。

1. 目的

（1）增强疗效 如淫羊藿，用羊脂油炙后能增强温肾助阳的作用。

（2）利于粉碎和服用 如三七、蛤蚧，经油炙后，能使其质地酥脆，易于粉碎并可矫正不良气味。

2. 操作方法

（1）油炒 先将炼过的羊脂置锅内加热熔化，加入药物共同拌炒，文火炒至油被吸尽，药物表面呈油亮时取出，摊晾。

（2）油炸 将植物油置锅内加热至沸腾时，投入药物，用文火炸至一定程度，取出，沥去油，粉碎。

（3）油脂涂酥烘烤 动物类药物切成块或锯成短节，放炉火上烤热，用油脂涂布，加热烘烤，待油脂渗入药内后，再涂再烤，反复操作，直至药物质地酥脆，摊晾后粉碎。

3. **注意事项** 油炙药物时要控制好温度和时间，避免药物焦化，导致药效降低甚至丧失。油脂涂酥药物时，需反复操作直至酥脆为度。油炙后的药材要及时粉碎和使用，注意贮存，以免质地返软或发霉、变味。

淫羊藿

【饮片名称】淫羊藿、炙淫羊藿、酒炙淫羊藿

【来源与产地】淫羊藿为小檗科植物淫羊藿 *Epimedium brevicornu* Maxim.、箭叶淫羊藿 *Epimedium sagittatum*（Sieb. et Zucc.）Maxim.、柔毛淫羊藿 *Epimedium pubescens* Maxim. 或朝鲜淫羊藿 *Epimedium koreanum* Nakai 的干燥叶。夏、秋茎叶茂盛时采收，晒干或阴干。

【饮片炮制】

1. **淫羊藿** 除去杂质，摘取叶片，喷淋清水，稍润，切丝，干燥。

2. **炙淫羊藿** 取羊脂油加热熔化，加入淫羊藿丝，文火加热炒至均匀有光泽，取出，摊晾。每 100kg 淫羊藿用羊脂油（炼油）20kg。

3. **酒炙淫羊藿** 取淫羊藿，加黄酒喷匀炒干。每 100kg 淫羊藿用黄酒 24kg。

【饮片性状】淫羊藿呈丝片状；上表面绿色、黄绿色或浅黄色，下表面灰绿色，网脉明显，中脉及细脉凸出，边缘具黄色刺毛状细锯齿；近革质；气微，味微苦。炙淫羊藿形如淫羊藿，表面浅黄色显油亮光泽，微有羊脂油气。酒炙淫羊藿形如淫羊藿，色泽加深，微有酒气。

【炮制作用】淫羊藿，辛、甘，温。归肝、肾经。补肾阳，强筋骨，祛风湿。

生淫羊藿有祛风湿的作用，用于风寒湿痹等。如用于风寒湿痹、走注疼痛的仙灵脾散（《太平圣惠方》）；治疗脚膝软缓、不能履步的仙灵脾煎丸（《太平圣惠方》）；用于妇女更年期高血压的二仙汤（《药学学报》）。

羊脂油甘热，能温散寒邪，益肾补阳，淫羊藿经羊脂油炙后，可增强温肾助阳的作用，多用于阳痿、不孕。如用于肾气衰弱，阳痿不举的三肾丸（《全国中药成药处方集》）。

酒炙后增强温阳散寒的功效，能活血通络，多用于肾阳不足、阴寒内盛之风湿痹痛、四肢麻木、筋骨痿软等症。

【现代研究】

1. **炮制与化学成分** 淫羊藿炮制后黄酮类成分含量发生明显变化。与生品比较，淫羊藿羊油炙品中淫羊藿苷含量显著增加，宝藿苷Ⅰ含量有所增加。淫羊藿加热炮制过程中朝藿定A、朝藿定B、朝藿定C转化为箭藿苷A、箭藿苷B、2－鼠李糖淫羊藿次苷Ⅱ，即由多糖苷分别脱去C7位上的葡萄糖，转化为次糖苷。

2. **炮制与药理作用** 淫羊藿生品无提高性功能作用，而羊脂油炙淫羊藿提高性功能作用明显，具有明显的温肾壮阳作用。淫羊藿用羊脂油炮制后可降低肾阳虚小鼠的肾上腺维生素C水平且作用强于生品。淫羊藿用羊脂油炒至发亮有光泽，其提取液对二甲苯及巴豆油所致小鼠耳肿胀有明显抑制作用，具有抗炎作用。

【炮制辨析】古今临床和实验研究均证明淫羊藿具有补肾壮阳的作用，但文献对炮制机制未有明确说明且存在争议。

在炮制过程中，“加热”可使淫羊藿中主要黄酮含量发生变化，产生易于吸收的生物活性黄酮（如淫羊藿苷、宝藿苷Ⅰ），血药浓度升高，进而表现为生物利用度提高。而辅料“羊脂油”可以进一步使淫羊藿黄酮在体内形成自组装胶束，增加活性黄酮的溶解度，提高活性黄酮的吸收，从而达到炮制增效的目的。

三 七

【饮片名称】三七、三七粉、熟三七

【来源与加工】本品为五加科植物三七 *Panax notoginseng*（Burk.）F. H. Chen 的干燥根和根茎。秋季花开前采挖，洗净，分开主根、支根及根茎，干燥。支根习称“筋条”，根茎习称“剪口”。

【饮片炮制】

1. **三七** 除去杂质，用时捣碎。

2. **三七粉** 取三七，洗净，干燥，碾细粉。

3. **熟三七** 取净三七，打碎，分开大小块，用食用油炸至表面棕黄色，取出，沥去油，摊晾，碾细粉。

【饮片性状】三七主根呈类圆锥形或圆柱形，长1～6cm，直径1～4cm。表面灰褐色或灰黄色，有断续的纵皱纹和支根痕。顶端有茎痕，周围有瘤状突起。体重，质坚实，断面灰绿色、黄绿色或灰白色，木部微呈放射状排列。气微，味苦回甜。筋条呈圆柱形或圆锥形，长 2 ~ 6cm，上端直径约 0.8cm，下端直径约 0.3cm。三七粉为灰黄色的粉末。气微，味苦回甜。熟三七为浅黄色粉末，略有油气，味微苦。

【炮制作用】三七，甘、微苦，性温。归肝、胃经。散瘀止血，消肿定痛。

三七生品长于散瘀止血、消肿定痛，具有止血而不留瘀，化瘀而不会导致出血的特点。用于各种出血症及跌打损伤、瘀滞肿痛。如用于咯血、吐血及二便出血的化血丹（《医学衷中参西录》）；用于各种出血症的军门止血方（《回生集》）；治疗跌打损伤，瘀滞肿痛的活血止痛汤（《伤科大成》）。

三七粉作用与三七相同，多吞服或外敷用于创伤出血。

【现代研究】

1. 炮制与化学成分　三七经过炮制后活性成分三萜皂苷发生糖基水解反应和脱水反应。三七中人参三醇类皂苷：三七皂苷 R_1、人参皂苷 Rg_1 和人参皂苷 Re 容易丢失 C20 位的葡萄糖，生成相应的次生皂苷；随后继续丢失 C6 位的外端木糖或鼠李糖，生成（20*R*）- 人参皂苷 Rh_1 和（20*S*）- 人参皂苷 Rh_1；C20 位的羟基不稳定，脱水生成人参皂苷 Rk_3 和 Rh_4。三七中人参二醇类皂苷：人参皂苷 Rb_1 丢失 C20 位的葡萄糖，生成相应的次生皂苷（人参皂苷 Rd）；丢失 C3 位的外端葡萄糖，生成绞股蓝皂苷 XⅦ 和人参皂苷 F_2；继续丢失 C20 位的葡萄糖生成（20*R*）- 人参皂苷 Rg_3 和（20*S*）- 人参皂苷 Rg_3；C20 位的羟基不稳定，容易脱水生成人参皂苷 Rk_1 和 Rg_5。

三七不同炮制品中皂苷成分的含量存在差异，蒸三七中三七皂苷 R_1、人参皂苷 Rg_1、人参皂苷 Re 和人参皂苷 Rb_1 均高于生三七和油炸三七。

2. 炮制与药理作用　熟三七能促使高脂饲料喂养所致的实验性高脂血大鼠血清胆固醇、甘油三酯及 β - 脂蛋白水平升高，而用生三七上述指标有一定程度的降低。熟三七（蒸三七、油炸三七）提高面温、肛温、促进造血作用优于生三七，说明熟三七具有益气补血作用，即三七“熟补”。

【炮制辨析】生三七的现代研究很多，但对三七炮制的研究较少，且研究内容多集中在皂苷类成分，三七“生消熟补”的炮制机制有待于进一步探讨。

蛤　蚧

【饮片名称】蛤蚧、酒蛤蚧、制蛤蚧、酥蛤蚧、油酥蛤蚧

【来源与加工】本品为壁虎科动物蛤蚧 *Gekko gecko* Linnaeus 的干燥体。全年均可捕捉，除去内脏，拭净，用竹片撑开，使全体扁平顺直，低温干燥。

【饮片炮制】

1. 蛤蚧　除去鳞片及头足，切成小块。

2. 酒蛤蚧　取蛤蚧块，用黄酒浸润后，烘干。每 100kg 蛤蚧用黄酒 24kg。

3. 制蛤蚧　取净砂子置锅内炒热，放入净蛤蚧，翻炒至泡酥，显黄色时，取出，筛去砂子，研粉。

4. 酥蛤蚧　取净蛤蚧置锅内，加入酥油适量，用文火炙至黄色、酥脆时，取出，摊晾。

5. 油酥蛤蚧　取蛤蚧，涂以麻油，用无烟火烤至稍黄质脆，除去头足及鳞片，切成小块。

【饮片性状】蛤蚧呈不规则的片状小块；表面灰黑色或银灰色，有棕黄色的斑点及鳞甲

脱落的痕迹；切面黄白色或灰黄色；脊椎骨和肋骨突起；气腥，味微咸。酒蛤蚧形如蛤蚧块，微有酒香气，味微咸。制蛤蚧形如蛤蚧，黄色，质地酥松。酥蛤蚧形如制蛤蚧，稍有油亮。油酥蛤蚧色稍黄，质较脆，具香酥气。

【炮制作用】蛤蚧，咸，平。归肺、肾经。补肺益肾，纳气定喘，助阳益精。

蛤蚧生品和酥蛤蚧功用相同，酥蛤蚧易粉碎，腥气减少。其功效以补肺益精，纳气定喘见长，常用于肺虚咳嗽或肾虚作喘。如治咳嗽虚喘、气短乏力的人参蛤蚧散（《卫生宝鉴》）；治疗肺虚喘咳，面目及四肢水肿的独圣饼（《圣济总录》）；治痰中带血的蛤蚧汤（《中药临床应用》）。

酒蛤蚧可增强补肾壮阳作用，多用于肾阳不足，精血亏损的阳痿。如与人参、五味子、核桃肉共研末为丸，治肾虚阳痿，性功能减退，五更泄泻，小便频数（《中药临床应用》）。

【现代研究】

1. 炮制与化学成分 蛤蚧含蛋白质、脂肪、多种磷脂、丰富的微量元素、胆固醇、生物碱类、性激素样物质等。

蛤蚧体、尾部氨基酸含量较高，蛤蚧尾中含有13种游离氨基酸，比蛤蚧体少两种，但其8种必需氨基酸含量高于蛤蚧体，蛤蚧尾与体部中总氨基酸含量相近。蛤蚧各部分未检出胱氨酸，眼与爪的氨基酸含量较其他部位低。眼部各类氨基酸总量与其他部位（头、身、尾、爪）相比含量最低。而组氨酸、色氨酸含量，眼部高于其他各部位均值2倍多，谷氨酸也高于均值，其他氨基酸眼部含量均不同程度低于其余各部位均值。

2. 炮制与药理作用 蛤蚧的乙醇提取物可增加小鼠前列腺、精囊、子宫、卵巢的重量，蛤蚧尾对雄性大鼠精囊和前列腺增重作用较蛤蚧体强，说明蛤蚧具有性激素样作用。

蛤蚧的乙醇提取物能增强免疫，提高自由基代谢酶的活性，有解痉平喘、抗炎、降血糖等作用。蛤蚧身或尾的60%乙醇提取物，能加强豚鼠白细胞的移动力，增强肺、支气管和腹腔吞噬细胞的吞噬功能。蛤蚧头、足、身、尾各混悬液口服后，能明显对抗氢化可的松所致的免疫抑制作用，能明显提高小鼠脾重，并能提高小鼠对静脉注射碳粒廓清指数。

蛤蚧体及尾乙醇提取物给豚鼠肌内注射，可对抗氯乙酰胆碱所致痉挛性哮喘，对豚鼠离体气管也有直接松弛作用。

蛤蚧乙醇提取物可以使超氧化物歧化酶、谷胱甘肽过氧化物酶和全血氧化氢酶活性明显增强，谷胱甘肽水平增强，而过氧化脂质含量明显下降，并且蛤蚧尾部的作用大于体部。

【炮制辨析】

1. 古人有“毒在眼，效在尾”之说，故炮制要求去头足。蛤蚧眼部氨基酸含量较低，初步的急性毒性试验表明，蛤蚧眼有小毒，小鼠服眼部后表现出惊悸、抽搐、四处走窜的现象。但用蛤蚧眼和头足做猴急性和亚急性毒性试验，结果均未见不良反应。可以考虑不去头部或仅将眼部去掉。

2. 由于蛤蚧头约占全蛤蚧的1/3，加之头足鳞的总重量约占全蛤蚧的50%。通过研究发现，蛤蚧各个部位（头、身、尾、眼、爪）所含氨基酸和微量元素基本相似，只是爪、眼中含量偏低，故可保留头、足药用，提高其利用率，缓和药源不足的现状。

3. 蛤蚧尾部氨基酸、无机物含量较高，而且尾部药理作用明显，说明古人“效在尾”的说法有道理。

重点小结

难 点	考 点
大黄、延胡索（元胡）、柴胡、麻黄、淫羊藿等药物的炮制作用和炮制原理	炙法与加辅料炒法的异同 具体药物的炮制方法和炮制作用

思考题

1. 炙法和加辅料炒法的异同点有哪些？
2. 大黄的常用饮片品种有哪些？各自的炮制作用是什么？
3. 黄连的常用饮片品种有哪些？各自的炮制作用是什么？
4. 延胡索（元胡）的炮制方法和炮制作用是什么？
5. 麻黄的常用饮片品种有哪些？各自的适用对象是什么？

扫码“练一练”

第十一章　煅　法

学习目标

1. **掌握**　不同煅法的操作要点和注意事项。

2. **熟悉**　煅制的目的，明煅法、煅淬法与密闭煅法的区别，不同药味炮制品的现代研究进展。

3. **了解**　各种煅法的含义和特点，常用的煅淬辅料和用量。

将药物经高温煅烧的方法称煅法。根据药物的性质及煅制方法的不同，煅法分为明煅法、煅淬法和闷煅法。

煅法起源很早，《五十二病方》中即有燔法的记载，古代医药典籍中所载“燔”“烧”“炼”等法均包含于当今煅法之中。

煅法主要适用于矿物、化石以及贝壳类等质地坚硬的药物，或将某些植物药制备成炭药。

扫码“学一学”

第一节　明煅法

将药物直接放于无烟炉火中或适当的耐火容器内煅烧，使之酥脆的方法称为明煅法。

1. 目的

（1）使药物质地酥脆或失去结晶水，便于粉碎和煎出有效成分。如石决明、白矾等。

（2）增强某些药物的收敛作用。如牡蛎、赤石脂、蛤壳等。

（3）缓和药性，减少不良反应。如寒水石、花蕊石等。

2. 操作方法　按药物与火接触的方式不同有直火煅和隔火煅，直火煅是直接将药物放入火上煅，隔火煅是将药物放入耐火容器中煅烧。

按煅制设备的不同有敞锅煅、炉膛煅、平炉煅和转炉煅等。

（1）敞锅煅　即将药物直接放入煅锅内，用武火加热的煅制方法。此法适用于含结晶水的矿物类药，如白矾等。

（2）炉膛煅　将质地坚硬的矿物药，直接放于炉火上煅至红透，取出，摊晾。煅后易碎的药物（如青礞石）、粒度细小的药物需装入耐火容器内煅透，摊晾；对于煅时易产生爆裂的药物（如贝壳类），除需装入耐火容器内外，还需加盖但不密闭，煅透，摊晾，研粉。

（3）平炉煅　将药物置炉膛内，武火加热，并用鼓风机促使温度迅速升高和升温均匀。在煅制过程中，可根据要求适当翻动，使药材受热均匀，煅至药材发红或红透（通过观察孔可见炉膛发红或红亮）时停止加热，取出，摊晾或进一步加工。此法煅制效率较高，适用于大量生产。

（4）转炉煅　转炉由装有电炉丝的炉体、炉体内的转锅和可使炉体上下旋转的炉体架构成。炉体为腔体，横卧于炉体架上，上下部由布有电炉丝的保温材料构成；转锅为圆柱形腔体，置于炉体中，通过驱动装置可上下旋转。转炉煅使煅药过程摆脱了手工操作、凭经验控制质量的传统生产方式；摆脱了开放式的生产过程，实现了密闭生产，有利于减少环境污染；除用于明煅法的药物外，煅淬法和扣锅煅法均适用，煅后出料方便快捷，是新研制的煅制设备类型。

3. 注意事项

（1）药物应大小分档，分别煅制，以免生熟不匀。

（2）应一次性煅透，中途不得停火，以免出现夹生。

（3）应控制好温度与时间，避免灰化。

（4）有些药物在煅烧时易爆溅，需在容器上加盖（但不密闭）。

白　矾

【饮片名称】白矾、枯矾

【来源与加工】本品为硫酸盐类矿物明矾石经加工提炼制成，主含含水硫酸铝钾[$KAl(SO_4)_2 \cdot 12H_2O$]。

【饮片炮制】

1. 白矾　除去杂质。用时捣碎。

2. 枯矾　取净白矾，置于煅锅内，用武火加热至熔化，继续煅至膨胀松泡呈白色蜂窝状固体，完全干燥，停火，摊晾后取出，研成细粉。

【饮片性状】白矾呈不规则的块状、颗粒或粉末。白色或淡黄白色，无玻璃样光泽。不规则的块状表面粗糙，凹凸不平或呈蜂窝状。体轻，质疏松而脆，手捻易碎，有颗粒感。气微，味微甘而极涩。枯矾为蜂窝状固体块状物或细粉；质轻，疏松，手捻易碎；白色，不透明；味淡，有颗粒感。

【炮制作用】白矾酸、涩，寒。归肺、脾、肝、大肠经。消痰，燥湿，止痒，止泻，止血，解毒，杀虫。

白矾内服清热化痰，止血止泻。常制成散剂、含漱剂、洗剂使用，高浓度具有腐蚀性。外用解毒杀虫，收涩止痒；用于癫痫、中风、喉痹；用于胬肉、痔疮、脱肛。如治风痰壅盛所致癫痫的白金丸（《普剂本事方》）；治中风的稀涎散（《医方集解》）。

枯矾酸寒之性降低，涌吐作用减弱，增强了收涩敛疮，止血化腐，生肌作用。用于皮肤湿疹，湿疮及聤耳流脓，阴痒带下，久泻，便血等。如治疮口不愈的生肌散（《证治准绳》）。

【现代研究】

1. 炮制与化学成分　白矾煅制时，50℃开始失重，120℃出现吸热过程，失去大量结晶水，约260℃脱水基本完成，300℃开始分解，300～600℃之间分解缓慢，至750℃无水硫酸铝钾发生脱硫过程，产生硫酸钾、三氧化二铝及三氧化硫。810℃以后持续熔融，成品水溶性差，出现浑浊并有沉淀，故煅制温度应控制在180～260℃。

白矾炮制后铁、锰、铬、钴、镍、钼等元素的含量均增加。

2. 炮制与药理作用　白矾炮制成枯矾后，失去结晶水，有凝固蛋白、增强吸水、收敛、防腐及抑菌的作用。与生品相比，180～260℃之间煅制的枯矾对变形杆菌、金黄色葡萄球菌、痢疾杆菌和铜绿假单胞菌的抑制作用没有显著性差异，但继续升温煅制后其抑菌作用降低。枯矾对金黄色葡萄球菌、溶血性链球菌、大肠埃希菌和霉菌都具有高度敏感性，临床上多用于治疗外科创伤化脓性溃疡及久未愈合的伤口。

180～260℃之间煅制的枯矾对家兔眼结膜的刺激性小。

【炮制辨析】采用现代工艺设计方法优选白矾炮制工艺，可为炮制白矾规范化生产提供依据。同时，红外光谱技术的准确应用，可为白矾及枯矾的直接、快速、有效的鉴别和质量控制提供可靠依据。

石　膏

【饮片名称】石膏、煅石膏

【来源与加工】本品为硫酸盐类矿物硬石膏族石膏，主含含水硫酸钙（$CaSO_4 \cdot 2H_2O$），采挖后，除去杂石及泥沙。煅石膏为石膏的炮制品。

【饮片炮制】

1. **石膏**　生石膏打碎，除去杂石，粉碎成粗粉。

2. **煅石膏**　取石膏块，放于无烟炉火中或耐火容器内，用武火加热，煅至红透，取出，凉后碾碎。

【饮片性状】生石膏为纤维状的集合体，呈长块状、板块状或不规则块状；白色、灰白色或淡黄色，有的半透明；体重，质软，纵断面具绢丝样光泽；气微，味淡。煅石膏为白色的粉末或酥松块状物，表面透出微红色的光泽，不透明；体较轻，质软，易碎，捏之成粉；气微，味淡。

【炮制作用】石膏，甘、辛，大寒。归肺、胃经。清热泻火，除烦止渴。

石膏长于清热泻火，除烦止渴，用于外感热病，高热烦渴，肺热喘咳，胃火亢盛，头痛，牙痛。如治热病烦渴的白虎汤（《伤寒论》）和治肺热咳喘的麻杏石甘汤（《伤寒论》）。

煅石膏清热能力缓和，收湿、生肌、敛疮，止血能力增强，主外用于溃疡不敛，水火烫伤，外伤出血。如治疮疡溃后不敛的九一丹（《医宗金鉴》）。

【现代研究】

1. **炮制与化学成分**　石膏加热至80～90 ℃时开始失水，至225 ℃时可全部脱水转化成煅石膏，其物理性状不同于石膏，应属长石（硬石膏）。生石膏的粉末晶体结构排列整齐而紧密，而煅石膏的粉末晶体结构排列疏松而无规则。

研究表明，生石膏、煅石膏中无机元素含量以煅石膏含量为高，而溶出液中无机元素含量则以生石膏样品液中为高，并随结晶水含量减少而减少。

研究表明，煅石膏、醋石膏、甘草水飞石膏等石膏炮制品水煎液的钙离子煎出率均高于生品。

2. **炮制与药理作用**　生石膏可抑制发热时过度兴奋的体温调节中枢，有强而快的退热作用，亦可抑制汗腺分泌，故在退热时不出汗。生石膏内服后，经胃酸作用，一部分可变为可溶性钙盐而吸收，使血钙浓度增加，不仅能抑制肌肉的兴奋性，起镇静、解痉作用，还能降低血管的通透性，保护机体组织。

石膏煅制后药效发生改变，具有生肌作用，能促进大鼠伤口成纤维细胞和毛细血管的形成，加快肉芽组织增生，促进皮肤创口的愈合。

【炮制辨析】石膏表层的红棕色及灰黄色矿物质和质次硬石膏中含砷量较高，接近《中国药典》规定的限量（含砷量不得过百万分之二）。建议在实际应用中注意石膏的来源与质量，并将表层及内部夹石杂质去净。

古代石膏的炮制方法有水飞、煅（淬）、炒、煨、炮、煮等方法，现代炮制方法仅沿用了煅用。应该采用现代手段比较古代石膏不同炮制方法的异同，进一步阐明现代炮制方法煅用的科学依据。

硼 砂

【饮片名称】硼砂、月石、煅硼砂

【来源与加工】本品为硼酸盐类硼砂族矿物硼砂 Borax 经精制而成的结晶。主含含水四硼酸钠（$Na_2B_4O_7 \cdot 10H_2O$）。一般于 8～11 月间采挖矿砂，将矿砂溶于沸水中，滤净后滤液冷却，析出结晶，取出，晾干。

【饮片炮制】

1. **硼砂** 除去杂质，捣碎或研成细粉。

2. **煅硼砂** 取净硼砂粉碎，置煅锅内武火加热煅至鼓起小泡或呈雪白酥松块状，取出，摊晾，碾碎；或置锅内，用武火加热炒至鼓起小泡或呈雪白酥松块状，取出，摊晾，碾碎。

【饮片性状】硼砂为无色半透明的结晶或白色结晶性粉末；无臭；有风化性。煅硼砂为白色粉末，不透明；体轻，质疏松，无光泽；味甜略带咸。

【炮制作用】硼砂，甘、咸，凉。归肺、胃经。清热解毒，消痰防腐。

硼砂多外用，入清热剂中宜用生品。外用性凉可清热消肿防腐，可治口舌生疮；内服能清肺化痰，可治咽喉肿痛，目赤翳障，咳嗽痰稠。如治口舌生疮的硼砂丸（《奇效良方》）；治喉痹的硼砂丹（《张氏医通》）。

煅硼砂具有燥湿收敛作用，能促进溃疡愈合，治溃疡创面有渗出物者，可吸收局部渗出物，且易研成细粉，减少生硼砂晶型微粒对创面的刺激，多用于喉科散剂。如治咽喉口齿新久肿痛及久嗽痰火咽哑作痛的冰痹散（《外科正宗》）。

【现代研究】

1. **炮制与化学成分** 硼砂煅制时，温度达 80℃时失去 8 个结晶水，200℃时失去 9 个结晶水，340℃时失去全部结晶水，878℃时熔融，建议煅制温度以 350℃为宜，用温控电炉煅制，产品质量以 $Na_2B_4O_7$ 含量 >80% 为限。

2. **炮制与药理作用** 硼砂在体外有较弱的抑菌作用，而煅硼砂对皮肤羊毛样小孢子癣菌有较强的抑制作用。

3. **炮制新工艺** 硼砂主成分为 $Na_2B_4O_7 \cdot 10H_2O$。煅制硼砂的传统方法由于操作条件不同，$Na_2B_4O_7$ 的含量相差很大。改用恒温干燥箱加热法，把硼砂颗粒平铺于盘中，厚度不超过 1cm，温度控制在 140 ℃，加热 4 小时，失水率可达 40%，成品色白，质酥松均匀，粉末细腻，质量稳定，可克服传统操作方法的不足。

【炮制辨析】蓬松度可作为煅硼砂质量分析的评价指标，也可结合现代光谱分析方法，对硼砂与煅硼砂进行鉴别。

寒水石

【饮片名称】寒水石、煅寒水石

【来源与加工】本品为单斜晶系硫酸盐类矿物红石膏或三方晶系碳酸盐类矿物方解石。北方多用红石膏，采出后选出粉红色、灰白色、块状或纤维状集合体药用，习称“北寒水石”；南方多用方解石，采出后多选无色、透明或白色解离状块体药用，习称“南寒水石”。

【饮片炮制】

1. 寒水石 除去杂质，洗净，打碎成小块或研成细粉用。

2. 煅寒水石 取净寒水石置耐火容器内，用武火煅至红透，取出，摊晾，研碎或研成细粉用。

【饮片性状】寒水石中红石膏为不规则块状，纵断面呈纤维状纹理；体重质松，易成小块；表面灰白色或粉红色，半透明，光泽明显；无臭无味。方解石为不规则块状；体重质松，易碎成方形或长方形小块；表面光滑，有玻璃样光泽，无色或白色或黄白色，透明或半透明；无臭无味。煅寒水石中，煅红石膏成大小不规则的块状，纹理破坏；质地酥脆，手捻易碎；光泽消失，黄白色，不透明；无臭无味。煅方解石白色或黄白色，不透明；体轻质松，易成粉；无臭无味

【炮制作用】寒水石，辛、咸，寒。归肺、胃、肾经。清热降火，利窍消肿。

寒水石善于清热降火，除烦止渴，多用于温热证，热入气分，积热烦渴。如治伤寒发狂，弃衣奔走的鹊石散（《普济本事方》）。

煅寒水石降低了大寒之性，消除了伐脾阳的不良反应，缓和了清热泻火的功效，增加了收敛固涩作用，并能使质地酥松，易于粉碎及煎出有效成分。多用于风热火眼，水火烫伤，诸疮肿毒。如拔毒散是寒水石一味，烧赤为末水调，搽涂治诸疮肿毒（《儒门事亲》）。

【现代研究】

1. 炮制与化学成分 北寒水石主要成分为硫酸钙（$CaSO_4 \cdot 2H_2O$），尚含有铁、铝等元素。南寒水石主要成分为碳酸钙（$CaCO_3$），尚含有镁、铁、锰、锌等元素。红石膏入汤剂，与石膏相同，其主要溶出成分不论在水、酸、碱中的溶解度，均依黏土矿物含量改变而有量比的变化，铝、硅与钙呈负相关；红石膏含镁量高于石膏，其酸溶大于碱溶的趋势更明显。方解石的主要成分为碳酸钙，在加热条件下分解，释放二氧化碳，生成氧化钙，煅后主要成分为氧化钙，在临床上具有钙剂的全部活性。

寒水石经不同煅制火候炮制后，其外观性状、煅得率、总钙量、煎剂中钙离子溶出量和总成分煎出率等均较炮制前有改变。特别是在800 ℃以上煅制条件下变化更为明显，故寒水石煅制的温度应控制在800 ℃以上，煅制30～60 分钟。

2. 炮制与药理作用 碳酸盐类寒水石主要含碳酸钙，经煅制后，具有杀菌、消毒、收敛作用。硫酸盐类寒水石主含硫酸钙，药理效应和石膏相近。煅制后有收敛拔毒、生肌的作用。

【炮制辨析】实验表明南寒水石各炮制品对幽门结扎大鼠胃液分泌均有不同程度的影响，不同产地南寒水石表现有所不同，可能是因为不同产地寒水石虽然主成分相同，但伴生物质有所不同，药效的发挥可能是伴生物质与主成分共同作用的结果。

花蕊石

【饮片名称】花蕊石、煅花蕊石

【基源和加工】本品为变质岩类岩石蛇纹大理岩，主含碳酸钙（$CaCO_3$）。采挖后，除去杂石和泥沙。

【饮片炮制】

1. 花蕊石 洗净，干燥，砸成碎块。

2. 煅花蕊石 取净花蕊石，放于无烟炉火中或适当的耐火容器中煅烧至红透。

【饮片性状】花蕊石为粒状和致密块状的集合体，呈不规则的块状，具棱角，而不锋利。白色或浅灰白色，其中夹有点状或条状的蛇纹石，呈浅绿色或淡黄色，习称“彩晕”，对光观察有闪星状光泽；体重，质硬，不易破碎；气微，味淡。煅花蕊石呈粉末状；灰褐色，无光泽；质酥，易碎。

【炮制作用】花蕊石，酸、涩、平。归肝经。止血，化瘀。

花蕊石质地坚硬，难以粉碎，一般不生用。

煅花蕊石能使质地疏松，易于粉碎，且能缓和酸涩之性，消除伤脾伐胃的不良反应，有利于内服，一般多煅用。用于咯血，吐血，外伤出血，跌扑伤痛。如治咯血、吐血不止的花蕊石散（《十药神书》）。

【现代研究】

1. 炮制与化学成分 煅后花蕊石中钙、镁、硅元素等的溶出量大于花蕊石生品和其他剂型（石膏汤、散剂）。

2. 炮制与药理作用 花蕊石对二甲弗林诱发的小鼠惊厥有明显的抑制作用，且效果优于龙骨、龙齿。

花蕊石炮制前后都能显著缩短凝血时间和出血时间，减少出血量，并能显著增加外周血小板数目。

【炮制辨析】花蕊石经约 600℃煅制 20 分钟后即可红透。煅花蕊石敷于伤口出血处，容易被血吸附和形成干痂，这可能与钙离子释放有关。

钟乳石

【饮片名称】钟乳石、煅钟乳石

【来源与加工】本品为碳酸盐类矿物方解石族方解石。主含碳酸钙（$CaCO_3$）。采挖后，除去杂石。

【饮片炮制】

1. 钟乳石 洗净，砸成小块，干燥。

2. 煅钟乳石 净钟乳石块，置于耐火容器内，放入炉火中煅至红透，取出，摊晾，碾碎或研末。

【饮片性状】钟乳石为钟乳状集合体，略呈圆锥形或圆柱形；表面白色、灰白色或棕黄色，粗糙，凹凸不平；体重，质硬，断面较平整，白色至浅灰白色，对光观察具闪星状的亮光，近中心常有一圆孔，圆孔周围有多数浅橙黄色同心环层；气微，味微咸。煅钟乳石呈灰白色，不规则碎块或粉末；质地酥脆；光泽度降低或消失。

【炮制作用】钟乳石，甘、温。归肺、肾、胃经。温肺，助阳平喘，下乳，制酸。

生钟乳石主要用于寒痰喘咳，阳虚冷喘，腰膝冷痛，胃痛泛酸，乳汁不通。如治肺虚气促、连绵不息的钟乳丸（《圣济总录》）。

煅后易于粉碎和煎出有效成分，增强温阳补虚作用，也用于消肿毒。

【现代研究】

1. 炮制与化学成分 生、煅钟乳石均由方解石组成，但其微量成分与方解石不同。钟乳石含有微量砷，煅后可除去一部分或大部分。

钟乳石经炮制后碳酸钙含量升高，不同炮制品中碳酸钙的含量：煅品 > 煅淬品 > 水飞品 > 烤品 > 生品。

钟乳石经过炮制后质变疏松，钙含量明显增加。

2. 炮制与药理作用 与钟乳石生品相比，炮制品能进一步提高动物血钾、血钠含量。

【炮制辨析】

陶弘景认为钟乳石“不炼服之，令人淋”，但今临床上常用生品，未有不良反应的报道。究竟是古书记载有误还是其中含有一些成分引起不良反应，尚需深入研究。

龙 骨

【饮片名称】 龙骨、煅龙骨

【来源与加工】 本品为古代哺乳动物如三趾马、犀类、鹿类、牛类、象类等的骨骼化石（龙骨）或象类门齿的化石（五花龙骨）。挖出后除去泥土及杂质。

【饮片炮制】

1. 龙骨 除去杂质及泥沙。

2. 煅龙骨 取净龙骨，砸成小块，置无烟的炉火上或置适宜的容器内，煅至红透，摊晾，取出，碾碎。

【饮片性状】 龙骨为不规则的碎块；质硬脆；表面类白色、灰白色或浅黄色，有的具有蓝灰色或红棕色纹或棕色、黄白色斑点；气微，吸舌力很强。煅龙骨呈碎块或粉末；体轻，质酥易碎；灰白色或灰褐色；表面显粉性，吸舌力强。

【炮制作用】 龙骨，甘、涩，平。归心、肝经。镇静安神，收敛固涩。

龙骨镇静潜阳作用较强，用于怔忡多梦，惊厥、头昏目眩。如治疗惊痫的镇心定痫汤（《杂病证治新义》）。

煅龙骨增强了收敛固涩、生肌的功效，用于敛汗固精，止血涩肠，生肌敛疮。治疗惊痫癫狂，怔忡健忘，失眠多梦，自汗盗汗，遗精淋浊，吐衄便血，崩漏带下，泻痢脱肛，溃疡久不收口。如治血崩不止的龙骨散（《景岳全书》）；煅龙骨外敷用于收湿敛疮，治疗疮疡湿疹和疮馈后久不收口等症。

【现代研究】

1. 炮制与化学成分 龙骨生品水煎液中锰、铁和锌的含量均高于煅龙骨。

龙骨煅制的最佳温度一般在800℃左右，此温度能增加总成分煎出率和煎液中钙离子的含量。

2. 炮制与药理作用 龙骨可明显增加小鼠胸腺和脾脏的相对重量，增强小鼠单核巨噬细胞对血清碳粒的吞噬能力，减少小鼠坐骨神经损伤后爬网的漏脚率。天然龙骨具有增强免疫和促进损伤组织修复的作用。

龙骨生品的平肝潜阳之力较强；煅龙骨能加速创伤组织愈合，增加机体抗感染力。

牡 蛎

【饮片名称】 牡蛎、煅牡蛎

【来源与加工】 本品为牡蛎科动物长牡蛎 *Ostrea gigas* Thunberg、大连湾牡蛎 *Ostrea talienwhanensis* Crosse 或近江牡蛎 *Ostrea rivularis* Gould 的贝壳。全年均可捕捞，去肉，洗净，晒干。

【饮片炮制】

1. 牡蛎 洗净，干燥，碾碎。

2. 煅牡蛎 取净牡蛎，置耐火容器内或无烟炉火上，用武火加热，煅至酥脆时取出，摊晾，碾碎。

【饮片性状】 长牡蛎呈长片状，背腹缘几平行，长 10 ~ 50cm，高 4 ~ 15cm；右壳较小，鳞片坚厚，层状或层纹状排列；壳外面平坦或具数个凹陷，淡紫色、灰白色或黄褐色；内面瓷白色，壳顶二侧无小齿；左壳凹陷深，鳞片较右壳粗大，壳顶附着面小，质硬，断面层状，洁白；气微，味微咸。大连湾牡蛎呈类三角形，背腹缘呈八字形；右壳外面淡黄色，具疏松的同心鳞片，鳞片起伏成波浪状，内面白色；左壳同心鳞片坚厚，自壳顶部放射肋数个，明显，内面凹下呈盒状，铰合面小。近江牡蛎呈圆形、卵圆形或三角形等；右壳外面稍不平，有灰、紫、棕、黄等色，环生同心鳞片，幼体者鳞片薄而脆，多年生长后鳞片层层相叠，内面白色，边缘有的淡紫色。煅牡蛎为不规则的碎块或粗粉；灰白色；质酥脆，断面层状。

【炮制作用】 牡蛎，咸，微寒。归肝、肝、肾经。平肝潜阳，收敛固涩，软坚散结。

牡蛎重镇安神、平肝潜阳、软坚散结。治肝阳上亢所致的惊悸不安、烦躁失眠、头昏目眩及惊痫发狂诸证，常与龙骨、龟板、石决明、代赭石等配伍，如镇肝熄风汤（《医学衷中参西录》）。治瘰疬痰核的瘰疬内消丸（《全国中药成药处方集》）。

煅牡蛎增强了收敛固涩作用。多用于自汗盗汗，遗精崩带，胃痛吐酸。如治盗汗自汗的牡蛎散（《太平惠民和剂局方》）。

【炮制辨析】 有人认为煅制牡蛎也可采用牡蛎煅后醋淬的方法，其醋淬水煎液中钙离子含量高于煅品和生品，但其作用是否优于煅牡蛎还需要进一步研究。

【现代研究】

1. 炮制与化学成分 与生品相比，牡蛎煅后铁、锰、锌元素的煎出量显著增加，尤其是锌元素的煎出量为生品的数倍；牡蛎煅制后有害元素砷的含量降低。

2. 炮制与药理作用 牡蛎能延长睡眠时间，增强免疫；煅后水溶物煎出率和煎液 pH 均明显增高，可用于治疗胃酸过多。

牡蛎对盐酸损伤、无水乙醇损伤、幽门结扎所致的三种实验性胃溃疡模型有预防作用，且煅牡蛎优于生牡蛎。

【炮制辨析】 有人认为煅制牡蛎也可采用牡蛎煅后醋淬的方法，其醋淬水煎液中钙离子含量高于煅品和生品，但其作用是否优于煅牡蛎还需要进一步研究。

石决明

【饮片名称】 石决明、煅石决明

【来源与加工】 本品为鲍科动物杂色鲍 *Haliotis diversicolor* Reeve、皱纹盘鲍 *Haliotis discus hannai* Ino、羊鲍 *Haliotis ovina* Gmelin、澳洲鲍 *Haliotis ruber*（Leach）、耳鲍 *Haliotis asinina* Linnaeus 或白鲍 *Haliotis laevigata*（Donovan）的贝壳。夏、秋二季捕捞，去肉，洗净，干燥。

【饮片炮制】

1. 石决明 除去杂质，洗净，干燥，碾碎。

2. 煅石决明 取净石决明，置于耐火容器内或无烟炉火上，用武火加热，煅至灰白色或青灰色，易碎时，取出，摊晾，碾碎。

【饮片性状】 石决明为不规则的碎块。灰白色，有珍珠样彩色光泽。质坚硬。气微，味微咸。煅石决明为不规则的碎块或粗粉。灰白色无光泽，质酥脆。断面呈层状。

【炮制作用】 石决明咸，寒。入肝经。平肝潜阳，除热，明目。

石决明长于平肝潜阳，用于风阳上扰、头痛眩晕，惊痫抽搐，骨蒸劳热，青盲内障。

煅石决明咸寒之性降低，平肝潜阳的功效缓和，增强了固涩收敛、明目作用。用于目赤，翳障，青盲雀目，痔漏。如治青盲内障的石决明散（《审视瑶函》）。石决明煅后质地疏松，便于粉碎，有利于外用涂敷撒布和煎出有效成分。

【现代研究】

1. 炮制与化学成分 石决明煅后碳酸盐分解，产生氧化钙，氨基酸及其他有机质被破坏。

石决明煅淬品的水煎出物得率、钙离子的煎出量、粉碎率等都显著高于石决明生品；煅制醋淬后的石决明水煎后在水煎液中钙盐的溶解率增加。

2. 炮制与药理作用 煅醋淬品可降低兔正常血压，生品微有升压趋向，但除去钙的煎剂具有明显的升压作用。

3. 炮制新工艺 有研究采用正交设计、多指标综合评分优选出石决明煅制醋淬的最佳工艺为：石决明于900℃煅制1.5小时，以1.2倍量醋淬制。

蛤　壳

【饮片名称】蛤壳、煅蛤壳

【来源与加工】本品为帘蛤科动物文蛤 *Meretrix meretrix* Linnaeus 或青蛤 *Cyclina sinensis* Gmelin 的贝壳。夏、秋二季捕捞，去肉，洗净，晒干。

【饮片炮制】

1. 蛤壳 洗净，碾碎，干燥。

2. 煅蛤壳 取净蛤壳，置于耐火容器内，煅至酥脆，取出，摊晾，碾碎或研粉。

【饮片性状】蛤壳呈不规则的碎片；碎片外面黄褐色或棕红色，可见同心生长纹；内面白色；质坚硬；断面有层纹；气微，味淡。煅蛤壳为不规则碎片或粗粉；灰白色，碎片外面有时可见同心生长纹；质酥脆；断面有层纹。

【炮制作用】蛤壳，苦、咸，寒。归肺、肾、胃经。清热化痰，软坚散结，制酸止痛。

蛤壳偏于软坚散结，用于瘰疬、瘿瘤、痰核等。如消瘿瘤的消瘿五海饮（《古今医鉴》）。

煅蛤壳易于粉碎，化痰制酸止痛作用增强。用于痰火咳嗽，胸胁疼痛，痰中带血，胃痛吞酸。如治痰火咳嗽的青蛤丸（《卫生鸿宝》）。外治湿疹，烫伤，如治湿疮的青蛤散（《医宗金鉴》）。

【现代研究】

1. 炮制与化学成分 蛤壳煅制时间越长，砷越易挥发，更易除去有害元素砷。

2. 炮制新工艺 有研究对一系列不同煅制温度的蛤壳样品进行性状、得率、总钙等多指标综合分析认为，不同煅制温度对蛤壳的质量有一定影响，最佳炮制温度为700～800℃。

扫码“学一学”

第二节　煅淬法

将药物按明煅法煅烧至红透后，立即投入规定的液体辅料中骤然冷却，并反复多次直至药物酥脆的方法称为煅淬法。

将药物煅至红透后趁热投入液体辅料的操作过程称为淬，所用的液体辅料称为淬液。

常用的淬液有醋、酒、药汁等，按炮制目的依法选用。

煅淬法主要适用于质地坚硬、经过高温仍不能酥松的矿物药以及因临床特殊需要而必须煅淬的药物。

1. 目的

（1）改变药物的理化性质，减少不良反应，增强疗效。如自然铜等。

（2）使药物质地酥脆，易于粉碎，利于有效成分煎出。如自然铜、赭石、磁石等。

（3）清除药物中夹杂的杂质，洁净药物。如炉甘石。

2. 操作方法 将药物置炉口上直火煅或置耐火容器内煅至红透后，迅速投入一定量的淬液中淬至无气泡与蒸汽冒出时，取出，如不酥脆可再煅再淬，反复几次，直至酥脆为止，碾粉。

3. 注意事项 煅淬要反复进行几次，使液体辅料吸尽，药物应全部酥脆为度，避免生熟不均。所用的淬液种类和用量根据各药物的性质和临床用药目的而定。

自然铜

【饮片名称】自然铜、煅自然铜

【来源与加工】本品为硫化物类矿物黄铁矿族黄铁矿，主含二硫化铁（FeS_2）。采挖后，除去杂石。

【饮片炮制】

1. 自然铜 除去杂质，洗净，干燥。用时砸碎。

2. 煅自然铜 取净自然铜，置耐火容器内，用武火加热，煅至红透立即取出，投入醋液中淬制，待冷后取出，继续煅烧醋淬至黑褐色，光泽消失并酥松，取出，摊晾，干燥后碾碎。

【饮片性状】自然铜晶形多为立方体，集合体呈致密块状。表面亮淡黄色，有金属光泽；有的黄棕色或棕褐色，无金属光泽。具条纹，条痕绿黑色或棕红色。体重，质坚硬或稍脆，易砸碎，断面黄白色，有金属光泽；或断面棕褐色，可见银白色亮星。煅自然铜为小立方体或不规则的碎粒或粉末状，呈棕褐色至黑褐色或灰黑色，无金属光泽。质酥脆。略有醋酸气。

【炮制作用】自然铜，辛，平。归肝、肾经。散瘀止痛、续筋接骨。

自然铜生品一般不药用。

煅自然铜便于粉碎，利于煎出药效成分，可增强散瘀止痛、续筋接骨作用。临床多煅用，用于跌扑肿痛，筋骨折伤，瘀血肿痛，关节疼痛，心气刺痛。如自然铜散（《张氏医通》）。

【现代研究】

1. 炮制与化学成分 自然铜生品主要物相为二硫化铁（FeS_2），煅后有三氧化二铁（Fe_2O_3）、硫化亚铁（FeS）、碱式氧化亚铁［FeO(OH)］、四氧化三铁（Fe_3O_4）等复杂物相。自然铜在400～1000 ℃时，FeS_2逐渐分解；煅品成分结构变化较少。

自然铜火煅醋淬后可提高煎液中铁离子的溶出率。

不同方法制得的煅自然铜，所含Fe_7S_8、FeS_2、FeS、Fe_3O_4、Fe_2O_3等成分的种类和量比不同。放置一年后的样品，铁离子含量升高，加硫酸后析出的硫降低。

2. 炮制与药理作用 自然铜中含有大量的锌（Zn^{2+}）、铜（Cu^{2+}）、铁（Fe^{3+}）、锰

(Mn^{2+})、钙(Ca^{2+})等离子：Zn^{2+}可使机体碱性磷酸酶活性增强；大量的Fe^{3+}和Mn^{2+}利于胶原合成；Cu^{2+}能提高赖氨酰氧化酶的活性，使胶原纤维韧性增强，胶原的不溶性增加，从而增加骨的生物力学强度，而应力刺激又促进新骨生成；药液中的钙、磷等无机物，机体吸收后沉积矿化在骨痂中。

自然铜可以促进实验性骨折家兔骨痂的生长和成熟，促进骨髓本身及周围血液中网状细胞和血红蛋白增生。

【炮制辨析】控制温度和煅烧时间，可使成品冷后呈“五色”（棕红、土黄、灰、蓝、黑灰），古人有“药有五色者，甚妙”的记载。

煅自然铜放置一年后，铁离子含量升高，加硫酸后析出的硫降低。故明代马兆圣在《医林正印》中有“半年后方可用，否则杀人”和“火煅醋淬入药，陈久者良”的用药经验，有一定道理。

阳起石

【饮片名称】阳起石、煅淬阳起石、煅阳起石

【来源与加工】本品为硅酸盐类矿物阳起石的矿石。采挖后去净泥土，选择浅灰白色或淡绿白色的纤维状或长柱状集合体入药。

【饮片炮制】

1. 阳起石 除去杂质，洗净，干燥，碾成碎块或粉末。

2. 煅淬阳起石 取净阳起石小块，置耐火容器内，用武火煅至红透，倒入黄酒中浸淬，如此反复煅淬至药物酥脆，酒尽为度，取出，晾干，研碎。每100kg阳起石用黄酒20kg。

3. 煅阳起石 取净阳起石碎块，置耐火容器内，用武火煅至红透，取出放冷，细研或水飞，晒干。

【饮片性状】阳起石为不规则的碎块或粉末，通常呈纤维状、针状、棒状集合体；体较重，质较硬脆，有的略疏松，可打碎；白色、浅灰白色或淡绿白色，具绢丝样光泽；气无，味淡。煅淬阳起石为灰黄色粉末；略有酒气。煅阳起石呈纤维状粉末或极细粉末；青灰色，无光泽。

【炮制作用】阳起石，咸，微温。归肾经。温肾壮阳，暖下焦，除冷痹。

阳起石质坚硬，不易煎出有效成分，故一般不生用。

煅淬阳起石质地酥脆，利于粉碎，并可增强壮阳作用，多用于下焦虚寒，腰膝酸软，遗精，阳痿，宫冷不孕，崩漏。如治肾脏虚损，阳气萎弱的阳起石丸（《太平圣惠方》）；治肾劳虚损，腰脚酸痛，小便滑速的阳起石丸（《圣济总录》）；治肾阳衰弱，肾不纳气，上气喘促的黑锡丹（《太平惠民和剂局方》）。

煅阳起石质地酥脆，易于粉碎，利于煎出有效成分。

【现代研究】

炮制与化学成分 阳起石中元素含量比较，铁元素含量最高，铜元素次之，锌和锰元素含量最低。

炮制与药理作用 阳起石可明显改善氢化可的松肌内注射引起阳虚小鼠的外观、增加活动频数、延长低温游泳时间、增强红细胞免疫功能。

炉甘石

【饮片名称】炉甘石、煅炉甘石、制炉甘石

【来源与加工】本品为碳酸盐类矿物方解石族菱锌矿，主含碳酸锌（$ZnCO_3$）。采挖后，洗净，晒干，除去杂石。

【饮片炮制】

1. 炉甘石 除去杂质，打碎。

2. 煅炉甘石 取净炉甘石，置于耐火容器内，用武火加热煅至红透，取出，立即倒入淬液中浸淬，搅拌，倾取上层中的混悬液，残渣继续煅淬3~4次，至不能混悬为度，合并混悬液，静置，待澄清后倾去上层清水，干燥。

3. 制炉甘石

（1）黄连汤制炉甘石 用黄连煎汤，过滤去渣，加入煅炉甘石细粉中拌匀，吸尽后，干燥即得。每100kg炉甘石用黄连12.5kg。

（2）三黄汤制炉甘石 取黄芩、黄连、黄柏煎汤，过滤去渣，倾入煅炉甘石细粉中拌匀，吸尽后，干燥。每100kg炉甘石用黄芩、黄柏、黄连各12.5kg。

【饮片性状】炉甘石为块状集合体，呈不规则的块状；灰白色或淡红色，表面粉性，无光泽，凹凸不平，多孔，似蜂窝状；体轻，易碎；气微，味微涩。煅炉甘石呈白色、淡黄色或粉红色的粉末；体轻，质松软而细腻光滑；气微，味微涩。

黄连汤制炉甘石为黄色细粉，质轻松，味苦。三黄汤炉甘石为深黄色细粉，质轻松，味苦。

【炮制作用】炉甘石，甘，平。归胃经。解毒，明目退翳，收湿止痒，敛疮。

炉甘石不生用，也不内服，多外敷使用。

煅炉甘石纯净细腻。适宜于眼科及外敷，多用于目赤肿痛，眼缘赤烂，翳障胬肉，溃疡不敛，脓水淋漓，湿疮，皮肤瘙痒等。

【现代研究】

1. 炮制与化学成分 生炉甘石溶出物中铅的含量大于煅飞炉甘石，炉甘石煅后减少了生品中的毒性成分。

2. 炮制与药理作用 炉甘石煅烧后变为氧化锌，内服不吸收，外敷于黏膜疮疡面，能部分溶解并吸收分泌物，具收敛吸湿、保护作用，并能抑制葡萄球菌繁殖和生长，具杀菌消炎作用。在眼内吸收后还可参与维生素A还原酶的合成，用于治疗暗适应能力下降等。

【炮制辨析】

炉甘石古今炮制方法皆要求高温。锻制后，以“酥”为度，目的是便于粉碎。高温煅制或药汁等辅料淬制或拌制炉甘石，影响其作用和疗效。如三黄汤淬制后抑菌作用较优，消炎作用增强；醋淬后可增强敛疮、生肌作用，有保护创面及防腐除烂功效。

煅至酥脆和淬制便于炉甘石的粉碎，水飞可以进一步使其质地纯洁细腻，既能除去水溶性杂质，又能降低游pH离铅等重金属杂质的含量，消除了由于颗粒粗而造成的对敏感部位的刺激性。

赭 石

【饮片名称】赭石、煅赭石

【来源与加工】本品为氧化物类矿物刚玉族赤铁矿，主含三氧化二铁（Fe_2O_3）。采挖后，除去杂石。

【饮片炮制】

1. 赭石 除去杂质，砸碎。

2. **煅赭石**　取净赭石，砸成碎块，置于耐火容器内，用武火加热，煅至红透，醋淬至质地酥脆，淬液用尽为度，碾成粗粉。

【饮片性状】 赭石为鲕状、豆状、肾状集合体，多呈不规则的扁平块状；暗棕红色或灰黑色，条痕樱红色或红棕色，有的有金属光泽；一面多有圆形的突起，习称“钉头”，另一面与突起相对应处有同样大小的凹窝；体重，质硬，砸碎后断面显层叠状；气微，味淡。煅赭石为粉末状；体重，质地酥脆；光泽消失，暗褐色或暗红棕色；略有醋气。

【炮制作用】 赭石，苦，寒。归肝、心经。平肝潜阳，重镇降逆，凉血止血。

赭石性味苦寒，具有平肝潜阳，清火降逆下气的作用。多用于头痛，眩晕耳鸣，心悸，癫狂，惊痫，呕吐，噫气，呃逆，喘息以及血热所致的吐血、衄血。如治呃逆呕吐的旋覆代赭汤（《伤寒论》）。

煅淬赭石缓和了苦寒之性，增强了平肝止血作用。多用于吐血，衄血，崩漏下血，便血，尿血，泄泻等。如《斗门方》记载：“代赭石一味，火煅醋淬，研末内服，可治吐血，衄血”。

【现代研究】

1. **炮制与化学成分**　赭石煅淬后，质地松脆，锰、铁、铝、钙、镁、硅等的溶出量均增加，而砷溶出量降低。

赭石用不同方法炮制所得炮制品中含砷量比较，含砷量依次为：生品干研 > 煅干研 > 煅醋淬干研 > 生品水飞 > 煅水飞 > 煅醋淬水飞。

赭石经煅红醋淬后氧化亚铁（FeO）含量比生品增高。

2. **炮制与药理作用**　赭石煅淬后，其中的部分 Fe^{3+} 被还原成 Fe^{2+}，服用后在胃液吸收，并随后在小肠内与糖类或氨基酸结合，进入小肠上皮细胞，由其中的载铁蛋白贮存，在机体缺铁时，铁从铁蛋白中释放，快速进入血浆，其中的大部分被运送至骨髓内用于合成血红蛋白。

赭石生品、煅制品均能降低戊巴比妥钠的阈剂量，且煅赭石优于生赭石。煅赭石能显著对抗戊四氮诱发的小鼠惊厥，延长抽搐潜伏期，减少惊厥动物数。

赭石生品、煅制品均可显著抑制小鼠足跖肿胀度，且生赭石优于煅赭石。

赭石生品、煅制品均能缩短出血时间，煅赭石凝血时间缩短百分率优于生赭石。

【炮制辨析】 赭石直接粉碎成极细粉再用水（代赭石∶水 = 1∶450）处理，完全可以代替传统的“水飞法”，并有降低劳动强度，提高工作效率的优点。

磁　石

【饮片名称】 磁石、煅磁石

【来源与加工】 本品为氧化物类矿物尖晶石族磁铁矿，主含四氧化三铁（Fe_3O_4）。采挖后，除去杂石。

【饮片炮制】

1. **磁石**　除去杂质，砸碎。

2. **煅磁石**　取净磁石块，置于耐火容器内，用武火煅至红透，醋淬，冷却后取出，反复煅淬至酥脆，取出干燥，碾成粗粉。

【饮片性状】 磁石为不规则的碎块。灰黑色或褐色，条痕黑色，具金属光泽。质坚硬。具磁性。有土腥气，味淡。煅磁石为不规则的碎块或颗粒。表面黑色。质硬而酥。无磁性。

有醋香气。

【炮制作用】磁石，辛、咸，平。归肝、心、肾经。平肝潜阳，聪耳明目，镇惊安神，纳气平喘。

磁石擅于平肝潜阳，镇惊安神，多用于头晕目眩，惊悸失眠。如治阴虚阳亢所致的心悸、失眠的磁朱丸（《备急千金要方》）。

煅淬磁石质地酥松，易于粉碎和煎出有效成分，缓和了重镇安神功效，聪耳明目，补肾纳气力强。多用于耳鸣，耳聋，视物昏花，白内障，肾虚气喘，遗精等。如治肾虚作喘的玄石紫粉丹（《太平圣惠方》）和治遗精的磁石丸（《三因极一病证方论》）。

【现代研究】

1. 炮制与化学成分 磁石经炮制，性状变化显著，含铁量变化不明显，水溶性铁元素溶出增加，重金属及有害元素减少。

磁石火煅醋淬后，砷含量显著降低，增大粉碎度的同时更易除去砷。

2. 炮制与药理作用 磁石炮制后，利于 Fe^{2+} 的溶出，从而改善中枢神经系统功能，达到镇静和补血强壮的作用，另外亦有利于钙的溶出，增强镇静作用。

【炮制辨析】磁石炮制后磁性大大减弱，颜色、硬度等性状发生改变，结合 X 射线单晶衍射分析，磁石在炮制过程中可能是部分四氧化三铁氧化成三氧化二铁，并且其晶体结构由于受高温破坏而发生改变，这些变化直接导致其热力学性质的改变及元素总量及溶出性能的改变。

皂矾（绿矾）

【饮片名称】皂矾、煅皂矾、醋煅皂矾

【来源与加工】本品为硫酸盐类矿物水绿矾族水绿矾的矿石，主含含水硫酸亚铁（$FeSO_4 \cdot 7H_2O$）。采挖后，除去杂石。

【饮片炮制】

1. 皂矾 除去杂质，打碎。

2. 煅皂矾 取净皂矾，置耐火容器内，用武火加热，煅至汁尽、红透为度，取出，摊晾，研粉。

3. 醋煅皂矾（矾红） 取净绿矾打碎，置耐火容器内，加入醋，盖好，置火炉上用武火加热，待绿矾溶解后搅拌均匀，继续煅至汁尽，全部呈绛色为度，取出，摊晾，研粉。

【饮片性状】皂矾为不规则碎块；浅绿色或黄绿色，半透明，具光泽，表面不平坦；质硬脆，断面具玻璃样光泽；有铁锈气，味先涩后微甜。煅皂矾呈无定形粉末、不透明；光泽消失，绛红色；无臭，味涩；醋煅皂矾（矾红）呈无定形粉末、不透明；光泽消失，质地疏松；绛红色或红棕色；有醋气，味涩。

【炮制作用】皂矾，酸、涩，寒。归肝、脾经。燥湿化痰，消积杀虫，止血补血，解毒敛疮。

皂矾多制成洗剂外用。偏于燥湿止痒杀虫。用于湿疹，疥癣，疮毒。

煅皂矾失水变枯，不溶于水，降低了致吐的不良反应，增强了燥湿化痰，止痒，消积的作用。

醋煅皂矾降低了致吐不良反应，以利内服，并增强入肝补血、解毒杀虫作用。多用于水肿胀满，血虚萎黄，疳积久痢，肠风便血。如治水肿胀满的降矾丸（《重订广温热论》

和治赤白痢的绿白散（《圣济总录》）。

【现代研究】

1. 炮制与化学成分 天然绿矾主要含硫酸亚铁（$FeSO_4 \cdot 7H_2O$）。因产地不同，常含有不同量的杂质成分如铜、钙、镁、铝、锌、锰等。煅烧成绛矾则主要成分为氧化铁，尚会出现含水不同的硫酸铁。醋炙后含铁量提高。

2. 炮制与药理作用 绿矾醋炙后质地酥松，便于制剂和机体吸收，同时其强烈的酸涩之性大部分消失，减轻对舌喉部黏膜的刺激性。

绿矾外用能与蛋白质结合，生成不溶性蛋白复合物，故其浓溶液对黏膜有腐蚀作用，可退翳。可经黏膜吸收，补充体内铁之不足；内服后，有催吐作用。

绿矾内服在胃中水解生成亚铁离子（Fe^{2+}），至肠中即被肠黏膜上皮吸收，大部分进入血液循环。小部分被肠黏膜细胞氧化成铁离子（Fe^{3+}），并与黏膜内去铁蛋白结合成为铁蛋白而滞留其中。而进入血液的 Fe^{2+} 立刻被氧化成 Fe^{3+}，并与血浆中球蛋白即转铁蛋白结合，成为血浆铁，可治疗缺铁性贫血。

【炮制辨析】醋煅皂矾中加醋煅淬法质地比加醋明煅法质地疏松，且三氧化二铁（Fe_2O_3）含量低，可能是由于加醋煅淬是在煅皂矾的基础上进行的，趁热用醋淬透可使煅制生成的 Fe_2O_3 有一部分转化为 $Fe(CH_3COO)_3$，因此 Fe_2O_3 含量要低于煅皂矾。从药用的角度来说，铁盐的增加有利于药物的溶出和人体的吸收，因此醋煅皂矾应采用加醋煅淬法制备。

扫码“学一学”

第三节 密闭煅法

药物在高温缺氧条件下煅烧成炭的方法称密闭煅法，又称扣锅煅、闷煅、暗煅。适用于煅制质地疏松、炒炭易灰化或质地坚硬、不易炒炭的药物及某些中成药在制备过程需要综合制炭的中成药。

1. 目的

（1）改变药物的性能，产生新的疗效，增强止血作用。如血余炭，棕榈炭等。

（2）降低毒性。如干漆、蜂房等。

2. 操作方法 将药物置于锅中，上扣一较小的锅，两锅结合处用盐泥封严，扣锅上压一重物，防止锅内气体膨胀而冲开扣锅。扣锅底部贴一白纸条或放几粒大米，用武火煅至白纸或大米变黄色，药物全部炭化为度。或在两锅盐泥封闭处留一小孔，用筷子塞住，时时观察小孔处的烟雾，当烟雾由黄转为青烟，之后逐渐减少时，降低火力，煅至基本无烟时，离火，待完全冷却后，取出药物。

3. 注意事项

（1）药物装量以占锅容积的1/3～1/2为宜，不宜放得太多过紧，以免煅不透。

（2）及时用盐泥堵漏，以防氧气进入而燃烧，使药物灰化而得不到炭药。

（3）判断药物是否煅透的方法，除观察米和纸的颜色变化外，还可用滴水于锅底即沸的方法观察煅制火候。

（4）冷后开锅取药，以免遇空气复燃灰化。

血余炭

【饮片名称】血余炭

【来源与加工】本品为人发制成的炭化物。取头发，除去杂质，碱水洗去油垢，清水漂净，晒干，闷煅成炭，摊晾。

【饮片炮制】取头发，除去杂质，碱水洗去油垢，清水漂净，晒干，装于锅内，上扣一个口径较小的锅，两锅结合处用盐泥或黄泥封固，上压重物，扣锅底部贴一白纸条或放几粒大米，用武火加热，煅至白纸或大米呈深黄色为度，离火，摊晾后取出，剁成小块。

【饮片性状】本品呈不规则块状，乌黑光亮，有多数细孔。体轻，质脆。用火烧之有焦发气，味苦。

【炮制作用】血余炭，苦、涩，平。归肝、胃、膀胱经。止血，化瘀。

人发不入药，煅制成炭后入药。止血而不留瘀。主治吐血，咯血，衄血，尿血，便血，崩漏下血，外伤出血等。如治出血的化血丹（《医学衷中参西录》）。

【现代研究】

1. 炮制与化学成分 人发主含优角蛋白（Eukeratin），即纤维蛋白。此外，尚含脂肪及黑色素（Melanin）及钙、钠、钾、锌、铜、铁、锰、砷等，煅制成血余炭后，有机成分基本被破坏炭化。不同炮制方法所得血余炭水浸物、醇浸物含量高低顺序均为：闷煅制品 > 锅炒炭品 > 直火烧炭品。

2. 炮制与药理作用 不同炮制方法所得血余炭的止血作用强弱比较：闷煅制品 > 锅炒炭品≈直火烧炭品。

血余炭的水煎出液和乙醇提取液均能显著缩短小鼠和大鼠的出血时间，醇提取液还能缩短大鼠的凝血时间，诱导血小板聚集，缩短血浆的再钙化时间。

【炮制辨析】

1. 不同年龄的人的头发炮制成的血余炭缩短实验动物凝血时间的作用不同，以青年人、中年人的头发最佳，老年男性的头发最差。

2. 人发的水煎出液和乙醇提取液均无止血作用，从血余炭中提得的粗结晶止血作用更强。研究证实，血余炭的粗结晶具有内源性系统止血功能，其止血原理与血浆中 cAMP 的含量降低有关。除去血余炭中的钙、铁离子后，其凝血时间延长，说明血余炭的止血作用可能与其所含的钙、铁离子有关。

3. 血余炭不同条件炮制时，其药理活性随着炮制温度不同而作用性质亦有变化，350℃的血余炭口服止血作用最强，动物注射 300℃以下炮制的血余炭煎剂则表现为中枢兴奋作用。有实验表明血余炭的最佳炮制工艺为 300℃闷煅 20 分钟，所得产品浸出物、钙元素含量高，并有明显的止血作用。

4. 汉代张仲景有“烧炭存性，勿令灰过”的说法。在煅制的过程中，应控制煅制温度和火候，克服火大灰化、火小不及的缺点。张锡纯所言“血余者，发也，不煅则其质不化，故必煅为炭然后入药”。无论是燔、烧、炒、煎、煅、熬、焙还是炮法，虽存在炮制方法上的差异，本质上均是将人发用火制成炭，即血余炭，体现出“血余不生用”的特点。

棕 榈

【饮片名称】棕榈、棕榈炭

【来源与加工】本品为棕榈科植物棕榈 *Trachycarpus fortunei*（Hook. f.）H. Wendl. 的干燥叶柄。采棕时割取旧叶柄下延部分和鞘片，除去纤维状的棕毛，晒干。

【饮片炮制】

1. **棕榈** 除去杂质，洗净，干燥。

2. **棕榈炭** 取净棕榈，置于锅内，上扣一口径较小的锅，两锅结合处用盐泥或黄泥封固，上压重物，扣锅底部贴一白纸条或放几粒大米，用武火加热，煅至白纸或大米呈深黄色时，停火，摊晾，取出。

【饮片性状】棕榈呈长条板状，一端较窄而厚，另端较宽而稍薄，大小不等；表面红棕色，粗糙，有纵直皱纹，一面有明显的凸出纤维，纤维的两侧着生多数棕色茸毛；质硬而韧，不易折断，断面纤维性；气微，味淡。棕榈炭呈不规则块状，大小不一；表面黑褐色至黑色，有光泽，有纵直条纹；触之有黑色炭粉；内部焦黄色，纤维性；略具焦香气，味苦涩。

【炮制作用】棕榈，苦、涩，平。归肝、肺、大肠经。收涩止血。

棕榈生者不入药。制炭后方有收涩止血作用，多用于吐血、衄血、尿血、便血、崩漏下血。如治血崩不止的乌金散（《奇效良方》）和治诸窍出血的黑散子（《奇效良方》）。

【现代研究】

1. **炮制与化学成分** 棕榈经制炭后，对羟基苯甲酸的含量成倍增长，没食子酸、原儿茶酸、原儿茶醛、*d*－儿茶素也可检出；砂烫棕榈、炒棕榈、闷煅棕榈、烧灰棕榈4种炮制品中，砂烫棕榈中没食子酸、原儿茶酸、原儿茶醛、*d*－儿茶素、对羟基苯甲酸的含量最高。

2. **炮制与药理作用** 新棕皮或新棕板炭均无缩短实验动物出血、凝血时间的作用，但陈棕炭、陈棕皮炭则有明显作用，尤其是取自多年的破旧陈棕作用更为明显。

【炮制辨析】多年的破旧陈棕的凝血作用比新的棕皮的作用明显，说明“年久败棕入药尤妙”的古人经验是有道理的，用药以陈久者为宜。

灯心草

【饮片名称】灯心草、灯心炭、朱砂拌灯心、青黛拌灯心

【来源与加工】本品为灯心草科植物灯心草 *Juncus effusus* L. 的干燥茎髓。夏末至秋季割取茎，晒干，取出茎髓，理直，扎成小把。

【饮片炮制】

1. **灯心草** 除去杂质，剪段。

2. **灯心炭** 取净灯心草，扎成小把，置于锅内，上扣一口径较小的锅，两锅结合处用盐泥或黄泥封固，上压重物，扣锅底部贴一白纸条或放几粒大米，用武火加热，煅至白纸或大米呈深黄色时停火，锅凉后，取出。

3. **朱砂拌灯心** 取灯心段，置盆内喷淋清水少许，微润，加朱砂细粉，撒布均匀，并随时翻动，至表面均匀粘上朱砂为度，取出，晾干。每100kg灯心草用朱砂粉6.25kg。

4. **青黛拌灯心** 取灯心段，置盆内喷淋清水少许，微润，加青黛粉，撒布均匀，并随时翻动，至表面均匀粘上青黛为度，取出，晾干。每100kg灯心草用青黛粉15kg。

【饮片性状】灯心草呈段状，约2～5cm，体轻，质软，断面白色，气微，味淡。灯心炭呈细圆柱形的段，表面黑色，体轻，质松脆，易碎，气微，味微涩。朱砂拌灯心，形如灯心草段；全体被朱砂细粉，呈朱红色。青黛拌灯心，形如灯心草段，全体被青黛细粉，呈黑色。

【炮制作用】灯心草甘、淡，微寒。归心、肺、小肠经。清心火，利小便。

灯心草擅于利水通淋，多用于热淋，黄疸，水肿。如灯心草、麦门冬、甘草浓煎饮，治五淋癃闭（《方脉正宗》）。

灯心炭凉血止血，清热敛疮。多外用治咽痹、乳蛾、阴疳。

朱砂拌灯心以降火安神力强，入丸散剂，多用于心烦失眠，小儿夜啼。

青黛拌灯心偏于清热凉肝，入丸散剂，多用于肝热。

干 漆

【饮片名称】干漆

【来源与加工】本品为漆树科植物漆树 *Toxicodendron vernicifluum*（Stokes）F. A. Barkl. 的树脂经加工后的干燥品。一般收集盛漆器具底留下的漆渣，干燥。

【饮片炮制】取干漆，置火上烧枯；或砸成小块，置锅中炒至焦枯黑烟尽，取出，摊晾。

【饮片性状】本品形如干漆，表面棕褐色至黑色，粗糙，呈蜂窝状或颗粒状。质松脆，断面有空隙。微具特殊臭气。

【炮制作用】干漆，辛，温。归肝、脾经。破瘀血，消积，杀虫。

干漆有毒且刺激性较强，伤营血，损脾胃，故不宜生用。

干漆炭降低其毒性及刺激性。用于妇女经闭，瘀血癥瘕，虫积腹痛。

【现代研究】

1. 炮制与化学成分 干漆生品中主含漆酚，可导致过敏性皮炎。另外，生漆中尚含一种漆敏内酯，可使人产生过敏性皮炎。

2. 炮制与药理作用 干漆可缩短实验动物的出血、凝血时间。漆酚与漆敏内酯为漆中具有毒性的物质，经煅制后，可免除刺激性和毒性。

重点小结

难　点	考　点
煅制的操作方法	煅制产品的质量标准
煅制的注意事项	代表药味的炮制作用及炮制机制
煅制产品的质量标准及炮制作用	

思考题

1. 试述各类煅法的适用范围。
2. 炭药的炮制方法有哪些？如何选择具体炮制方法？
3. 血余炭的炮制作用是什么？试述血余炭止血机制的研究现状。

扫码“练一练”

第十二章　蒸煮𬊤法

学习目标

1. **掌握**　蒸煮𬊤的炮制目的、炮制方法及注意事项等。
2. **熟悉**　蒸煮𬊤对饮片的化学成分、药理作用的影响和一般中药的炮制规格。
3. **了解**　蒸煮𬊤的辅料种类及作用。

蒸煮𬊤法是在炮制过程中既要用水或液体辅料，又要用火加热的一类炮制方法，是传统的“水火共制法”。蒸煮𬊤法的主要炮制目的是增强疗效、降低毒性、改变药性、保存药效、软化药材和便于分离药用部位等。

扫码“学一学”

第一节　蒸　　法

蒸法是将净制过的药物加入辅料或不加辅料装入蒸制容器内，用水蒸气或液体辅料蒸气（黄酒、米醋）加热或隔水加热至一定程度的方法。根据辅料的加入与否分为清蒸和加辅料蒸。蒸制品应内无生心，未蒸透者不得超过3%。

1. 目的

（1）改变药物原有的药性。如地黄生品性味苦寒，蒸制后则转变为甘微温，功能由清变补。

（2）降低毒性。如川乌生品有大毒，经蒸制后毒性降低；藤黄采用豆腐蒸可以降低其毒性。

（3）减少不良反应。如黄精生品刺激咽喉，蒸后可以消除刺激性。

（4）保存药效。如桑螵蛸生品经蒸制后可以杀死虫卵，便于贮存；黄芩、天麻经蒸制后破坏分解有效成分的酶，有利于保存苷类有效成分。

（5）软化药材。如天麻、木瓜、玄参等药物质地较坚硬，经蒸制后既软化了药材便于切片，又避免了有效成分的流失。

（6）增强疗效。如肉苁蓉、黄精、女贞子、五味子等经蒸制后增强疗效。

2. 操作方法

（1）清蒸　将药物漂洗干净，大小分档，对于质地坚硬的药物，润软，置于笼屉、木甑或密闭罐等蒸制容器内，用水蒸气加热或隔水加热至所需程度，取出，干燥。

（2）加液体辅料蒸　将药物漂洗干净，大小分档，用液体辅料润透药物，置于笼屉、木甑或密闭罐等蒸制容器内，用水蒸气加热或隔水加热至所需程度，取出，干燥。

（3）加固体辅料蒸　将豆腐置于盘中，中间挖一不透底的长方形槽，放入药物，再用豆腐盖严置于笼内，用水蒸气加热或隔水加热至所需程度，取出，干燥。

3. 注意事项

（1）加液体辅料蒸的药物，需待液体辅料被吸尽后再蒸制。

（2）蒸制时一般先用武火加热，待“圆气”后改用文火，以使锅内保持有充足的蒸汽为度。

（3）蒸制时要注意蒸制容器中的用水量，太少容易干锅，造成蒸汽中断影响蒸制效果。在蒸制的过程中，要避免“伤水”，以减少干燥的时间。

(4) 蒸制容器中的水液含有较多的有效成分时，可将水液拌回药物中再进行干燥。

人 参

【饮片名称】人参、生晒参、生晒山参、红参

【来源与加工】本品为五加科植物人参 Panax ginseng C. A. Mey. 的干燥根和根茎。栽培者为“园参”，野生者称“山参”。主产于吉林、辽宁、黑龙江等地。多于秋季采挖，洗净晒干或烘干。栽培的俗称“园参”；播种在山林野生状态下自然生长的称“林下山参”，习称“籽海”。园参，剪去小支根，晒干或烘干，称“生晒参”。蒸制后干燥称“红参”。经水炸、灌糖后干燥称“糖参”。山参经晒干称“生晒山参”。园参以根条粗圆、横纹多细密、质坚实、色鲜亮、气香味苦者为佳。

【饮片炮制】

1. 生晒参 生晒参加工分有原浆生晒（即趁鲜加工）、硫黄熏蒸后晒干、沸水煮炸后晾晒三类，后者多见。按生晒参样式选料后，进行洗参、泡参、刷参，后经沸水煮炸，摊晾，干燥即可。润透，切薄片，干燥，或用时粉碎，捣碎。

2. 生晒山参 除去芦头，洗净，干燥，用时粉碎或捣碎。

3. 红参 洗净，经蒸制（气蒸或锅蒸）干燥后，即为红参。用时蒸软或稍浸后烤软，切薄片，干燥。或直接捣碎、碾粉。

【饮片性状】生晒参呈圆形或类圆形薄片。外表皮灰黄色。切面淡黄白色或类白色，显粉性，形成层环纹棕黄色，皮部有黄棕色的点状树脂道及放射性裂隙。体轻，质脆。香气特异，味微苦、甘。生晒山参是人参品类中最名贵的品种，其形体大多生成粗短横体，支根两条八字形分开，上粗下细，螺旋状环纹细密而深，主根上端尤甚，表面淡黄色，皮纹细腻光洁，断面显“菊花心”。中心有圆圈纹，质柔韧，不易折断，有特异浓厚香气，味甘、微苦。红参为圆形或圆形薄片，片面红棕色或深红色，质硬而脆，角质样，气微香，味甘、微苦。

【炮制作用】人参，甘、苦，平。归脾、肺、心经。大补元气，复脉固脱，补脾益肺，生津，安神。

生晒参偏于补气生津，复脉固脱，补脾益肺，多用于体虚欲脱，脾虚食少，口渴，消渴等症。如治气阴两伤的生脉饮（《内外伤辨惑论》）

红参味甘、微苦，性温。具有大补元气、复脉固脱、益气摄血的功能。多用于体虚欲脱，肢冷脉微，气不摄血，崩漏下血者。如治气虚欲脱，汗出肢冷的参附汤（《妇人大全良方》）。

【现代研究】

炮制与化学成分 生晒参含有人参皂苷 Ro、Rb_1、Rb_2、Rc、Rd、Re、Rf、Rg_1 和 Rg_2 外，还含特有的天然原形皂苷类即丙二酸草酰基人参皂苷 Rb_1、Rb_2、Rc 和 Rd；生晒参经过蒸制得到红参，红参含有特有的成分 20（*R*）-人参皂苷 Rg_2、20（*S*）-人参皂苷 Rg_3、人参皂苷 Rh_1 和 Rh_2 等。蒸制过程皂苷类成分发生了水解（去糖基化，去丙酰化，脱乙酰化），脱水和美拉德反应。

鲜人参在蒸制烘干过程中有部分的多糖水解，转化为低聚糖或单糖，因而生晒参中多糖含量高于红参。

在加工红参时，人参中的淀粉经过蒸制和烘烤而糊化，转变为白糊精，最后变为红糊精，使人参颜色变红。

炮制与药理作用 田七素是人参产生副作用的成分，田七素在生晒参中的含量明显高于红参，因而认为红参更安全。

麦芽酚是红参的特有成分之一，有显著的抗过氧化、抗衰老的作用。红参中精氨酸双糖苷含量最高，该成分具有增强免疫功能、扩张血管、抑制小肠麦芽糖酶的活性。

红参对循环系统的作用强度、增强网状内皮细胞的吞噬能力、增强动物活动能力、抗利尿作用、增强心脏收缩幅度、增加动物动情期方面、抗肝毒活性方面均强于生晒参。而在降压、促进小鼠体重增长方面生晒参强于红参。

传统认为参芦有涌吐作用，用前要去芦。目前的实验研究和临床实践均证明人参芦无催吐作用。人参身和人参芦在小鼠游泳能力、常压耐缺氧、耐高温、耐低温、自主活动、抗利尿、抗惊厥及急性毒性方面，两者无明显差异。

【炮制辨析】

1. 人参加工炮制后产生药理变化，这是由于加工过程中，各炮制品的化学成分发生变化，包括产生新成分，以及成分含量的比例发生变化。中医传统认为生晒参偏于补气生津，红参偏于益气补血有其科学道理。

2. 参芦和人参根有效成分相近，参芦在人参皂苷、挥发油、无机元素的含量方面比人参根高。因此，人参的加工不去芦入药是合理的。

3. 人参茎叶和根中皂苷成分基本相同，茎叶有很高利用的价值，这可以扩大人参的药用资源。

何首乌

【饮片名称】何首乌、制何首乌

【来源与加工】本品为蓼科植物何首乌 *Polygonum multiflorum* Thunb. 的干燥块根。秋、冬二季叶枯萎时采挖，削去两端，洗净，个大的切成块，干燥。

【饮片炮制】

1. **何首乌** 除去杂质，洗净，稍浸，润透，切厚片或丁块，干燥。

2. **制何首乌** 取净首乌片或块，用黑豆汁拌匀，置非铁质适宜容器内，炖至汁液被吸尽；或清蒸，或用黑豆汁拌匀，后蒸蒸至内外均呈棕褐色，或晒至半干，切片，干燥。每100kg 何首乌片（块），用黑豆 10kg。

黑豆汁制法：取黑豆 10kg，加水适量，煮约 4 小时，煮汁约 5kg，豆渣再加水煮约 3 小时，煮汁约 10kg，合并得黑豆汁（约 25kg）。

【饮片性状】何首乌呈不规则的厚片或块。外表皮红棕色或红褐色，皱缩不平，有浅沟，并有横长皮孔样突起及细根痕。切面浅黄棕色或浅红棕色，显粉性；横切面有的皮部可见云锦状花纹，中央木部较大，有的呈木心。气微，味微苦而甘涩。制何首乌呈不规则皱缩状的块片，厚约 1cm。表面黑褐色或棕褐色，凹凸不平。质坚硬，断面角质样，棕褐色或黑色。气微，味微甘而苦涩。

【炮制作用】何首乌，苦、甘、涩，温。归肝、心、肾经。补肝肾，益精血，润肠通便，解毒消痈。

生首乌苦泄性平兼发散，具解毒、消肿、润肠通便的功能。用于痈疽疮痈，风疹瘙痒，肠燥便秘等。如治遍身疮肿痒痛的何首乌散（《外科精要》）；治颈项生瘰疬、咽喉不利的何首乌丸（《太平圣惠方》）。

经黑豆制后，味甘厚则入阴，增强滋阴补肾，养肝益血，乌须发，强筋骨的功能。用于血虚萎黄，眩晕耳鸣，须发早白，腰膝酸软，肢体麻木，崩漏带下，久疟体虚等。同时消除了生首乌滑肠致泻的作用。如益肾固精乌发的七宝美髯丹（《本草纲目》）；治久疟不止的何人饮（《景岳全书》）。

【现代研究】

1. 炮制与化学成分　何首乌中含有蒽醌类、苯乙烯苷类、鞣质、儿茶素类、单糖类化合物。黑豆制或九蒸九曝后，何首乌中成分发生了水解、脱水、异构、美拉德反应等转化。大黄素苷、大黄素甲醚等蒽醌苷类成分水解为大黄素、大黄素甲醚和葡萄糖等成分；鞣质成分受热降解为原花青素 B_1、B_2、表儿茶素没食子酸等成分和儿茶素、表儿茶素等低聚多酚成分，而后继续水解为无聚合的没食子酸、原儿茶醛等成分。苯乙烯苷类成分发生结构异化，儿茶素异构化为表儿茶素；各种单糖类成分与氨基酸类成分在加热的作用下脱水，生成 5 - 羟甲基糠醛，气味芳香，饮片颜色变黑，发生非酶褐变的美拉德反应。

2. 炮制与药理作用　何首乌炮制后，肝损伤明显降低，急性毒性降低，转氨酶等传统肝功能指标对生何首乌肝损伤作用不敏感，血清总胆红素、结合胆红素含量可早期反映出何首乌引起的肝损伤，且作为临床合理用药监测的敏感指标。何首乌生品、炮制品和米根霉发酵炮制品的降血脂活性比较，发现发酵品具有较好的降脂活性。

3. 炮制新工艺　何首乌经炮制可减毒，炮制方法、时间对何首乌成分及肝毒性均有影响，且高压清蒸 3 h 减毒效果较佳。

【炮制辨析】

1. 近年来有关何首乌致肝损伤的报道快速增长，但本草文献却少有记载何首乌毒性。《本草汇言》记载“制非九次，勿寝其毒。非黑豆，勿杀其势”。现代何首乌炮制工艺简化为蒸制一次，亦没有肝损伤的报道。何首乌具有肝损伤毒性，可能服用的生品，且没有在中医理论指导下配伍使用，没有进行炮制减毒和配伍减毒。故本版教材将九蒸九曝制法重新加入到文中，并建议深入进行何首乌毒性成分和减毒炮制工艺研究。

2. 何首乌炮制时“忌铁器”，实验证实 Fe^{3+} 和 Fe^{2+} 对何首乌中二苯乙烯苷的含量影响显著，尤其是在 Fe^{3+} 的条件下，二苯乙烯苷在 2 小时内降解超过 98%，且降解产物对羟基苯甲醛有黏膜刺激性，提示炮制时用铁器会改变何首乌化学成分。

3. 现行《中国药典》规定产地加工需去除两端，据研究何首乌药材两端、外皮和去皮片成分含量相差较大，其中二苯乙烯苷含量以外皮 > 两端 > 去皮片，蒽醌类含量以两端 > 去皮片 > 外皮。可以考虑不除去两端。

4. 从新鲜药材到炮制饮片，需要经过两次干燥过程。据试验研究显示，间接切制片比直接切制片中二苯乙烯苷含量有所降低，蒽醌类含量无明显差异。因此有必要将新鲜药材直接在产地切制成何首乌饮片，既可以简化操作程序，降低成本，又可以避免处理过程中损失水溶性成分。

女贞子

【饮片名称】女贞子、酒女贞子、蒸女贞子

【来源与加工】本品为木樨科植物女贞 *Ligustrum lucidum* Ait. 的干燥成熟果实。冬季果实成熟时采收，除去枝叶，稍蒸或置沸水中略烫，干燥；或直接干燥。

【饮片炮制】

1. **女贞子** 除去杂质，洗净、干燥。

2. **酒女贞子** 取净女贞子用黄酒拌匀，润透，置于密闭容器中，炖或置笼屉蒸至酒被吸尽或蒸透，取出，摊晾。每100kg女贞子用黄酒20kg。

3. **蒸女贞子** 取净女贞子置于蒸制容器内，蒸透，取出，摊晾。

【饮片性状】女贞子呈卵形、椭圆形或肾形，长6~8.5mm，直径3.5~5.5mm。表面黑紫色或灰黑色，皱缩不平，基部有果梗痕或具宿萼及短梗。体轻。外果皮薄，中果皮较松软，易剥离，内果皮木质，黄棕色，具纵棱，破开后种子通常为1粒，肾形，紫黑色，油性。气微，味甘、微苦涩。酒女贞子形如女贞子，表面黑褐色或灰黑色，常附有白色粉霜。微有酒香气。蒸女贞子形同女贞子，颜色略深。

【炮制作用】女贞子，甘、苦，凉。归肝、肾经。滋补肝肾，明目乌发。

女贞子以清肝明目、滋阴润燥为主，多用于治疗肝热目眩、阴虚肠燥便秘。如与菊花、桑叶同用，可以治疗肝热目赤；与生首乌或者火麻仁同用，可以治疗阴虚肠燥便秘。

酒女贞子、蒸女贞子补肝肾作用增强，多用于治疗头晕耳鸣、视物不清、须发早白。如治疗肝肾阴虚、头目眩晕、须发早白的二至丸（《六科准绳》）。

【现代研究】

1. **炮制与化学成分** 女贞子酒蒸后成分发生变化。在酒蒸女贞子24小时内，随着酒蒸时间的延长，炮制品中松果菊苷、新女贞苷、特女贞苷、木樨榄苷-11-甲酯含量逐渐降低，红景天苷含量逐渐增加，酪醇、羟基酪醇、女贞酸含量均先逐渐升高后达到稳定状态，毛蕊花糖苷含量呈先升高后降低的趋势，齐墩果酸和熊果酸的含量基本不变。女贞子生品中未检测到5-羟甲基糠醛，炮制后产生5-羟甲基糠醛，不同炮制品中5-羟甲基糠醛的含量依次为：酒炖品 > 清蒸品 > 酒蒸品，且随蒸制时间延长含量增加。

2. **炮制与药理作用** 女贞子酒炖品、黄酒蒸品、加压蒸品、盐蒸品、醋蒸品、单蒸品、白酒蒸品及生品的醇提物和粉末的药理研究表明，酒蒸品在升高白细胞、增强非特异性免疫和抗炎方面优于其他炮制品，而对小鼠正常肠道推进功能无明显影响，提示女贞子酒蒸后不仅能提高功效，而且能降低不良反应。女贞子生品、酒炙品、酒蒸品、清蒸品的保肝作用研究表明，各炮制品均能降低血清中谷丙转氨酶值，尤以酒蒸品保肝作用最强，其次为酒炙品。

【炮制辨析】

1. 研究发现，女贞子酒蒸品在升高白细胞数、增强非特异性免疫、抗炎方面均优于其他炮制品和生品，但是临床用于抗炎、抗病毒治疗时，仍然多以女贞子生品入药，也达到了较高的治愈率。如果以含有女贞子的中药复方为载体，以临床研究、药理研究或者化学成分组合变化研究为手段，进行女贞子生品和酒炮制品的比较研究，可能为女贞子不同炮制品的合理应用提供实验依据。

2. 女贞子在炮制后苯乙醇苷、环烯醚萜苷类成分发生了质变和量变，这些成分变化与女贞子药理活性变化的关系值得进一步研究。

3. 研究表明女贞子的叶中含有多种化学成分，其中齐墩果酸、熊果酸含量较高。女贞子叶应用可以扩大药用资源，但其安全性研究报道较少。

地 黄

【饮片名称】鲜地黄、生地黄、熟地黄、生地炭、熟地炭

【来源与加工】本品为玄参科植物地黄 *Rehmannia glutinosa* Libosch. 的新鲜或干燥块根。秋季采挖，除去芦头、须根及泥沙，鲜用；或将地黄缓慢烘焙至约八成干。前者习称“鲜地黄”，后者习称“生地黄”。

【饮片炮制】

1. 鲜地黄　洗净泥土，除去杂质，洗净，闷润，切厚片，干燥。

2. 生地黄　除去杂质，用水稍泡，洗净，闷润，切厚片，干燥，筛去碎屑。

3. 熟地黄

(1) 取生地黄，加入酒，置适宜的容器内，密闭，隔水加热或用蒸汽加热炖透，至酒吸尽，取出，摊晾至外皮黏液稍干时切厚片或块，干燥，即得。每 100kg 生地黄用黄酒 30～50kg。

(2) 取生地黄，置适宜的容器内，加热蒸至黑润，取出，晒至约八成干时切厚片或块，干燥，即得。

4. 生地炭　取生地片，武火炒至焦黑色，发泡，鼓起时，喷洒清水灭尽火星，取出摊晾。也可用闷煅法煅炭。

5. 熟地炭　取熟地片，武火炒至外皮焦褐色为度，喷洒清水灭尽火星，取出，放凉。也可用闷煅法煅炭。

【饮片性状】鲜地黄呈纺锤形或条状，长 8～24cm，直径 2～9cm。外皮薄，表面浅红黄色，具弯曲的纵皱纹、芽痕、横长皮孔样突起及不规则疤痕。肉质，易断，断面皮部淡黄白色，可见橘红色油点，木部黄白色，导管呈放射状排列。气微，味微甜、微苦。生地黄呈类圆形或不规则形的厚片，外表皮棕黑色或棕灰色，极皱缩，具不规则的横曲纹。切面棕黄色至黑色或乌黑色，有光泽，具黏性。气微，味微甜。熟地黄表面乌黑色，质柔软而带韧性，有光泽，黏性大；气微，味甜。生地炭表面焦黑色；质轻松鼓胀；外皮焦脆，中心部呈棕黑色并具有并具有蜂窝状裂隙；有焦苦味。熟地黄炭形如生地黄炭，色泽加深而光亮。

【炮制作用】鲜地黄，甘、苦，寒。归心、肝、肾经。清热生津，凉血止血，用于热病伤阴，舌绛烦渴，发斑发疹，吐血衄血等症。既可捣汁单用也可复方配伍。如治热入心包，血虚生烦的五汁一枝煎（《重订通俗伤寒论》）。

生地黄味甘，性寒，归心、肝、肾经，清热凉血，养阴生津的功能。用于热病烦躁、发斑消渴、骨蒸劳热、吐血、衄血、尿血、崩漏。如治阴虚发热的地黄煎（《妇人大全良方》）及治血热出血的四生丸（《妇人大全良方》）。

熟地黄药性由寒转温，味由苦转甜，功能由清转补。熟地黄质厚味浓，滋腻碍脾。酒炙后性转温，主补阴血，且可借酒力行散，起到行药势、通血脉的作用。熟地黄归肝、肾经。具有滋阴补血、益精填髓的功能。用于肝肾阴虚，目昏耳鸣，腰膝酸软，消渴，遗精，崩漏，须发早白。如治肾虚梦遗，腰膝酸软的六味地黄丸（《小儿药证直诀》）；治阴虚消渴的地黄饮子（《宣明论方》）。

生地炭入血分凉血止血。用于吐血、衄血、尿血、崩漏。如治阴虚火旺之吐血衄血，痰中带血的八宝治红丹（《全国中药成药处方集》）。

熟地炭以补血止血为主。用于崩漏或虚损性出血。

【现代研究】

1. 炮制与化学成分　梓醇、密力特苷、益母草苷等环烯醚萜苷类成分受热易水解，降解速率与糖基数量有关。苯乙醇苷类成分毛蕊花糖苷发生异构转化为异毛蕊花糖苷。

生地黄经长时间加热蒸熟后，部分多糖和低聚糖水解成还原糖，其水解示意见图12－1。单糖含量熟地比生地高3倍以上。炮制过程中蔗糖、棉子糖、水苏糖和毛蕊花糖呈下降趋势，而果糖、葡萄糖、密二糖和甘露三糖明显上升。

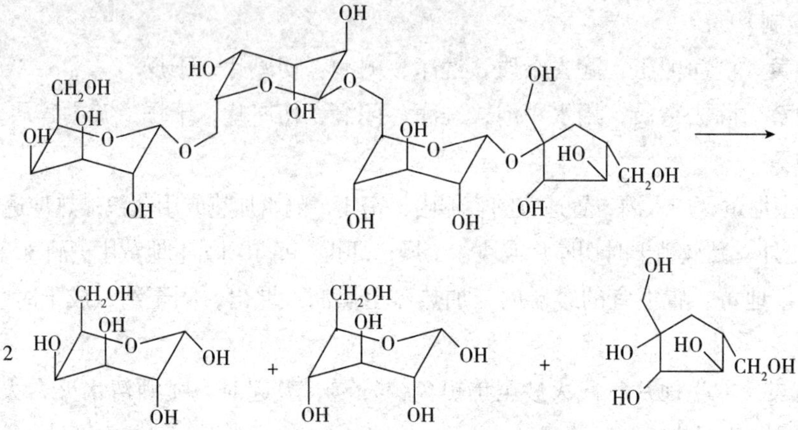

图12－1 地黄炮制过程中水苏糖的水解示意图

干地黄、熟地黄中水溶性氨基酸含量比较结果为：干地黄＞熟地黄加酒炖＞熟地黄不加酒炖。通过检测糖类成分、氨基酸、5－羟甲基糠醛的含量，确定地黄蒸制过程中发生了美拉德反应。

2. 炮制与药理作用 肠细胞的粒细胞集落刺激因子的分泌是免疫调节作用的重要指标，蒸制熟地黄调节免疫作用强于生地黄。

地黄炮制前后雌激素样作用有改变，鲜地黄水提取物和生地黄水提取物体内、体外均具有雌激素样活性，且都主要通过雌激素受体介导发挥作用。鲜地黄雌激素样作用最强，生地黄次之，熟地黄没有雌激素样作用。

3. 炮制新工艺 传统蒸制地黄的方法近年来有许多改进，生地黄用水润透，蒸一定时间后焖一夜，可使糖转化完全；适当加压可促进糖转化；改为高压蒸制法，加工后的地黄质量能达到传统的“黑如漆、亮如油、甜如饴”的标准。对各种不同炮制品熟地黄的性状进行比较，清蒸法成品的气、色、味、质地较差；白酒拌蒸法成品的滋润不足、气淡、味薄，不符合甜如饴的要求；米酒拌蒸法的成品气浓、味厚，达不到滋而不腻的要求；唯有混合酒拌蒸的成品气、味、色、质地适中。

【炮制辨析】

1. 研究表明梓醇在鲜地黄中的含量最大，生地黄中仅存六成，其他炮制品中更少。梓醇是降血糖的主要活性成分，生地黄炮制“存性”既保留活性成分又促进其他有效成分的转化，是地黄研究的一个方向。

2. 目前对地黄炮制工艺的研究中以“黑如漆，甘如怡”等外观的性状为指标，不能客观地反映炮制后药材的质量，也不能说明炮制前后药材中发生了什么根本变化，地黄炮制前后的质量差别从多种化学成分的变化上进行比较更为合理。

3. 地黄以较粗的块状根作为药用部分，而较细的根和母根均被丢弃，实际药用部分仅占总产量的66%～81%，应深入研究可否扩大药用部位。

4. 地黄的炮制时间较长，确定炮制终点是炮制的难点之一，传统方法一般靠目测和经验，难以保证结果的准确性和稳定性，现在紫外光谱－化学计量学方法、红外光谱技术等广泛用于地黄炮制终点的判断研究，为中药炮制的工艺研究开拓了新的思路。

山茱萸

【饮片名称】 山萸肉、蒸山萸肉、酒萸肉

【来源与加工】 本品为山茱萸科植物山茱萸 *Cornus officinalis* Sieb. et. Zucc. 的干燥成熟果肉。秋末冬初果皮变红时采收果实，用文火烘或置沸水中略烫后，及时除去果核，干燥。

【饮片炮制】

1. 山萸肉　除去杂质和残留果核。

2. 蒸山萸肉　取净山萸肉，置笼屉或适宜的蒸器内，蒸至外面呈紫黑色，熄火后闷过夜，取出，干燥。

3. 酒萸肉　取净山萸肉，用黄酒拌匀，待酒吸尽，装罐内或适宜蒸器内，密闭，放蒸锅内，用武火蒸至色变黑润，取出，干燥。每100kg山萸肉用黄酒20kg。

【饮片性状】 山茱萸呈不规则的片状或囊状，长1～1.5cm，宽0.5～1cm。表面紫红色至紫黑色，皱缩，有光泽。顶端有的有圆形宿萼痕，基部有果梗痕。质柔软。气微，味酸、涩、微苦。蒸山茱萸肉形如山茱萸肉，色紫黑，质滋润柔软。酒茱肉形如山茱萸，表面紫黑色或黑色，质滋润柔软。微有酒香气。

【炮制作用】 山茱萸，酸、涩，微温。归肝、肾经。补益肝肾、敛阴止汗。

生品多用于自汗，盗汗，遗精，遗尿。如治肾虚尿多失禁的山茱萸散（《太平圣惠方》）。

蒸制后以补肾涩精，固精缩尿力强。多用于头目眩晕，腰部冷痛，阳痿早泄，尿频遗尿。

酒制后借酒力温通，助药势，降低其酸性。如治肾虚遗精的六味地黄丸（《小儿药证直诀》）；治肝阳上亢，头目眩晕的草还丹（《扶寿精方》）。

【现代研究】

1. 采收与产地加工　通过醇浸出物、马钱苷和外观性状考察研究，优选山茱萸产地加工工艺为：采摘后的鲜果净选后，沸水烫煮4分钟，经淘洗、沥水，摊晒24小时，机械去核，果肉装盘至盘高2/3，温度调至65～70℃，每隔80分钟翻一次直到烘干。

2. 炮制与化学成分　山茱萸含有环烯醚萜苷、鞣质、皂苷类成分。酒蒸品中5－羟甲基糠醛、没食子酸、獐芽菜苷、山茱萸新苷、齐墩果酸和熊果酸的含量，较生品均有所增加，而莫诺苷、马钱苷含量降低，采用硫酸苯酚法测定山茱萸炮制前后多糖的含量，酒蒸品多糖得率低于生品。

3. 炮制与药理作用　山茱萸炮制后，对四氯化碳所致的急性肝损伤的抑制作用增强；山茱萸炮制品多糖能提高小鼠血清溶血素含量，显示其具有促进体液免疫作用；山茱萸多糖能提高巨噬细胞吞噬功能，促进细胞免疫作用，同时炮制品多糖的作用优于生品多糖。山茱萸炮制品高剂量组小鼠负重游泳时间、耐缺氧时间明显增加，超氧化物歧化酶活力增强，丙二醛含量降低，滋阴补肾作用增强。

【炮制辨析】 山茱萸多糖具有免疫增强作用，是山茱萸滋阴补肾、提高机体免疫力、炮制增效的物质基础之一，经酒制后多糖含量降低，但是其药效却增加了，可能是炮制改变了山茱萸多糖的化学组成与结构，这还有待深入研究。

黄　精

【饮片名称】 黄精、酒黄精、蒸黄精

【来源与加工】本品为百合科植物滇黄精 *Polygonatum kingianum* Coll. et Hemsl.、黄精 *Polygonatum sibiricum* Red. 或多花黄精 *Polygonatum cyrtonema* Hua 的干燥根茎。按形状不同，习称“大黄精”、“鸡头黄精”、“姜形黄精”。春、秋二季采挖，除去须根，洗净，置沸水中略烫或蒸至透心，干燥。

【饮片炮制】

1. **黄精** 洗净，略润，切厚片，干燥。

2. **酒黄精** 取净黄精，用黄酒拌匀，置炖药罐内，密闭，隔水加热或用蒸汽加热，至酒被吸尽。或置蒸具内，蒸至内外滋润、色黑，取出，晒至外皮稍干，切厚片，干燥。每100kg 黄精用黄酒 20kg。

3. **蒸黄精** 取原药材除去杂质，洗净，沥干，润透，置蒸具内，蒸至内外滋润黑色，取出，摊晾至外干内润，切厚片，再将蒸时所得汁水拌入，使之吸尽，干燥。

【饮片性状】黄精呈不规则的厚片，外表皮淡黄色至黄棕色。切面略呈角质样，淡黄色至黄棕色，可见多数淡黄色筋脉小点。质稍硬而韧。气微，味甜，嚼之有黏性。酒黄精呈不规则的厚片。表面棕褐色至黑色，有光泽，中心棕色至浅褐色，可见筋脉小点。质较柔软。味甜，微有酒香气。蒸黄精形如黄精片，全体乌黑色，滋润，有光泽，质柔软，折断面黑褐色；略带焦糖气，味甜而微苦。

【炮制作用】黄精，甘，平。归脾、肺、肾经。补脾润肺，滋肾、益气，养阴。

生黄精具麻味，刺人咽喉，一般不直接入药。

蒸后增强补脾润肺益肾的功能，并可除去麻味，以免刺激咽喉。用于肺虚燥咳，脾胃虚弱，肾虚精亏。如治肾虚精亏、头晕足软的枸杞丸（《奇效良方》）。

酒能助其药势，使之滋而不腻，更好地发挥补益作用。如用于气血两亏的九转黄精丹及用于肾虚阳痿、梦遗滑精的海马保肾丸（《北京市中成药选集》）。

【现代研究】

1. **炮制与化学成分** 黄精炮制后，薯蓣皂苷受热水解为次级苷延龄皂苷和薯蓣皂苷元，部分挥发油成分的含量降低，5-羟甲基麦芽酚和5-羟甲基糠醛含量增加。

2. **炮制与药理作用** 黄精炮制前后，黄精多糖均能延长小白鼠游泳时间和常压耐缺氧存话时间，提高血红蛋白水平和白细胞计数，增加胸腺、脾脏的重量和未成年雄性小鼠睾丸、前列腺、贮精囊的重量，提高血清中免疫球蛋 IgA、IgM、IgG 的含量。黄精炮制后其二氯甲烷提取物能显著提高小鼠碳粒廓清指数和吞噬系数，明显提高小鼠非特异性免疫功能。

【炮制辨析】

1. 黄精刺激性作用成分，普遍认为是黏液质和挥发性成分，但是没有实验数据来证明其刺激性，因此黄精的刺激性成分以及通过炮制降低刺激性作用机制的研究有待于进一步深入。

2. 近年来进行了大量黄精化学成分的研究，分离得到甾体皂苷、多糖、黄酮、生物碱等成分，但黄精炮制的科学内涵是什么、哪些成分能代表传统的药性、哪些成分引起刺激等不良反应需要进一步研究。

肉苁蓉

【饮片名称】肉苁蓉、酒苁蓉

【来源与加工】本品为列当科植物肉苁蓉 *Cistanche deserticola* Y. C. Ma 或管花肉苁蓉 *Cistanche tubulosa*（Schrenk）Wight 的干燥带鳞叶的肉质茎。春季苗刚出土时或秋季冻土之前采挖，除去茎尖，切段，晒干。

【饮片炮制】

1. **肉苁蓉**　除去杂质，洗净泥沙，大小分档，稍浸泡，润透，切厚片，干燥。

2. **酒苁蓉**　取肉苁蓉片，用黄酒拌匀，置适宜容器内，蒸至酒完全吸尽、表面黑色时取出，干燥。肉苁蓉每 100kg 用黄酒 30kg。

【饮片性状】肉苁蓉呈不规则形的厚片。表面棕褐色或灰棕色。有的可见肉质鳞叶。切面有淡棕色或棕黄色点状维管束，排列成波状环纹。气微，味甜、微苦。酒苁蓉形如肉苁蓉片。表面黑棕色，切面点状维管束，排列成波状环纹。质柔润。略有酒香气，味甜，微苦。酒管花苁蓉切面散生点状维管束。

【炮制作用】肉苁蓉，甘、咸，温。归肾、大肠经。补肾阳，益精血，润肠通便。

生肉苁蓉，长于补肾益精血，润肠通便。如治阴虚便秘之润肠丸；治阴虚便秘之润肠丸（《世医得效方》）。

酒肉苁蓉借酒力以助药势，增强温补肾阳之功力，多用于阳痿、腰痛、不孕等症。如治肾虚阳痿的肉苁蓉丸（《太平圣惠方》）；治肾虚骨弱，腰膝冷痛的滋阴大补丸（《丹溪心法》）。

【现代研究】

1. **炮制与化学成分**　肉苁蓉酒制后化学成分发生变化，苯乙二醇苷类成分松果菊苷、毛蕊花糖苷、随蒸制时间呈降低趋势，肉苁蓉苷 A 含量升高，这可能是酒制过程中上述成分转化为肉苁蓉苷 A。有机酸 8－表马钱酸、丁二酸、京尼平苷的含量降低。

2. **炮制与药理作用**　肉苁蓉、盐生肉苁蓉、沙苁蓉、管花肉苁蓉和它们的炮制品通便作用比较研究结果表明：肉苁蓉通便作用最强，沙苁蓉最弱，药材炮制后，通便作用减弱。肉苁蓉和盐生肉苁蓉均有壮阳、通便作用，对大鼠胃底条和豚鼠回肠均有收缩作用。

肉苁蓉生品和炮制品有雄激素样作用，可促进大鼠的睾丸生长发育，增加精囊、前列腺的重量，增加幼年去势大鼠副性器官的重量。

【炮制辨析】

1. 肉苁蓉有“盐苁蓉”和“淡苁蓉”之分，盐苁蓉多用水漂法漂去盐分，在水漂过程中，水溶性的成分极易流失，故有人提出盐苁蓉无须漂去盐分，洗净即可。现代研究结果也表明，该提法具有一定的合理性。

2. 不同方法炮制后的肉苁蓉中的微量元素有差异，其中以制盐肉苁蓉含锌、锰、铜、铁量高，肉苁蓉经蒸制能提高 DNA 合成率，并含有较高的与中医“肾”密切相关的锌、锰等元素，说明肉苁蓉传统蒸法炮制合理。

五味子

【饮片名称】五味子、醋五味子、酒五味子、蜜五味子

【来源与加工】本品为木兰科植物五味子 *Schisandra chinensis*（Turcz.）Baill. 的干燥成熟果实，习称“北五味子”。秋季果实成熟时采摘，晒干或蒸后晒干，除去果梗及杂质。

【饮片炮制】

1. **五味子**　除去杂质，用时捣碎。

2. 醋五味子 取净五味子加醋拌匀，润透，置适宜容器中蒸至黑色，取出，干燥，用时捣碎。每100kg五味子用米醋20kg。

3. 酒五味子 取净五味子，用黄酒拌匀，放在罐或其他容器中，封严，置于加水的锅内蒸至酒被吸尽，取出干燥，用时捣碎。每100kg五味子用黄酒20kg。

4. 蜜五味子 取炼蜜用适量开水稀释后加入净五味子拌匀，闷透，置锅内，用文火炒至不粘手为度，取出，摊晾。每100kg五味子用炼蜜10kg。

【饮片性状】五味子呈不规则的球形或扁球形，直径5～8mm。表面红色、紫红色或暗红色，皱缩，显油润；有的表面呈黑红色或出现"白霜"。果肉柔软，种子1～2，肾形，表面棕黄色，有光泽，种皮薄而脆。果肉气微，味酸；种子破碎后，有香气，味辛、微苦。醋五味子形如五味子，表面乌黑色，油润，稍有光泽。有醋香气。酒五味子形如五味子，表面棕黑色或黑褐色；质柔软或稍显油润；微具酒气。蜜五味子形如五味子，色泽加深，略显光泽；味酸，兼具甘味。

【炮制作用】五味子，酸、甘，温。归肺、心、肾经。收敛固涩、益气生津、补肾宁心。

生品用于咳喘、自汗、盗汗、口干作渴。如治肺经感寒，咳嗽不已的五味细辛汤；治气阴两伤，自汗口渴的生脉散（《内外伤辨惑论》）。

醋五味子酸涩收敛之性增强，涩精止泻作用更强。用于遗精、泄泻。如治脾肾虚寒、五更泄泻的四神丸（《中国药典》）。

酒五味子益肾固精作用增强，用于肾虚遗精。如治肾虚骨软，遗精尿频的麦味地黄丸（《寿世保元》）。

蜜炙后补益肺肾作用增强，用于久咳显喘。

【现代研究】

1. 炮制与化学成分 酒五味子的挥发油含量较生品降低了三分之一。随着炮制时间的延长及炮制温度的升高，五味子中5－羟甲基糠醛含量明显增加。五味子醋炙后五味子酯甲含量略上升，五味子醇甲、五味子醇乙、五味子甲素、五味子乙素和五味子丙素含量降低，有机酸类成分明显增加。制五味子中总多糖含量降低。

2. 炮制与药理作用 醋五味子显著降低小鼠丙二醛含量，可提高小鼠腹腔巨噬细胞的吞噬能力，提高免疫器官的重量，其抗脂质过氧化和提高免疫力作用明显强于生品。

"醋蒸、酒蒸、蜜炙及生五味子乙醇提取物均可降低糖尿病大鼠血糖、血脂水平，有明显抗氧化应激作用，而醋蒸炮制下五味子乙醇提取物作用更好。"

五味子生品和醋五味子均可诱导大鼠肝脏中CYP3A4酶的活性，加速药物代谢，达到保护肝脏的目的；抑制CYP1A2活性，达到解毒的功效，且醋五味子的抑制效应强于生品，说明五味子醋炙后解毒保肝作用增强。

3. 炮制新工艺 以五味子醇甲、5－羟甲基糠醛和总木脂素的含量为指标，采用正交试验优化五味子高压醋蒸工艺为：五味子100g，加入25%醋，拌匀，闷润1小时，115℃高压蒸制1小时，干燥。

【炮制辨析】

1. 现代研究证实五味子果核中成分是五味子入药的药效物质基础，入药前捣碎是十分必要的。五味子传统的炮制方法是五味子整粒浸泡后蒸制。五味子应该是在炮制前捣碎，还是炮制后捣碎入煎值得进一步研究。

2. 五味子临床多用于保肝、护肝，较少用其益肾固精作用，其益肾固精作用的物质基础及炮制的相关性尚未见报道，值得深入探讨。

3. 酒制五味子的理论研究趋于系统化，但对于五味子的醋制及蜜制，目前还没有全国统一的炮制技术参数。

黄　芩

【饮片名称】 黄芩、酒黄芩、黄芩炭

【来源与加工】 本品为唇形科植物黄芩 *Scutellaria baicalensis* Georgi 的干燥根。春、秋两季采挖，除去须根和泥沙，晒后撞去粗皮，晒干。

【饮片炮制】

1. 黄芩　除去杂质，置沸水中煮10分钟，取出，闷透，切薄片，干燥；或蒸半小时，取出，切薄片，干燥（避免暴晒）。

2. 酒黄芩　取黄芩片用黄酒拌匀，闷润至透，至锅内，用文火炒至深黄色，取出，摊晾。每100kg黄芩用黄酒10kg。取黄芩片，照酒炙法（通则0213）炒干。

3. 黄芩炭　黄芩片置预热适度的炒制容器内，用武火炒至黑褐色，如有火星则喷淋清水少许，灭尽火星，文火炒干后，取出，摊晾。

【饮片性状】 黄芩为类圆形或不规则形薄片。外表皮黄棕色或棕褐色。切面黄棕色或黄绿色，具放射状纹理。酒黄芩形如黄芩片。略带焦斑，微有酒香气。黄芩炭形如黄炭片，表面焦黑色，内面棕褐色，质松脆。

【炮制作用】 黄芩，苦，寒。归肺、胆、脾、大肠、小肠经。清热燥湿，泻火解毒，止血，安胎。

生黄芩清热泻火力强。用于热入气分，湿热黄疸，乳痈发背。如治热邪入侵气分，壮热烦躁的黄连解毒汤（《外台秘要》）；治湿热阻于肝胆，全身黄疸的必效散（《仁斋直指方》）。

酒黄芩苦寒性缓和，酒性大热，可缓和黄芩的苦寒之性，以免伤害脾阳，并可借黄酒升腾之力，主入血分，用于上焦肺热及四肢肌表之湿热。如治肺热咳嗽的黄芩泻肺汤（《张氏医通》）。

黄芩炭以清热止血为主，用于崩漏下血，吐血、衄血。如治邪热伤络，血不循经之吐血、衄血的聚金丸（《临床常用中药手册》）。

黄芩蒸制或沸水煮的目的是使酶变性失活，保存药效，又软化药材、便于切片。

【现代研究】

1. 炮制与化学成分　不同炮制方法影响饮片中黄酮苷和黄酮苷元的含量。炒炭后黄酮苷类化合物含量降低，黄酮苷分解成相应的苷元，从而导致黄酮苷元含量增高。黄芩苷含量大小：生品 > 清蒸品 > 冷浸品 > 煮品 > 炒品 > 酒炙品 > 炒炭品。黄芩遇冷水变绿，是由于黄芩中所含的酶在一定温度和湿度下，可水解黄芩中所含的黄芩苷和汉黄芩苷，产生葡萄糖醛酸和两种苷元，即黄芩苷元和汉黄芩苷元。其中黄芩苷元是一种邻位三羟基黄酮，本身不稳定，容易被氧化而变绿，其化学成分变化过程见图12-2。黄芩苷的水解与酶的活性有关，“蒸”和“煮”可破坏酶，使酶活性消失，有利于黄芩苷的保存。

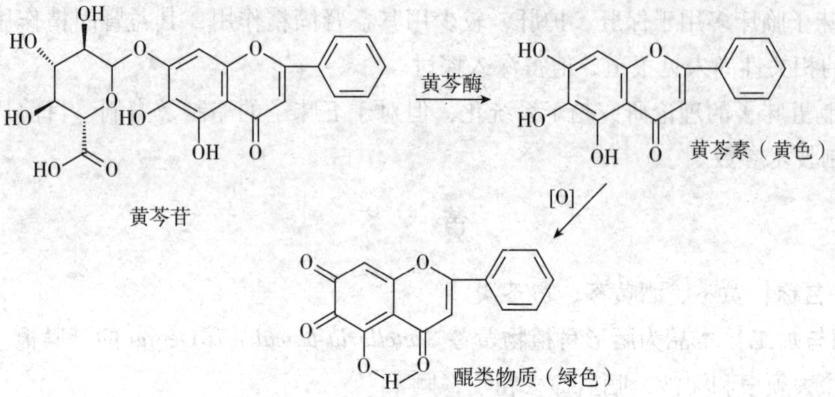

图 12-2　黄芩苷酶解氧化示意图

2. 炮制与药理作用　黄芩生品、冷水浸黄芩对白喉杆菌、铜绿假单胞菌、溶血性链球菌、大肠埃希菌的抑制作用比“蒸”“煮”过的黄芩弱。酒炒黄芩煎剂对痢疾杆菌、炭疽杆菌、白色念珠菌等的抑制作用较生黄芩佳。炒黄芩和酒黄芩清除次黄嘌呤、黄嘌呤氧化系统产生的超氧阴离子的能力与生黄芩相当，而清除芬顿氧化反应生成的羟自由基能力较弱，黄芩炭在这两方面作用更弱。

【炮制辨析】

1. 黄芩中的黄酮类成分中，最重要的是黄芩苷，黄芩中同时含有黄芩酶，在适宜的温度与湿度下，黄芩酶能使黄芩苷水解成黄芩素与葡萄糖醛酸，黄芩素分子结构中具有邻三酚羟基，易被氧化成醌类而显绿色。黄芩变绿说明黄芩苷已被水解，有效成分受到破坏，疗效随之降低，故黄芩本身应为深黄色，以“色黄为佳”。

2. 《中国药典》规定，黄芩要用沸水燀或武火蒸，以破坏酶的活性，保存有效成分。用冷水软化切片不能杀酶保苷，反而使饮片中黄芩苷的含量降低。煮法虽然能破坏酶的活性，由于苷类易溶于水而流失，故煮沸时间不可过长，以不超过 10 分钟为宜，或以蒸法软化药材，这样即可以达到软化药材的目的，又可以杀死酶保存药效。

3. 黄芩炮制沿革中的一些炮制方法，如醋炒、姜炙，应该科学对待，可进行实验研究，如确实有效，则应恢复。

4. 《中国药典》规定只检查饮片中黄芩苷的含量。由于黄芩中还含有多种活性化学成分，应建立多种指标性成分的定量分析方法以完善黄芩炮制品的质量评价标准。

玄　参

【饮片名称】玄参、蒸玄参

【来源与加工】本品为玄参科植物玄参 *Scrophularia ningpoensis* Hemsl. 的干燥根。冬季茎叶枯萎时采挖，除去根茎、幼芽、须根及泥沙，晒或烘至半干，堆放 3～6 天，反复数次至干燥。

【饮片炮制】除去残留根须及杂质，洗净，润透，切薄片，干燥；或微泡，蒸透，稍晾，切薄片，干燥。

【饮片性状】玄参呈类圆形或椭圆形的薄片。外表皮灰黄色或灰褐色。切面黑色，微有光泽，有的具裂隙。气特异似焦糖，味甘、微苦。

【炮制作用】玄参性味甘苦咸，微寒。归肺、胃、肾经。凉血滋阴，泻火解毒。

玄参常配生地、丹皮、银花等药，以清营泄热、凉血养阴、用于热入营血证。本品兼能滋阴降火，若水亏火旺、肺阴受灼、咽燥咳呛、潮热、咯血者，可配生地、麦冬、百合、贝母等养阴清肺、止咳化痰之品，用于阴虚火旺。如治热毒发斑的玄参升麻汤；治毒气热壅咽喉，连舌肿痛的玄参散。

玄参蒸后减缓其寒性，便于软化切制。

【现代研究】

1. 采收与产地加工　传统加工方法所得玄参各有效成分（桃叶珊瑚苷、哈巴苷、6－O－甲基梓醇、哈巴俄苷、斩龙剑苷A、肉桂酸）含量均低于阴干法，其有效成分总量仅为阴干法的三分之一。

2. 炮制与化学成分　玄参中含有环烯醚萜苷类和苯丙素类成分，在空气中吸潮后逐渐变黑，故加工炮制后的饮片均变黑色。玄参切制后哈巴苷含量升高，哈巴俄苷含量降低，药材在加水软化过程中哈巴俄苷部分水解生成哈巴苷，饮片中哈巴苷的摩尔浓度增加值高于哈巴俄苷的减少值，说明玄参饮片中哈巴苷的增加不仅仅是哈巴俄苷的水解，推测可能是玄参中其他环烯醚萜成分如8－O－(E)－阿魏酰基哈巴苷等也部分水解生成哈巴苷。玄参蒸制后，6－O－甲基梓醇、哈巴俄苷、8－O－香豆酰基哈巴俄苷、8－O－阿魏酰基哈巴俄苷等环烯醚萜苷类成分受热水解，生产次级苷哈巴苷和肉桂酸、香豆酸、阿魏酸等；苯丙素苷类成分安格洛苷C、阿格托苷、异阿格托苷、scrophuloside B_1 发生了苷键水解反应，含量降低。玄参蒸制品总多糖得率低于生品。

3. 炮制与药理作用　玄参水或乙醇浸剂对麻醉犬、猫和兔均有降压及抑菌作用。玄参叶也有类似根的抗菌作用且作用更强，二者对金黄色葡萄球菌的抑制作用有明显差异。

【炮制辨析】

1.《中国药典》将润透切片的玄参与蒸透切片的玄参俱作生玄参用。传统观点认为玄参越黑质量越好，而玄参切片烘干品远远不如药典方法加工成的完整饮片黑，却含有较多的有效成分。究竟这两种加工品哪个疗效更好有待结合药理与临床研究确定。

2. 玄参色黑质润性寒，可益阴，阴足则游火归根而有所藏。古代有酒制玄参，酒善升发，无处不到，用以炮制玄参，可搜逐各处之游火使之下归肾元，所以酒制玄参能加强玄参清浮游之火的作用。《医宗粹言》中说："玄参行表，制浮游无根之火，得酒气而力愈健"。同时，酒制玄参还可制寒凉之性，使其不伤真阳，酒制玄参值得深入研究。

3. 玄参的根茎、子芽须根中含有较高的哈巴俄苷，其高效液相色谱图也和主根相似，可以考虑扩大玄参的药用部位。

天　麻

【饮片名称】天麻

【来源与加工】本品为兰科植物天麻 *Gastrodia elata* Bl. 干燥块茎。立冬后至次年清明前采挖，立即洗净，蒸透，敞开低温干燥。

【饮片炮制】天麻，洗净，润透或蒸软，切薄片，干燥。

【饮片性状】天麻为不规则的薄片；外表皮淡黄色至淡黄棕色，有时可见点状排成的横环纹；切面黄白色至淡棕色；角质样，半透明；气微，味甘。

【炮制作用】天麻，甘，平。归肝经。平肝，熄风，定惊。

天麻生品用于头痛眩晕，肢体麻木，小儿惊风，癫痫抽搐，破伤风。如治偏正头痛的天麻丸（《圣济总录》）。

天麻蒸制，主要是为了便于软化切片，同时可破坏酶，利于保存有效成分。

【现代研究】

1. 采收与产地加工 蒸法软化的天麻中天麻多糖和天麻素较泡法软化、淋润法软化、烘法软化的含量高，蒸法软化可以作为天麻的软化方法。采用相应面法对蒸制时间、干燥温度和干燥时间进行考察，以天麻中5个指标成分的质量分数为综合评分，优选天麻产地加工的一体化工艺为：蒸制30分钟，60℃干燥12小时。

2. 炮制与化学成分 清炒天麻能够去除其中的一些水分，又可破坏天麻的β-苷键酶，减少天麻苷的降解。蜜炙天麻由于蜂蜜中含有还原糖，能够防止天麻素的氧化分解，提高药物疗效。

【炮制辨析】

1. 天麻的传统炮制方法一般要“去芦”，现代炮制方法中并没有明确规定是否“去芦”。现代也没有关于“芦”的报道，对此尚需进一步研究确证。

2. 天麻的产地初加工中为使其外观好，常采用硫黄熏蒸，但现代研究一般认为此种炮制方法不仅会降低有效成分，还使硫含量超标，影响中药材在国际市场上的流通，因此，要慎重采用硫黄熏蒸。

3. 天麻为名贵中药，但传统用药只采用其块茎，地上部分弃用。研究发现，天麻地上部分天麻素的含量也较高，在天麻资源短缺的情况下，天麻的地上部分有一定的开发利用前景。

4. 近年研究发现蜜环菌发酵液具有镇静、抗惊厥等作用，与天麻相同，可进一步研究其是否可以成为天麻的替代品。也可以从天麻属其他植物中寻找替代品，以扩大药源。

桑螵蛸

【饮片名称】桑螵蛸、盐桑螵蛸

【来源与加工】本品为螳螂科昆虫大刀螂 *Tenodera sinensis* Saussure、小刀螂 *Statilia maculata*（Thunberg）或巨斧螳螂 *Hierodula patellifera*（Serville）的干燥卵鞘，以上三种分别习称“团螵蛸”“长螵蛸”及“黑螵蛸”。深秋至次春收集，除去杂质，蒸至虫卵死亡，干燥。

【饮片炮制】

1. 桑螵蛸 除去杂质，置蒸制容器内蒸约1小时，取出，干燥，用时剪碎。

2. 盐桑螵蛸 取净桑螵蛸，加盐水拌匀，闷润后置预热适度的炒制容器内，用文火炒至有香气逸出时，取出，摊晾。每100kg桑螵蛸用食盐2.5kg。

【饮片性状】团螵蛸略呈圆柱形或半圆形，由多层膜状薄片叠成，长2.5~4cm，宽2~3cm。表面浅黄褐色，上面带状隆起不明显，底面平坦或有凹沟。体轻，质松而韧，横断面可见外层为海绵状，内层为许多放射状排列的小室，室内各有一细小椭圆形卵，深棕色，有光泽。气微腥，味淡或微咸。长螺蛸略呈长条形，一端较细，长2.5~5cm，宽1~1.5cm。表面灰黄色，上面带状隆起明显，带的两侧各有一条暗棕色浅沟和斜向纹理。质硬而脆。黑螵蛸略呈平行四边形，长2~4cm，宽1.5~2cm。表面灰褐色，上面带状隆起明显，两侧有斜向纹理，近尾端微向上翘。质硬而韧。

【炮制作用】 桑螵蛸，甘、咸，平。归肝、肾经。益肾固精、缩尿止浊。

桑螵蛸生用令人泄泻，故不作生用。

桑螵蛸经蒸制可消除致泻的不良反应，杀死虫卵，便于贮存。用于肾衰阳痿、精关不固、梦遗滑精、尿频、遗尿等。

盐桑螵蛸，借盐走肾及其咸寒润下之性，增强补肾固精的作用，祛膀胱热邪。

【现代研究】

1. 炮制与化学成分　桑螵蛸经过盐炒和蒸制后，蛋白质提取率以及多糖、磷脂含量均下降，总脂含量升高。

2. 炮制与药理作用　桑螵蛸对肾阳虚多尿小鼠具有抗利尿作用，炮制后抗利尿作用增强；卵壳是抗利尿作用的主要部位。

3. 炮制新工艺　高压蒸制或可取代传统的蒸法炮制桑螵蛸。将药材整理切片，按炮制工艺添加辅料后，放入高压柜内按常规高压柜操作蒸制压力0.147MPa，温度120℃，时间50分钟。利用强压和高温的穿透力，达到炮制的目的。

【炮制辨析】

1. 桑螵蛸从汉代就有蒸制的方法，历代还有炒、麸炒、酒炙、醋炙、盐炙、蜜炙等10多种炮制方法。生品气味不良，具有致泻的不良反应，且内含虫卵，为此历代多采用蒸制或辅料制法，目的在于杀死虫卵，便于保存药效，并能消除致泻的不良反应。

2. 桑螵蛸的炮制目的很明确，但是各种炮制方法的作用仅是通过中医理论来解释的，而没有对不同炮制品种的成分影响进行测定。采用辅料炮制是否有必要，其炮制原理是什么以及辅料的标准、用法和用量、临床疗效等，均有待深入探讨和确认。

第二节　煮　法

扫码“学一学”

将净制过的中药加入辅料或不加辅料，置适宜容器内，加适量清水共同加热到一定程度的操作过程称为煮法。根据加入的辅料不同，一般分为清煮、甘草水煮、豆腐煮等。煮制品中未煮透的不得超过2%，有毒药材应煮透；药汁煮品、豆腐煮品含灰屑、杂质不超过2%。

1. 目的

（1）消除或降低药物的毒性和不良反应。如生川乌有大毒，经煮制后毒性显著降低；远志经甘草水煮后，能消除对咽喉的刺激作用；生藤黄、硫黄均有毒，经豆腐煮制后毒性降低。

（2）改变药性和增强疗效。远志经甘草水煮后，可缓和其燥性。

（3）清洁药物。如作为首饰用过的珍珠有油垢，经豆腐煮后可以使其洁净。

（4）软化药材并便于切制。如采用煮法软化黄芩药材，以便于切片。

2. 操作方法

（1）清煮　将润透的净药物置于适宜的容器中，加水没过药面，用武火加热至沸后，改用文火并保持药汁微沸，煮至无白心为度。如制草乌、制川乌。

（2）甘草汁煮　将净药物与甘草煎液共煮至药透汁尽。如制巴戟天、制远志、制吴茱萸。

（3）豆腐煮　将净药物置于挖有长方形槽的豆腐中，再盖上豆腐，加水没过豆腐，共同煮至一定程度，取出，放凉，除去豆腐。如制硫黄。

3. 注意事项

（1）煮制时间由药材体积大小、质地坚硬程度及炮制要求决定。质地大者煮制时间宜长，小者则短。

（2）煮制时需先用武火加热至沸，再改用文火，并使锅内长时间保持微沸的状态，这可以避免水分蒸发过快而药未透心，并可使辅料缓缓渗入药材组织内部，发挥其煮制作用。

（3）煮制所需加水量一般以没过药材为宜。如需长时间煮制则需要加多量水，反之则少；水对有效成分影响不大时可适当多加，对有效成分有较大影响者宜少加，并需将药汁吸尽为宜。

川　乌

【饮片名称】生川乌、制川乌

【来源与加工】本品为毛茛科植物乌头 *Aconitum carmichaelii* Debx. 的干燥母根。6月下旬至8月上旬采挖，除去子根、须根及泥沙，晒干。

【饮片炮制】

1. 生川乌　拣净杂质，洗净灰屑，晒干。

2. 制川乌　取净川乌，大小分档，用水浸泡至内无干心，取出，加水煮沸4～6小时（或蒸6～8小时），取大个及实心者切开内无白心、口尝微有麻舌感时，取出，晾至六成干，切片，干燥。

【饮片性状】生川乌呈不规则的倒圆锥形，稍弯曲，散生有小瘤状侧根；表面棕褐色或灰棕色，皱缩，有细纵纹；质坚实；断面类白色或浅灰黄色，形成层环纹呈多角形；气微，味辛辣、麻舌。制川乌为不规则或长三角的片状物；表面黑褐色或黄褐色，有灰棕色形成层环纹，中间有空洞；断面有光泽；体轻，质脆；无臭，微有麻舌感。

【炮制作用】川乌，辛、苦，热，有大毒。归心、肝、脾、肾经。祛风除湿、温经止痛。

生品多用于风冷牙痛、疥癣、痈肿。如川乌用醋渍后洗患处治痈肿。

炮制后毒性降低，可供内服。用于风寒湿痹，肢体疼痛，麻木不仁，心腹冷痛，疝痛，跌打肿痛。如治寒疝的乌头煎（《金匮要略》）；治寒湿历节及脚气疼痛，不可屈伸的乌头汤（《金匮要略》）。

【现代研究】

1. 炮制与化学成分　川乌的主要成分为二萜生物碱，其中双酯型乌头碱毒性最强，苯甲酰单酯型乌头次碱毒性较小，乌头原碱毒性很弱或几乎无毒性。双酯型生物碱性质不稳定，遇水、加热易被水解或分解，得到相应的苯甲酰单酯型生物碱，其毒性为乌头碱的1/500～1/50，再进一步水解（或分解）为毒性极小的氨基醇类乌头原碱，其毒性仅为乌头碱的1/4000～1/2000。

乌头中双酯型二萜类生物碱乌头碱和乌头次碱是川乌的主要毒性成分，又是镇痛、抗炎的有效成分。乌头毒性的降低与其总生物碱含量无正相关，而与双酯型生物碱含量呈正相关性。乌头药效的强弱与其总生物碱含量呈正相关。炮制的解毒作用主要是使双酯型生物碱发生水解。同时，乌头碱类成分的结构上8位乙酰基被脂肪酰基置换而生成毒性较小的脂生物碱，见图 12－3。

2. 炮制与药理作用　常压耐缺氧实验表明，生乌头粗多糖及加压蒸乌头粗多糖均能显著延长动物存活时间，煮乌头粗多糖则无此作用。

制乌头组大鼠在给药后第 7 天、第 14 天谷草转氨酶、谷丙转氨酶、肌肝酸、尿酸、总蛋白、尿蛋白和肌酐尿素氮比生乌头组明显降低，说明制乌头较生乌头能显著减轻对大鼠肝、肾功能的损害。

乌头生、制品的生物碱均能增加离体大鼠心脏的收缩幅度，加快心率；生乌头生物碱在 4mg/（kg·5min）使之下降直至接近零，而制乌头生物碱 8mg/（kg·10min）使小鼠心率和脑血流出现明显下降，说明乌头炮制后总生物碱的效强不如生乌头，但对心脏毒性明显降低。

【炮制辨析】现代研究普遍认为蒸制是川乌最佳的炮制方法，能降低毒性且不降低药效，但蒸制的具体条件却各不相同，有待进行规范化研究。

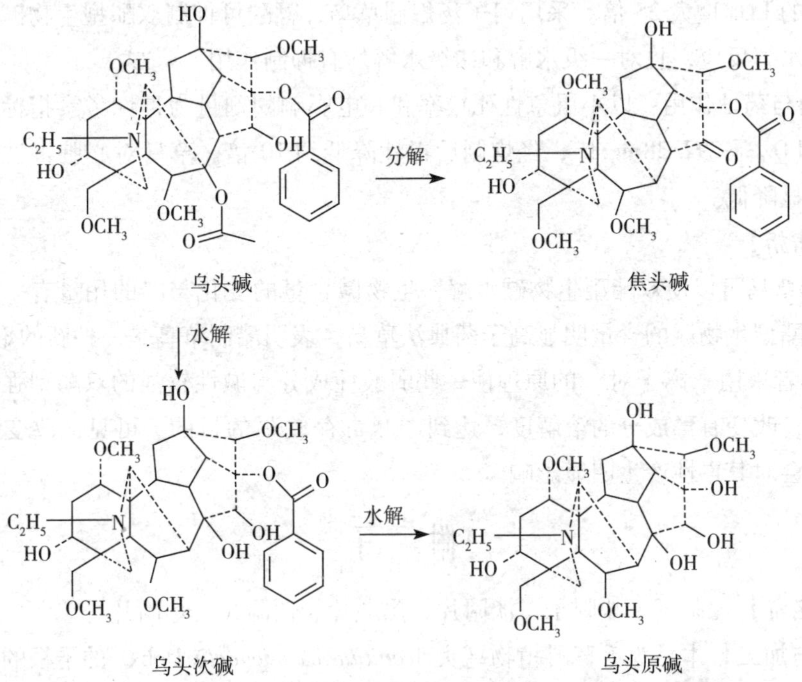

图 12－3　乌头碱在水中加热的反应途径

草　乌

【饮片名称】草乌、制草乌

【来源与加工】本品为毛茛科植物北乌头 *Aconitum kusnezoffii* Reichb. 的干燥块根。秋季茎叶枯萎时采挖，除去须根及泥沙，干燥。

【饮片炮制】

1. 生草乌　除去杂质残茎，洗净，干燥。

2. 制草乌　取净生草乌，大小分开，用水浸泡至内无干心（每天换水 2～3 次），取出，置蒸笼内蒸 6～8 小时或煮 4～6 小时，取大个及实心者切开，内无白心、口尝微有麻舌感时，取出，晾至六成干，再闷润后切薄片。

【饮片性状】生草乌呈不规则长圆锥形；顶端常有残茎和少数不定根残茎；表面灰褐色或棕褐色，皱缩，具纵皱纹、点状须根痕和数个瘤状侧根；质硬；气微，味辛辣、麻舌。

制草乌为不规则圆形或近三角形的片；表面黑褐色，有灰白色多角形形成层环及点状维管束，并有空隙，周边皱缩或弯曲；质脆；气微，味微辛辣，稍有麻舌感。

【炮制作用】 草乌，辛、苦，热，有大毒。归心、肝、肾、脾经。祛风除湿，散寒止痛。

生品有大毒，多作外用，用于喉痹，痈疽，疔疮，瘰疬。如与天南星等同用外敷治痈肿。

煮制后毒性降低，可供内服。用于风湿痹痛，关节疼痛，跌扑疼痛，心腹冷痛。如治寒湿痹痛的小活络丹（《全国中成药处方集》）。

【现代研究】

1. 炮制与化学成分 草乌含总生物碱 0.7% ~1.3%，其中主要为剧毒的双酯类生物碱，而在炮制过程中由于遇水、加热，其毒性成分乌头碱易水解成毒性小的乌头次碱、乌头原碱（详见“川乌”项下）。制品草乌的毒性大大降低，动物实验表明：小鼠灌服给药，制品较生品的 LD_{50} 增大 25 倍。采用诃子汤炮制草乌，鞣酸可抑制双酯型生物碱在炮制及煎煮过程中的水解反应，且对一级水解和二级水解均有抑制作用。

2. 炮制与药理作用 以小鼠急性死亡率和心电影响阈剂量为毒性考察指标，发现草乌毒性较大，LD_{50} 是 292.38mg/kg，经炮制后毒性降低约 70 倍。草乌对心脏毒性较强，经炮制后毒性明显降低。

【炮制辨析】

1. 醋制草乌可以使双酯型生物碱水解，生物碱含量的变化与醋的用量有一定关系；醋制草乌中单酯型生物碱的含量明显高于药典法草乌，表明醋制草乌是一种新的炮制品。

2. 有学者采用“离子对”的原理使一些弱酸性成分与碱性较强的双酯型强毒成分进行专属性结合，改变有毒成分的溶解度，达到“减毒存效”的目的。可见，改变毒性成分的理化性质，会对其毒性产生明显影响。

附　子

【饮片名称】 泥附子、盐附子、淡附片、黑顺片、白附片、炮附片

【来源与加工】 本品为毛茛科植物乌头 *Aconitum carmichaelii* Debx. 的子根的加工品。一般 6 月下旬至 8 月上旬采挖，除去母根、须根及泥沙，习称“泥附子”，加工成盐附子、黑顺片或白附片。

【饮片炮制】

1. 泥附子 除去茎叶，洗净泥沙，晒干。

2. 盐附子 选择个大、均匀的泥附子，洗净，放入盐卤（食用胆巴）水溶液中浸泡过夜，继续加食盐浸泡，每日取出晾干，并逐渐延长晾晒时间至附子表面出现大量盐霜，质地变硬。

3. 淡附片 取净盐附子，用清水浸漂，每日换水 2 ~3 次，至盐分漂尽，与甘草、黑豆加水共煮至透心，切开后口尝无麻舌感时取出，除去甘草、黑豆，切薄片，晒干。每 100kg 盐附子用甘草 5kg、黑豆 10kg。

4. 黑顺片 选取中等大小的泥附子，浸盐卤液中数日后，与盐卤液共煮至透心，捞出用水漂洗，纵切成约 5mm 的厚片，再用水浸漂，用调色液将附片染成茶色，取出，蒸透至出现油面光泽后，烘至半干再晒干。

5. 白附片 加工方法与黑顺片略同，但不加调色液，蒸至透心后剥去黑褐色外皮，纵

切成约3mm的薄片，用清水浸漂，蒸透，晒干。

6. 炮附片　取砂置锅内，用武火炒热，加入净附片，拌炒至鼓起并微变色，取出，筛去砂，放凉。

【饮片性状】盐附子呈纵切片，上宽下窄，长1.7～5cm，宽0.9～3cm，厚0.2～0.5cm。外皮褐色。切面褐色，半透明，有纵向导管束。质硬，断面角质样。气微，味淡，口尝无麻舌感。白附片为不规则纵切片，上宽下窄；片面黄白色，呈半透明状；气微味淡。淡附片形如白附片，味淡。黑顺片为不规则的纵切片，周边黑褐色，片面暗黄色，油面光滑，气微，味淡。炮附片形如附片，炮后色泽加深，略鼓起。

【炮制作用】附子，辛、甘，大热。有毒。少生用。回阳救逆，补火助阳，逐风寒湿邪。用于亡阴虚脱，肢冷脉微，阳痿，宫冷，心腹冷痛，虚寒吐泻，阴寒水肿，风寒湿痹等。

附子炮制后毒性降低，可以内服发挥回阳救逆的作用。

【现代研究】

炮制与药理作用　附子不同炮制品毒性大小的顺序为：生附子>白附片>香港炮附子>微波炮附子。附子炮制的解毒机制同川乌。

【炮制辨析】白附片、黑顺片等炮制品的总生物碱含量下降为原生药的1/9～1/6，而双酯型生物碱的含量相当于原生药的1/100。附子生物碱的流失主要在泡、浸、漂的过程中，三步总计损失总生物碱80%以上。蒸法有效保存总生物碱成分和降低毒性。炮制过程中不仅要注意降低毒性，还要注意避免有效成分流失。

远　志

【饮片名称】远志、制远志、蜜远志、朱远志

【来源与加工】本品为远志科植物远志 *Polygala tenuifolia* Willd. 或卵叶远志 *Polygala sibirica* L. 的干燥根。春、秋二季采挖，除去须根及泥沙，晒干。或抽取木心晒干。

【饮片炮制】

1. 远志　除去杂质，略洗，润透，去心，切段，干燥。

2. 制远志　取甘草，加适量水煎煮两次，合并煎液浓缩至甘草量的10倍，再加入净远志段，用文火煮至汤吸尽，取出，干燥。每100kg远志段用甘草6kg。

3. 蜜远志　取炼蜜，用适量开水稀释后，加入净远志段拌匀，闷透，置预热适度的炒制容器内，用文火加热至药色深黄，略带焦斑，疏散不粘手为度，取出，摊晾。每100kg远志段用炼蜜20kg。

4. 朱远志　取制远志，加少量清水湿润均匀后，撒入飞朱砂细粉，拌匀，晾干。每100kg远志段用朱砂2kg。

【饮片性状】远志呈圆柱形，略弯曲，长2～30cm，直径0.2～1.0cm。①外皮灰黄至灰棕色，有较密并深陷的横皱纹、纵皱纹及裂纹。②老根的横皱纹较密更深陷，略呈结节状，质硬而脆，易折断；断面皮部棕黄色，木部黄白色。③皮部易与木部剥离，抽取木心者中空，气微，味苦，微辛，嚼之有刺喉感。制远志味略甜，嚼之无刺喉感。蜜远志表面黄棕色，气焦香，味微甜。朱远志外被淡红色朱砂细粉。

【炮制作用】远志，苦、辛，温。归心、肾、肺经。安神益智、祛痰、消肿。

生品“戟人咽喉”，多外用涂敷，用于痈疽疮毒，乳房肿痛。如治疮疡肿毒的远志酒。

制远志既能缓和燥性，又能消除麻味，防止刺喉，以安神益智为主。用于心神不安，惊悸，失眠，健忘。如治失眠健忘的远志丸（《太平惠民合剂局方》）。

蜜远志能增强化痰止咳的作用，用于塞痰咳逆，咳嗽痰多，咳吐不爽等证。朱砂拌以后，以安神定惊为主，用于惊悸失眠。

【现代研究】

1. 炮制与化学成分 在加水加热的条件下，远志中远志蔗糖酯 A、C 等寡糖酯类成分中酯键发生水解，生成次级苷球腺糖 A 和苷元对羟基苯甲酸、3，4，5 - 三甲基肉桂酸、芥子酸、黄花远志素 C 等；皂苷类成分会发生结构重排转化为其异构体。

2. 炮制与药理作用 生远志、蜜远志、制远志与对照组均有非常显著的镇静、祛痰作用。以小鼠酚红法测得全远志和远志皮的祛痰最小有效量为 1. 25g/kg，远志心用至 50g/kg 时仍无效。生远志、姜远志、生远志与甘草配伍（3∶1）对小鼠肠运动及胃排空有抑制作用，并致胃肠充气、肿胀、肠壁变薄，呈现出明显的胃肠毒性，但蜜远志、生远志与甘草配伍（3∶3）对胃肠运动无明显影响。

【炮制辨析】

1. 据文献报道，远志一般秋季返苗后或春季出苗前挖取根部作为药用，但一般根类药材采收多在立秋后（8 ~ 10 月）采收，远志中有关物质的动态变化规律少有报道，采收时间是否合适有待进一步研究。

2. 研究显示，远志根、根皮和木心所含化学成分类似，但各有效成分的含量以根皮 > 根 > 木心。药效学研究结果表明，远志根皮和根的药效没有明显差异，但远志根在止咳、祛痰方面表现了更好的作用趋势。为了避免资源浪费，减少去心过程带来人力、物力损耗，建议远志不去心。

吴茱萸

【饮片名称】吴茱萸、制吴茱萸、盐吴茱萸

【来源与加工】本品为芸香科植物吴茱萸 *Euodia rutaecarpa*（Juss.）Benth.、石虎 *Euodia rutaecarpa*（Juss.）Benth. var. *officinalis*（Dode）Huang 或疏毛吴茱萸 *Euodia rutaecarpa*（Juss.）Benth. var *bodinieri*（Dode）Huang 的干燥近成熟果实。8 ~ 11 月果实尚未开裂时剪下果枝，晒干或低温干燥，除去枝、叶、果梗等杂质。

【饮片炮制】

1. 吴茱萸 除去果柄杂质。

2. 制吴茱萸 取甘草片加水煎煮两次，去渣，趁热加入净吴茱萸拌匀，稍润，待吸尽后文火炒干，取出，摊晾。每 100kg 吴茱萸用甘草 6kg。

3. 盐吴茱萸 取净吴茱萸加入适量盐水拌匀，置预热适度的炒制容器内，文火炒至爆裂微鼓起，取出，放凉。每 100kg 吴茱萸用食盐 3kg。

【饮片性状】吴茱萸呈球形或略呈五角状扁球形；表面暗黄绿色至褐色，粗糙，有多数点状突起或凹下的油点；顶端有五角星状的裂隙，基部残留被有黄色茸毛的果梗；质硬而脆；气芳香浓郁，味辛辣而苦。制吴茱萸形如吴茱萸，表面棕褐色至暗褐色，气味较淡。盐吴茱萸形如吴茱萸，表面焦黑色，微鼓起，香气浓郁，味辛辣，微苦咸。

【炮制作用】吴茱萸，辛、苦，热，有小毒。归肝、脾、胃、肾经。散寒止痛，降逆止呕，助阳止泻。

生吴茱萸有毒，多外用，散寒定痛力强。外用治口疮。

制吴茱萸能降低毒性，缓和燥性，而又能调和脏腑，滋益肝肾，多用于头痛，脘腹冷痛，痛经，脚气水肿等。如治肝郁化火犯胃之呕吐吞酸，嘈杂嗳气的左金丸（《丹溪心法》）。

盐吴茱萸利用盐水入肾经而增强治疝的功能。

【现代研究】

1. 炮制与化学成分　吴茱萸炮制品中黄酮苷类成分含量均下降，水洗者下降最多；用黄连炮制使黄酮苷类、吲哚喹啉类生物碱、苦味素类、喹诺酮类生物碱含量降低；用酒、盐、甘草、姜炮制吴茱萸可以增加喹诺酮类生物碱的溶出量。

2. 炮制与药理作用　吴茱萸不同炮制品均具镇痛抗炎作用，其中以甘草炮制的吴茱萸作用最强。小鼠急性毒性实验结果显示生品和甘草炮制品的 LD_{50} 剂量分别为 12.19g/kg 及 10.91g/kg，两者无显著性差异。

【炮制辨析】烤制法是在吴茱萸甘草炮制品和盐水炮制品的基础上，再进行烤制的工作，该法对吴茱萸中的成分和疗效均无显著影响，且易于掌握火候，受热均匀，省力方便，干净卫生，符合现代化制药的要求，值得推广。

藤　黄

【饮片名称】藤黄、制藤黄

【来源与加工】本品为藤黄科植物藤黄 *Garcinia morella* Desr. 或 *hanburyi* Hook. f. 分泌的胶质树脂。在开花之前，于离地约 3m 处将茎秆的皮部做螺旋状的割伤，伤口内插一竹筒，接收流出的树脂，加热蒸干，劈开，用刀刮下。

【饮片炮制】

1. 藤黄　除去杂质，打成小块。

2. 制藤黄　取大块豆腐，中间挖一长方形槽，将药置槽中，再用豆腐盖严，置锅内加水煮，藤黄熔化后，取出放凉，待藤黄凝固，除去豆腐即得。或将定量豆腐块中间挖槽，把净藤黄粗末放入槽中，上用豆腐覆盖，放入盘中用蒸笼加热，蒸 3～4 小时，候藤黄全部熔化，取出，摊晾，除去豆腐，干燥。每 100kg 藤黄用豆腐 400～500kg。

【饮片性状】藤黄呈不规则碎块状或片状；外表棕黄色或橙黄色，断面有光泽，质脆易碎，气微辛辣；有大毒，忌口尝。制藤黄黄褐色或深红黄色；表面粗糙，断面显蜡样光泽；质轻，味辛。

【炮制作用】藤黄，酸、涩，寒，有大毒。归脾、胃、大肠经。消肿排脓，散瘀解毒，杀虫止痛。

生藤黄有大毒，不能内服，外用于痈疽肿毒，顽癣，如三黄宝蜡丸、神效膏、风气膏等；又如治一切肿毒的一笔消（《祝穆试效方》）。

豆腐制后毒性降低，方可配入成药内服，用于痈疽肿毒，顽癣，跌扑损伤。如治金疮肿毒的黎峒丸（《外科全生集》）。

【现代研究】

1. 炮制与化学成分　炮制前后化学成分的种类没有明显变化，豆腐制后藤黄酸等 13 个成分含量均下降。这可能是其炮制减毒的原因之一。

2. 炮制与药理作用　藤黄炮制后毒性均有不同程度的下降，各炮制品的毒性顺序依次为：山羊血制＜豆腐制＜清水制＜荷叶制＜生品。

藤黄各炮制品有显著的抗炎作用。荷叶制品组和高压蒸制组的抗炎作用强于生品组。豆腐制品组和山羊血制品组在致炎后不同时间抗炎作用不同，程度上强于生品组，水煮制品组和生品组比较无明显差异。

【炮制辨析】

1. 藤黄自唐代开始入药，生藤黄有毒，多外用。清代才有山羊血制、清水制，近年来各地的炮制规范中收载的大多是豆腐蒸煮、荷叶煮制和山羊血煮制法，其目的都是为了降低藤黄的毒性。藤黄的主要成分藤黄酸、新藤黄酸既是有效成分也是有毒成分，豆腐为一种碱性的凝固蛋白，为多孔状蛋白，能吸附部分有毒的酸性树脂，达到降低毒性的目的。

2. 各种炮制方法运用的辅料类型、辅料量、加热时间、炮制程度等差别较大，其解毒程度亦不一致，而加热究竟引起藤黄内发生何种变化，哪一种炮制工艺最佳，有必要做进一步研究，以阐明藤黄炮制解毒机制，规范炮制工艺，选择最佳的炮制品。

3. 应制定制藤黄中毒性成分的限量及药效成分的含量范围，保证临床用药的安全、有效，为藤黄在治疗癌症等疑难杂症方面的应用提供可靠的实验数据，扩大藤黄的用途。

硫　黄

【饮片名称】硫黄、制硫黄

【来源与加工】本品为自然元素类矿物硫族自然硫，采挖后，加热熔化，除去杂质；或用含硫矿物经加工制得。

【饮片炮制】

1. **硫黄**　拣去杂质，敲成小块。

2. **制硫黄**　取净硫黄块，与适量豆腐同煮，至豆腐呈黑色或黑绿色为度，取出，漂净，阴干。每100kg硫黄用豆腐200kg。

【饮片性状】硫黄为不规则块状；表面不平坦，常有麻纹及针状小孔，断面呈针状结晶形；黄色或黄绿色，具脂肪光泽；体轻，质松，易碎；有特异臭气，味淡。制硫黄形同硫黄，黄褐色或黄绿色，臭气不明显。

【炮制作用】硫黄，酸，温。有毒。归肾、大肠经。补火助阳，通便，解毒杀虫疗疮。

生品解毒疗疮，用于疥癣，秃疮，阴疽恶疮。如治疥疮、妇女阴蚀疮、漆疮的一扫光（《串雅内编》）。

内服需用豆腐制，以降低其毒性，能补火助阳通便，用于阳痿足冷，虚喘冷哮，虚寒便闭。如治老年虚冷便秘或寒湿久泻的半硫丸（《太平惠民合剂局方》）。

【现代研究】

炮制与化学成分　硫黄经过炮制后砷含量显著降低，与生品相比，砷含量降低至原来的1/15～1/8，而硫含量改变很小，这表明硫黄经过炮制后，可降低其毒性成分，而主成分所受影响很小。

【炮制辨析】

1. 从古至今均认为硫黄有毒，为去除硫黄毒性，古人先后采用煅、炼、淬、烧及各种辅料制炮制等方法。《中国药典》采用豆腐蒸法炮制硫黄，硫黄与豆腐之比是1∶2，有实验表明其比例为1∶1.5时，含硫量可达到98%以上，含砷量≤1μg/ml，符合《中国药典》关于砷限量的有关规定。有人建议考虑调整辅料用量。

2. 现代炮制的标准是煮至豆腐呈黑色或黑绿色为度，有文献报道硫黄炮制时，豆腐显黑色或黑绿色，并非豆腐与硫黄共煮所致，而是硫黄与铁锅在加热过程中产生反应的结果，所产生的黑色粉状物质是硫化亚铁与微量硫的混合物，如果用铝、不锈钢或非金属容器煮豆腐，硫黄与豆腐是不会变为黑色或黑绿色的。硫黄在古代炮制时，并无“煮至显黑绿色”的要求，且用不同的容器产生的黑色物质不同。古人已知“硫黄畏铁”。目前炮制硫黄解毒的机制尚不清楚，与所采用的容器是否有关有待进一步研究。

3. 豆腐是一种碱性凝固蛋白，蛋白质是两性化合物，可与重金属等结合产生沉淀而降低药物的毒性，这可能是豆腐降低硫黄毒性的作用机制之一。

扫码“学一学”

第三节　焯　法

将净制过的中药置多倍量沸水中短时间烫制，分离种皮的操作过程称为焯制。

1. 目的

（1）提高疗效，利于除去非药用部位。如苦杏仁焯后，既利于去皮又能破坏苦杏仁酶、保存苦杏仁苷。桃仁焯后，利于去皮和有效成分的煎出。

（2）分离不同的药用部位。如白扁豆。

（3）利于保存有效成分。如苦杏仁焯后可破坏其中所含的酶而达到保存苦杏仁苷的目的。

2. 操作方法　先将多量的清水加热至沸，再将中药连同具孔容器一起放入沸水中，浸煮5～10分钟，至种皮由皱缩至膨胀、易于脱皮时立即捞出，浸泡于冷水中，捞起，搓开种皮与种仁，晒干，去除种皮。

3. 注意事项

（1）焯制用水量要大，以保证水温。一般为中药量的10倍以上。

（2）始终保持水沸腾。

（3）焯制时间要短，加热时间以5～10分钟为宜。

（4）炮制品宜当天晒干或低温干燥。否则易泛油，色变黄，影响成品质量。

苦杏仁

【饮片名称】 苦杏仁、焯苦杏仁、炒苦杏仁

【来源与加工】 本品为蔷薇科植物山杏 *Prunus armeniaca* L. var. *ansu* Maxim.、西伯利亚杏 *Prunus sibirica* L.、东北杏 *Prunus mandshurica*（Maxim.）Koehne 或杏 *Prunus armeniaca* L. 的干燥成熟种子。夏季采收成熟果实，除去果肉及核壳，取出种子，晾干。

【饮片炮制】

1. 杏仁　取原药材，除去杂质、残留的硬壳及霉烂者，筛去灰屑。用时捣碎。

2. 焯苦杏仁　取净苦杏仁，置沸水中略烫，至外皮微胀时捞出，用凉水稍浸，搓去外皮，晒干后簸净种皮。

3. 炒杏仁　取焯苦杏仁置锅内，用文火炒至表面微黄，取出摊晾。用时捣碎。

【饮片性状】 苦杏仁呈扁心脏形，顶端尖，基部钝圆而厚，左右略不对称；表面棕色至暗棕色，有细密的颗粒状凸起；气微，味苦。焯苦杏仁形如杏仁，或分离为单瓣，无种皮，

乳白色或黄白色；有特异的香气，味苦。炒苦杏仁形如杏仁，表面黄色至棕黄色，偶有焦斑；有香气，味苦。

【炮制作用】 苦杏仁，苦，微温，有小毒。归肺、大肠经。降气止咳平喘，润肠通便。

生品性微温而质润，长于润肺止咳，润肠通便。多用于新病喘咳（常为外感咳喘），肠燥便秘。

燀苦杏仁可破坏酶，保存苷；去皮利于有效成分溶出，提高疗效。其作用与生品同。如治风热咳嗽的桑菊饮（《温病条辨》）；治燥热咳嗽的桑杏汤（《温病条辨》）；治肺热咳喘的麻杏石甘汤（《伤寒论》）；治肠燥便秘的润肠丸（《济生方》）。

炒苦杏仁性温，长于温散肺寒，并可去小毒。常用于肺寒咳喘，久喘肺虚，用于肠燥便秘效亦佳。如治上气喘急的双仁丸（《圣济总录》）。

【现代研究】

1. 炮制与化学成分 苦杏仁的皮、肉中所含有效成分苦杏仁苷含量几乎一致，而且苦杏仁皮中微量元素含量比杏仁肉略高，表明杏仁炮制不需去掉种皮。

利用乙酸纤维素薄膜蛋白电泳方法测定苦杏仁炮制前后蛋白质的含量及种类，结果表明：不同的炮制方法对苦杏仁中蛋白质的种类及含量均有影响，炮制后蛋白质含量降低，特别是清炒苦杏仁的蛋白质含量损失较多。

生苦杏仁和燀苦杏仁中苦杏仁苷含量的比较实验表明：不同炮制品经过一定时间的放置之后，燀苦杏仁中苦杏仁苷含量比生苦杏仁多1倍。证明燀制能杀灭杏仁酶，保存苦杏仁苷，便于贮存保管。

捣碎杏仁入煎剂后下者，能使原药中96.4%苦杏仁苷被煎出，而未捣碎直接煎煮者仅能煎出19.9%。

2. 炮制与药理作用 止咳平喘作用强度，炒苦杏仁>生后下苦杏仁>燀苦杏仁>生苦杏仁，其药效作用强度与供试品中苦杏仁苷含量呈正相关。苦杏仁生品、燀制品、炒制品、霜制品灌胃给药后在大鼠血浆中的药代动力学研究表明血浆中未发现苦杏仁苷原型，而是产生两个新的代谢产物，为野樱苷的同分异构体。炮制后野樱苷的药-时曲线与生品有明显不同，以霜制的差异最大，出现了明显的二次达峰，为炮制改变苦杏仁的归经研究提供了依据。

【炮制辨析】

1. 古人认为苦杏仁有小毒，炮制目的是为了去毒。现代认为苦杏仁的止咳平喘成分和有毒成分皆为苦杏仁苷的分解产物氢氰酸。苦杏仁采用加热方法炮制是为了“杀酶保苷”，避免生品服用时苦杏仁苷在胃肠道被酶快速分解而中毒，即保存苦杏仁苷不致被苦杏仁酶分解为氢氰酸。

2. 苦杏仁传统炮制方法多用炒法、燀法，但是清炒法受热不均匀，苦杏仁酶破坏不完全，而且炒制的火候、时间对苦杏仁苷含量的影响较大；燀法炮制时水量和温度必须控制好，否则苦杏仁酶破坏不完全，苦杏仁苷损失较多；而蒸制法能有效减少苦杏仁苷的损失并能使苦杏仁酶完全破坏。

3. 苦杏仁种皮含苦杏仁苷低于种仁，尖的含量虽然略高于种仁，但差别甚微，且种皮和尖在整个杏仁中所占比例较小，皮、尖去否，对杏仁的疗效和“毒性”不会有显著影响，因此其皮尖没有必要去除，使用时捣碎，便可以达到去皮后有利于煎出成分的目的。

桃 仁

【饮片名称】 桃仁、燀桃仁、炒桃仁、燀山桃仁、炒山桃仁

【来源与加工】本品为蔷薇科植物桃 *Prunus persica*（L.）Batsch 或山桃 *Prunus davidiana*（Carr.）Franch. 的干燥成熟种子。果实成熟后采收，除去果肉及核壳，取出种子，晒干。

【饮片炮制】

1. 桃仁　除去杂质。用时捣碎。

2. 焯桃仁　取净桃仁，先于清水中浸泡半日，然后置沸水锅中，焯至外皮皱缩至鼓起时捞出，放冷水中浸泡，搓去种皮，晒干，簸去种皮。用时捣碎。

3. 炒桃仁　取去皮桃仁置预热适度的炒制容器内，用文火炒至微显黄色，取出，摊晾。用时捣碎。

【饮片性状】焯桃仁形呈扁长卵形，长 1.2～1.8cm，宽 0.8～1.2cm，厚 0.2～0.4cm。表面浅黄白色，一端尖，中部膨大，另端钝圆稍偏斜，边缘较薄。子叶 2，富油性。气微香，味微苦。炒桃仁形如焯桃仁，表面黄色至棕黄色，可见焦斑；气微香，味微苦。焯山桃仁呈类圆形，较小而肥厚，长约1cm，宽约 0.7cm，厚约 0.5cm。炒山桃仁 2 枚子叶多分离，完整者呈类卵圆形，较小而肥厚；长约 1cm，宽约 0.7cm，厚约 0.5cm。

【炮制作用】桃仁苦、甘，平。归心、肝、大肠经。活血祛瘀，润肠通便。

生桃仁行血祛瘀力强，可用于经闭不通及跌打伤痛。如治妇女经闭不通，产后瘀血的桃核承气汤（《伤寒论》）；治跌打损伤，腹中血刺痛的桃红四物汤（《金匮要略》）。

焯后易去皮，除去非药用部位，有效成分易于煎出，提高疗效。炒后偏于润燥和血，多用于肠燥便秘，心腹胀满等。如治疗年老体衰，久病血虚津亏，产后失血过多而致肠燥便秘的润燥丸（《张氏医通》）。

【现代研究】

1. 炮制与化学成分　桃仁如不粉碎，水溶性溶出物含量为：焯桃仁 > 炒桃仁 > 带皮桃仁 > 生桃仁。桃仁粉碎后，生桃仁粉的水溶性煎出物含量明显提高，生桃仁粉的煎出物含量最高，这说明桃仁焯制和炒的过程有一部分水溶性成分流失和遭到破坏。

去皮、尖的桃仁苦杏仁苷含量仅为 28.39mg/g，不去皮、尖的桃仁苦杏仁苷含量为 36.38mg/g，这说明桃仁皮中含有较多的苦杏仁苷。

2. 炮制与药理作用　比较桃仁五种不同炮制品（生、焯、炒、蒸、皮）对小鼠抗凝血、抗血栓、抗炎、润肠作用，结果证明桃仁生用作用最强。

【炮制辨析】

1. 桃仁古代文献记载的炮制方法较多，去皮尖和炒法为历代常用，麸炒法应用亦较普遍，且被沿用。制霜、蜜制、甘草水制为新发展起来的方法。现今只保留了焯去皮和炒的方法；制霜法已基本不用，该炮制品主要是为了满足血瘀脾虚而便溏者的用药要求。

2. 桃仁主要功效是活血祛瘀，其中所含的苦杏仁苷不具有活血化瘀的作用，不应作为有效成分，而应视为毒性成分，但生用由于保存了苦杏仁酶的活性，可使苦杏仁苷在煎煮或储藏过程中水解成氢氰酸而挥发掉，是降低毒性的有效措施，所以桃仁在焯、炒后酶被杀死使大量苦杏仁苷得到保存，弊多利少。可见生桃仁直接入药不但比炮制品效能强而且毒性低。如果桃仁主要用来润肠，亦可采用炒制桃仁。

白扁豆

【饮片名称】白扁豆、生扁豆、炒扁豆、扁豆衣

【来源与加工】本品为豆科植物扁豆 *Dolichos lablab* L. 的干燥成熟种子。秋、冬二季采

收成熟果实，晒干，取出种子，再晒干。

【饮片炮制】

1. **白扁豆** 取原药材，除去杂质。

2. **炒白扁豆** 取净扁豆或仁，置预热适度的炒制容器内文火炒至微黄，略有焦斑及香气时，取出，摊晾。

3. **扁豆衣** 取净扁豆、置沸水锅中煮至皮软后，在冷水中稍浸泡，捞出，搓去种皮与种仁，干燥，簸取种皮（扁豆衣）与种仁，分别入药。

【饮片性状】白扁豆呈扁椭圆形；表面黄白色，平滑，略有光泽，一侧边缘有白色隆起的眉状种阜；质坚硬、种皮薄而脆；气微，味甘，嚼之有豆腥气。扁豆衣为不规则卷缩状种皮；乳白色，质脆易碎；炒白扁豆形如白扁豆，表面微黄色，略具焦斑；有香气。炒扁豆衣表面微黄，略具焦斑，有焦香气。

【炮制作用】白扁豆，甘，微温。归脾、胃经。健脾和中，消暑化湿。

生品消暑化湿力强，多用于暑湿内蕴，呕吐泄泻。用于脾胃虚弱，暑湿内蕴，呕吐泄泻，赤白带下，小儿疳积。

扁豆衣气味俱弱，健脾作用较弱，偏于消暑化湿。可用于暑热所致的身热，头目昏眩，如清络饮（《温病条辨》）。又可用于暑日酒食所伤，伏热，烦渴，如缩脾饮（《太平惠民合剂局方》）。

炒扁豆偏于健脾止泻，多用于脾虚不能运化饮食，食少便溏。如治脾胃虚弱，运化失常，大便泄泻，饮食不佳，神疲体倦的参苓白术散（《太平惠民合剂局方》）。

【现代研究】

1. **炮制与化学成分** 白扁豆经炒制后总磷脂含量减少6.5%～9.4%，这可能是由于磷脂成分易在高温炒制过程中被破坏所致。生白扁豆的主要磷脂组分为磷脂酰胆碱，含量在70%以上，其次为磷脂乙醇胺，约占总磷脂的20%。白扁豆经炒制后磷脂酰胆碱的量比生品减少18%～25%，推测白扁豆经炒制后，氧化分解的主要成分为磷脂酰胆碱。

2. **炮制与药理作用** 白扁豆中含有两种不同的植物凝集素，凝集素甲不溶于水，无抗胰蛋白酶活性，可抑制大鼠生长，甚至引起肝肺的区域性坏死，加热后白扁豆毒性大减；凝集素乙可溶于水，有抗胰蛋白酶的活性，且对其抑制为非竞争型，在15～18℃可保持活力30天以上，高压消毒或煮沸1小时后，活力损失86%～94%。这种胰蛋白酶抑制剂在体外不能被一般蛋白酶分解，在体内也不易消化。经燀、煮或炒等高温炮制处理后，毒性蛋白会凝固而失去活性。

重点小结

难点	考点
蒸法和煮法炮制终点的判断	何首乌和地黄的蒸制增效机制
蒸法和煮法对饮片成分的影响	川乌、草乌和远志炮制解毒的机制
	苦杏仁和桃仁燀制的原理

思考题

1. 何首乌和玄参蒸制后均发生了明显的颜色变化，颜色变化的原因是什么？

2. 分析判断山茱萸蒸制过程是否发生美拉德反应。

3. 地黄炮制前后药理作用发生了哪些变化？

4. 服用苦杏仁生品和𬊤品后，苦杏仁苷在体内吸收和代谢会有哪些不同？

5. 𬊤法是以水为媒介，迅速加热，使酶灭活，从而避免苷类成分被降解。从热量传递的效率来说，微波法是对中药整体瞬间加热，比水的媒介传热效率更高，试分析其可行性和注意事项。

6. 吴茱萸炮制后黄酮苷类、生物碱类和苦味素类均发生了明显的变化，这些成分变化意味着什么？与吴茱萸药性之间有什么关系？

扫码“练一练”

扫码“学一学”

第十三章　复制法

学习目标

1. **掌握**　半夏、天南星等重点药物的饮片规格、炮制方法和炮制作用。
2. **熟悉**　复制法的定义、目的和注意事项。
3. **了解**　白附子、紫河车等药物的炮制方法和炮制作用。

将净选后的药物加入一种或数种辅料，按照规定操作程序反复炮制的方法称为复制法。

早在唐代就有复制法，如《千金翼方》中的造熟地黄、造干地黄等。部分药物古今有几十种复制方法，其辅料及工艺各不相同，具有地方炮制特色。现在复制法与传统方法比较，其辅料种类、用量及工艺程序均有所改变，主要用于天南星科有毒中药的炮制。

1. 目的

（1）降低或消除药物的毒性。如半夏、天南星、白附子。

（2）改变药性。如胆南星。

（3）增强疗效。如白附子。

（4）矫臭解腥。如紫河车。

2. 操作方法　将净选后的药物置一定容器内，加一种或数种辅料，按工艺程序，或浸、泡、漂，或蒸、煮，或数法并用，反复炮制至质量要求的规定程度。

3. 注意事项

（1）炮制时间宜选择在春、秋季气候凉爽时。

（2）加工场地宜阴凉、通风，避免药物腐烂。可加入适量明矾防腐。

（3）如需加热处理，应注意火力均匀，水量要大，以免糊汤。

（4）药物应大小分档处理，以免炮制程度不一，影响效果。

半　夏

【饮片名称】生半夏、清半夏、姜半夏、法半夏

【来源与加工】本品为天南星科植物半夏 *Pinellia ternata*（Thunb.）Breit. 的干燥块茎。夏、秋二季采挖，洗净，除去外皮和须根，晒干。

【饮片炮制】

1. 生半夏　取原药材，除去杂质，洗净，干燥。用时捣碎。

2. 清半夏　取净半夏，大小分开，用8%白矾溶液浸泡或煮至内无干心，口尝微有麻舌感，取出，洗净，切厚片，干燥。每100kg净半夏，煮法用白矾12.5g，浸泡法用白矾20kg。

3. 姜半夏　取净半夏，大小分开，用水浸泡至内无干心，取出；另取生姜切片煎汤，加白矾与半夏共煮透，取出，晾至半干，切薄片，干燥。每100kg半夏用生姜25kg、白矾12.5kg。

4. 法半夏　取净半夏，大小分开，用水浸泡至无干心，取出；另取甘草适量，加水煎

煮两次，合并煎液，倒入用适量水配制成的石灰液中，搅匀，加入上述已浸透的半夏浸泡，每日搅拌1～2次，保持浸液pH在12以上，至口尝微有麻舌感，剖面黄色均匀，取出，洗净，干燥。每100kg半夏用甘草15kg、生石灰10kg。

【饮片性状】 生半夏为类球形，有的稍偏斜，直径0.7～1.6cm；表面白色或浅黄色，顶端有凹陷的茎痕，周围密布麻点状根痕；下面钝圆，较光滑；质坚实，断面洁白，富粉性；气微，味辛辣、麻舌而刺喉；有毒，尝时应注意。清半夏为椭圆形、类圆形或不规则的片；切面淡灰色至灰白色，可见灰白色点状或短线状维管束迹，有的残留栓皮处下方显淡紫红色斑纹；质脆，易折断，断面略呈角质样；气微，味微涩、微有麻舌感。姜半夏为片状、不规则颗粒状成类球形；表面棕色至棕褐色；质硬脆，断面淡黄棕色，常具角质样光泽；气微香，味淡、微有麻舌感，嚼之略粘牙。法半夏为类球形或破碎成不规则颗粒状；表面淡黄白色、黄色或棕黄色；质较松脆或硬脆，断面黄色或淡黄色，颗粒者质稍硬脆；气微，味淡略甘，微有麻舌感。

【炮制作用】 半夏，辛，温。有毒。归脾、肺经。燥湿化痰，降逆止呕，消痞散结。

生半夏有毒，可使人咽喉肿痛，呕吐，失音，一般不作内服，多作外用。用于疮痈肿毒，湿痰咳嗽，虫蛇蜇痛，痈肿痰核。如治一切阴疽、流注的桂麝散（《药奁启秘》）。

半夏经炮制后，能降低毒性，缓和药性，消除不良反应。

清半夏长于化痰，以燥湿化痰为主，用于湿痰咳嗽，风痰吐逆，痰涎凝聚，咯吐不出。如治寒痰咳嗽的二陈汤（《太平惠民和剂局方》）。

姜半夏增强了降逆止呕作用，以温中化痰、降逆止呕为主，用于痰饮呕吐，胃脘痞满。如治痰饮呕吐的小半夏汤（《金匮要略方论》）；治胃脘痞满的半夏泻心汤（《伤寒论》）。

法半夏偏于祛寒痰，同时具有调和脾胃的作用，用于痰多咳嗽，痰饮眩悸。多用于中成药中。如治胃寒气滞，胃脘满闷的香砂养胃丸（《中药成药制剂手册》）。

【现代研究】

炮制与药理作用 研究表明，生半夏的毒性主要表现为对机体黏膜的刺激作用，刺激性毒性机制为半夏毒针晶刺入机体，凝集素蛋白随针晶进入机体组织，诱导炎症反应发生。生姜汁能显著抑制半夏毒针晶腹腔注射所致的小鼠毛细管通透性增加，减少腹腔渗出液和白细胞数目，降低蛋白质和炎症介质PGE_2的含量，也可减轻半夏毒针晶所致的大鼠足跖肿胀。认为生姜汁可显著抑制半夏毒针晶所致的炎症反应。矾制解毒机制主要是白矾溶液中的Al^{3+}能够结合毒针晶中的$C_2O_4^{2-}$，使毒针晶草酸钙分解破坏，同时白矾溶液呈酸性，在酸性水溶液中毒针晶蛋白溶解或水解，从而彻底破坏了毒针晶的结构、晶型和成分组成，导致刺激性毒性下降或解除。

【炮制辨析】 唐代以前，即认识到了半夏的毒性，将其总结为“戟人咽，令人吐”。历代为减毒创制的炮制方法达70多种，主要为长时间的浸漂处理和使用多种辅料。炮制工艺及质量标准的研究应围绕减毒机制这一根本问题展开，由此确定的工艺及质量标准才会有意义。

天南星

【饮片名称】 生天南星、制天南星、胆南星

【来源与加工】 本品为天南星科植物天南星 *Arisaema erubescens* (Wall.) Schott、异叶天南星 *Arisaema heterophyllum* Bl. 或东北天南星 *Arisaema amurense* Maxim. 的干燥块茎。秋、冬

二季茎叶枯萎时采挖，除去须根及外皮，干燥。

【饮片炮制】

1. 生天南星 取原药材，除去杂质，洗净，干燥。

2. 制天南星 取净天南星，按大小分别用清水浸泡，每日换水2～3次，起白沫时换水后加白矾（每100kg天南星加白矾2kg），泡一日后，再换水，至切开口尝微有麻舌感时取出。将生姜片、白矾置锅内加适量水煮沸后，倒入天南星共煮至无干心时，捞出，除去姜片，晾至四至六成干、切薄片，干燥。每100kg天南星用生姜片、白矾各12.5kg。

3. 胆南星 取制南星细粉，加入净胆汁（或胆膏粉及适量水），蒸60分钟至透，取出，摊晾，制成小块，干燥。或取生天南星细粉，加入净胆汁（或胆膏粉及适量水）拌匀，置温暖处发酵5～7天后，再连续蒸或隔水炖9昼夜，每隔2小时搅拌1次，除去腥臭气，至成黑色浸膏状，口尝无麻味为度，取出，晾干。再蒸软，趁热切成小块，晒干即成。每100kg制天南星细粉用牛（或猪、羊）胆汁400kg（胆膏粉40kg）。

【饮片性状】生天南星呈扁圆形，外表类白色或淡棕色，顶端有凹陷的茎痕，周围有麻点状根痕；断面白色，不平坦；质坚硬，不易破碎，有粉性。制天南星呈黄色或淡棕色的薄片，半透明；质脆易碎；味涩微麻。胆南星呈方块状或圆柱状，棕黄色、灰棕色或棕黑色；质硬；气微腥，味苦。

【炮制作用】天南星，苦、辛，温。有大毒。归肺、肝、脾经。散结消肿，祛风定痉。

天南星生品一般多外用。

天南星经生姜、白矾炮制成制天南星后，毒性降低，燥湿化痰作用明显增强。制天南星常用于顽痰咳嗽，胸膈胀满，痰阻眩晕等。如治痰湿咳嗽的姜桂丸（《张洁古方》）。

天南星经苦寒的胆汁炮制成胆南星后，毒性降低，燥性缓和，药性由温转凉，气味由辛转苦，药效由温化寒痰转为清热化痰，祛风止痉。常用于痰热咳嗽、癫痫等。如治热痰咳嗽的清气化痰丸（《医方考》）。

【现代研究】

1. 炮制与化学成分 生品中腺嘌呤（掌叶半夏碱乙）和β-谷甾醇的含量分别为0.018%和0.04%，均高于矾浸制品的0.005%和0.037%。总氨基酸含量生品也高于炮制品。

2. 炮制与药理作用 生品、制品热浸剂一次性给予小鼠腹腔注射10g/kg，均能明显减少自主活动的次数，并能明显协同戊巴比妥钠的催眠作用，但对戊四氮所致小鼠阵发性抽搐未见明显对抗作用。

天南星生品可使兔眼结膜出现明显的水肿反应，可对小鼠腹膜刺激引起扭体反应，而炮制后刺激作用明显降低。

以生品、矾姜制品、矾浸制品混悬液给小鼠空腹灌胃，制品的急性毒性比生品明显降低，水煎剂毒性不明显。亚急性毒性试验表明生品可影响大鼠体重的增长。生品、制品对大鼠血常规、肝功能、肾功能等生理、生化指标未见明显的影响。病理组织学检查表明，生品、矾浸制品对动物各主要脏器无明显影响。

天南星通过白矾、生姜、甘草等炮制后能解毒增效，其解毒机制可能与吸附毒物、改变毒物的理化性质、生理活性及增强机体解毒能力有关。采用《中国药典》规定的天南星质量鉴别标准，并结合对小鼠的毒性反应为指标，优选出消除天南星毒性的最佳辅料为白矾，姜汁是仅次于白矾的较好的炮制辅料。

3. 炮制新工艺　在白矾的用量方面，《中国药典》规定是12.5%。研究白矾不同用量的炮制效果，结果25%和12.5%白矾均可使饮片达到口尝无麻味的标准，但急性毒性试验结果显示，25%白矾组的动物死亡率为30%，而12.5%白矾组无动物死亡。由此可知，白矾并非用量越多越好，而是以适当的比率为佳。

天南星生片经8%白矾溶液闷润后加热加压60分钟，即可使刺激性消失，而且水浸出物的量大大提高。

胆南星采用直接拌和法、用浓缩胆汁与白酒等拌制或蒸制后烘干的方法，可以缩短加工时间并可保证其中胆酸的含量。

【炮制辨析】

1. 白矾和胆汁作为常用的两种辅料，对于天南星的药理作用有何影响少有研究，还需深入探讨。

2.《中国药典》收载了三种来源的天南星，其毒性及有效成分是否有区别尚未见报道。

白附子

【饮片名称】生白附子、制白附子

【来源与加工】本品为天南星科植物独角莲 *Typhonium giganteum* Engl. 的干燥块茎。秋季采挖，除去须根和外皮，晒干。

【饮片炮制】

1. 生白附子　取原药材，除去杂质。

2. 制白附子　取净白附子，分开大小个，浸泡，每日换水2~3次，数日后如起黏沫，换水后加白矾（每100kg白附子用白矾2kg），泡1日后再换水，至口尝微有麻舌感为度，取出。将生姜片、白矾粉置锅内加适量水煮沸后，倒入白附子共煮至无白心，捞出，除去生姜片，晾至六七成干，切厚片，干燥。每100kg白附子用白矾、生姜各12.5kg。

【饮片性状】生白附子呈椭圆形或卵圆形，长2~5cm，直径1~3cm；表面白色至黄白色，略粗糙，有环纹及须根痕，顶端有茎痕或芽痕；质坚硬，断面白色，粉性；气微，味淡、麻辣刺舌。制白附子为类圆形或椭圆形厚片；外表皮淡棕色，切面黄色，角质；味淡，微有麻舌感。

【炮制作用】白附子，辛、甘，温。有毒。入胃、肝经。祛风痰，定惊搐，解毒散结止痛。

生白附子一般外用。可祛风豁痰、逐寒湿、涤痰定惊搐、祛风止痛、散结消肿，用于风痰壅盛、口眼歪斜、破伤风、偏头痛、瘰疬痰核、毒蛇咬伤。如治口眼歪斜的牵正散（《杨氏家藏方》）。

制白附子可降低毒性，减轻麻辣味，增强祛风痰的作用。多用于偏头痛，痰湿头痛，咳嗽痰多。如治痰湿咳嗽的白附丸（《证治准绳》）。

【现代研究】

1. 炮制与化学成分　白附子炮制后，淀粉粒、黏液细胞发生了明显变化。

生白附子经过不同工艺炮制后，降低了毒性和刺激性，但其他化学成分也同时发生不同程度的变化。在炮制过程中水溶性成分游离氨基酸损失较大，而总氨基酸的含量制品较生品下降30%左右，可能因为白矾有固定蛋白作用，能防止氨基酸进一步流失。脂溶性成分β-谷甾醇、油酸含量炮制品与生品接近。白附子中铅含量低，炮制品中更低，在百万分之二左右。

生白附子的铝含量很低，而制白附子的铝含量是生白附子的数百倍，说明制白附子饮片中的铝基本上由白矾炮制带来。

白附子生品、制品饮片中［$KAl(SO_4)_2 \cdot 12H_2O$］含量与炮制时加入白矾的量并不呈线性关系。这可能与加入辅料的方法、白矾水溶液的浓度以及剩余白矾水溶液的处理等有关。

2. 炮制与药理作用 白附子生品、制品均有明显的镇静作用，能明显或不同程度地推迟因戊四氮及士的宁所致小鼠惊厥出现时间和死亡时间，减少小鼠扭体反应次数。

白附子对大鼠蛋清性、酵母性及甲醛性关节肿有明显或不同程度的抑制作用，对棉球肉芽肿亦有明显的抑制作用。制品与生品抗炎作用相近。

白附子生品和制品对胰蛋白酶均有抑制作用，炮制后，抑制胰蛋白酶活性的作用显著增强。

【炮制辨析】白附子水煎液有抑制肿瘤细胞增殖、促进肿瘤细胞凋亡的作用，这为在水煎液中寻找抑制肿瘤细胞增殖活性成分提供了依据。

紫河车

【饮片名称】紫河车、酒炒紫河车

【来源与加工】紫河车为健康人的干燥胎盘。

【饮片炮制】

1. 紫河车 将新鲜胎盘除去膜及脐带，反复冲洗至去尽血液，加适量花椒、黄酒蒸或置沸水中略煮后，干燥，砸成小块或研细粉。每100kg紫河车块用黄酒10kg、花椒2.5kg。

2. 酒炒紫河车 取净紫河车块，用酒拌匀，待酒吸尽后，用文火炒至酥脆为度，用时研末。每100kg紫河车用酒10kg。

【饮片性状】紫河车为不规则的碎块，大小不一；黄色或黄棕色，一面凹凸不平，有不规则沟纹，另一面光滑；质硬而脆，有腥气。酒炒紫河车质地酥脆，腥气较弱，具酒香气，粉末黄棕色。

【炮制作用】紫河车，甘、咸，温。归肺、肝经。温肾补精，益气养血。

生品有腥气，内服易致恶心呕吐。多入片剂或胶囊剂。

酒炒后可以除去腥臭味，便于服用，并使其质地酥脆，便于粉碎，增强疗效。用于肺肾两虚，虚痨咳嗽，阳痿遗精。如治虚痨咳嗽的河车大造丸（《中国药典》）。

重点小结

难　点	考　点
半夏、天南星等药物的炮制方法和炮制原理	复制法的定义 半夏、天南星等药物的饮片规格和炮制方法

扫码“练一练”

思考题

1. 复制法的定义、目的和注意事项是什么？
2. 半夏的常用饮片品种有哪些？炮制所用的辅料是什么？
3. 天南星的常用饮片品种有哪些？各自的作用特点是什么？

第十四章　发酵法与发芽法

学习目标

1. **掌握**　六神曲、淡豆豉、麦芽的炮制方法、炮制作用以及现代研究概况。
2. **熟悉**　发酵法、发芽法的操作要点。
3. **了解**　发酵法、发芽法的目的和意义。

发酵法与发芽法均系使药物改变原有性能，增强或产生新的功效，扩大用药品种，以适应临床用药需要的炮制方法。发酵法需借助微生物和酶的作用，而发芽法需要借助种子萌发时酶的作用，二者都必须具有一定的环境条件，如温度、湿度、空气、水分等。

第一节　发酵法

扫码“学一学”

经净制处理后的药物，在一定的条件下，借助微生物和酶的作用，使药物发泡、生衣的方法称为发酵法。发酵主要是利用酶的生物化学反应制备微生物菌体本身或直接代谢产物、次级代谢产物而产生新的功效。

微生物的营养活动是依靠向外界分泌大量的酶，将周围环境中大分子的蛋白质、糖类、脂肪等营养物质分解成小分子物质，经细胞膜的渗透作用而被吸收。微生物具有非常丰富的酶系统，有强大的分解、转化物质的能力。在微生物细胞中，除了一部分以较高浓度存在的常规“组成酶”外，大多属于当其分解底物或有关诱导物存在时才会合成的机动的“诱导酶”。由于所处的环境条件复杂多变，微生物往往具备一套发达的代谢调节系统。在此体系中，微生物可以利用其营养物合成满足自己生长、繁殖所需的一切中间代谢物，包括人类所需的各种次生代谢产物。微生物发酵中药，可使中药化学成分进行生物转化，导致化学成分含量上发生变化甚至有新物质生成。同时发酵过程中，中药中的化学成分也会诱导微生物的某些代谢途径发生变化，从而产生新的化合物。

发酵中常遇到的菌种有细菌、放线菌、酵母菌、霉菌（又名丝状真菌），此外还有危害细菌和放线菌生长的噬菌体等。

现代中药发酵应当向着更有效和可人为控制的方向发展。可以定向选育优良菌种，调节控制发酵，使微生物能按照人们的要求大量积累特定的代谢产物。

1. 目的

（1）改变原有性能，产生新的治疗作用，扩大用药品种。如六神曲、红曲、淡豆豉。

（2）增强疗效。中药发酵过程中，经微生物代谢后的产物分子量降低，大分子物质减少，更易被人体吸收利用，可使疗效增强。另外，中药发酵过程中炮制辅料的参与也使疗效增强。如半夏曲。

2. 操作方法　中药的发酵，首先需对药物进行适当的处理，以期为微生物生长提供营养，保证或控制微生物进行代谢，如适宜的微生物、培养基、温度、湿度、溶氧浓度、酸碱度等。

（1）药物的处理　根据品种的不同采用相应的方法进行加工处理。有的药材粉碎后与面粉混合发酵，如六神曲、建神曲、半夏曲等；有的药料与辅料汁先拌匀，再蒸制后直接进行发酵，如淡豆豉。处理后的药物应含有适宜的水分活度，灭尽杂菌，能作为固体培养基为微生物生长提供所需的氮源、碳源、无机盐等。

（2）发酵的条件

①菌种：目前发酵多为自然发酵。常因菌种不纯，影响发酵质量。单种微生物的纯培养或有目的组合在一起的混合菌种培养是中药发酵研究的方向之一。

②培养基：培养基由经过处理的药料充当，主要为水、含氮物质、含碳物质、无机盐类等。

③温度：最佳发酵温度一般为30~37℃。温度太高微生物中对温度敏感的蛋白质、核酸、酶等容易受到不可逆的破坏，不能发酵；温度过低，虽能保存菌种，但微生物的生物化学反应速率太慢，不利于发酵，甚至不能发酵。

④湿度：微生物所需的营养物质都是溶解于水中而被吸收的，其代谢中的渗透、分泌、排泄等均需要水作为介质，而且水直接参与代谢中的许多反应；另外水的比热高，可以吸收微生物代谢产生的热量，调节菌体温度。所以，发酵时需要一定的水分活度。一般发酵时空气的相对湿度应控制在70%~80%。药料的湿度以“握之成团，指间可见水迹，放下轻击则碎”为宜。

⑤酸碱度：适宜的pH范围是发酵的必备条件，一般放线菌的最适pH为7.0~8.0，酵母菌的最适pH为4.0~5.8，霉菌的最适pH为3.8~6.0。此外，发酵还要有维生素、二氧化碳等其他条件。

3. 注意事项　发酵制品以曲块表面霉衣黄白色、紫红色或其他特有颜色，内部有斑点为佳，同时应有发酵特有的香气，不应出现黑色、霉味及酸败味。

（1）原料、设备等在发酵前应进行消毒灭菌处理，以免杂菌污染、争夺营养成分、干扰正常发酵、影响发酵质量。

（2）发酵过程需一次完成，不中断。

（3）发酵过程多为发热反应，为了保持一定的发酵温度，发酵过程中的温度是一项重要控制指标。在工业生产中必要时可采取适宜的降温措施。

（4）在发酵过程中应对pH、湿度、有无杂菌污染等随时进行检查监控，以保证发酵正常进行。

六神曲

【饮片名称】六神曲、炒六曲、焦神曲

【来源与加工】本品为苦杏仁、赤小豆、鲜青蒿、鲜苍耳草、鲜辣蓼等药加入面粉（或麦麸）混合后经发酵制成。

【饮片炮制】

1. 六神曲　取苦杏仁、赤小豆碾成粉末，与面粉混匀，加入鲜青蒿、鲜辣蓼、鲜苍耳草药汁，揉搓成“捏之成团，掷之即散”的粗颗粒状软材，置模具中压制成扁平方块（33cm×20cm×6.6cm），用鲜苘麻叶包严，放入箱内，按品字形堆放，上面覆盖鲜青蒿，置30~37℃，经4~6天即能发酵，待药面生出黄白色霉衣时取出，除去苘麻叶，切成2.5cm见方的小块，干燥。每100kg面粉用苦杏仁、赤小豆各4kg，三鲜草各7kg。药汁为

鲜草汁和其药渣煎出液。

曲品质量要求：①气味，具有芳香气，无霉烂发臭的气味。②外观，表面满布黄白菌丝及少数黑孢子，曲块边缘呈鲜黄色，用放大镜观察，可见黄色分生孢子柄的膨胀部，其间亦有已生黑色孢子。如果曲的表面干燥，分生孢子甚至全部不发育，即为不良曲。③内部，良曲的块坚实，成品可整块取出而不碎，如果曲不成块或成块不结实，都是菌丝发育不好的缘故。曲的内部用放大镜观察，亦多有菌丝及未成熟的孢子。

2. 炒神曲　取麦麸皮均匀撒入预热适度的炒制容器内，待烟起，将神曲倒入，快速翻炒，至神曲表面呈棕黄色时取出，筛去麸皮，放凉；或清炒，炒至棕黄色。每100kg神曲用麸皮10kg。

3. 焦神曲　将神曲块投入热锅内，用中火不断翻炒，至表面呈焦黄色、内部微黄色、有焦香气时，取出，摊开放凉。

【饮片性状】六神曲为立方形小块，表面灰黄色，粗糙，质脆易断，微有香气。炒神曲表面黄色，偶有焦斑，质坚脆，有麸香气或香气。焦神曲表面焦黄色，内部微黄色，有焦香气。

【炮制作用】六神曲，甘、辛，温。入脾、胃经。健脾开胃，发散解表。

六神曲生用健脾开胃，并有发散作用。用于治感冒食滞，常与山楂、紫苏、檀香同用，如治食滞中焦的宽中降逆汤（《温病刍言》）。

麸炒六神曲具有甘香气，以行脾和胃为主。用于食积不化，脘腹胀满，不思饮食，肠鸣泄泻。如用于治饮食积滞，脘腹胀满，不思饮食的健脾思食方（《太平惠民合剂局方》）。

焦神曲消食化积力强，以治食积泻泄为主。如治时暑暴泻及饮食所伤、胸膈痞闷的曲术丸（《太平惠民合剂局方》）。

【现代研究】

1. 炮制与化学成分　炮制前后神曲中微量元素含量存在差异，焦神曲所含的微量元素锌、锰、铁高于生品。

2. 炮制与药理作用　六神曲及其麸炒品、炒焦品均能较好地促进胃的分泌功能，增强胃肠的推动功能。六神曲中的消化酶的活力与其外观质量和炮制程度有关，其中内为土黄色，外呈灰绿色，质地较硬，有辛、酸、苦味，有陈腐气者酶活力较高，且酸度较低，质量较好；六神曲经炒黄后其酶活力降低40%，炒焦后基本消失。

【炮制辨析】神曲大多以生品和炒制品入药，均用于食伤脾胃、宿食不化等症状。现代医学理论认为消化酶为消化类药的主要有效成分，炒制后神曲消化酶活力显著降低，其健脾消食能力应有所下降；但临床实践和相关药理研究均证实炒制后的神曲健脾消食作用增强，因此神曲的炒制原理值得深入研究。

半夏曲

【饮片名称】半夏曲、炒半夏曲

【来源与加工】本品为法半夏、赤小豆、苦杏仁、鲜青蒿、鲜辣蓼、鲜苍耳草与面粉经加工发酵制成。

【饮片炮制】

1. 半夏曲　取法半夏、赤小豆、苦杏仁共碾细粉，与面粉混合均匀，加入鲜青蒿、鲜辣蓼、鲜苍耳草之煎出液，搅拌揉匀，堆置发酵，压成片状，切成小块，晒干。每100kg

法半夏，用赤小豆30kg、苦杏仁30kg、鲜青蒿30kg、鲜辣蓼30kg、鲜苍耳草30kg、面粉400kg。

2. **麸炒半夏曲** 取麦麸，撒在预热适度的炒制容器内，用中火加热，待冒浓烟时加入半夏曲，迅速翻炒至表面呈深黄色时，取出，筛去麸皮，晾凉。每100kg半夏曲用麸皮10kg。

【饮片性状】半夏曲为小立方块，表面浅黄色，质疏松，有细蜂窝眼。麸炒半夏曲形如半夏曲，表面呈米黄色，具焦香气。

【炮制作用】半夏曲，甘、微辛，温。归脾、胃经。健脾温胃，燥湿化痰。

半夏曲以化痰止咳、消食积为主，可用于咳嗽痰多，胸脘痞满，饮食不消，苔腻呕恶。如用于中脘气滞，胸膈烦满，痰涎不利，头目不清的三仙丸（《百一选方》）；还可用于脾胃虚弱，食谷不消，泄泻，呕吐，腹胀等。

半夏曲麸炒后产生焦香气，健胃消食的作用增强。

淡豆豉

【饮片名称】淡豆豉

【来源与加工】本品为豆科植物黑豆的发酵加工品。

【饮片炮制】取桑叶、青蒿加水煎汤，过滤，将煎汁与洗净的大豆拌匀，待汤吸尽后，蒸透，取出，稍凉，再置容器内，用煎过的桑叶、青蒿渣覆盖，发酵至黄衣遍布时取出，去药渣，洗净，置容器内，闷15～20天，充分发酵，香气溢出时取出，略蒸，干燥即得。每100kg大豆用桑叶、青蒿各7～10kg。

【饮片性状】本品为椭圆形，长0.6～1cm，直径0.5～0.7cm；外表黑色，皱缩不平；断面棕黑色；气香，味微甘。一侧有长椭圆形种脐，质稍柔软或脆。

【炮制作用】淡豆豉，味辛、甘、微苦，性寒。归肺、肾经。解表除烦。

淡豆豉用于伤风感冒，发热恶寒，头痛，胸中烦闷，虚烦不眠。如治感冒发热、胸脘不舒的葱豉桔梗汤（《通俗伤寒论》）；治热病虚烦，胸中懊侬，虚烦不眠的栀子豉汤（《伤寒论》）。

【炮制辨析】

1. 一般淡豆豉用桑叶、青蒿制得，性苦寒，用于外感热证；加苏叶、麻黄所得豆豉则性温，适用于风寒表证。由此可见，辅料的性味极大地影响了豆豉的药性。辅料经煎煮所得煎煮液浸润大豆，使其有效成分被大豆充分吸收，相应的辅料的某些功效在豆豉上也得到了体现，所以淡豆豉又可看作是由大豆、青蒿、桑叶组成的一个复方制剂。同时它还通过发酵得到酶系和其分解产物，从而产生了原药材不具有的新功效。

2. 在发酵过程中，大豆蛋白作为各类霉菌的营养物质被分解，而生成了具有特殊香味的氨基酸和多肽，所以在发酵时以其产生香味为度判断发酵程度是合理的。

红　曲

【饮片名称】红曲、红曲炭

【来源与加工】本品为曲霉科真菌紫色红曲霉 *Monascus purpureus* Went 的菌丝体及孢子，经人工培养，使菌丝在粳米内部生长，整个米粒变为红色的制品。

【饮片炮制】

1. **红曲** 传统加工方法：选择红色土壤地，挖一深坑，在坑上下周围铺以篾席，将粳米倒入其中，上压以重石，使其发酵而变为红色。3～4 天后，米粒外皮紫红色，内心亦变为红色。

现代加工方法：取洁净大米 100g，加入沸水 110ml 中，装入发酵容器内，以 718.2Pa 压力，30 分钟灭菌，在无菌条件下接入红曲菌种于固体培养基表面，30℃恒温培养，约 72 小时后全部米粒变为紫红色时即可。

2. 红曲炭　将净红曲置预热适度的炒制容器内，用武火微炒，使外部呈黑色，内部呈老黄色为度，有火星时喷淋清水，文火炒干。

【饮片性状】红曲呈米粒状，多碎断，表面紫红色或棕红色，断面粉红色；质脆，手捻易碎，染指；微有酵酸气，味淡。红曲炭形似红曲，外皮呈黑色，内部呈老黄色，有焦香味。

【炮制作用】红曲，甘，温。归肝、脾、大肠经。活血化瘀、健脾消食。

生红曲以消食健胃，活血疗伤见长。用于饮食积滞、脘腹胀满，赤白下痢，产后恶露不净，瘀滞腹痛，跌打损伤。同降香、通草、穿山甲、没药配伍治上部内伤，胸膈作痛；同续断、延胡索、当归、红花、牛膝等配伍治内伤瘀血作痛；同泽兰、牛膝、地黄、蒲黄、赤芍等配伍治产后恶露不尽，腹中痛。

红曲炭涩性增强，以收敛止血、止泻见长。可用于冷滞赤白痢、血痢。

【现代研究】

1. 炮制与化学成分　粳米经紫色红曲霉菌发酵后产生大量游离氨基酸，含量可达未发酵粳米的 10 倍。对红曲二级代谢产物研究发现，含有多种生理活性物质，如具降胆固醇功效的洛伐他汀（Monacolin）类化合物（其中 Monacolin K 即洛伐他汀）、降血压有效成分 γ－氨基丁酸及氨基葡萄糖（红曲菌细胞壁成分）、天然抗氧化物质黄酮酚等。

2. 炮制新工艺　采用改良选育的紫色红曲霉菌株接种在粳米上，固体发酵培养而成的红曲中洛伐他汀含量显著高于普通商品红曲中洛伐他汀含量。

第二节　发芽法

扫码“学一学”

将净选后的新鲜成熟的种子在一定的温度、湿度等条件下，促使萌发幼芽产生新疗效的炮制方法称为发芽法。

种子中含有大量的酶，酶可以从已存在的束缚态酶释放或活化而来，另外通过核酸诱导合成蛋白质形成新的酶。

种子中蕴含大量淀粉、脂肪、蛋白质等物质，萌发时，淀粉被 α－淀粉酶、β－淀粉酶、α－1,6－糖苷键的脱氢酶分解为糊精、葡萄糖；也可以被淀粉磷酸化酶降解成葡萄糖－1－磷酸。脂肪在脂肪酶的作用下，水解生成甘油和脂肪酸。蛋白质在蛋白酶的作用下分解成许多小肽，而后在肽酶作用下直接分解成氨基酸。

由于大量、多种酶的存在使种子中的生物化学反应活跃，既有大分子物质的分解代谢又有新物质的合成转化，促使其化学物质基础发生变化，药性发生改变，产生新的功效。

1. 目的　通过发芽，使药效物质基础改变，改变原有的性能，产生新的功效，扩大用药品种。

2. 操作方法

（1）选种　选择新鲜、粒大、饱满、无病虫害、色泽鲜艳的种子。

（2）浸泡　净选后的种子或果实，用适量清水浸泡适当的时间。种子的浸泡时间应依气候、环境而定，一般春、秋季浸泡4～6小时，冬季浸泡8小时，夏季浸泡4小时。每日喷淋清水2～3次，保持湿润。

吸水是种子萌发的第一步。水可使种皮膨胀软化，氧气容易透过种皮增加胚的呼吸，也使胚易于突破种皮；另外水分使凝胶状态的细胞质转变为溶胶状态，代谢增强，在一系列酶的作用下，使胚乳的贮藏物质逐渐转化为可溶性物质，供幼小器官生长之用。

（3）发芽　浸泡后的种子置于能透气的漏水容器中或已垫好竹席的地面上，用湿物盖严。

种子萌发是一个非常活跃的过程，旺盛的物质代谢和活跃的物质运输需要氧的参与，所以要选择有充足氧气、通风良好的场地或容器进行发芽。种子萌发是在一系列酶的参与下进行的，所以需要适宜的温度条件，温度一般以18～25℃为宜。

（4）干燥　经2～3天即可萌发幼芽，待幼芽长出0.2～1cm时，取出，立即干燥。

3. 注意事项

（1）选用新鲜成熟的种子，在发芽前先测定发芽率，发芽率应在85%以上。

（2）注意区分须根与芽，以幼芽长0.2～1cm为标准，发芽过长影响药效。

（3）在发芽过程中，要勤检查、勤淋水以保持所需湿度，并防止发热霉烂。

麦　芽

【饮片名称】麦芽、炒麦芽、焦麦芽

【来源与加工】本品为禾本科植物大麦 *Hordeum vulgare* L. 的成熟果实经发芽干燥的炮制加工品。将麦粒用水浸泡后，保持适宜温度和湿度，待幼芽长至约5mm时，晒干或低温干燥。

【饮片炮制】

1. 麦芽　取新鲜成熟饱满的净大麦，用水浸泡至六七成透，捞出，置漏水容器内，盖好，每日淋水2～3次，保持湿润，待叶芽长至0.5cm时，取出，干燥。本品出芽率不得少于85%。

2. 炒麦芽　取净麦芽，置预热适度的炒制容器内，用文火加热，不断翻动，炒至表面棕黄色、鼓起并有香气时，取出，晾凉，筛去灰屑。

3. 焦麦芽　取净麦芽，置预热适度的炒制容器内，用中火炒至有爆裂声，表面呈焦褐色，鼓起，并有焦香气时，取出，晾凉，筛去灰屑。

【饮片性状】麦芽呈梭形；表面淡黄色，一端有幼芽，淡黄色，皱缩或脱落，下端有纤细而弯曲的须根数条；质硬，破开内有黄白色大麦米一粒，粉质；气微，味微甘。炒麦芽表面棕黄色或深黄色，偶见焦斑，有香气。焦麦芽表面焦褐色或焦黄色，有焦香气。

【炮制作用】麦芽，甘，平。归脾、胃经。消食和胃，疏肝通乳。

麦芽生用消食、健脾和胃、疏肝通乳。用于消化不良，乳汁郁积，乳癖；可与谷芽、山楂、白术、陈皮等同用，治一般消化不良，对米、面的积滞或果积有化积开胃作用，如小儿消食方（《中药临床应用》）。食积化热者尤宜生用。

炒麦芽性偏温而气香，行气，消食，回乳。治饮食停滞，可与山楂、神曲等同用；治中虚食少，脾胃虚弱，食少难消，脘腹胀闷，可与人参、白术、茯苓、神曲、砂仁等配伍，如健脾丸（《证治准绳》）；用于妇女产后无乳、乳房肿胀、坚硬疼痛难忍的回乳四物汤

(《疡医大全》)。

焦麦芽性偏温而味甘，微涩，增强了消食化滞、止泻的作用。如用于治食积泄泻的三仙散(《经验方》)；治脾虚泄泻，常与白术、党参、炮姜、乌梅炭等同用；还可用于治疗脾胃虚寒，运化无权，大便溏泻。

【现代研究】

1. 炮制与化学成分　大麦经发芽过程，乳酸含量因发芽程度不同而有显著差异，长出芽叶者乳酸含量为0.8%～1.0%，而无芽叶者乳酸含量为0.5%～0.75%。生麦芽中总黄酮和麦黄酮的含量均高于未发芽的大麦，而炒麦芽和焦麦芽中总黄酮的含量高于生麦芽。

2. 炮制与药理作用　大麦经发芽过程，酶活性因发芽程度不同而有显著差异，长出芽叶者，酶的活性为1:(7～10)，而无芽叶者，酶的活性仅为1:(3～5)。硝酸根离子和氯离子是动物α-淀粉酶(包括唾液淀粉酶和胰淀粉酶)的激活剂，而炒麦芽提取物中有大量硝酸钙和少量氯化钠，能够激活消化道中α-淀粉酶，促进淀粉类食物消化。

【炮制辨析】有研究者认为麦芽助消化作用与其所含淀粉酶有关，炒制对淀粉酶有明显影响，而不同炮制品分解淀粉的能力以生麦芽最强，并认为经炒后几乎失去药用价值。另有研究表明，作为麦芽消导成分之一的乳酸，随炒制程度加深含量相应增加。近期研究还发现，麦芽经炒制和水煎处理仍存在着动物α-淀粉酶激活剂，能较好地说明炒麦芽的助消化作用，拓宽了研究麦芽炮制原理的思路和方法，也证实了不能单纯用淀粉酶来解释炒麦芽的作用是正确的。

谷　芽

【饮片名称】谷芽、炒谷芽、焦谷芽

【来源与加工】本品为禾本科植物粟 *Setaria italica* (L.) Beauv. 的成熟果实经发芽干燥的炮制加工品。将粟谷用水浸泡后，保持适宜的温度和湿度，待须根长至6mm时晒干或低温干燥。

【饮片炮制】

1. 谷芽　取成熟而饱满的粟谷，用清水浸泡至六七成透，捞出，置漏水的容器内，覆盖，每日淋水1～2次，保持湿润，待须根长至6mm时取出，晒干，除去杂质。本品出芽率不得少于85%。

2. 炒谷芽　取净谷芽，置预热适度的炒制容器内，用文火炒至表面深黄色，大部分爆裂，有香气逸出时，取出，晾凉，筛去灰屑。

3. 焦谷芽　取净谷芽，置预热适度的炒制容器内，用中火炒至表面焦黄色，大部分爆裂，取出，晾凉，筛去灰屑。

【饮片性状】谷芽呈类圆球形，顶端钝圆，基部略尖；外壳为革质的稃片，淡黄色，具点状皱纹，下端有初生的细须根，长3～6mm；剥去稃片，内含淡黄色或黄白色颖果1粒；无臭，味微甘。炒谷芽形如谷芽，表面深黄色，有焦斑，具香气。焦谷芽形如谷芽，表面焦黄色，有焦香气。

【炮制作用】谷芽，甘，温。归脾、胃经。消食和中，健脾开胃。

生品长于养胃消食，用于胃中气阴不足，食欲减退。

炒谷芽性偏温，以健脾消食力胜，多用于脾虚食少。如治脾胃虚弱泄泻的健脾止泻汤(《麻疹集成》)；治病后脾土不健的谷芽露(《中国医学大辞典》)。

焦谷芽性温，微涩，长于消食止泻，用于食积不化或饮食停滞，腹满便溏。

【现代研究】

炮制与药理作用 谷芽的生品、炒黄品、炒焦品中淀粉酶的活性，炒黄品与生品相当，炒焦品则降低很多。

稻 芽

【饮片名称】稻芽、炒稻芽、焦稻芽

【来源与加工】本品为禾本科植物稻 *Oryza sativa* L. 的成熟果实，经发芽干燥而得。

【饮片炮制】

1. **稻芽** 取成熟而饱满的稻谷，用清水浸泡至六七成透，捞出，置漏水的容器内，覆盖，每日淋水1~2次，保持湿润，待须根长至约1cm时，取出，晒干，除去杂质。本品出芽率不得少于85%。

2. **炒稻芽** 取净稻芽，置预热适度的炒制容器内，用文火炒至表面深黄色。

3. **焦稻芽** 取净稻芽，置预热适度的炒制容器内，用中火炒至表面焦黄色。

【饮片性状】稻芽呈扁长椭圆形，两端略尖；外稃黄色，有白色细茸毛，具5脉；质硬，断面白色，粉性，气微，味淡。炒稻芽表面深黄色、有焦斑，具香气。焦稻芽表面焦黄色，有焦香气。

【炮制作用】稻芽，甘，温。归脾、胃经。和中消食，健脾开胃。

生稻芽具有开胃消食、下气除胀的功能。用于宿食不消，胃脘胀闷等常与健脾消食药同用。

炒黄、炒焦后，产生香气，增强开胃消食的作用。

重点小结

难　点	考　点
发酵法、发芽法代表药物的现代研究	发酵法、发芽法的原理、目的、操作方法和代表药物
	六神曲、淡豆豉、麦芽的炮制方法、作用和现代研究

扫码“练一练”

思考题

1. 麦芽加热炮制后其淀粉酶活性几乎消失，但临床上用炒麦芽却取得了确切的疗效，试分析其原因。

2. 试比较发酵法、发芽法应具备的条件、操作方法和注意事项的异同。

第十五章　制霜法

学习目标

1. **掌握**　巴豆、西瓜霜的炮制方法、炮制作用以及现代研究概况。
2. **熟悉**　制霜法的操作要点。
3. **了解**　制霜法的目的和意义。

药物经过适当的加工处理，制成松散粉末或细小结晶的方法称为制霜法。其形态均为白色粉末且与寒霜相似，故名“霜”。根据操作方法的不同，可分为去油制霜法、渗析制霜法、升华制霜法、煎煮制霜法等。

制霜的目的主要有以下几方面。

（1）除去脂肪油中的有毒物质，降低毒性，缓和药性。如巴豆、千金子。

（2）降低不良反应，增强疗效。如柏子仁、瓜蒌子去油制霜后可缓和呕吐和滑肠致泻的不良反应。

（3）便于制剂和服用。经制霜后的药物均为粉末，便于制剂和服用。

（4）制造新药。如西瓜霜、柿霜。

（5）提高药物纯净度。如砒霜、百草霜。

（6）缓和药性，综合利用，扩大药源。如鹿角霜。

本法适用于种子类、盐类、矿物类及某些动物角质类药物。

扫码“学一学”

第一节　去油制霜法

药物经过加热去油制成松散粉末的方法称为去油制霜法。

1. 目的　降低毒性，缓和药性，消除不良反应。

2. 操作方法　将净制后的药物碾碎或压成泥状后，以布包严，热蒸，压榨去油，有的需要反复数次，至不再出现油迹或使药物不再粘连成饼状为止。

3. 注意事项

（1）药物加热时所含油脂易于渗出，故去油制霜时多加热或置于热处进行。

（2）去油制霜用过的布或纸要及时烧毁，以免误用引起中毒。

巴　豆

【饮片名称】 生巴豆、巴豆霜

【来源与加工】 本品为大戟科植物巴豆 *Croton tiglium* L. 的干燥成熟果实。秋季果实成熟时采收，堆置 2 ~ 3 天，摊开，干燥。

【饮片炮制】

1. 生巴豆　去皮取净仁。

2. 巴豆霜　取净巴豆仁，研碎如泥状，里层用纸、外层用布包严，蒸热，用压榨器榨去油，如此反复数次除去大部分油脂，至药物不再结成饼为度，研成松散的粉末。或取巴豆仁研细后，测定脂肪油的含量，加适量淀粉，使脂肪油含量为18.0%～20.0%，混匀，即得。本品含脂肪油量为18.0%～20.0%。

炮制巴豆应注意以下几点。

（1）生巴豆有剧毒，在制霜过程中，往往因接触巴豆仁或油蒸气而引起皮炎，局部出现红斑或红肿，有灼热感或瘙痒，眼鼻部亦有灼热感等。操作时应加注意，并应戴手套及口罩防护。

（2）工作结束时，可用冷水洗涤裸露部分，不宜用热水洗。如发生皮炎症状时，可用绿豆、防风、甘草煎汤内服。

（3）压榨去油时，药物要加热才易出油；如用粗纸包压时要勤换纸，以使油充分渗在纸上。

（4）用过的布或纸立即烧毁，以免误用。

【饮片性状】 巴豆呈扁椭圆形，长9～14mm，直径5～8mm。表面黄白色或黄棕色，平滑有光泽，常附有白色薄膜；一端有微凹的合点，另一端有小点状的种脐。内胚乳肥厚，淡黄色，油质；子叶2，菲薄。气微，味辛辣。

【炮制作用】 巴豆辛，热，有大毒。归胃、肠经。峻下积滞，逐水消肿，豁痰利咽、蚀疮。

生巴豆毒性强烈，仅供外用蚀疮。多用于恶疮，疥癣，疣痣。如巴豆捣泥，绢包擦患处，可治癣疮；与雄黄同用，可治神经性皮炎。

巴豆霜能降低毒性，缓和巴豆的泻下作用，多用于寒积便秘，乳食停滞，腹水，二便不通，喉风，喉痹。如治寒积便秘的三物备急丸（《金匮要略》）；治小儿乳食停积的保赤散（《中国药典》）。

【现代研究】

1. 炮制与化学成分 巴豆中巴豆油含量为34%～57%，其主要成分为巴豆酸、巴豆油酸及其与其他有机酸结合而成的甘油酯，其中多个成分是潜在致癌物质，制霜后可降低巴豆油的含量。巴豆中尚含两种毒性球蛋白（巴豆毒素Ⅰ、巴豆毒素Ⅱ），加热使其变性失活。

2. 炮制与药理作用 口服巴豆油半滴至一滴，即产生口腔、咽喉及胃部灼热感，并有催吐作用。巴豆油至肠内遇碱性肠液水解后释放出巴豆酸，刺激肠黏膜使之发炎，增加分泌，促进肠蠕动，0.5小时内产生剧烈腹泻，伴有剧烈腹痛和里急后重。大剂量巴豆霜（1.5g/kg）可显著增加小鼠胃肠推进运动。

巴豆霜可明显降低小鼠对热疼痛的反应，降低小鼠碳粒廓清率，降低小鼠腹腔巨噬细胞的吞噬功能，显著降低胸腺指数和脾指数。

人服巴豆油20滴可致死，加热制霜后毒性降低。巴豆毒素对红细胞的影响种属差异较大，对人、马、豚鼠及猫的红细胞几乎没有作用，但能溶解兔、猪、蛇、鸡的红细胞。对牛、羊、猪、蛙血细胞有凝集作用。生巴豆渣、冷冻生巴豆渣和生榨霜3个样品均有溶血作用，而经炒、煮、常压蒸、高压蒸等加热处理的各种巴豆制品的残渣或霜均未显示有溶血作用。

3. 炮制新工艺 由于巴豆霜的制备方法不统一，导致巴豆霜的含油量差异很大，有人曾测定6个不同产地巴豆霜含油量，结果表明最低含量与最高含量之比约为1∶3，相差甚大。巴豆霜的含油量高低与过筛率存在明显的关系，同一种霜留在每个筛板上的粉末的含油量差异小，含油量均匀，随着含油量的增高，留在低目数筛上的粉末越多。含油量低于20%时，粉末光滑细腻，流动性好，含油量达到30%时，有40%的粉末留在60目筛上，说明粉末黏性显著增强。

【炮制辨析】

1. 古人认为巴豆的皮、心、膜壳有毒，现代研究证实种子毒性最大。果壳难以捣碎，故去壳仍有必要。可以砸取种仁，或将巴豆水浸3~4天，放入糯米粥糊中浸拌、暴晒或烘裂开种皮，搓去种子，簸取种仁。

2. 巴豆中所含的巴豆毒素，是一种毒性蛋白，能溶解红细胞，使局部细胞坏死变性，但加热至110℃，毒性即可消失。从宋代开始，即开始采用加热、压榨的方法去油制霜，去除脂肪油，促使蛋白变性、降低毒性，保证巴豆霜在临床应用中的安全有效。

千金子

【饮片名称】千金子、千金子霜

【来源与加工】本品为大戟科植物续随子 *Euphorbia lathyris* L. 的干燥成熟种子。夏、秋二季果实成熟时采收，除去杂质，干燥。

【饮片炮制】

1. **千金子**　除净杂质，筛去灰屑，洗净，暴晒，搓去皮，取仁。

2. **千金子霜**　取净千金子仁，碾成泥状，用布包严，蒸热，压榨去油，如此反复操作，至药物不再结成饼为度，研制成松散的粉末。本品含脂肪油应为18%~20%。

【饮片性状】千金子为椭圆形或卵圆形，表面灰褐色或灰棕色，有不规则网状皱纹及褐色斑点；一侧有纵沟状种脊，顶端为突起的合点，下端为线性种脊，基部有类白色突起的种阜或具脱落后的疤痕；种仁白色或黄白色，富油性，气微，味辛辣。千金子霜为均匀、疏松的淡黄色粉末，微显油性，味辛辣。

【炮制作用】千金子，辛，温。有毒。归肝、肾、大肠经。逐水消肿、破血消癥，散结。

生品逐水消肿，破血消癥，但毒性较大，作用峻烈，多供外用，可治顽癣，疣赘。

千金子霜，降低了毒性，缓和了泻下作用，可入丸散剂内服，用于水肿胀满，积聚癥块，诸疮肿毒。如与大黄配伍，治阳水肿胀（《摘玄方》）。

【现代研究】

1. **炮制与化学成分**　千金子含脂肪油40%~50%，油中含多种脂肪酸的甘油酯和二萜酚酯等，并含香豆素、黄酮类、七叶树苷等成分。千金子不同炮制品（炒品、酒制品、冷霜、热霜、蒸霜）中毒性成分脂肪油的含量均显著降低，其降低顺序为：蒸霜 > 热霜 > 冷霜 > 酒制品 > 炒品。制霜降低了千金子中致泻成分千金二萜醇二乙酸苯甲酸酯和续随二萜酯的含量。

2. **炮制与药理作用**　千金子脂肪油能够刺激胃肠道，引起峻泻，主要致泻成分为千金子甾醇，制霜后可除去部分油脂，缓和泻下作用。

【炮制辨析】制霜法可去除千金子中大部分脂肪油，缓其峻泻之性。现代研究发现，作为毒性物质的千金子脂肪油，含有抗肿瘤成分，这一发现值得重视。

柏子仁

【饮片名称】柏子仁、炒柏子仁、柏子仁霜

【来源与加工】本品为柏科侧柏 *Platycladus orientalis*（L.）Franco 的干燥成熟种仁。秋、冬二季采收成熟种子，晒干，除去种皮，收集种仁。

【饮片炮制】

1. **柏子仁** 除去杂质及残留的种皮，筛去灰屑。

2. **炒柏子** 取净柏子仁，置预热适度的炒制容器内，用文火炒至油黄色，有香气逸出为度，取出，摊晾。

3. **柏子仁霜** 取净柏子仁，碾成泥状，用布（少量可用数层吸油纸）包严，蒸热，压榨去油，如此反复操作，至药物不再结成饼为度，研制成松散的粉末。

【饮片性状】柏子仁为长卵形或长椭圆形，表面淡黄棕色或黄白色，外包膜质内种皮，顶端略尖，有深褐色的小点，基部钝圆；质软，断面黄白色，富油性；气微香，味淡。炒柏子仁表面油黄色，偶见焦斑，具焦香气。柏子仁霜为均匀、松散粉末，淡黄色，气微香。

【炮制作用】柏子仁，甘、平。归心、肾、大肠经。养心安神，止汗，润肠通便。

柏子仁生用长于润肠通便，养心安神，有异味，可致恶心呕吐。其脂肪油有润肠致泻的作用。多用于肠燥便秘。如治津液枯竭，肠燥便秘的五仁丸（《医方类聚》）。

炒柏子仁有焦香气，使药性缓和，致泻作用减弱，呕吐的不良反应降低。常用于心烦失眠，心悸怔忡，阴虚盗汗。如治虚烦失眠、心悸健忘、盗汗的天王补心丹（《万病回春》）。

柏子仁制霜后可缓和呕吐和致泻的不良反应，多用于心神不安、虚烦失眠的脾虚患者。如治劳心太过，神不守舍的柏子养心丸（《古今医统》）。

【现代研究】

1. **炮制与化学成分** 柏子仁含有 14% 的脂肪油以及少量挥发油和皂苷。柏子仁和柏子仁霜的纸层析色谱有较大差别：柏子仁在 R_f 值 0.74 处有一浅黄色荧光斑点，而柏子仁霜在相应处则为浅蓝色荧光斑点；在 R_f 值 0.7 处，柏子仁霜有一深蓝色斑点，而柏子仁没有此斑点，说明制霜前后，柏子仁化学成分有一定变化。柏子仁制霜前后总皂苷含量没有明显差别。

2. **炮制与药理作用** 柏子仁和柏子仁霜对小鼠阈下催眠剂量异戊巴比妥钠的协同作用有显著差别，柏子仁比柏子仁霜有更强的镇静安神作用。

瓜蒌子

【饮片名称】瓜蒌子、炒瓜蒌子、蜜瓜蒌子、瓜蒌子霜

【来源与加工】本品为葫芦科植物栝楼 *Trichosanthes kirilowii* Maxim. 或双边栝楼 *Trichosanthes rosthornii* Harms 的干燥成熟种子。秋季采摘成熟果实，剖开，取出种子，洗净，晒干。

【饮片炮制】

1. **瓜蒌子** 除去杂质及干瘪的种子，洗净，干燥。用时捣碎。

2. **炒瓜蒌子** 取净瓜蒌子，置预热适度的炒制容器内，用文火炒至鼓起，取出，摊晾。用时捣碎。

3. 蜜瓜蒌子　取炼蜜，用适量开水稀释后，加入捣碎的瓜蒌子拌匀，闷透，置预热适度的炒制容器内，文火炒至颜色加深，不粘手为度，取出，摊晾。每100kg 瓜蒌子用炼蜜5kg。

4. 瓜蒌子霜　取净瓜蒌子，碾成泥状，用布包严后蒸至上汽，压去油脂，碾细。

【饮片性状】瓜蒌子呈扁平椭圆形，表面灰棕色，沿边缘有一圈沟纹；一端较尖，有种脐，另一端钝圆或较狭；种皮坚硬，内种皮膜质，灰绿色，种仁黄白色，富油性；气微，味淡。炒瓜蒌子表面呈微黄色，微鼓起，具香气。蜜瓜蒌子为棕黄色碎块，微显光泽，具香气。瓜蒌子霜为黄白色松散、均匀粉末，微显油性。

【炮制作用】瓜蒌子，甘，寒。归肺、胃、大肠经。润肺化痰，滑肠通便。

瓜蒌子生品寒滑之性明显，长于润肺化痰，滑肠通便，肺热咳嗽，肠燥便秘。如治咳而微喘，气郁不下的润肺降气汤（《校注医醇賸义》）。

炒瓜蒌子寒性减弱，长于理肺化痰。用于痰饮结阻于肺，气失宣降，咳嗽，胸闷。

蜜瓜蒌子寒性缓和，可增强润肺止咳的作用。用于润肺止咳。如治咳嗽喘促，痰涎壅盛的润肺止咳丸（《北京市药品标准》1983 年版）。

瓜蒌子霜功专润肺祛痰，但滑肠作用显著减弱，且可除去部分令人恶心呕吐、腹泻的油脂。多用于肺热咳嗽，咯痰不爽而大便不实者，并便于制备丸散剂。

【现代研究】

1. 炮制与化学成分　瓜蒌子含脂肪油 26% ~31%，脂肪油具有致泻作用，制霜后可除去50% 的脂肪油，从而缓和瓜蒌子滑肠致泻的不良反应。

2. 炮制与药理作用　瓜蒌不同部位和炮制品的泻下作用强弱依次为：瓜蒌仁 > 瓜蒌皮 > 瓜蒌霜。瓜蒌不同部位和炮制品的扩张冠脉作用强弱为：瓜蒌皮 > 瓜蒌霜 > 瓜蒌子 > 瓜蒌仁 > 瓜蒌子壳。瓜蒌煎剂在体外能杀死小鼠腹水癌细胞，瓜蒌皮比瓜蒌仁效果好，且以60% 乙醇提取物的作用最强，而瓜蒌子壳及脂肪油均无效。

大风子

【饮片名称】大风子、大风子霜

【来源与加工】本品为大风子科植物大风子 *Hydnocarpus anthelmintica* Pierre 的干燥种子。夏季果实成熟时采收，除去果皮，取出种子，洗净，干燥。

【饮片炮制】

1. 大风子　除去杂质，拣去霉坏变质者，去壳取仁。

2. 大风子霜　取大风子仁，碾碎，用布包严，蒸热，压榨去油，研细。少量可用吸油纸去油的方法。

【饮片性状】大风子为不规则的卵形或多面形，稍有钝棱，表面灰棕色或灰褐色，有细纹；种皮厚而坚硬，内表面光滑，浅黄色或黄棕色；种皮与种仁分离，种仁 2 瓣，灰白色；有油性，气微，味淡。大风子霜为乳白色粉末，气微，味淡。

【炮制作用】大风子，辛，热。有毒。归肝、脾、肾经。祛风燥湿，攻毒杀虫。

生品毒性较强，作用峻烈，多外用。用于麻风、疥癣、杨梅毒疮。如治癣痒疥疮的大风丹（《血证论》）。

大风子霜，除去部分油脂，降低了毒性，多制成丸散剂内服，如治麻风的大风丸（《解围元薮》）。

【现代研究】

炮制与化学成分 大风子种仁含脂肪油约50%，油中脂肪酸主要是大风子油酸、次大风子油酸及少量脂肪酸等。大风子种仁制霜后能除去大部分油脂，使毒性降低、药性缓和。

【炮制辨析】大风子所含油脂中的毒性成分虽可通过制霜除去，但目前大风子霜的含油量尚无统一的限量标准，为确保临床用药安全有效，有必要制定大风子霜含油限量标准。

扫码“学一学”

第二节　渗析制霜法

药物经过一定处理析出细小结晶的方法称为渗析制霜法。

1. **目的**　制造新药。如西瓜霜。

2. **注意事项**　西瓜霜的制备宜选在温度适宜的，易析出结晶的秋季进行。

西瓜霜

【饮片名称】西瓜霜

【来源与加工】本品为葫芦科植物西瓜 *Citrullus lanatus*（Thunb.）Matsumu. et Nakai 的成熟新鲜果实与芒硝经加工而成。

【饮片炮制】取新鲜西瓜，沿蒂头切一厚片作为顶盖，挖出部分瓜瓤，将芒硝填入瓜内，盖上顶盖，用竹签插牢，用碗或碟托住，盖好，悬挂于阴凉通风处，待西瓜表面析出白霜时，随时刮取，直至无白霜析出，晾干。或取新鲜西瓜切碎，放入不带釉的瓦罐内，一层西瓜一层芒硝，将口封严，悬挂于阴凉通风处，数日后即自瓦罐外面析出白色结晶物，随析随收集，至无结晶析出为止。每100kg西瓜用芒硝15kg。

【饮片性状】西瓜霜为类白色至黄白色结晶性粉末，气微，味咸，有清凉感。

【炮制作用】西瓜霜，咸，寒。归肺、胃经。清热泻火，消肿止痛。多用于咽喉肿痛，口舌热疮，牙疳，单双乳蛾。如治咽喉肿痛、声音嘶哑、口舌生疮的西瓜霜润喉片（《全国中成药产品集》）。

【现代研究】

1. **炮制与化学成分**　西瓜霜的主要成分为经重结晶的 $Na_2SO_4 \cdot 10H_2O$，此外，还含有9种无机元素及18种氨基酸，其中7种为人体必需的氨基酸。

2. **炮制新工艺**　有报道，取西瓜切碎，加入制芒硝，以布氏漏斗加滑石粉助滤，滤出液减压蒸法浓缩，放冷析晶，结晶风化，即可制备西瓜霜。该法质量稳定，生产周期短，不受季节、气候、环境的限制，产量高，适宜工业化生产。

扫码“学一学”

第三节　升华制霜法

药物经过密闭高温煅烧升华成结晶或细粉的方法称为升华制霜法。

目的：提高药物纯度。

信　石

【饮片名称】信石、砒霜

【来源与加工】本品为天然产物矿物砷华、硫化物类矿物毒砂、雄黄等含砷矿物加工制成。全年均可采挖，采得后，除净杂质。商品有红信石、白信石两种。

【饮片炮制】

1. 信石　取原药材，除去杂质，碾细。

2. 砒霜　取净信石，置煅锅内，上置一口径较小的锅，两锅结合处用盐泥封固，上压重物，盖锅底上贴一白纸条或几粒大米，用文武火加热煅至白纸或大米成老黄色，离火待凉后，收集盖锅内侧上的结晶。

【饮片性状】信石为不规则碎块状，断面具灰色、黄色、白色、红色交错彩晕，略透明或不透明，具玻璃样或绢丝样光泽；质脆，易砸碎，气无。砒霜为白色结晶或粉末。

【炮制作用】信石，酸、辛，大热，有大毒。归脾、肺、胃、大肠经。祛痰、截疟、杀虫、蚀腐。

制霜后药性更纯，毒性更大。内服祛痰平喘，截疟。如治寒痰哮喘、日久不愈的紫金丹（《普济本事方》）；治恶性疟疾的一剪金（《卫生宝鉴》）；外用蚀疮祛腐、杀虫。

【炮制辨析】

1. 信石中含砷量很不稳定，样品之间甚至同块样品中不同部位也有差异，影响临床疗效的稳定性，因而应用前多经炮制，其方法多为直接加热，取其升华物制成砒霜，这样产品纯净，质量稳定，但毒性也加剧，应严格控制，不能过量或持续服用，以防蓄积中毒。

2. 目前，三氧化二砷已成为抗癌药物研究的热点，三氧化二砷具有治疗急性白血病、肝癌的作用，并已应用于临床。由于口服三氧化二砷的毒性较大，临床上主要使用经纯化精制的0.1%三氧化二砷注射给药。

扫码“学一学”

第四节　煎煮制霜法

药物经过反复长久煎熬后成粉渣另作药用的方法称煎煮制霜法。

目的：缓和药性，综合利用及扩增药源。如鹿角霜。

鹿角霜

【饮片名称】鹿角霜

【来源与加工】本品为鹿科动物梅花鹿 *Cervus nippon* Temminck 或马鹿 *Cervus elaphus* Linnaeus 的角去胶质的角块。春、秋二季生产，将骨化角熬去胶质，取出角块，干燥。

【饮片炮制】鹿角霜：取熬去胶的鹿角骨块，除去杂质，捣碎或研碎。

【饮片性状】鹿角霜呈长圆柱形或不规则的块状，大小不一；表面灰白色，显粉性；体轻，质酥；断面外层较致密，白色或灰白色；内层碎块有蜂窝状小孔，灰褐色或灰黄色，有吸湿性；气微，味淡，嚼之有粘牙感。

【炮制辨析】一般认为鹿角霜可分为两类，一类含胶质，另一类不含胶质。一般认为含胶质的鹿角霜，性味咸温，功能补虚助阳；除去胶质的残角，为鹿角渣，性味平涩，功能收敛。

重点小结

难　点	考　点
去油制霜法制备的药物的质量标准及其制定依据	各种制霜法的原理、目的、操作方法和代表药物 巴豆、西瓜霜的炮制方法及炮制作用

扫码"练一练"

思考题

1. 试比较巴豆霜的两种制备方法的优劣。
2. 西瓜霜还有哪些传统或现代的加工炮制方法？
3. 试比较各种制霜法的目的、操作方法和适用药物的异同。

第十六章　其他制法

学习目标

1. **掌握**　肉豆蔻、芒硝、朱砂、雄黄的炮制方法、炮制作用以及现代研究概况。
2. **熟悉**　烘焙、煨、提净、水飞、干馏等方法的操作和适用药物。
3. **了解**　各种炮制方法的注意事项。

药物的烘、焙、煨、提净、水飞及干馏等加工炮制方法统称为其他制法。这些方法炮制的目的是增强药物的疗效，改变药物原有的性能，降低或消除药物的毒性或不良反应，矫臭矫味，洁净药物，便于粉碎或贮存等。

扫码“学一学”

第一节　烘焙法

将净选或切制后的药物用文火直接或间接加热，使之充分干燥的方法，称为烘焙法。烘，是将药物置于近火处或利用烘箱、干燥室等设备，使药物所含水分缓缓蒸发。焙，是将净选后的药物置于金属容器或锅内，用文火经较短时间加热，并不断翻动，至药物颜色加深，质地酥脆为度。

1. 目的

（1）降低毒性和矫正腥味。如虻虫、蜈蚣焙后可以降低毒性及矫臭矫味。

（2）可使药物充分干燥、便于粉碎和贮存。如蜈蚣和虻虫焙后便于粉碎、制剂。

2. 操作方法

（1）烘法　将净制后的药物置于加热设备中，待药物中所含水分徐徐蒸发，取出，放凉。

（2）焙法　将净制后的药物置于热金属容器或锅内，用文火经较短时间加热，不断翻动，至药物颜色加深、质地酥脆时取出，放凉。

3. 注意事项　必须用文火，并要勤加翻动，以免药物焦化。

近年来发展起来的烘法，既不同于焙法又不同于炒法，使用的设备多为电烘箱、远红外干燥箱等。操作时在一定温度下烘制一定的时间，减少了传统炒制法中的翻炒，减轻了劳动强度，又避免了烟熏火燎，还可以使药物受热均匀，便于控制炮制程度，提高饮片质量。目前，烘法多用来代替清炒法、炙法、煅法中一部分药物的炮制。烘制的温度和时间，多采用正交试验来确定，但应注意，以单一化学成分为指标的分析结果多不可靠，应根据药物的具体情况，结合传统经验及化学、物理等多项指标来优选烘制工艺。

虻　虫

【饮片名称】虻虫、焙虻虫、米炒虻虫

【来源与加工】本品为虻科昆虫复带虻 *Tabanus bivittatus* Matsumura 的雌虫干燥全体。夏、秋二季捕捉后，用线穿起，晒干或阴干。

【饮片炮制】

1. **虻虫** 拣净杂质，筛去泥屑，去掉足翅。

2. **焙虻虫** 取净虻虫，置预热适度的炒制容器内，用文火焙至黄褐色或棕黑色，质地酥脆时取出，摊晾。

3. **米炒虻虫** 取净虻虫，置预热适度的炒制容器内，用文火与米拌炒至米呈深黄色，取出，筛去米粒，摊晾。每100kg虻虫用米20kg。

【饮片性状】虻虫为椭圆形，头部呈黑棕色而有光泽，有凸出的两眼及长形的吸吻；背部黑棕色，有光泽，腹部黄褐色，有横纹节；体轻质脆，具腥臭气味。焙虻虫形同虻虫，黄褐色或棕黑色，无足翅，微有腥臭气味。米炒虻虫形同虻虫，表面色泽加深，略具米香气。

【炮制作用】虻虫，苦，微寒，有小毒。味腥。归肝经。破血，致泻。

焙或米炒可降低毒性和腥臭气味，便于粉碎。用于血滞经闭，跌打损伤等症。如治月经不通，瘀结成块的大黄䗪虫丸（《金匮要略》）；治跌打损伤，瘀血肿痛的化癥回生丹（《温病条辨》）。

【现代研究】

炮制与化学成分 虻虫含有脂肪酸、蛋白质、多肽、胆固醇、甾类、色素、多种氨基酸，另含丰富的微量元素，其中以铁、锌、锰含量最多。活虻虫分泌的唾液含抗凝血素、致敏物质和其他毒物，焙后可降低毒性和腥臭气味，便于粉碎。

蜈蚣

【饮片名称】蜈蚣、焙蜈蚣

【来源与加工】本品为蜈蚣科动物少棘巨蜈蚣 *Scolopendra subspinipes mutilans* L. Koch 的干燥体。春、秋二季捕捉；用竹片插入头尾，绷直，干燥。

【饮片炮制】

1. **蜈蚣** 除去竹片足，用时折断或捣碎。

2. **焙蜈蚣** 去竹片，洗净，微火焙黄，剪断。

【饮片性状】蜈蚣为扁长形；背部棕绿色或墨绿色，有光泽，腹部棕黄色或淡黄色；质脆；具有特殊的刺鼻腥气，味辛而微咸。焙蜈蚣形如蜈蚣，呈棕褐色或灰褐色，有焦香气。

【炮制作用】蜈蚣，辛，温。有毒。归肝经。息风止痉，解毒散结，通络止痛。

生蜈蚣有毒，多外用。如用于疮疡肿毒，瘰疬溃烂，毒蛇咬伤的不二散（《拔萃方》）。

焙蜈蚣毒性降低，矫味矫臭，干燥，便于粉碎。多入丸散内服或外敷，功用同生品。多用于急慢惊风、破伤风等症的痉挛抽搐、癫痫。如治小儿急惊的万金散（《太平圣惠方》）。

【现代研究】

炮制与药理作用 蜈蚣除含有脂肪油、胆甾醇、甲酸及多种氨基酸外，还含有两种类似蜂毒的有毒成分，即组胺样物质及活血蛋白质。其毒性成分具有溶血作用，可以引起过敏性休克；少量毒性成分能兴奋心肌，大量能使心肌麻痹并能抑制呼吸中枢。经焙后可破坏其毒性物质，降低毒性。

【炮制辨析】传统认为，头、足的毒性大，历代用蜈蚣有去头、足的习惯。现代研究认为蜈蚣头、足和体所含成分基本一致。微量元素分析显示：躯干与头、足所含的微量元素相同，只是躯干的含量稍高，去头、足可提高微量元素含量，但头足占药材整体比重不大，因此，将蜈蚣全体入药具有合理性。

扫码“学一学”

第二节　煨　法

将药物直接或包裹后置于炭火或柴火的余烬及其他受热固体辅料中缓慢加热至一定程度的炮制方法称为煨法。

1. 目的

（1）降低药物的毒性和不良反应。如肉豆蔻经煨制后减少刺激性。

（2）缓和药性，增强疗效。如诃子、肉豆蔻、木香、葛根等经煨制后增强涩肠止泻的作用。

用固体辅料煨不同于辅料炒，主要区别在于辅料用量及加辅料方法、受热程度以及加热时间等诸方面。

2. 操作方法

（1）面裹煨法　取净药物，用清水洗净后，放入泛丸匾内，撒入滑石粉，晃动药匾，使表面均匀地挂满滑石粉衣。再取面粉，加适量的水和成面团，擀压成0.3～0.5mm的厚片，将挂滑石粉衣的药物逐个包裹，晾至半干。或将挂滑石粉衣的药物在泛丸匾内挂3～4层面粉，滚撞至表面光洁，晾至半干。将包裹后的药物置于文火加热的滑石粉内，煨炒至面皮呈焦黄色，嗅到药物的固有气味时，取出，剥去面皮或趁热切成厚片。

（2）纸裹煨法　先把草纸浸湿，用湿纸将药物逐个包裹，包7～8层后，捏实，晾至半干，置于用文火加热的滑石粉中，煨炒至草纸带黑色斑块并嗅到药物的固有香味时，取出，剥去草纸或趁热切成厚片。

（3）麦麸煨法　取净药材与麦麸同时置于锅内，用文火加热并适当翻动，至麦麸呈焦黄色，取出，筛去麦麸，放凉。

（4）滑石粉煨法　将滑石粉置于锅内，加热炒至灵活状态，投入药物，翻炒至药物有香气飘出，筛去滑石粉，放凉。

煨制品中含药屑、杂质不得超过3%；未煨透者及糊片不得超过5%。

3. 注意事项

（1）药物表面需挂滑石粉衣，以易于剥离面皮。

（2）煨制要用文火长时间加热，才能使油外溢。

肉豆蔻

【饮片名称】 肉豆蔻、煨肉蔻

【来源与加工】 本品为肉豆蔻科植物肉豆蔻 *Myristica fragrans* Houtt. 的干燥种仁。分两期采收，第一期4～6月，第二期11～12月。采收果实，取种子除去假种皮，干燥，或以石灰处理，防蛀。

【饮片炮制】

1. 肉豆蔻　除去杂质及灰屑，洗净，干燥。

2. 煨肉豆蔻

（1）麦麸煨　将麦麸和肉豆蔻同置锅内，用文火加热并适当翻动，至麦麸呈焦黄色、肉豆蔻呈深棕色时取出，筛去麦麸，摊晾，用时捣碎。每100kg肉豆蔻用麦麸40kg。

（2）面裹煨　取面粉加适量水做成团块，再压成薄片，将肉豆蔻逐个包裹；或将肉豆蔻表面用水湿润，如水泛丸法包裹面粉，再湿润包裹3～4层，晒至半干。投入已炒热的滑石粉锅内，适当翻动，至面皮呈焦黄色时取出，筛去滑石粉，摊晾，剥去面皮，用时捣碎。每100kg肉豆蔻用面粉50kg。

【饮片性状】肉豆蔻呈卵圆形或椭圆形，表面灰棕色或灰黄色，有的外被白粉；全体有纵行沟纹及不规则网状沟纹；质坚，具油性；断面显棕黄色相杂的大理石样花纹，中间发白；气芳香浓烈，味辛。煨肉豆蔻表面棕黄色或淡棕色，稍显油性，香气更浓烈，味辛辣。

【炮制作用】肉豆蔻，辛，温。归脾、大肠经。温中行气，涩肠止泻，开胃消食。

肉豆蔻辛温气香，长于暖胃消食，下气止呕，但生肉豆蔻含有大量油脂，有滑肠之弊并具刺激性，一般多制用。

煨肉豆蔻可除去部分油脂，免于滑肠，使刺激性减小，增强固肠止泻的功能。用于心腹胀痛，虚弱冷痢，呕吐，宿食不消。如治久泻不止的养脏汤（《太平惠民合剂局方》）；治脾肾阳虚，五更泄泻的四神丸（《中国药典》）；治脾胃气滞所致的肉豆蔻散（《圣济总录》）。

【现代研究】

1. 炮制与化学成分　肉豆蔻含有脂肪油25%～40%、挥发油8%～15%，脂肪油主要含有肉豆蔻酸甘油酯，挥发油中主要含肉豆蔻醚、丁香酚和黄樟醚等。炮制后其挥发油比重增大，总挥发油含量降低，丁香酚含量变化不大；止泻成分甲基丁香酚、甲基异丁香酚含量增加；有毒成分肉豆蔻醚、黄樟醚含量降低。肉豆蔻醚含量比较，面煨 < 麸煨 < 滑石粉煨 < 生品。

2. 炮制与药理作用　肉豆蔻生品、炮制品均有较好的抗炎作用，尤其对蛋清致炎者最明显，且生品作用最强。肉豆蔻及其炮制品均有很好的抗菌作用，尤其对肺炎杆菌、变形杆菌及金黄色葡萄球菌作用最强。肉豆蔻不同炮制品均有明显止泻作用，作用强度以面裹煨和麸煨效果较好。肉豆蔻经炮制后毒性降低，其毒性依次为：面裹煨 < 麸煨 < 滑石粉煨 < 生品，因此临床上肉豆蔻入药需经炮制。

诃　子

【饮片名称】诃子、诃子肉、煨诃子、炒诃子肉

【来源与加工】本品为使君子科植物诃子 *Terminalia chebula* Retz. 或绒毛诃子 *Terminalia chebula* Retz. var. *tomentella* Kurt. 的干燥成熟果实。秋、冬二季果实成熟时采收，除去杂质，晒干。

【饮片炮制】

1. 诃子　除去杂质，洗净，干燥，同时打碎。

2. 诃子肉　取净诃子，稍浸，闷润，去核，干燥。

3. 炒诃子肉　取诃子净肉置预热适度的炒制容器内，文火炒至深黄色，取出，摊晾。

4. 煨诃子

（1）麦麸煨　取净诃子与麦麸同置预热适度的炒制容器内，用文火加热，缓缓翻煨，麦麸呈焦黄色、诃子呈深棕色时，取出，筛去麦麸，轧开，去核取肉。每100kg诃子用麦

麸 30kg。

（2）面裹煨　取净诃子，用水湿润，如水泛丸法包裹面粉 3～4 层或用湿面片逐个包裹，晾至半干，投入已炒热的滑石粉或热砂中，文火加热，翻煨至面皮呈焦黄色时取出，筛去滑石粉或砂子，剥去面皮，轧开，去核取肉。每 100kg 诃子用面粉 50kg。

【饮片性状】 诃子呈长圆形或卵圆形，表面棕褐色或暗棕色，略具光泽，有 5～6 条纵棱线及不规则的皱纹，质坚实，气微，味酸涩而后甜。诃子肉呈全裂或半裂开的扁长梭形、扁长圆形或扁卵圆形、横断裂开的锥形或不规则块状。外表面棕色、黄褐色或暗棕褐色。内表面暗棕色、暗黄褐色或暗棕褐色，粗糙凹凸不平。质坚脆、可碎断。气微，味微酸、涩后甜。煨诃子形如诃子，深棕色，味略酸涩。炒诃子肉形如诃子肉，炒后色泽加深，偶见焦斑，炒后具香气，酸涩味较淡。

【炮制作用】 诃子苦、酸、涩，平。归大肠经。涩肠敛肺，下气利咽。

生诃子长于清金敛肺利咽，用于治疗咽痛失音，肺虚久嗽。如治久咳语言不出的诃子饮（《济生方》）。诃子去核是除去质次部分，提高药效。

炒诃子酸涩之性缓和，具有涩肠止泻、温散寒气的功能。用于消食化积及虚寒久泻、久痢、腹痛等症。如治小儿宿食不化，脘腹胀满的诃黎勒散（《太平圣惠方》）。

煨诃子药性缓和，涩敛之性增强，用于老人久泻痢及脱肛症。如治脾胃虚寒久泻的诃子皮散（《兰室秘藏》）。

【现代研究】

1. 炮制与化学成分　诃子鞣质含量为 20%～40%。对其不同炮制品比较发现：煨、炒、烫制诃子的鞣质含量均高于生品，但面煨诃子、炒诃子肉、麸炒诃子之间鞣质含量无明显差异，这可能与诃子经炮制后较生品质地酥脆成分易煎出有关。诃子不同部位均含有鞣质，含量高低顺序为：生诃子肉 > 带核生诃子 > 诃子核，说明诃子核为非药用部位，去核可提高诃子中鞣质的含量。

2. 炮制与药理作用　诃子不同炮制品（生诃子肉、生带核诃子肉、炒诃子肉、煨诃子肉）均能显著抑制和拮抗家兔离体十二指肠的自发活动和乙酰胆碱、氯化钡引起的回肠强直收缩；止泻作用无明显差异；均能使肠的紧张度下降，肠管道松弛，但带核生诃子需倍半量，诃子核需 8 倍量，才能收到同样效果；对蓖麻油引起的小鼠腹泻均有止泻作用，煨制品作用强于其他炮制品。

3. 炮制新工艺　不同炮制温度对诃子鞣质含量也有影响，砂烫带核诃子，砂温保持在 160℃左右为宜；煨制时，滑石粉温度保持 240～260℃可提高鞣质含量。

木　香

【饮片名称】 木香、煨木香

【来源与加工】 本品为菊科植物木香 *Aucklandia lappa* Decne. 干燥根。多系栽培。秋、冬季采挖后，去净泥土、须根及地上茎叶，切成段，大的再纵剖成瓣，干燥后搓去粗皮。

【饮片炮制】

1. 木香　除去杂质，洗净，稍泡，闷透，切厚片，晾干。

2. 煨木香　取未干燥的木香片，在铁丝匾中，铺一层草纸，铺一层木香片，间隔平铺数层，置炉火旁或烘干室内，烘煨至木香所含挥发油渗透到纸上，取出木香，摊晾。

【饮片性状】 木香片为类圆形或不规则厚片；外表皮黄棕色至灰褐色，切面棕黄色至棕褐色，中部有明显菊花心状的放射纹理，褐色油点散在；有特异香气，味微苦。煨木香形如木香片，棕黄色，气微香。

【炮制作用】 木香，辛、苦，温。归脾、胃、大肠、胆经。行气止痛，健脾消食。

木香行气作用强。多用于脘腹胀痛。如木香槟榔丸（《儒门事亲》）、大香连丸（《太平惠民和剂局方》）。

煨木香除去部分油脂，实肠止泻。用于泄泻腹痛等。如泻痢导滞散（《全国中药成药处方集》）。

【现代研究】

1. 炮制与化学成分 木香纸煨品、清炒品、麸煨品中挥发油含量均减少，而挥发油组分无明显变化。

2. 炮制与药理作用 煨木香水煎剂抑制离体肠管蠕动的作用显著。煨木香的挥发油乳剂对肠蠕动抑制作用较生品显著增强，同时煨制前后的木香在复方煎液中挥发油的组分已发生变化，因而认为煨木香的炮制原理在于改变挥发油的性质，增强对肠蠕动抑制作用，这为临床用于固肠止泻选用煨木香提供了部分科学依据。

【炮制辨析】

1. 木香主要含挥发油，在贮存过程中易泛油。木香泛油后成分发生变化，挥发油的种类和含量均有减少趋势，这与传统的中药泛油质次观点相吻合。所以在木香的贮存中要注意防高温、防潮，木香干燥时不能用大火烘烤，以确保临床疗效。

2. 木香在进行切制前应软化。不宜久浸久泡，否则香气溢散走失，影响疗效。木香软化时采取焖润方法比较合理。

葛　根

【饮片名称】 葛根、煨葛根

【来源与加工】 本品为豆科植物野葛 *Pueraria lobata*（Willd.）Ohwi 的干燥根。习称野葛。秋、冬季采挖，采收后，趁鲜切成厚片或小块，干燥。

【饮片炮制】

1. 葛根 除去杂质，洗净，稍泡，捞出闷润，切厚片，晒干，筛去碎屑。

2. 煨葛根

（1）湿纸煨 取葛根片或块，用三层湿纸包好，埋入无烟热火灰中，煨至纸呈焦黑色、葛根呈微黄色时取出，去纸摊晾。

（2）麦麸煨 以少量麦麸撒入热锅中，用中火加热，待冒烟后，倒入葛根片，上面再撒麦麸，煨至下层麦麸呈焦黄色，随即用铁铲将葛根与麦麸不断翻动，至葛根片呈焦黄色时取出，筛去麦麸，放凉。每 100kg 葛根用麦麸 30kg。

【饮片性状】 葛根为不规则的厚片或块片；切面浅黄棕色至棕黄色，粗糙，纤维性，富粉性，可见形成的同心环层，或见纤维与粉质相间形成的纹；周边淡棕色或灰棕色，体重质硬；气微，味微甜。煨葛根形如葛片或块，煨后表面微黄色至深黄色。麸煨葛片呈焦黄色，气微香。

【炮制作用】 葛根，甘、辛，凉。归脾、胃经。解肌退热，生津透疹，升阳止泻。

生品擅于解肌退热，生津透疹。多用于热病口渴、麻疹等。用于外感表证及消渴。如治发热口渴的柴葛解肌汤（《医学心悟》）；用于消渴证的玉泉丸（《万病回春》）。

煨葛根的发散作用减轻，增强了止泻功能，多用于湿热泻痢，脾虚泄泻。如用于脾虚腹泻的七味白术散（《六科准绳》）；治湿热泻痢的葛根芩连汤（《伤寒论》）。

【现代研究】

1. 炮制与化学成分　葛根主要含黄酮类成分。实验表明，在切制之后，葛根素和大豆异黄酮的提取率大大提高。葛根生品、米汤煨品、麸煨品、醋炙品、炒炭品、炒黄品中的葛根素含量高低顺序为：醋炙品 > 炒黄品 > 麸煨品 > 米汤煨品 > 生品 > 炒炭品。除炒炭对葛根素破坏严重外，其他炮制品中葛根素的含量均比生品高。

2. 炮制新工艺　传统方法采用炒法对葛根进行麦麸煨制，现代研究认为可以用烘法煨制代替炒法。烘法煨制品与传统煨制品外观质量一致，但其葛根素含量高于传统煨制品。另外，葛根在切制时，不宜长时间浸泡，否则成分损失大，洗后稍浸润软化即可切片。

【炮制辨析】葛根古代多生用，至清代始有煨法，以减轻发汗之性，增强止泻作用。如前所述炮制后黄酮类成分的提取率比生品增加，增强了止泻作用。从一个方面说明了炮制的合理性。其他成分变化并没有相关报道，因此，对葛根的炮制作用还需深入研究。

扫码“学一学”

第三节　提净法

某些矿物药经过溶解、过滤除去杂质后重结晶，进一步纯化药物的方法称为提净法。本法适用于可溶性无机盐类药物，如芒硝、硇砂。

1. 目的

（1）除去泥沙等不溶性杂质，纯净药物，提高疗效。

（2）缓和寒性，增强其润燥软坚、消导下气及通便作用。如芒硝与萝卜共煮。

（3）降低毒性，便于内服外用。如硇砂醋煮后能降低毒性。

2. 操作方法　根据药物的不同性质，采用的提净方法有两种。

（1）降温结晶法（冷结晶）　药物与辅料加水共煮后，滤去杂质，将滤液置阴凉处，使之冷却重新结晶，如芒硝。

（2）蒸发结晶（热结晶）　药物先加适量水加热溶化后，滤去杂质，将滤液置于搪瓷盘中，加入定量米醋，再将容器隔水加热，使液面析出结晶物，随析出随捞取，至析尽为止，如硇砂。

3. 注意事项

（1）结晶品收率低，纯度高，多用于眼科；蒸干品收率高但纯度差。

（2）结晶时应不断捞取，以提高收率。蒸发近干时，火力应小并不断搅拌，以免焦黑。

（3）芒硝结晶的最佳温度为2～4℃，结晶后的母液可以反复结晶，沉淀物可再浓缩、析晶。

（4）芒硝保存应密闭，否则在空气中易失去结晶水成为风化硝。

芒　硝

【饮片名称】芒硝

【来源与加工】本品为天然产的硫酸钠盐类矿物芒硝族芒硝经加工精制而成的结晶体。主含含水硫酸钠（$Na_2SO_4 \cdot 10H_2O$）。

【饮片炮制】取适量鲜萝卜，洗净，切成片，置锅中，加适量水煮透，投入适量天然芒硝（朴硝）共煮，至全部溶化，取出过滤或澄清以后取上清液，放冷。待结晶大部分析出，取出，置避风处适当干燥即得。其结晶母液经浓缩后可继续析出结晶，直至不再析出结晶为止。

【饮片性状】 芒硝为棱柱状、长方形或不规则的结晶，大小不一；无色透明，置空气中则表面渐风化而覆盖一层白色粉末，质脆易碎；断面常不整齐，显玻璃样光泽；气微，味咸。

【炮制作用】 芒硝，咸、苦，寒。归胃、大肠经。泻热通便，润燥软坚，清火消肿。

将天然芒硝加热水溶解过滤，除去泥沙及不溶性杂质，将滤液静置，析出结晶是芒硝的粗制品，杂质较多，多外用于乳痈。

用萝卜煮制后，由于萝卜具有消积滞，化痰热，下气，宽中作用，与朴硝共煮、重结晶，可提高其纯净度，并可增强其润燥软坚，消导，下气通便之功。用于实热便秘，大便燥结，积滞腹痛，肠痈肿痛。如治疗热结便秘的调胃承气汤（《伤寒论》）；治阳明腑实证的大承气汤（《伤寒论》）；治水饮与热邪结聚所致结胸证的大陷胸汤（《伤寒论》）。

【现代研究】

1. 炮制与化学成分 用水溶解重结晶的方法除去芒硝中的杂质，可使 Na_2SO_4 的含量达到99%，提高其纯净度。研究中还发现萝卜中的锌、锰、铁等进入芒硝，成为炮制后芒硝的组成成分，而萝卜也吸附了铅、镉等，从而降低了对人体健康不利的成分含量。值得注意的是，不论炮制后的芒硝还是萝卜渣中的钙、镁离子含量都显著下降。朴硝经不同工艺炮制后钠元素含量变化不明显，钙、镁离子含量明显降低，加萝卜炮制后芒硝中钾元素含量明显升高。同一条件下，10～15℃结晶比2～4℃结晶无机元素含量更低；红萝卜制品中钾和锌含量最高；各样品中均不含重金属铅。

2. 炮制新工艺 芒硝在炮制加工中结晶得率的高低直接受环境气温的影响。芒硝炮制加工结晶时的环境温度在2～4℃之间，其结晶得率最高，故认为芒硝适宜在冬季零度左右炮制。利用电冰箱在0℃炮制芒硝产率高，质量好，此法不受季节限制。

【炮制辨析】 关于芒硝炮制中加入萝卜的作用至今尚无定论，研究表明，其作用并不仅仅是提高其洁净度，相反，单纯用水重结晶就可以达到很高的洁净度。芒硝加入萝卜的炮制作用尚需进一步研究。只有在搞清楚芒硝炮制原理的基础上才能真正进行最佳炮制工艺的筛选研究，确定是否加入萝卜以及加入萝卜的量、加入水的用量、煎煮时间等具体因素。

硇 砂

【饮片名称】 硇砂、白硇砂、紫硇砂、醋硇砂

【来源与加工】 本品为氯化物矿物硇砂或紫色石盐的结晶。前者称“白硇砂”，主含氯化铵。后者称“紫硇砂”，主含氯化钠。全年可采，采收后除去杂质。

【饮片炮制】

1. 硇砂 除去杂质，砸成小块。

2. 醋硇砂 取净硇砂块，置沸水中溶化，过滤后倒入搪瓷盆中，加入适量醋，将搪瓷盆放在锅内，隔水加热蒸发，当出现结晶时捞出，直至无结晶析出为止，干燥。或将上法过滤获得的清液置锅中，加入适量醋，加热蒸发至干，取出即得。每100kg硇砂用醋50kg。

【饮片性状】 白硇砂为不规则碎块状结晶，表面灰白色或暗白色，有部分呈黄色（系硫黄）；质酥脆，易打碎，断面具玻璃样光泽及束针状纹理；土腥气，味咸苦而刺舌；易潮解，易溶于水。紫硇砂为不规则块状，多呈紫色，但深浅不均；质脆易碎，断面有明显结晶，具玻璃光泽，味极咸而刺舌；手摸之有凉感，能潮解，易溶于水。醋硇砂为灰白色、微带黄色或紫红色的结晶性粉末，微咸、苦。

【炮制作用】硇砂，咸、苦、辛，温。有毒。归肝、脾、胃经。具有消积软坚，破瘀散结的功能。

生硇砂具有腐蚀性，只限外用，多用于息肉、疣赘、疔疮、瘰疬、痈肿、恶疮。如治息肉、鸡眼的硇砂散（《医宗金鉴》）。

醋制后能使药物纯净并能降低毒性，多用于癥瘕，噎膈反胃以及外治目翳。如硇砂醋煮，与木瓜同用治积年气块，脐腹痛（《太平圣惠方》）。

【现代研究】

1. 炮制与化学成分　生品紫硇砂、水精制紫硇砂、醋精制紫硇砂和传统炮制法紫硇砂的定性分析显示：硫、铁、钙离子炮制前后有变化，炮制过程中产生的刺激性气体为硫化氢。定量分析发现硫、铁、钙离子炮制前为炮制后含量的10倍，炮制品之间这几种离子差异不显著。X射线衍射分析结果表明，白硇砂以氯化铵为主，含有少量钾和钙；制紫硇砂为钠盐与钾盐、石膏的混合物。热分析表明，制硇砂110～900℃失重，为硇砂和黏土矿物混合物。紫硇砂过900℃开始逸散，属氯化钠的特征曲线。白硇砂、紫硇砂均易溶于水。紫硇砂的溶出成分不同于大青盐、光明盐，其中Fe^{3+}成分为紫硇砂的一个特征，共存的微量成分也比较复杂。实验证明，紫硇砂中含有较多的多硫化物和硫化物，经炮制后含量降低，醋硇砂仅为生品的15%，煅品和单煮品未检测到多硫化物。对紫硇砂生品、提净法中的直火醋制品、隔水醋制浮霜品和水煮品中硫和多硫化物进行测定结果显示：直火醋制品中硫和多硫化物含量最低。从除毒效果来看，以直火醋制法为好。

2. 炮制与药理作用　紫硇砂炮制前后对小鼠S－180肉瘤抑制作用研究结果显示：紫硇砂生品、水制品、醋制品的肿瘤抑制率均在25%以上，而白硇砂不到10%，紫硇砂炮制品的肿瘤抑制率均不如生品，故认为紫硇砂作为抗癌药以生品入药为好。

【炮制辨析】紫硇砂与白硇砂在成分、药理作用、毒性等方面都具有一定差异，因此两者需分别建立质量标准，以便指导临床应用。

第四节　水飞法

扫码“学一学”

利用粗细粉末在水中悬浮性的不同，经研磨得到不溶于水的矿物药或贝壳类药物细粉悬浮液，由此制备药物极细粉末的方法称为水飞法。适用于雄黄、朱砂、滑石、玛瑙等。

水飞法的炮制原理主要是利用不溶于水的矿物药在水中研磨，细粒混悬粗粒沉降的物理过程，倾取上层混悬液，再经沉淀、干燥制备药物极细粉末。

1. 目的

（1）提高药物的洁净度。

（2）细腻药物，便于内服和外用。

（3）避免药物在研磨过程中粉尘飞扬，保护环境。

（4）降低药物毒性。如砷、汞等，经水飞后除去药物中可溶于水的毒性物质。

2. 操作方法　将药物适当破碎，置乳钵或其他适宜容器内，加适量清水，研磨成糊状，再加多量水研磨搅拌，粗粉即下沉，立即倾出混悬液，下沉的粗粒再行研磨，如此反复操作，直至研细为止。最后将不能混悬的杂质弃去，将前后倾出的混悬液合并静置，待沉淀后，倾去上面的清水，干燥沉淀物，得极细粉末。

水飞制得的粉末极细，有98%能通过180目筛，用于外科疾病非常理想，内服可提高生物利用度。

3. 注意事项 朱砂和雄黄粉碎忌用铁器并注意研磨和干燥的温度。

朱 砂

【饮片名称】 朱砂

【来源与加工】 本品为硫化物矿物辰砂，主含硫化汞（HgS）。全年均可采挖。采挖后，选取纯净者，用磁铁吸净含铁的杂质，再用水淘去杂石和泥沙。

【饮片炮制】 除去杂质，用磁石吸去铁屑，加入适量水，共研至细粉，再加多量水搅拌，待粗粉粒下沉、细粉粒悬浮于水中时倾取上层混悬液。下沉部分再如上法反复操作多次，除去杂质，合并混悬液，静置后，分取沉淀，滤去水，晾干或40℃以下干燥，再研散。

【饮片性状】 朱砂为极细粉末状；鲜红色或暗红色，触之不染手，具有闪烁的光泽；体重；无臭，无味。

【炮制作用】 朱砂，苦，微寒。有毒。归心经。清心镇惊，安神解毒。

经水飞后，可降低游离汞和可溶性汞的含量，降低毒性；可使药物纯净、极细，便于制剂及服用。用于心悸易惊，失眠多梦，癫痫，肿毒等。如治心火亢盛，灼伤阴血所致心神不安的朱砂安神丸（《医学发明》）；治疗心肾不交所致心悸失眠，耳鸣耳聋，视物昏花，亦治癫痫的磁朱丸；主治瘟疫瘴疟，神志不清或痈疽发背、疔肿恶疮等的紫金锭（《惠直堂经验方》）。

【现代研究】

1. 炮制与化学成分 以朱砂原矿石和不同来源炮制品为原料，以毒性成分游离汞含量为观察指标，考察天然矿石和球磨、水飞炮制法对朱砂中游离汞的影响，实验结果表明：天然矿石游离汞有的含量最高仅为150μg/g，而球磨朱砂游离汞含量有的高达3000μg/g，水飞朱砂低于1μg/g，说明朱砂经水飞后，大大减少有害成分游离汞的含量。朱砂中的游离汞一部分是天然矿石中带入的，另一部分是球磨法加工过程中与铁等金属接触摩擦发热而引起硫化汞还原，使其游离汞比原矿石游离汞含量增高。

2. 炮制新工艺 朱砂中游离汞含量与炮制器具有关，瓷球磨罐研的朱砂外观颜色鲜红，色泽最佳且游离汞的含量最低；用不锈钢球磨罐研的朱砂外表暗红色，游离汞含量无明显差别；铜球磨罐研的朱砂外表黑紫色，游离汞明显升高；铁球磨罐研的朱砂游离汞含量最高。由此可见，瓷球磨水飞法是一种较理想的炮制方法。

【炮制辨析】 朱砂含硫化汞（HgS），其在空气中燃烧时发出蓝色火焰，生成二氧化硫和汞（$HgS + O_2 \rightarrow SO_2 + Hg$），天然硫化汞经过火炼制后，会产生汞而使毒性增强，所以古人认为“炼服即能杀人”具有道理的。临床只宜入丸散，不入煎剂。

雄 黄

【饮片名称】 雄黄、雄黄粉

【来源与加工】 本品为硫化物类矿物雄黄族雄黄，主含二硫化二砷（As_2S_2）。全年可采集，采挖后，除去杂质。

【饮片炮制】

1. 雄黄 除去夹石杂质。

2. 雄黄粉 取净雄黄加适量清水共研细，加多量清水搅拌，倾取混悬液，下沉部分再按上法反复操作数次，除去杂质，合并混悬液，静置分取沉淀，晒干，研细。

【饮片性状】雄黄为块状或粒状集合体，呈不规则块状；深红色或橙红色，条痕淡橘红色，晶面有金刚石样光泽；质脆，易碎，断面具树脂样光泽；微有特异的臭气，味淡。雄黄粉为极细腻的粉末，橙红色，质重，气特异刺鼻，味淡。

【炮制作用】雄黄，辛，温。有毒。归肝、大肠经。解毒杀虫，燥湿祛痰，定惊截疟。

水飞制成极细粉，可除杂质、杂石，降低毒性，便于内服和外用。用于痈肿疔疮，疥癣，蛇虫咬伤，疟疾等。如治一切癣疾，疡痒难忍的雄黄膏（《圣济总录》）；治一切痈疽溃烂，狂犬、毒蛇等虫兽咬蜇伤痛的雄黄消毒饮（《卫生宝鉴》）；治喉痹证的雄黄解毒丸（《重楼玉钥》）等。

【现代研究】

1. 炮制与化学成分　对不同方法炮制雄黄的含砷量测定，发现雄黄经水飞、醋飞炮制后，含砷量均比干研法显著降低，除砷效果为：醋飞 > 水飞 > 干研。炮制品中砷含量随水飞次数增多而降低，变化趋势很大，且具有很好的规律性；炮制品中砷含量随醋液浓度增大而降低，其中25%醋液的醋飞品中砷含量最低，这是因为三氧化二砷在酸性溶液中生成亚砷酸溶于水而除去。亦有报道，将雄黄以酸奶滤液水飞炮制后砷含量明显较水飞法制品低。将天然雄黄用草酸溶解处理后，其中的三氧化二砷含量也显著降低。

2. 炮制与药理作用　水飞、醋飞、酸奶处理和草酸处理均能够降低雄黄中砷含量，从而降低其毒性。小鼠碳粒廓清实验表明天然雄黄和精制雄黄均能显著提高正常小鼠网状内皮系统的吞噬功能，二者本身无显著性差异。实验表明精制雄黄能显著增强提高小鼠细胞免疫功能，而天然雄黄则无明显影响。雄黄生品和酸奶飞制品对小鼠的镇痛、抗炎作用相同，但是对中枢神经系统无抑制作用。

【炮制辨析】

1. 关于“雄黄忌火煅”之说要重新认识。在一定条件，例如缺氧情况下，火制法可以达到降低含砷量的目的，但此条件下的火制法是否适合工业化生产，还有待进一步研究。

2. 已有文献报道纳米雄黄，但将雄黄制成纳米粒径后，其理化性质、药理作用、毒理作用是否发生变化，怎样变化，特别是毒理作用的变化，值得进行深入研究。

滑　石

【饮片名称】滑石、滑石粉

【来源与加工】本品为硅酸盐类矿物滑石族滑石，主含含水硅酸镁［$Mg_3(Si_4O_{10})(OH)_2$］。全年均可采挖，采挖后，除去泥沙及杂石。

【饮片炮制】

1. 滑石　除去杂石，洗净，干燥，捣碎。

2. 滑石粉　取净滑石，碾成细粉；或取滑石粗粉，加水少量，碾磨至细，再加适量清水搅拌，倾去上层混悬液，下沉部分再按上法反复操作数次，合并混悬液，静置沉淀，倾去上清液，将沉淀物晒干后再研细即得。

【饮片性状】滑石多为块状集合体；呈不规则的块状；白色、黄白色或淡蓝灰色，有蜡样光泽；质软，细腻，手摸有滑润感，无吸湿性，置水中不崩散；无臭，无味。滑石粉为白色、淡黄白色至青白色粉末，质细腻，手捻之有滑感。

【炮制作用】滑石，甘、淡，寒。归胃、膀胱经。利水通淋，清解暑热，祛湿敛疮。滑石多生用，水飞后使药物达到极细和纯净，便于内服和外用。内治小便不利，淋沥涩痛，暑湿烦渴；外治湿疹、痱子。如治湿热下注，小便淋涩赤痛的滑石散（《备急千金要方》）；治夏季感受暑邪，多汗烦躁，口渴喜饮，湿热泄泻的益元散（《中国药典》）等。

【现代研究】

炮制新工艺 用络合滴定法对粉碎滑石和水飞滑石中 SiO_2、Fe_2O_3、Al_2O_3、CaO、MgO 等成分进行含量测定，结果显示两种药材成分含量无明显差异，考虑到水飞法费时费力，不便于大量加工，建议采用粉碎法代替水飞法炮制滑石。

【炮制辨析】入煎剂时，滑石不宜加工成粉。虽然成粉入药有利于有效成分煎出，给包装、运输、调剂带来方便，但是在入煎剂时，可使煎液浓稠，极易堵塞细胞壁通道，影响其他药物有效成分煎出；同时细粉易糊于锅底，过滤麻烦，服用困难。细粉可供丸散配料使用，而供煎剂使用时粒径以 0.3～0.7cm 为宜。

扫码“学一学”

第五节 干馏法

将药物置于容器内（不加水），以火烤灼，使之产生液汁的方法称为干馏法。

1. 目的 制备有别于原药材的药物，以适应临床需要。如淡竹干馏物为竹沥。

2. 操作方法 原料不同，制备各干馏物所需温度亦不同，竹沥油在 350～400℃制成，黑豆馏油在 400～450℃制成，蛋黄油在 280℃左右制成。药物经高温处理，干馏物中生成了新的活性成分。

3. 注意事项

（1）蛋黄应捣碎，以免加热时爆裂崩溢，烫伤操作者。

（2）先用文火后用武火加热，使受热均匀，出油率高，出油快。

（3）盛装干馏物的容器应洁净干燥。

（4）注意劳动保护，防止高温烫伤。

竹 沥

【饮片名称】竹沥、鲜竹沥、竹沥油

【来源与加工】本品为禾本科刚竹属植物淡竹 *Phyllostachys nigra*（Lodd.）Munro var. *henonis*（Mitf.）Stapf ex Rendle 的嫩茎用火烤灼而流出的汁液。

【饮片炮制】取鲜嫩竹茎，剁成约 30cm 的段，劈开，洗净，装入坛内，装满后坛口向下，架起，坛的上面及周围用锯末及劈柴围严，用火燃烧，坛口下面置一罐，竹茎受热后即有汁液流于罐内，至竹中汁液流尽为止。

【饮片性状】竹沥为青黄色或黄棕色液体，透明，具焦香气，以色泽透明者为佳。

【炮制作用】竹沥，甘，寒。归心、肺、胃经。对热咳痰稠最具卓效。用于肺热痰壅，咳逆胸闷，亦可用于痰热蒙蔽清窍诸症，中风痰迷，惊痫癫狂等。如治中风口噤，以竹沥配姜汁（《备急千金要方》）。将鲜竹烤灼出竹沥，扩大了用药范围。

【现代研究】

炮制新工艺 对烤灼法、浸提法和蒸馏法处理甜嫩竹所获竹沥中锗元素的含量测定发现，提取效率：混合试剂浸提法 > 单试剂浸提法 > 蒸馏法 > 烤灼法。烤灼法是获得竹沥的一种经典、简便的方法，但因其在高温、暴露的条件下作业，导致竹沥中有效成分或挥发

或高温分解。相比而言，浸提法提取条件温和，提取液易处理，提取效率高且有效成分提取完全。以每千克竹烧取的竹沥毫升数、相对密度、色泽、泡沫、pH 及旋光度作为判别指标，对制备竹沥最佳时间进行了探讨，烧制时间为立春、立夏、立秋、立冬的当天，18 点烧制，每隔 3 小时烧制 1 次，连续 24 小时，研究结果表明一年中冬季制取的鲜竹沥各项指标最好，一天之内 18 点至次日 9 点制取的鲜竹沥各项指标最好。

【炮制辨析】

1. 竹沥在临床上常用于祛痰、镇咳，效果显著，但由于竹沥成分复杂多变，导致不同产地、不同制备工艺的竹沥在成分与疗效上均有较大差异。至今仍未明确其有效成分，也缺乏有效成分的质量控制标准。建议尝试不同的炮制方法，进行药理实验研究，阐明其中可能的活性成分，建立相应的质量标准。

2. 竹沥灼烧自然沥出的炮制方法值得商榷。竹沥中主要含小分子醇、酚、醛、酯等易挥发成分以及多种氨基酸，火烧炮制必然会造成损失和破坏。采用渗漉的方法，也可得到与传统法（火烧法）生产的主要成分、主要药效基本一致的鲜竹沥。该法一方面使鲜竹沥可以进行工业化生产，另一方面由于产品得率比传统法提高近 10 倍，可节约原材料，这对保护竹资源、维护生态平衡具有十分重大的意义。有必要改革传统的鲜竹沥生产方法，采用更加有效、经济、合理的新方法。

蛋黄油

【饮片名称】蛋黄油、卵黄油

【来源与加工】本品为雉科动物家鸡 *Gallus gallus domesticus* Brisson 的蛋煮熟后剥取蛋黄，经熬炼而得的油性物质。

【饮片炮制】将鸡蛋煮熟，去壳取蛋黄，置锅内，碾碎，以文火加热，待水分蒸发后再用武火，即熬出蛋黄油，过滤，装瓶。

【饮片性状】蛋黄油为棕黄色的黏稠状物，有青黄色荧光，具有蛋黄特有的香气；室温较低时，可凝固成棕黄色的固体，加热后熔化为红棕色液体。

【炮制作用】蛋黄油，甘，平。清热解毒。可用于烧伤，皮肤溃疡，湿疹，头疮，耳脓等症。将蛋黄熬成蛋黄油，变食品为药品，产生新的药效。

【现代研究】

1. **炮制与化学成分**　不同炮制法所得蛋黄油中磷脂类成分，以三氯甲烷提取法制备的蛋黄油中所含总磷脂量高于传统法和烘法。3 种样品中磷脂酰乙醇胺（PE）、磷脂酸（PA）、磷脂酰肌醇（PI）含量依次为烘法 > 传统法 > 三氯甲烷提取法。烘法和干馏法炮制的蛋黄油中所含脂肪酸的种类、含量相近，二者与三氯甲烷提取法制备品差异较大。3 种炮制品均含一定量的苯并芘，其含量传统法 > 烘法 > 三氯甲烷提取法。

2. **炮制与药理作用**　将蛋黄置瓷器或铁器上，加热温度 280℃左右，得油状物。按常法分成酸性部分和碱性部分，比较抗菌作用，碱性部分作用强，有效成分为纳尔哈尔满、哈尔满等 β - 卟啉类物质。

【炮制辨析】

1. 目前对蛋黄油炮制研究主要为炮制方法的比较，对工艺筛选研究较少，烘法和干馏法制备品脂肪油含量均为 97%，三氯甲烷提取品含量为 89%，提示脂肪油提取率可能与温度有关，可以对其炮制温度进行研究，同时考察高温对有效成分的影响，配合药理研究，筛选出最佳炮制工艺。

2. 蛋黄油除含有脂肪油、磷脂、微量元素外，尚含有胡萝卜素、生物碱类、胆甾醇等物质，经高温处理之后，这些成分的变化如何，对临床疗效的影响如何，在探索蛋黄油工艺改革时不能忽视。

黑豆馏油

【饮片名称】黑豆馏油

【来源与加工】本品为豆科植物黑大豆 *Glycine max*（L.）Merr. 的黑色种子经干馏制得。

【饮片炮制】取净大豆，轧成颗粒，装入砂质壶中，装至壶的2/3处，盖好，用黏土泥密封壶盖及壶口周围，至炉火上干馏，另在壶嘴上接一薄铁制成的冷凝器及接收瓶，可得到黑色黏稠液体，即是粗制黑豆馏油。若进一步精制，则将粗制品放在分液漏斗内，静置20～30分钟分层，上层是馏油，下层为水和水溶性混合物，弃掉下层，取上层馏油置蒸馏瓶中于水浴上蒸馏，温度保持在80～110℃，大约经过30分钟，蒸馏出来的是淡黄色透明液体，为干馏中的挥发性物质，临床验证无效，而留在蒸馏瓶中的残液（黑色有光泽的浓稠物）可以供临床使用。

【饮片性状】黑豆馏油为黑色、具有光泽的浓稠液体，气焦臭。

【炮制作用】黑豆馏油具有抗炎、止痒、收敛的功效。可用于各种湿疹、神经性皮炎、干癣等。将黑大豆炮制成干馏油，变食品为药品，产生新的疗效。

【现代研究】

炮制与药理作用 黑大豆含较丰富的蛋白质、脂肪、碳水化合物以及胡萝卜素、维生素 B_1、维生素 B_2、烟酸等。将脱脂大豆在400～500℃干馏，得暗褐色黏稠液体，用水萃取过的醚层有较强的抗过敏作用，尤其对婴儿湿疹疗效较好，具明显止痒、消炎、止痛、促进伤口愈合的作用。将该液分成酸性、碱性、中性三部分，以碱性液作用最强。

重点小结

难　点	考　点
烘、焙、煨、提净、水飞、干馏代表药物的现代研究概况	烘、焙、煨、提净、水飞、干馏的原理、目的、操作方法和代表药肉豆蔻、芒硝、朱砂、雄黄的炮制方法、作用和现代研究

扫码“练一练”

思考题

1. 试述肉豆蔻的炮制方法和原理。
2. 试比较烘焙法与炒法的异同。
3. 提净法属于炮制五类分类法中的哪一类？
4. 试比较两种提净操作方法的区别。
5. 水飞的目的有哪些？应注意哪些问题？
6. 雄黄、朱砂为何“忌火煅”？

第十七章　贵重药材加工炮制

扫码"学一学"

学习目标

1. **掌握**　重点贵重药材的采收加工方法及炮制作用。
2. **熟悉**　贵重药材的炮制研究。
3. **了解**　贵重药材的炮制加工合理性。

中药材中有许多享誉国内外的珍稀药物，常被称为贵细药材。这些药材多具有自身独特的炮制加工方法，很难把它们归属到前面所讲述的炮制加工分类方法之中，故本教材将贵重药材加工炮制专列一章。

羚羊角

【饮片名称】羚羊角粉、羚羊角镑片、羚羊角片

【来源与加工】本品为牛科动物赛加羚羊 *Saiga tatarica* Linnaeus 的角。猎取后，锯取其角，晒干。

【饮片炮制】

1. **羚羊角粉**　羚羊角砸碎，粉碎成细粉。
2. **羚羊角镑片**　羚羊角，置温水中浸泡，捞出，镑片，干燥。
3. **羚羊角片**　用温水浸泡 4 ~ 5 天，抽去骨塞，在蒸笼内蒸软，趁热横切为薄片，或用镑具镑成片，干燥。

【饮片性状】羚羊角片为纵向极薄片，多卷曲，边缘有小波状，或为类圆形薄片，外表可见纹丝，微呈波状，中央可见空洞；表面类白色或黄白色，光滑，半透明，有光泽，质坚韧；无臭，味淡。羚羊角粉为类白色粉末。气微，味淡。

【炮制作用】羚羊角，咸，寒。归肝、心经。平肝熄风，清肝明目，散血解毒。

用于高热惊痫，神昏痉厥，子痫抽搐，癫痫发狂，头痛眩晕，目赤翳障，瘟毒发斑，痈肿疮毒。羚羊角炮制后，便于调剂和服用。

【现代研究】

炮制与化学成分　羚羊角含角质蛋白、磷酸钙及不溶性无机盐等，其中角蛋白含量最高。羚羊角的角蛋白中含硫量只有 1.2%，是角蛋白含硫最少者之一。羚羊角与骨塞中所含的化学成分基本相似，但含量有差别。为了提高羚羊角的利用率，骨塞与角同时入药。

【炮制辨析】羚羊角的角塞部分约占整角的 40%，研究证明它所含的化学成分与羚羊角类似，含量不同，药效与羚羊角质部分相似，将羚羊角的角骨塞同时入药，以解决羚羊角药源紧缺问题。

鹿　茸

【饮片名称】鹿茸片、鹿茸粉

【来源与加工】本品为鹿科动物梅花鹿 *Cervus nippon* Temminck 或马鹿 *Cervus elaphus* Linnaeus 的雄鹿未骨化密生茸毛的幼角。前者习称“花鹿茸”，后者习称“马鹿茸”。夏、秋二季锯取鹿茸，阴干或烘干。依取茸方法不同分为锯茸、砍茸，按规格要求可分为排血茸和带血茸；鹿茸加工采用沸水煮炸、适温烘烤、自然风干方法。此外还有真空冷冻干燥、远红外和微波加工法。以粗大、挺圆、顶端丰满、质嫩、毛细、皮红棕色、有细润光泽者为佳。

【饮片炮制】

1. 鹿茸片 燎去茸毛，刮净，以布带缠绕茸体，自锯口面小孔不断灌入热白酒至灌满，浸润至透，边蒸边切，横切薄片，压平，干燥。

2. 鹿茸粉 燎去茸毛，刮净，劈成碎块，研成细粉。

3. 排血茸 取采收的鲜茸，排血，洗刷去污，水煮，经烘烤和风干后，再行煮头、顶头处理而成。

4. 带血茸 取采收的鲜茸，封锯口，洗刷茸皮，煮炸、烘烤，煮头风干。

【饮片性状】花鹿茸角尖部习称“血片”和“蜡片”，为圆形薄片，表面浅棕色或浅黄白色、半透明，微显光泽，外皮无骨质，周边粗糙，红棕色或棕色；质坚韧；气微腥，味微咸。鹿茸粉为乳白色，浅黄色或红棕色粉末，气微腥，味微咸。排血茸多数加工成圆形，斜形薄片或破碎薄片，胶质透明，无角质化，外皮薄呈浅棕色或灰黄色，结构清晰，外观色美。带血茸呈圆形薄片或破碎薄片，外皮较硬，皮色灰暗黄，饮片多呈黑色或白色，茸的尖部首层白如蜡，油润如脂，气味腥浓，味微咸。

【炮制作用】鹿茸，甘、咸，温。归肾、肝经。壮肾阳，益精血，强筋骨，调冲任，托疮毒。

用于阳痿滑精，宫冷不孕，羸瘦，神疲，畏寒，眩晕，耳鸣，耳聋，腰背冷痛，崩漏带下等。

鹿茸炮制后，可除去非药用部位，便于调剂和服用。

【现代研究】

炮制与化学成分 研究证实鹿茸内的液体物中含有大量药效较高的鹿茸精，鹿茸精中含有激素及磷等。排血茸内的液体物几乎全部流失，所损失的液体物为鲜茸重量的8%～9%。带血茸加工后，茸体内的大量水分，通过茸皮的渗透作用快速散失，茸血中色素和干物质可以全部保留在茸内。

【炮制辨析】

1. 茸毛能刺激咽喉，引起咳嗽，而且茸毛中不含有效成分或含量极少，故炮制时除去茸毛较为科学。

2. 据报道鹿茸血中的激素含量高于鹿茸中的激素含量数倍，带血鹿茸加工后有效成分保存较多且加工方法较排血茸简单，因此加工带血茸较为合理。

牛　黄

【饮片名称】犀黄、丑宝、西黄

【来源与加工】本品为牛科动物牛 *Bos taurus domesticus* Gmelin 的干燥胆结石。近年来，已成功地在活牛体内培植牛黄，称“人工培植牛黄”。宰牛时，如发现有牛黄，即滤去胆汁，将牛黄取出，除去外部薄膜，阴干。以完整、色棕黄、质松脆、断面层纹清晰而细腻者为佳。

【饮片炮制】

1. 除去杂质，研粉，过100目筛。

2. 除去杂质，加入适量乙醇，研磨。

【饮片性状】本品为棕黄色或金黄色细粉，细腻而有光泽；气清香，味苦而后甘，有清凉感，嚼之不粘牙。

【炮制作用】牛黄，苦，凉。归心、肝经。清心豁痰，开窍凉肝，熄风解毒。

牛黄多为生用，用于热病神昏，中风痰迷，惊痫抽搐，癫痫发狂，咽喉肿痛，口舌生疮，痈肿疔疮。

炮制后保证药物净度，便于调剂和制剂。

【炮制辨析】

1. 由于天然牛黄产量稀少，供不应求，可在活牛体内培植牛黄（人工培植牛黄）和用牛、猪、羊等动物胆汁经化学方法生产“人工合成牛黄”。研究表明，两种人工牛黄与天然牛黄作用相近，人工牛黄可以解决牛黄资源紧缺问题。

2. 牛黄传统研粉的方法多采用干法研磨，常存在大量杂菌、黏液以及药粉飞扬损失等弊端。在研磨牛黄时加入适量乙醇进行处理，由于乙醇黏度较低，在研磨过程中乙醇能渗入药物裂隙中，使药物易于粉碎、药粉更加细腻，并且乙醇对药物的湿润作用可避免药物在研磨过程中飞扬损失。此外乙醇本身具有良好的杀菌和抑菌作用，能有效杀灭药物的杂菌，有助于解决含有牛黄类中成药制剂杂菌总数过高、灭菌困难的问题。

马　宝

【饮片名称】马宝、马结石、马粪石

【来源与加工】本品为马科动物马 *Equus caballus*（L.）的胃肠道中的结石。杀马后取出胃肠道结石或从马排出的粪便中寻找结石。取出的结石用清水洗净或再用开水煮沸数分钟，晾干或晒干。以体重质坚、色灰白、断面层纹明显者为佳。

【饮片炮制】除去杂质，用时捣碎、研成细粉。

【饮片性状】马宝为圆球形、卵圆形或扁球形，大小不等；表面淡青色或灰白色，光滑具光泽，或附有杂乱的细草纹，亦有凹凸不平者，质坚硬如石，剖面灰白色有同心层纹（俗称涡纹）多有灰黑细纹理，粗糙不平；气无，味淡，嚼之可成粉末。马宝粉淡灰色，质较重。撒粉末少许于锡纸上，下面以火烧之，粉末会迅速由分散而聚集于中心。

【炮制作用】马宝，甘、咸，凉。归心、肝经。镇惊化痰，清热解毒。

马宝用于惊痫癫狂、痰热内盛、神志昏迷、吐血衄血、恶疮肿毒等。

【现代研究】

1. 炮制与化学成分　马宝主含磷酸铵镁，油马宝和棕球马宝主要是由$MgNH_4PO_4 \cdot 6H_2O$、$MgHPO_4 \cdot 3H_2O$和$MgNH_4PO_4 \cdot H_2O$所组成；草纹马宝的主要成分是$MgHPO_4 \cdot 3H_2O$，而$MgNH_4PO_4 \cdot 6H_2O$的含量相对较少；卵圆马宝和浅黄马宝的成分非常相似，主要是$MgNH_4PO_4 \cdot 6H_2O$，但$MgHPO_4 \cdot 3H_2O$较少，灰马宝也是如此；棕圆马宝和红片马宝的成分较为相似，都含有$MgNH_4PO_4 \cdot 6H_2O$和$MgHPO_4 \cdot 3H_2O$，尚含碳酸钙及碳酸镁等。

2. 炮制与药理作用　马宝对小鼠有明显的镇静、抗惊厥和祛痰作用；对家兔有解热作用。

【炮制辨析】

1. 有人对马宝和驴宝的化学成分进行比较研究，认为驴宝是最有希望代替马宝的一味药物，类似的还有骡宝。

2. 马宝与磷酸铵镁对小鼠均有明显的镇静、抗惊厥和祛痰作用，对家兔有解热作用，作用强度无明显差异，表明磷酸铵镁可能是马宝的主要活性成分。

麝　香

【饮片名称】麝香、元寸、当门子

【来源与加工】本品为鹿科动物林麝 *Moschus berezovskii* Flerov、马麝 *Moschus sifanicus* Przewalski 或原麝 *Moschus moschiferus* Linnaeus 成熟雄性香囊中的干燥分泌物。野麝多在冬季至次春猎取，猎后割取香囊，阴干，习称“毛壳麝香”；剖开香囊，除去囊壳，习称“麝香仁”。家麝直接从其香囊中取出麝香仁，阴干或用干燥容器密闭干燥。毛壳麝香，以饱满、捏之有弹性、香气浓烈者为佳；麝香仁，以当门子多、质润柔、香气浓烈者为佳。

【饮片炮制】

1. 取毛壳麝香，除去囊壳，取出麝香仁，除去杂质，用时研碎。

2. 按加工方法不同，可分为“整货”和“毛货”。死后的雄麝割取香囊后，去掉残余的皮肉及油脂，将毛剪短，由囊孔放入纸捻吸干水分，或将含水较多的麝香放入干燥器内干燥；也可放入竹笼内，外罩纱布，悬于温凉通风处干燥，避免日晒，以防变质。之后剪去大边皮，仅留0.7～1cm边皮即可，称为“整货”。剥去外皮，拣净皮毛杂物后阴干，这种方法加工所得的麝香称“毛货”。

3. 按取香方法不同分为猎麝取香和活麝人工取香。猎麝取香是将死麝腺囊连皮割下，剪净皮毛杂质，阴干后即成麝香。活麝人工取香是将活麝固定后，用麝香挖勺插入囊内转动，并向外抽动，使麝香顺香囊口流出。

【饮片性状】毛壳麝香为扁圆形或类椭圆形的囊状体，直径3～7cm，厚2～4cm。开口面白皮革质，棕褐色，略平；密生白色或灰棕色短毛，从两侧围绕中心排列，中间有1小囊空；另一面为棕褐色略带紫的皮膜、微皱缩，偶显肌肉纤维，略有弹性，剖开后可见中层皮膜呈棕褐色或灰褐色，半透明，内层皮膜呈棕色；内含颗粒状、粉末状的麝香仁和少量细毛及脱落的内层皮膜（习称银皮）。麝香仁，野生者质软，油润，疏松；其中不规则圆球形或颗粒状者习称“当门子”，表面多呈紫黑色，油润光亮，微有麻纹，断面深棕色或黄棕色；粉末多呈棕褐色或黄棕色，并有少量脱落的内层皮膜和细毛。饲养者呈颗粒状、短条状或不规则的团块；表面不平、紫黑色或深棕色，显油性，微有光泽，并有少量毛和脱落的内层皮膜；气香浓烈而特异，味微辣、微苦带咸。

【炮制作用】麝香，辛，温。有特殊香气。归心、脾经。开窍醒神，活血通经，消结止痛。

麝香用于热病神昏、中风痰厥、气郁暴厥、中恶昏迷、经闭癥瘕、难产死胎、心腹暴痛、痈肿瘰疬、咽喉肿痛、跌扑伤痛、痹痛麻木等。

【现代研究】

炮制新工艺　将麝香净制后，放入研钵中，加入95%乙醇，研磨，可以减少药物分子间的引力，易于粉碎，药粉更加细腻；同时，由于乙醇的湿润作用，可以避免药物在研磨过程中飞扬损失。

【炮制辨析】麝香炮制主要是药材的净制，即除去囊壳，取出麝香，除去杂质，研细。麝香属于贵重药品，在研磨时要轻研，防止药物损失；在研磨过程中加入一定量的浓乙醇，可以防止麝香粘在器壁上，并防止细药粉飞扬，同时乙醇具有一定的抑菌作用。

熊　胆

【饮片名称】熊胆

【来源与加工】本品为熊科动物黑熊 *Selenarctos thibetanus* G. Cuvier 和棕熊 *Ursus arctos* Linnaeus 的干燥胆，野生或人工引流胆汁干燥而成。主产于东北、西藏、青海、云南、四川、湖北等地。猎获后，立即割取胆囊。以个大、皮薄、胆仁金黄色、质松脆者为佳。

【饮片炮制】

1. 胆囊取后，先将胆口扎紧，再剥去胆囊外附油脂，用木板将鲜胆夹扁，也可不压，悬于通风处阴干或置石灰缸中干燥。忌晒干和烘干。亦可先将胆囊用开水煮至胆皮炸成40%熟度，吊挂干燥。

2. 通过手术造成熊胆囊瘘管，定期接取胆汁，将胆汁制成熊胆粉。

3. 取原药材，除去皮膜，用时研成细粉。在配制大宗成药时，可与其他细药套研兑入药粉中。配制特殊水泛丸时，可稀释后作为黏合剂。

【饮片性状】熊胆胆囊多呈长扁卵形，上部狭细，下部膨大呈囊状，大小不一；表面黑色或棕黑色，有光泽，具皱折，囊皮薄；近光视之，上半部呈半透明状，质坚硬，破开后，断面有光泽，囊内胆仁呈块状、颗粒状或稠膏状；黄色似琥珀色者称“金珀胆”（金胆或铜胆），黄绿色的为“菜花胆”，黑色或黑绿色者称“墨胆”，稠膏状者称“油胆”。熊胆粉末呈细粉状，金黄色、黄绿色或暗褐绿色，气清香、微腥，味苦而后甜；清凉粘舌，苦味能很快扩散至咽喉部，有窜喉感。

【炮制作用】熊胆，苦、寒。归肝、胆、心经。清热镇惊，明目杀虫。

熊胆用于热盛惊风，子痫抽搐，痈疽肿痛，目赤翳障。

哈蟆油

【饮片名称】田鸡油、哈士蟆油、哈蟆油、蛤蟆油、雪蛤油

【来源与加工】本品为蛙科动物中国林蛙 *Rana temporaria Chensinensis* David 雌蛙的干燥输卵管，经采制干燥而得。多为野生，一般10月冬眠期捕捉。

【饮片炮制】选肥大雌蛙，用麻绳从口部穿过，挂于露天风干。干燥后将蛤士蟆用热水浸润一下。立即捞出闷润一夜，次日取出用利刀剖开腹皮，轻轻将输卵管取出，去净内脏及卵子，置通风处阴干即成。

【饮片性状】本品为不规则碎散瓣片状，弯曲，重叠，略呈卵形，长约2cm；表面黄白色，呈脂肪样光泽，偶有带灰白色薄膜状干皮；摸之有滑腻感，在温水中浸泡体积可膨胀；气微腥，味微甘，嚼之黏滑。

【炮制作用】蛤蟆油，甘、咸，平。归肺、肾经。补肾益精，润肺养阴。用于阴虚体弱，神疲乏力，产后虚弱，肺痨咳嗽吐血以及盗汗。

【现代研究】

1. 炮制与化学成分　哈蟆油的主要成分是蛋白质，占总量的一半以上，其中含有18种氨基酸，含量为41.76%，人体必需氨基酸占18.48%。此外还含有激素类物质如睾酮、黄体酮、雌二醇、雌酮以及脂肪酸、甾体、无机元素等。

2. 炮制与药理作用　哈蟆油能抑制氢化可的松致肾阴虚小鼠的体温下降及体重减轻，

但对正常小鼠无影响。可延长肾虚小鼠、正常小鼠的滚棒及游泳时间，对常压耐缺氧的存活时间略有延长，这可能与其含有性激素、脂肪酸、胆固醇及胆甾-3,6-二酮、3-酮-胆甾-4-烯等固醇类化合物有关，这些成分具激素和同化激素样作用，可促进蛋白质尤其是免疫蛋白的合成，提高机体的耐力，增强免疫系统的抗病能力。

哈蟆油具有抑制过氧化脂质，降低高脂血症家兔血清总胆固醇（TC）、甘油三酯（TG）含量。能延长二氧化硫及浓氨水致小鼠引咳的潜伏期并使小鼠酚红排出量增加。能促进雌性幼年小鼠成熟，促进去势幼年大鼠前列腺、睾丸生长。

海　龙

【饮片名称】海龙、酒海龙、制海龙

【来源与加工】本品为海龙科动物刁海龙 *Solenognathus hardwickii*（Gray）、拟海龙 *Syngnathoides biaculeatus*（Bloch）或尖海龙 *Syngnathus acus* Linnaeus 的干燥体。多于夏、秋二季捕捞，刁海龙、拟海龙除去皮膜，洗净，晒干；尖海龙直接洗净，晒干。以条大、色白、头尾整齐不碎者为佳。

【饮片炮制】

1. **海龙**　除去灰屑，晒干。用时捣碎或切段。

2. **酒海龙**　取净海龙，用微火烘烤，不时翻动，脆后淬入酒中，冷后取出，再烘再淬，如此反复数次至海龙松脆呈焦黄色为止，放凉。

3. **制海龙**　取滑石粉置锅中，用文火加热，放入净海龙段不断翻炒，烫至微黄色，取出，筛去滑石粉，放凉。

【饮片性状】海龙体狭长侧扁，表面黄白色或灰褐色；头部前方具管状长吻，眼眶突出，头与体轴在同一水平线上略呈钝角；尾部渐细，尾端卷曲；全体被以具花纹的骨环从细横纹，各骨环内有突起粒状棘；背鳍较长，有的不明显，胸鳍短宽，无尾鳍；体轻，骨质坚硬；气微腥，味微咸。酒海龙形如海龙，表面焦黄色，松脆，略有酒气。制海龙形如海龙段，表面微黄色，松脆。

【炮制作用】海龙，甘、咸，温。归肝、肾经。补肾壮阳，散结消肿。主治阳痿，遗精，不育，肾虚作喘，癥瘕积聚，瘰疬瘿瘤，跌打损伤，痈肿疔疮。

【现代研究】

炮制与化学成分　尖海龙脂溶部分含多种甾体化合物，主要有胆甾醇类、胆甾烯类、麦冬甾醇及雄甾醇类，具有广泛的生理活性，是构成海龙补肾壮阳的物质基础。

海　马

【饮片名称】海马、制海马、酒海马

【来源与加工】本品为海龙科动物线纹海马 *Hippocampus kelloggi* Jordan et Snyder、刺海马 *Hippocampus histrix* Kaup、大海马 *Hippocampus kuda* Bleeker、三斑海马 *Hippocampus trimaculatus* Leach 或小海马（海蛆）*Hippocampus japonicus* Kaup 的干燥体。夏、秋二季捕捞，洗净，晒干；或除去皮膜和内脏，晒干。均以个大、坚硬饱满、头尾齐全者为佳。

【饮片炮制】

1. **海马**　除去灰屑，捣碎或碾粉。

2. **制海马**　取滑石粉置锅内，用文火炒热，加入净海马，拌炒至表面微黄色、鼓起，

取出，筛去滑石粉，放凉。

3. 酒海马　取净海马，置铁丝筛中，用文火烤热后离火喷白酒，反复数次至表面呈深黄色，放凉。每10kg海马用白酒2kg。

【饮片性状】线纹海马呈扁长形而弯曲；表面黄白色；头略似马头，具管状长吻，口小，无牙，两眼深陷；躯干部七棱形，尾部四棱形，渐细卷曲，体上有瓦楞形的节纹并具短棘；体轻，骨质，坚硬；气微腥，味微咸。制海马形如海马，质较松脆，色泽加深，微鼓起。酒海马形如制海马，略有酒气。

【炮制作用】海马，甘、咸，温。归肝、肾经。补肾壮阳，散结消肿。

海马主治肾虚阳痿，宫冷不孕，遗尿，虚喘，癥瘕积聚，跌打损伤，痈肿疮疖。

海马经炮制后便于粉碎，能除去不良气味，达到矫臭矫味的目的。

用黄酒或白酒炮制能增强海马温肾壮阳的功效，还能发挥酒的助效作用。

【炮制辨析】

1. 海马自古以来虽强调炮制后入药，但生、熟二者的药性和功能主治记载基本一致，并无明显区别，古人炮制的目的很可能是为了便于粉碎。

2. 用滑石粉炮制海马，虽可除去部分不良气味，但滑石粉会粘在海马表面不易除去，且滑石属性寒滑利之品，会削弱海马温阳壮肾的功效，与海马性味和功效截然不同，所以，滑石粉炮制海马的合理性有待研究。

珍　珠

【饮片名称】珍珠粉

【来源与加工】本品为珍珠贝科动物马氏珍珠贝 *Pteria martensii*（Dunker）、蚌科动物三角帆蚌 *Hyriopsis cumingii*（Lea）或褶纹冠蚌 *Cristaria plicata*（Leach）等双壳类动物受刺激形成的珍珠。天然珍珠，潜入海底，捞取珍珠贝，取出珍珠即得；养殖珍珠一般在立冬前后采收。自动物体内取出，洗净，干燥。以纯净、质坚、有彩光者佳。

【饮片炮制】洗净污垢，用纱布包好，再用豆腐置砂锅或铜锅内，一般300g珍珠用两块250g重的豆腐，下垫一块，上盖一块，加清水淹没豆腐寸许，煮制2小时，至豆腐呈蜂窝状为止。取出，去豆腐，用清水洗净晒干，研细过筛，用冷开水水飞至舌舔无渣感为度。取出放入铺好纸的竹筐内晒干或烘干，再研细。

【饮片性状】珍珠呈类球形、长圆形、卵圆形或棒形；表面类白色、浅粉色、浅黄绿色或浅蓝色，半透明，光滑或微有凸凹，具特有的彩色光泽；质坚硬，破碎面显层纹；气微，无味。珍珠粉为类白色粉末，无光点，质重，气微腥，味微咸，尝之无渣。

【炮制作用】珍珠，甘、咸，寒。归心、肝经。安神定惊，明目消翳，解毒生肌。

珍珠用于惊悸癫痫，烦躁不安。珍珠质地坚硬，不溶于水，水飞成极细粉，易被人体吸收。作过饰品的珍珠外部油腻，必须用豆腐煮制，令其洁净，便于服用。

【现代研究】

炮制新工艺　豆浆煮水飞法、豆腐煮水飞法、牛乳煮水飞法、水飞法和炒爆研细法炮制的珍珠炮制品中总氨基酸含量大小顺序为豆浆煮水飞法 > 豆腐煮水飞法 > 牛乳煮水飞法 > 水飞法 > 炒爆研细法。前4种珍珠炮制品均含17种以上氨基酸，其中甘氨酸和丙氨酸的含量最高，天门冬氨酸、丝氨酸、精氨酸其次，炒爆研细粉只含10种氨基酸且含量都低于前4种炮制品，可能在炒制过程中由于温度较高，部分氨基酸被破坏。采取豆浆煮制珍珠水飞法制备珍珠粉的方法，除了总氨基酸、甘氨酸、丙氨酸的含量较高外，豆浆煮制还提高了珍珠的洁净度、降低了珍珠的硬度而利于研细。

传统粉碎法、机械粉碎法、球磨粉碎法、气流粉碎法、振动混炼粉碎法五种粉碎工艺中，除了机械粉碎法的口感、色泽较差外，其他均较好。从粉碎条件分析，传统法和球磨法必须在恒温20℃左右的环境中操作，否则由于水飞时间较长，极易引起珍珠粉产生异味。而气流粉碎法设备较昂贵，除非有特殊要求，以球磨法、振动混炼粉碎法较为理想。

采用CF－25超音速超细粉碎分级设备进行粉碎，可严格限制“大颗粒”产生，又避免过于粉碎，珍珠的生物利用度随之提高。

将超微粉碎技术和传统的球磨粉碎得到的珍珠粒径大小进行比较，发现超微粉碎比传统的球磨粉碎得到的珍珠粉好。

【炮制辨析】

1. 自古以来，临床应用珍珠不论生品还是制品，都经过炮制后研成极细粉或水飞为极细粉入药，极少用整个珍珠或粗末入药。纵观珍珠的炮制，许多地方炮制规范中采用豆腐煮制后再研成极细粉，主要是吸去油垢，纯洁药材，便于粉碎。珍珠中的成分如何发挥药效，目前研究较少，需要深入研究。

2. 珍珠处理的目的是为了服用方便和提高生物利用度，水解是一个较好的方法，它既可解决珍珠中的碳酸钙难溶于水而影响人体吸收的问题，又能使珍珠的角壳蛋白彻底变性而水解为氨基酸，以利吸收。水解法可作为一种新炮制方法尝试推广。

3. 超微粉碎和传统的球磨粉碎得到的珍珠粉粒径大小差异很大，超微粉碎比传统的球磨粉碎得到的珍珠粉效果好，因此，超微粉碎作为一种先进有效的粉碎方法应予以肯定，并值得推广应用。

西红花

【饮片名称】番红花、西红花、藏红花

【来源与加工】本品为鸢尾科植物番红花 *Crocus sativus* L. 的干燥柱头。主产德国、西班牙、印度、意大利、伊朗。花期，于晴天早晨采集花朵，摘下柱头，用文火烘干即可。以滋润而有光泽、色红、黄丝少者为佳。

【饮片炮制】除去杂质。

【饮片性状】西红花柱头呈线形，三分枝，长约3cm，暗红色，上部较宽而略扁平，顶端边缘显不整齐的齿状，内侧有一短裂隙，下端有时残留一小段黄色花柱。体轻，质松软，无油润光泽，干燥后质脆易断。气特异，微有刺激性，味微苦。湿西红花形状似干西红花，质地油润光泽，色红褐。

【炮制作用】西红花，甘、平。归心、肝经。活血化瘀，解郁安神，凉血解毒。用于经闭癥瘕，产后瘀血腹痛，温毒发斑，忧郁痞闷，惊悸发狂。

【现代研究】

1. 炮制与化学成分　藏红花素和藏红花醛等是藏红花的主要活性成分，藏红花生药中含藏红花素约1.5%、藏红花苦素约2%、挥发油0.4%～1.3%，此外还含有桉脑、蒎烯、多种维生素等化合物。

2. 炮制与药理作用　藏红花柱头中的化学成分，如藏红花素、藏红花苦素、藏红花醛和藏红花酸具有明显的抗癌作用，其中的藏红花酸是研究最早的成分之一，它有较强抑制

肿瘤、降血脂、清除自由基作用。

【炮制辨析】

1. 西红花的柱头中所含的藏红花素和藏红花酸等为其主要生物活性成分，有些茜草科栀子属植物的种子和花中也含有一定量的藏红花素和藏红花酸，可以扩大药用资源，解决西红花资源紧张问题。

2. 西红花与国产红花是两个不同的品种，属于不同的科属。红花祛瘀活血的作用较强，养血作用较弱；西红花性质较润，养血作用大于祛瘀作用，因此，不能以红花代替西红花。

冰　片

【饮片名称】龙脑、龙脑香、冰片、梅花脑

【来源与加工】本品为龙脑香科植物龙脑香 *Dryobalanops aromarica* Gaertn. f. 树脂中析出的天然结晶性化合物。从龙脑香树干的裂缝处采集干燥的树脂，进行加工，或砍下树干及树枝，切成碎片，经水蒸气蒸馏升华，冷却后即成结晶。冰片商品除梅花冰片外，还有艾片（来源于菊科艾纳香）及机片。机片为人工化学合成品。以片大质薄、色洁白、质松脆、清香纯正者为佳。

【饮片炮制】除去杂质，用时研成粉。

【饮片性状】冰片为玉白色或灰白色半透明结晶，呈多角形片状或颗粒状；质松脆，气芳香，味辛，凉；具挥发性，嚼之慢慢溶化。

【炮制作用】冰片，辛、苦，凉。入心、肺经。开窍醒神，清热止痛，明目去翳。

冰片主治中风口噤，热病神昏，惊痫痰迷，气闭耳聋，目赤翳膜，喉痹，口疮，痈肿，痔疮。

【现代研究】

1. 炮制与化学成分　龙脑冰片主要为右旋龙脑，机制冰片为消旋龙脑，艾片主要为左旋龙脑，并含少量桉油精、左旋樟脑、倍半萜醇等。

2. 炮制与药理作用　龙脑或异龙脑（龙脑异构体）、合成冰片，均能延长小鼠舔足时间、戊巴比妥钠所致小鼠睡眠时间，说明其具有镇痛和镇静作用，且异龙脑的作用比龙脑强。

龙脑、异龙脑和人工合成冰片对金黄色葡萄球菌、乙型溶血性链球菌、草绿色链球菌、肺炎链球菌和大肠埃希菌等均有明显抗菌作用，三者的抗菌作用相似，低浓度抑菌，高浓度灭菌。

5% 龙脑或异龙脑乳剂涂耳，对 2% 巴豆油合剂涂耳所致小鼠炎症反应、对大鼠蛋清性足跖肿胀均有显著抑制作用，其中异龙脑作用较强。

【炮制辨析】本品加工研磨时，古有“入药另研，用旧瓷钵轻轻捶研”的要求，因冰片为挥发性成分，研磨过急会使研钵发热，导致冰片成分损失，因此轻研是合理的。

苏合香

【饮片名称】苏合油、帝流油、流动苏合香

【来源与加工】本品为金缕梅科枫香属植物苏合香树 *Liquidambar orientalis* Mill. 所分泌的树脂经加工精制而成。主产土耳其、埃及和叙利亚等地。初夏将树皮击伤或破至木部，使渗出香树脂，于秋季剥下树皮，榨取香树脂，残渣和水煮后再压榨，榨出的树脂即为苏

合香。以色棕黄或暗棕、半透明、无杂质者为佳。

【饮片炮制】取苏合香，将其溶解在乙醇中，过滤，滤液蒸去乙醇。

【饮片性状】苏合香为半流动性的浓稠液体，用竹板挑起由粗条流成细流的条状；黄白色、灰棕色，半透明状；体重，入水则沉；气味芳香，味略苦辣，嚼之粘牙。

【炮制作用】苏合香，辛、甘，温。归肺、肝经。开窍，辟秽，止痛，豁痰。

苏合香用于猝然昏倒、痰壅气厥、温疟、心腹猝痛、疥疮。

【现代研究】

1. 炮制与化学成分 苏合香主要含有树脂酸类（如齐墩果酮和3－表齐墩果酸）和由树脂醇类与芳酸（主要是桂皮酸和苯甲酸）结合形成的树脂酯类化合物。。

2. 炮制与药理作用 本品为刺激性祛痰药，有较弱的抗菌作用，可用于各种呼吸道感染。有温和的刺激作用，可用于局部，缓解炎症，并能促进溃疡与创伤的愈合。

【炮制辨析】苏合香易挥发，为了保存药效，多用铁桶包装，同时向桶内注入冷水，这样既可以防止苏合香挥发外溢，又可以防止其受热损失。

重点小结

难点	考点
各种贵重药材的采收加工方法	鹿角、牛黄等重点药物的饮片加工方法
各种贵重药材的炮制辨析	鹿角、牛黄等重点药物的炮制作用

扫码“练一练”

思考题

从炮制加工的角度探讨如何最大限度利用贵重药材资源。

参考文献

[1] 李荣，蔡青青，牛彦兵，等．生、熟延胡索饮片药理作用的对比研究［J］．中国实验方剂学杂志，2014，20（19）：133－137.

[2] 孟祥龙，马俊楠，张朔生，等．熟地黄炮制（九蒸九晒）过程中药效化学成分量变化及炮制辅料对其影响研究［J］．中草药，2016，47（05）：752－759.

[3] 魏旭雅，邱子栋，陈金龙，等．有毒乌头类中药炮制与配伍减毒机制的研究进展［J］．中国中药杂志，2019，44（17）：3695－3704.

[4] 靳晓琪，黄传奇，张耕．半夏的毒性物质基础及其炮制解毒机制［J］．时珍国医国药，2019，30（07）：1717－1720.

[5] 余汪平，孔庆龙，郭冬梅，李桦军，朱卓，游燕．不同炮制方法对三七的影响［J］．轻工科技，2019，35（04）：40－42.

[6] 江国荣，禤雪梅，刘肖林，等．不同炮制方法对中药黄芪中糖类和氨基酸类成分含量的影响［J］．医学理论与实践，2019，32（18）：2992－2994.

[7] 储兆铮，王淑英，易剑平，等．荆芥炒炭成分变化趋势初探［J］．时珍国医国药，2019，30（08）：1886－1888.

[8] 戴八十三．大黄的炮制方法与药性研究［J］．世界最新医学信息文摘，2019，19（15）：189－191.

[9] 苏慧，岳琳，刘颖，等．芥子及莱菔子饮片炮制前后物质基础变化规律分析［J］．中国实验方剂学杂志，2018，24（07）：23－26.

[10] 朱立俏，张元元，于绍华，等．莱菔子炮制前后HPLC指纹图谱及主要成分含量变化研究［J］．中药新药与临床药理，2018，29（05）：614－621.

[11] 吕文海，任涛，苏永汶，等．炮制抑制莱菔子中萝卜苷酶解转化的初步研究［J］．中国中药杂志，2011，36（08）：980－983.

[12] 陈天朝，王娇，马彦江，等．基于清炒法对白术物性及主成分含量变化的研究［J］．中医研究，2019，32（06）：58－63.

[13] 杜蓉，任力，张孟佑．苍耳子炒制前后水煎液中酚酸性成分含量比较［J］．中国药师，2016，19（02）：247－250.

[14] 石坤，涂济源，徐依依，等．多指标综合评分法优化麸炒苍术的炮制工艺［J］．中国药师，2019，22（03）：394－398.

[15] 程华，谢冬，李健，等．焦苍术中药炮制规范项目的测定研究［J］．广西民族大学学报（自然科学版），2019，25（01）：92－97.

[16] 徐春良，林苗苗，魏惠珍，等．不同炮制方法对白术药材指标成分含量及浸出物影响研究［J］．江西中医药大学学报，2018，30（05）：70－72＋77.

[17] 孙爱萍，袁波，杨玉军，等．鸡内金炮制的现代研究进展［J］．中南药学，2018，16（06）：807－811.

[18] 张荣华．不同炮制条件对甘草中主要成分差向异构体与杂质含量及变化规律影响［J］．四川中医，2019，37（04）：64－68.

[19] 刘菁华，刘亚南，胡莹莹．甘草药材主成分异构体含量及比例在不同炮制和提取条件下的变化［J］．药学实践杂志，2018，36（02）：140－146.

[20] 钟凌云，张淑洁，龚千锋，王文凯，张金莲．生姜、干姜炮制对厚朴挥发性成分影响比较［J］．中国实验方剂学杂志，2015，21（20）：49－54.

[21] 邓治国．生姜与干姜炮制厚朴的比较研究［J］．中国药业，2013，22（18）：29－30.

[22] 赵岩，侯莹莹，唐国胜，等．炮制前后淫羊藿不同提取物对 ACE、α－葡萄糖苷酶的抑制活性及对亚硝酸根的清除活性研究［J］．药物分析杂志，2015，35（08）：1329－1334.

[23] 陈玲玲，贾晓斌，贾东升．淫羊藿炮制机制研究进展［J］．中草药，2010，41（12）：2108－2111.

[24] 崔振雅，胡静，窦志英，等．砂烫骨碎补炮制工艺的研究［J］．中南药学，2019，17（10）：1658－1661.

[25] 尹子丽，谭文红，冯德强，等．骨碎补的本草考证及炮制、药用历史沿革［J］．中国药房，2019，30（12）：1725－1728.

[26] 谭柳萍，杨柯，曾春晖．马钱子现代炮制方法的研究进展［J］．中国现代中药，2018，20（07）：906－909＋914.

[27] 聂彦彦，曹璐璐，徐志龙，等．不同炮制方法对马钱子中马钱子碱及士的宁的影响［J］．世界最新医学信息文摘，2018，18（66）：155.

[28] 王奕博，刘冬涵，黄特辉，等．从古今麻黄汤中麻黄剂量及炮制方法探讨其安全使用［J］．辽宁中医药大学学报，2018，20（07）：174－177.

[29] 廖芳，张丹，兰明辉，等．探析不同炮制方法对麻黄主要功效影响的机理［J］．西部中医药，2015，28（08）：12－15.

[30] 赵根华，翁泽斌，高倩倩，等．自然铜煅制过程物相动态变化规律［J］．中国实验方剂学杂志，2015，21（18）：1－4.

[31] 路丽，张洪坤，林钦贤，等．何首乌九蒸九晒炮制工艺研究［J］．安徽农业科学，2019，47（15）：177－182.

[32] 周欣．基于何首乌炮制“时－效－毒”变化规律的肝损伤机制及物质基础研究［D］．陕西中医药大学，2019.

[33] 李鸿飞，刘飞，刘兆龙．2 种炮制工艺对远志化学成分的影响［J］．新疆医科大学学报，2019，42（08）：1068－1072.

[34] 官仕杰，闫小平，林敬开，等．远志不同炮制品的急性毒性比较研究［J］．中国中西医结合杂志，2012，32（03）：398－401.

[35] 陈瑞瑞，祖艳红，石丁夫，等．多花黄精从生粉到九蒸九晒过程中多糖的变化［J］．安徽农业科学，2019，47（18）：181－182.

[36] 张雪雪，汤玉婷，唐磊，等．黄精的炮制与质量分析研究进展［J］．中国现代医生，2018，56（22）：165－168.